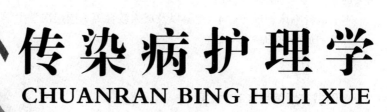

传染病护理学
CHUANRAN BING HULI XUE

（第3版）

主　审　吴光煜　李若伦　代亚丽

主　编　石　宏　郝大林　江智霞　叶　松

副主编　马振华　孙成学　金恩鸿　白贞子
　　　　兰汝春　成珍平　范建华

第二军医大学出版社

Second Military Medical University Press

内 容 简 介

本书主要阐述传染病护理学的基本概念和理论、工作原则和方法,传染病防治法规定的传染病(含新列入的高致病性禽流感、传染性非典型肺炎、手足口病、H1N1 流感、H7N9 流感等)的病原学、流行病学、临床特征、诊治措施、护理诊断和方法,以及相关的健康教育知识。医院获得性感染与医疗废物及医疗利器伤的防护也列入本书的范畴。书后附录内容均为与传染病护理密切相关的处置原则与法律、法规。

本书适合临床护理专业本、专科以及成人教育等不同层次学生学习使用,也可作为临床护理工作者自学提高时的参考书目。

图书在版编目(CIP)数据

传染病护理学/石宏,郝大林,江智霞,等主编.3版.—上海:第二军医大学出版社,2013.11
ISBN 978 - 7 - 5481 - 0558 - 9

Ⅰ.①传…　Ⅱ.①石… ②郝… ③江… ④叶…
Ⅲ.①传染病—护理　Ⅳ.①R473.5

中国版本图书馆 CIP 数据核字(2012)第 309992 号

出 版 人　陆小新
责任编辑　高 标　高敬泉
助理编辑　刘 向　画 恒

传染病护理学
(第 3 版)

主 编　石 宏　郝大林　江智霞　叶 松
第二军医大学出版社出版发行
(上海市翔殷路 800 号　邮政编码:200433)
发行科电话/传真:021 - 65493093
全国各地新华书店经销
江苏天源印刷厂印刷
开本:787×1092　1/16　印张:18　字数:481 千字
2005 年 5 月第 1 版　2013 年 11 月第 3 版第 1 次印刷
ISBN 978 - 7 - 5481 - 0558 - 9/R · 1339
定价:29.00 元

编委会名单

前　言

临床护理是临床工作的重要组成部分。随着医疗技术的进步,目前临床护理工作已向全程和整体护理方向发展。护理工作的日臻完善将进一步促进人类健康事业的发展,这一点已经被越来越多的医务工作者所认识。重视护理工作不仅有助于患者尽早地康复,更好地普及卫生知识,使临床工作更具人性化,而且可以推动生物医学模式向"生物-心理-社会医学"模式方向发展。

随着科学技术的发展,以及对人类自身认识的深入,临床学科划分越来越细,相继成立了很多新的临床学科和分支,它们各自的诊疗和护理细节存在许多差异,传统的护理理论和技术显然已不能适应今天的医学发展。为此,各地的医学院校陆续成立了护理学院或独立的护理系,目的是要培养出护理专业的硕士生和博士生,使护理队伍的能力和整体水平得到较大提高。

《传染病护理学》自 2005 年首次出版以来,已深受广大医护人员的欢迎和重视,为传染病护理界培养了大批人才。为适应学科发展和实际临床教学的需要,我们在第一版、第二版的基础上进行了本次修订,新增了传染病隔离、医院获得性感染及传染性非典型肺炎防治管理办法、手足口病、禽流感、甲型流感等内容,此外,还增加了医疗废物管理及医疗利器伤的防护,并对原来各章节内容做了部分修改。

限于篇幅,本教材只有部分传染病的护理是按护理程序编写的,以反映整体护理模式,其余疾病只写出护理诊断和护理措施,读者可根据范例灵活运用护理程序对患者进行整体护理。

本书主编单位有招收护理专业的本、专科学生 20 年历史,参编者均为从事传染病学研究、传染病护理教学及临床护理工作的一线医护人员,理论和实际工作经验丰富。本书内容丰富,理论性强,实用性强,反映了传染病护理学的新进展,可供临床护理专业本、专科及成人教育等不同层次学生作为教材使用,也可作为自学提高和临床护理工作的参考书。

尤其值得提出的是,在编写第三版时,一些医药院校的专家、教授给了不少好的意见和建议,我们酌情采纳了,并邀请其中的部分人员进入了我们的编者队伍。希望下一版修订时有更多的院校老师加入进来,使本书具有更大范围的适用性。

鉴于医药科技发展迅速,日新月异,尽管编者已尽力在内容方面采用最新的资料,但错漏之处仍在所难免,敬请读者见谅,并望不吝指出,以便改正。

编　者

2013 年 10 月

教学大纲

一、课程的性质和教学任务

1. 课程的性质

传染病护理学是研究传染病临床护理的理论与实践相结合的一门科学。传染病护理是防治传染病工作的重要组成部分,不仅关系到患者能否早日恢复健康,而且对终止传染病在人群中的传播也具有十分重要的意义。通过对本课程的学习,可使学生获得传染病护理学的基本理论知识及传染病护理的基本技能。

2. 教学目的

1) 树立全心全意为人民服务的思想、克服惧怕被传染的心理,要有高度的责任感与同情心。传染病大多发病急、病情重、变化快、易发生并发症,如不及时抢救治疗和精心护理,病死率高。只有加强护理,才能使患者减轻痛苦,早日恢复健康。

2) 掌握隔离消毒知识和技能,严格执行隔离消毒制度,切断传播途径,消灭外界环境中的病原体,防止传染病播散和院内交叉感染。

3) 学会各种常见传染病的理论知识和护理技能,能进行护理估计、做出护理诊断、制定护理计划和实施措施、评价护理效果,对每个传染病患者能按护理程序完成系统化整体护理。

4) 重视患者的心理护理,关心患者,鼓励其树立战胜疾病的信心。耐心解释或帮助解决患者提出的各种问题,消除由于疾病和隔离措施所引起的焦虑、恐惧、紧张、悲观、抑郁等不良心理反应。

5) 熟悉各种常见传染病的流行病学情况及预防措施,大力开展社区宣教,使群众掌握传染病防治知识。

6) 严格执行《中华人民共和国传染病防治法》,护士是法定报告人,应及时向当地卫生防疫机构报告疫情。

二、课程内容提要

(一) 总论部分

教学内容 传染病概述、传染病流行的基本环节与影响因素、传染病患者的护理、传染病的治疗、传染病的预防、医院内感染。

教学要求 掌握传染病相关概念、流行的基本环节、传染病的护理,熟悉传染病的治疗及预防,了解传染病的影响因素及医院内感染。

(二) 传染病疗区消毒、隔离及个人防护

教学内容 传染病的消毒、传染病的隔离及医务人员的个人防护。

教学要求 掌握消毒的目的、种类和常用消毒方法,了解传染病隔离定义、隔离原则、隔离方法及医务人员个人防护的基本要求及普通传染病区医务人员的防护着装要求。

(三) 病毒感染患者的护理

1. 病毒性肝炎患者的护理

教学内容 病因与发病机制、护理、治疗及预防。

教学要求 掌握病毒性肝炎病原学及病毒性肝炎的护理,熟悉该疾病的治疗和预防措施,了解该疾病的发病机制。

2. 流行性乙型脑炎患者的护理

教学内容 病因与发病机制、护理、治疗及预防。

教学要求 掌握乙型脑炎的传播途径、常见护理诊断及护理措施,熟悉该疾病的病因及预防,了解该疾病的发病机制。

3. 狂犬病

教学内容 狂犬病的病因及发病机制、护理、治疗及预防。

教学要求 掌握该疾病的病因、护理评估、护理诊断及护理措施,熟悉该疾病的治疗和预防,了解该疾病

I

第二军医大学出版社

的发病机制。

4. 流行性感冒及 H1N1 流感患者的护理

教学内容 流行性感冒及 H1N1 流感的病因、治疗及护理。

教学要求 掌握该疾病的护理评估及护理措施,熟悉该疾病的护理诊断及预防,了解该疾病的发病机制。

5. 流行性腮腺炎患者的护理

教学内容 流行性腮腺炎的病因及发病机制、护理、治疗及预防。

教学要求 掌握该疾病的病因、护理评估、护理诊断及护理措施,熟悉该疾病的治疗和预防,了解该疾病的发病机制。

6. 麻疹患者的护理

教学内容 麻疹的病因与发病机制、护理、治疗及预防。

教学要求 掌握该疾病的护理诊断及护理措施,熟悉该疾病的治疗和预防,了解该疾病的病因。

7. 流行性出血热患者的护理

教学内容 流行性出血热的病因与发病机制、护理、治疗及预防。

教学要求 掌握该疾病的常见护理诊断及护理措施,熟悉该疾病的预防,了解该疾病的病因及治疗。

8. 水痘患者的护理

教学内容 水痘病因与发病机制、护理、治疗及预防。

教学要求 掌握该疾病的护理诊断及护理措施,熟悉该疾病的治疗和预防,了解该疾病的病因。

9. 艾滋病患者的护理

教学内容 艾滋病的病因与发病机制、护理、治疗及预防。

教学要求 掌握艾滋病的传染源、传播途径、高危人群及预防,熟悉该病的护理评估,了解该病的治疗及病因。

10. 脊髓灰质炎患者的护理

教学内容 脊髓灰质炎的病因、治疗及护理。

教学要求 掌握该疾病的护理评估及护理措施,熟悉该疾病的护理诊断及预防,了解该疾病的发病机制。

(四) 立克次体感染性疾病患者的护理

1. 流行性斑疹伤寒患者的护理

教学内容 流行性斑疹伤寒的病因及发病机制、护理、治疗及预防。

教学要求 掌握斑疹伤寒病的护理评估,熟悉该疾病的护理措施,了解该疾病的病因。

2. 地方性斑疹伤寒患者的护理

教学内容 地方性斑疹伤寒的病因及发病机制、护理、治疗及预防。

教学要求 掌握该疾病的护理评估,熟悉该疾病的护理措施,了解该疾病的病因。

3. 恙虫病患者的护理

教学内容 恙虫病的病因及发病机制、护理、治疗及预防。

教学要求 掌握该疾病的护理评估,熟悉该疾病的护理措施,了解该疾病的病因。

(五) 细菌感染性疾病患者的护理

1. 猩红热患者的护理

教学内容 猩红热的病因与发病机制、护理、治疗及预防。

教学要求 掌握该疾病的护理评估、护理措施,熟悉该疾病的护理诊断及预防,了解该疾病的发病机制。

2. 流行性脑脊髓膜炎患者的护理

教学内容 流行性脑脊髓膜炎的病因与发病机制、护理、治疗及预防。

教学要求 掌握该疾病的护理及治疗,熟悉该疾病的病原学与预防,了解该疾病的发病机制。

3. 伤寒与副伤寒患者的护理

教学内容　伤寒与副伤寒的病因与发病机制、护理、治疗及预防。

教学要求　掌握该疾病的护理评估、护理诊断、护理措施,熟悉该疾病的治疗及预防,了解该疾病的发病机制。

4. 细菌性痢疾患者的护理

教学内容　细菌性痢疾的病因与发病机制、护理、治疗及预防。

教学要求　掌握该疾病的护理诊断、护理措施、家庭护理,熟悉该疾病的病因发病机制、病因治疗及预防,了解该疾病的病原学。

5. 霍乱患者的护理

教学内容　霍乱病因与发病机制、护理、治疗及预防。

教学要求　掌握该疾病的护理评估、护理措施,熟悉该疾病的护理诊断及预防,了解该疾病的发病机制。

6. 白喉患者的护理

教学内容　白喉病因与发病机制、护理、治疗及预防。

教学要求　掌握该疾病的护理评估、护理措施,熟悉该疾病的护理诊断及预防,了解该疾病的发病机制。

7. 百日咳患者的护理

教学内容　百日咳病因与发病机制、护理、治疗及预防。

教学要求　掌握该疾病的护理评估、护理措施,熟悉该疾病的护理诊断及预防,了解该疾病的发病机制。

8. 布氏杆菌病患者的护理

教学内容　布氏杆菌病的病因与发病机制、护理、治疗及预防。

教学要求　掌握该疾病的护理评估、护理措施,熟悉该疾病的护理诊断及预防,了解该疾病的发病机制。

9. 鼠疫患者的护理

教学内容　鼠疫病因与发病机制、护理、治疗及预防。

教学要求　掌握该疾病的传播途径、常见护理诊断及护理措施,熟悉该疾病的病因及预防,了解该疾病的发病机制。

10. 炭疽患者的护理

教学内容　炭疽的病因与发病机制、护理、治疗及预防。

教学要求　掌握该疾病的护理评估、护理措施,熟悉该疾病的护理诊断及预防,了解该疾病的发病机制。

（六）钩端螺旋体病患者的护理

教学内容　钩端螺旋体病的病因与发病机制、护理、治疗及预防。

教学要求　掌握该疾病的流行病学治疗、护理评估、护理措施,熟悉该疾病的护理诊断,了解该疾病的病因及发病机制。

（七）原虫感染性疾病患者的护理

1. 溶组织内阿米巴感染患者的护理

教学内容　溶组织内阿米巴感染的病因与发病机制、护理、治疗及预防。

教学要求　掌握该疾病的护理评估、护理措施,熟悉该疾病的护理诊断及预防,了解该疾病的发病机制。

2. 疟疾患者的护理

教学内容　疟疾病因与发病机制、护理、治疗及预防。

教学要求　掌握该疾病的流行病学、治疗、护理评估、护理措施,熟悉该疾病的护理诊断,了解该疾病的病因及发病机制。

（八）蠕虫感染患者的护理

1. 日本血吸虫病患者的护理

教学内容　日本血吸虫病的病因与发病机制、护理、治疗及预防。

教学要求　掌握该疾病的病原学、护理评估、护理诊断、护理措施,熟悉该疾病的病因及预防,了解该疾病的自我保健。

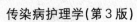

2. 钩虫病患者的护理

教学内容 钩虫病的病因与发病机制、护理、治疗及预防。

教学要求 掌握该疾病的护理评估、护理措施,熟悉该疾病的护理诊断及预防,了解该疾病的发病机制。

3. 囊虫病患者的护理

教学内容 囊虫病的病因与发病机制、护理、治疗及预防。

教学要求 掌握该疾病的病原学、护理评估、护理诊断、护理措施,熟悉该疾病的治疗及预防,了解该疾病的自我保健。

4. 蛔虫病患者的护理

教学内容 蛔虫病的病因与发病机制、护理、治疗及预防。

教学要求 掌握该疾病的护理评估、护理措施,熟悉该疾病的发病机制。

5. 蛲虫病患者的护理

教学内容 蛲虫病的病因与发病机制、护理、治疗及预防。

教学要求 掌握该疾病的护理评估、护理措施,熟悉该疾病的护理诊断及预防,了解该疾病的发病机制。

(郝大林　北华大学附属医院;石雪松　黑龙江省医院)

目　录

第二军医大学出版社

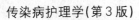

3

第一章 总 论

传染病(communicable diseases)是由病原微生物(病毒、立克次体、细菌、螺旋体)和寄生虫(原虫及蠕虫)感染人体后产生的有传染性的疾病。病原微生物包括朊毒体、病毒、立克次体、细菌、真菌和螺旋体等,人体寄生虫包括原虫和蠕虫,这些病原体引起的疾病均属于感染性疾病(infectious diseases),但感染性疾病不一定有传染性,有传染性的疾病才称为传染病,它可在人群中传播并造成流行。随着医学技术水平的提高,有些传染病如天花、脊髓灰质炎、白喉、百日咳等已被消灭或得到控制,有些传染病,由于疫苗的广泛应用也在逐渐减少。但也有一些新发现的传染病,如传染性非典型肺炎、艾滋病、禽流感、甲型 H1N1 流感、埃博拉出血热也逐渐开始流行,有可能再次肆虐人类。传染病护理学是研究传染病临床护理的理论与实践相结合的一门科学。传染病护理是防治传染病工作的重要组成部分,使学生获得传染病护理学基本理论知识及传染病护理的基本技能,不仅关系到患者能否早日恢复健康,而且对终止传染病在人群中的传播也具有重要的意义。

第一节 感染与免疫

一、感染的概念

感染(infection)是病原体对人体的一种寄生过程。在漫长的进化过程中,有些寄生物与人体宿主之间达到了互相适应、互不损害对方的共生状态(commensalism),但这种平衡是相对的,当某些因素导致宿主的免疫功能受损(如艾滋病)或机械损伤使寄生物离开其固有寄生部位而到达不习惯的寄生部位时,平衡就不复存在,进而引起宿主的损伤,即可产生机会性感染(opportunistic infection)。

二、感染的类型

(1)首发感染　为人体初次被某种病原体感染。

(2)重复感染/再感染　为人体在被某种病原体感染的基础上再次被同一种病原体感染。较常见于疟疾、血吸虫病、钩虫病。

(3)混合感染　为人体同时被两种或两种以上的病原体感染。

(4)重叠感染　为人体于某种病原体感染的基础上再被别的病原体感染。如慢性乙型肝炎病毒感染重叠戊型肝炎病毒感染。

(5)继发感染　在重叠感染中,发生于原发感染后的其他病原体感染称为继发感染。如在细菌感染基础上继发真菌感染。

(6)机会性感染　当某些因素导致机体防御功能损伤,体内处于共生状态的病原体,或自然存在的隐匿病原体就会致病,这种情况称为机会性感染。

三、感染过程中的各种表现

病原体(pathogens)通过各种途径进入人体后,就开始了感染过程。感染后的表现主要取决于病原体的致病力和机体的免疫功能,也和来自外界的干预如药物、放射治疗等有关,从而产生

1

各种不同的感染谱(infection spectrum),即感染过程中的各种不同表现。

1. 病原体被清除　病原体进入人体后,可被处于机体防御第一线的非特异性免疫屏障如胃酸所清除(如霍乱弧菌),也可以由事先存在于体内的特异性被动免疫(来自母体或人工注射的特异性抗体)所中和,或被特异性主动免疫(通过预防接种或感染后获得的免疫)所清除。

2. 隐性感染（covert infection）　又称亚临床感染(subclinical infection),是指病原体侵入人体后,仅引起机体产生特异性的免疫应答,不引起或只引起轻微的组织损伤,因而在临床上不出现任何症状、体征,甚至无生化改变,只能通过免疫学检查才能发现。在大多数传染病中,隐性感染是最常见的表现,其数量远远超过显性感染(10 倍以上)。隐性感染过程结束以后,大多数人获得不同程度的特异性主动免疫,病原体可被清除;少数人转变为病原携带状态,病原体持续存在于体内,称为无症状病原携带者,如伤寒、菌痢、乙型肝炎等。

3. 显性感染（overt infection）　又称临床感染(clinical infection),是指病原体侵入人体后,不但引起机体发生免疫应答,而且通过病原体本身致病能力或机体的变态反应,导致组织损伤,引起病理改变和临床表现。在大多数感染性疾病中,显性感染只占全部受感染者的一小部分。在少数感染性疾病中(如麻疹),大多数感染者表现为显性感染。显性感染过程结束后,病原体可被清除,感染者获得巩固的特异性主动免疫,不易再受感染。有些传染病(如菌痢)的感染者,其病后免疫功能并不巩固,容易再受感染而发病。小部分显性感染者则转变为病原携带者,称为慢性病原携带者。

4. 病原携带状态（carrier state）　病原体在体内生长、繁殖并可排出体外,但人体不出现疾病的临床表现。按病原体种类不同而分为带病毒者、带菌者与带虫者等。所有病原携带者都有一个共同特点,即不出现临床症状但能排出病原体,因而具有传染性。许多传染病,如伤寒、痢疾、霍乱、白喉、流行性脑脊髓膜炎和乙型肝炎病毒携带者可成为重要的传染源。

5. 潜伏性感染（latent infection）　病原体感染人体后,寄生在机体中某些部位,由于机体免疫功能足以将病原体局限化而不引起显性感染,但又不足以将病原体清除,病原体便可长期潜伏下来,使人体成为携带者。等待机体免疫功能下降时,可引起显性感染。常见的潜伏性感染有单纯疱疹、带状疱疹、疟疾、结核等。潜伏性感染期间,病原体一般不排出体外,这是与病原携带的状态不同之处。

上述感染的 5 种表现形式在不同感染性疾病中各有侧重。一般来说,隐性感染最常见,病原携带状态次之,显性感染所占比重最小,而且一旦出现,很容易识别。上述感染的 5 种表现形式不是一成不变的,在一定条件下可相互转变。

四、感染过程中病原体的作用

病原体侵入人体后能否引起疾病,取决于病原体的致病能力和机体的防御能力这两个因素。致病能力(pathogenecity)包括以下几个方面。

1. 侵袭力（invasiveness）　是指病原体侵入机体并在体内生长、繁殖的能力。有些病原体可直接侵入人体,如钩端螺旋体和钩虫丝状蚴;有些细菌如霍乱弧菌需要先黏附于肠黏膜表面才能定植下来分泌肠毒素;有些细菌的表面成分(如伤寒杆菌的 Vi 抗原)有抑制吞噬作用的能力,从而促进病原体的扩散。引起腹泻的大肠埃希菌能表达受体和小肠细胞结合后才能引起疾病。

2. 毒力（virulence）　包括毒素和其他毒力因子。毒素包括外毒素(exotoxin)与内毒素(endotoxin)。外毒素通过与靶器官的受体结合,进入细胞内而起作用;内毒素通过激活单核-吞噬细胞释放细胞因子而起作用。其他毒力因子有些有穿透能力(如钩虫丝状蚴)、有些有侵袭能力(如痢疾杆菌)、有些有溶组织能力(如溶组织内阿米巴原虫)。

3. **数量**（amount）　在同一种传染病中,入侵病原体的数量一般与致病能力成正比。

4. **变异性**（variation）　病原体可因环境或遗传等因素而产生变异。一般来说,在人工培养多次传代的环境下,可使病原体的致病力减弱,但免疫原性保留,可以制成疫苗,如卡介苗(BCG);在宿主之间反复传播可使病原体的致病力增强,如肺鼠疫;病原体的抗原变异可逃避机体的特异性免疫作用而引起疾病慢性化,如丙型肝炎病毒和人类免疫缺陷病毒等。

五、感染过程中免疫应答的作用

机体的免疫应答对感染过程的表现和转归起着重要的作用。免疫应答可分为有利于机体抵抗病原体入侵与破坏的保护性免疫应答和促进病理生理过程及组织损伤的变态反应两大类。

1. **非特异性免疫**（nonspecific immunity）　是机体对进入体内的异物的一种清除机制。它不牵涉对抗原的识别和二次免疫应答的增强。

(1) 天然屏障　包括外部屏障,如皮肤、黏膜及其分泌物(如溶菌酶、气管黏膜上的纤毛);以及内部屏障,如血-脑屏障和血-胎盘屏障等。

(2) 吞噬作用　单核-吞噬细胞系统包括血液中游走的大单核细胞和肝、脾、淋巴结及骨髓中固有的吞噬细胞和各种粒细胞(尤其是中性粒细胞)。它们都具有非特异吞噬功能,可清除体液中的颗粒状病原体。

(3) 体液因子　包括存在于体液中的补体、溶菌酶(lysozyme)、纤连蛋白(fibronectin)和各种细胞因子(cytokines)。这些体液因子能直接或通过免疫调节作用而清除病原体。

2. **特异性免疫**（specific immunity）　是指由于对抗原特异性识别而产生的免疫。特异性免疫通常只针对一种病原体,感染后免疫都属于特异性免疫,而且是主动免疫。通过细胞免疫(cell-mediated immunity)和体液免疫(humoral immunity)的相互作用而产生免疫应答,分别由 T 细胞与 B 细胞来介导。

(1) 细胞免疫　致敏 T 细胞与相应抗原再次相遇时,通过细胞毒性和淋巴因子来杀伤病原体及其所寄生的细胞。

(2) 体液免疫　致敏 B 细胞受抗原刺激后即转化为浆细胞,并产生能与相应抗原结合的抗体,即免疫球蛋白(immunoglobulin, Ig)。通过抗体和抗原结合来发挥免疫应答作用。

（马振华　孙成学　北华大学附属医院）

第二节　传染病的发病机制

一、传染病的发生与发展

传染病的发生与发展有一个共同的特点,就是疾病发展的阶段性。发病机制的阶段性与临床表现的阶段性大多是互相吻合的,但有时并不相符,例如在伤寒第 1 次菌血症时还未出现症状,第 4 周体温下降时肠壁溃疡还未愈合。

1. **入侵门户**　病原体的入侵门户与发病机制有密切关系,入侵门户适当,病原体才能定居、繁殖及引起病变。

2. **机体内定位**　病原体入侵成功并取得立足点后,或者在入侵部位繁殖,分泌毒素,在远离入侵部位引起病变(如白喉和破伤风);或者进入血循环,再定位于某一脏器(靶器官)引起该脏器的病变(如流行性脑脊髓膜炎和病毒性肝炎);或者经过一系列的生活史阶段,最后在某脏器中定居(如蠕虫病)。每个传染性疾病都有本身的规律。

3. 排出途径 排出病原体的途径称为排出途径,排出途径是患者、病原携带者和隐性感染者有传染性的重要因素。有些病原体的排出途径是单一的,如志贺菌属只通过粪便排出;有些是多个的,如脊髓灰质炎病毒既通过粪便又能通过飞沫排出;有些病原体则存在于血液中,等待虫媒叮咬或输血、注射才离开人体,如疟原虫。病原体从机体内排出的时期,即某种传染病的传染期。病原体排出体外的持续时间有长有短,因而不同传染病有不同的传染期,由此可帮助制定某一传染病的隔离期。

二、组织损伤的发生机制

组织损伤和功能受损是疾病发生的基础。在传染性疾病中导致组织损伤发生的方式主要有下列 3 种。

1. 直接侵犯 病原体通过黏附作用入侵宿主组织。以 HIV 为例,首先由 HIV 产生的黏附素 gp120 蛋白和 T 细胞表面的 CD4 受体结合,然后通过蛋白酶的作用改变 gp120 的结构,让 gp41 的氨基末端插入细胞膜内而导致病毒包膜和细胞膜相融合,使病毒的内容物进入细胞内。

此外,病原体还可通过分泌蛋白酶(如溶组织内阿米巴原虫)直接破坏组织;或通过细胞病变而使细胞溶解(如脊髓灰质炎病毒);或通过诱发炎症过程而引起组织坏死(如鼠疫耶尔森菌)。

2. 毒素作用 毒素分内毒素与外毒素。内毒素由革兰阴性菌产生,如志贺菌释放的内毒素可引起发热、毒血症、休克等全身反应。外毒素由革兰阳性菌产生,如破伤风毒素可与神经节苷脂受体结合后,抑制神经递质的释放,从而引起破伤风所特有的痉挛症状。

其他毒力因子:①克服正常菌群的毒力因子;②入侵体表的毒力因子;③对抗体液免疫的毒力因子;④对抗吞噬细胞的毒力因子等。

3. 免疫机制 许多传染病的发病机制与免疫应答有关。有些病原体能抑制细胞免疫(如麻疹病毒)或直接破坏 T 细胞(如 HIV);更多的病原体通过变态反应而导致组织损伤,其中以 Ⅱ 型(免疫复合物)反应(见于流行性出血热等)及 Ⅳ 型(细胞介导)反应(见于结核病、血吸虫病等)为最常见。免疫介导的发病机制又称免疫发病机制(immunopathogenesis)。

(马振华 孙成学 郝 锐 北华大学附属医院)

第三节 传染病的流行过程及影响因素

一、流行过程的基本条件

1. 传染源(source of infection) 是指病原体已在体内生长繁殖并能将其排出体外传染其他个体的人和动物。包括下列 4 个方面。

(1)患者 急性患者可通过咳嗽、呕吐、腹泻、血液、分泌物等方式促进病原体的播散;慢性患者可长期污染环境;轻型患者数量多而不易被发现。在不同传染病中,不同类型患者其流行病学意义各异。

(2)隐性感染者 在某些传染病中,隐性感染者是重要传染源,如脊髓灰质炎等。

(3)病原携带者 慢性病原携带者不显出症状而长期排出病原体,在某些传染病,如伤寒、乙型肝炎、细菌性痢疾等有重要的流行病学意义。

(4) 受感染的动物 某些动物间的传染病,如狂犬病、鼠疫等,也可传给人类,引起严重疾病。还有一些传染病如血吸虫病,受感染动物是传染源中的一部分。

2. 传播途径 病原体离开传染源后,到达另一个易感者的途径称为传染途径(route of transmission)。

(1) 呼吸道传播 病原体存在于空气、飞沫、气溶胶、尘埃中,易感者通过呼吸道吸入为进入门户而获得感染,如麻疹、白喉、传染性非典型肺炎、禽流感、甲型 H1N1 流感等。

(2) 消化道传播 病原体污染水、食物、食具,易感者通过消化道进食为进入门户而获得感染,如伤寒、痢疾、霍乱等。

(3) 接触传播 易感者与被病原体污染的水、土壤接触时获得感染,如钩端螺旋体病、血吸虫病和钩虫病等。伤口被污染,有可能患破伤风。日常生活的密切接触也有可能获得感染传播,如麻疹、白喉、流行性感冒等。

(4) 吸血节肢动物叮咬 又称虫媒传播,被病原体感染的吸血节肢动物,如蚊子、跳蚤、白蛉、恙虫、蜱、螨等,通过叮咬时把病原体传给易感者,如疟疾、斑疹伤寒、莱姆病等。

(5) 血液、体液、血制品传播 病原体存在于携带者或患者的血液或体液中,通过应用血制品、分娩或性生活等传播给易感者,如疟疾、乙型肝炎、丙型肝炎、艾滋病、梅毒等。

有些传染病只有一种传播途径;有些传染病则有多种传播途径。母体内的病原体通过围生期(宫内、生产过程中及哺乳时)传播给子代称为母婴传播,属于垂直传播;其他传播途径统称为水平传播。婴儿出生前已从母亲或父亲获得的感染称为先天性感染,如梅毒等。

3. 人群易感性 对某一传染病缺乏特异性免疫力的人称为易感者(susceptible person),易感者在某一特定人群中的比例决定该人群的易感性。在普遍推行人工自动免疫的干预下,可把易感水平降至最低,可使流行不再发生,使传染病的流行得到控制,如流感前的预防接种。

二、影响流行过程的因素

1. 自然因素 自然环境中的各种因素,包括地理、气象和生态等条件对流行过程的发生和发展有着重要的影响。传染病的地区性和季节性与自然因素有密切关系,自然因素可直接影响病原体在外环境中的生存能力,也可通过降低机体的非特异性免疫力而促进流行过程的发展。某些自然生态环境为传染病在野生动物之间的传播创造良好条件,如出血热、鼠疫、恙虫病、钩端螺旋体病等,人类进入这些地区时亦可受感染而发病,称为自然疫源性传染病或人兽共患病(zoonosis)。

2. 社会因素 包括社会制度、经济状况、生活条件以及文化水平等,对传染病流行过程有决定性的影响。如传染性非典型肺炎、甲型流感流行期间由于政府高度重视,采取有效措施,可使疫情得到有效控制。

(马振华 阎柏玲 孙成学 北华大学附属医院)

第四节 传染病的特征

一、基本特征

传染病有别于其他疾病主要在于具有下列 4 个基本特征。此特征不仅可以用于传染病的诊断和非传染病的鉴别,而且对传染病的预防和控制具有极其重要的作用。

1. 有病原体 每一种传染病都是由特异性的病原体(pathogen)引起的,包括微生物与寄生虫。目前还有一些传染病的病原体仍未能被充分认识。

2. 有传染性(infectivity) 是传染病与其他感染性疾病的主要区别。传染性意味着病原体能通过某种途径感染他人。传染病患者有传染性的时期称为传染期,在每一种传染病中都相对固定,可作为隔离患者的依据之一。

3. 有流行病学特征 传染病的流行过程在自然和社会因素的影响下表现出各种特征,称流行病学特征(epidemiologic feature)。有散发性、流行、大流行和暴发流行之分。散发性发病(sporadic occurrence)是指某传染病在某地近年来发病率的一般水平。当其发病率水平显著高于一般水平时称为流行(epidemic)。某传染病的流行范围甚广,超出国界或洲界时称为大流行(pandemic)。传染病病例发病时间的分布高度集中于一个短时间之内者称为暴发流行(epidemic outbreak)。此外传染病发病率在时间上(季节分布)、空间上(地区分布)、不同人群(年龄、性别、种族、职业)中的分布,也是流行病学特征。

4. 有感染后免疫 人体感染病原体后,无论是显性或隐性感染,都能产生针对病原体及其产物(如毒素)的特异性免疫,称为感染后免疫(postinfection immunity)。感染后免疫属于主动免疫。通过抗体转移而获得的免疫属于被动免疫。由于病原体的种类不同,感染后免疫持续时间和强弱也有很大差异。

二、临床特点

(一)病程发展的阶段性

1. 潜伏期(incubation period) 从病原体侵入人体起,至开始出现临床症状为止的时期称为潜伏期。潜伏期对传染病诊断与检疫有重要意义。每一个传染病的潜伏期都有一个范围(最短、最长),并呈常态分布,是检疫工作观察、留验接触者的重要依据(参阅附录一)。潜伏期通常相当于病原体在体内繁殖、转移、定位,引起组织损伤和功能改变导致临床症状出现之前的整个过程。

2. 前驱期(prodromal period) 从起病至症状明显开始为止的时期称为前驱期。在前驱期中的临床表现通常是非特异性的,如头痛、发热、疲乏、食欲不振、肌肉酸痛等,为许多传染病所共有,一般持续1~3 d。起病急骤者可无此期。

3. 临床症状明显期(period of apparent manifestation) 急性传染病患者度过前驱期后,某些传染病(如麻疹)患者则绝大多数转入症状明显期。在此期间该传染病所特有的症状和体征通常都获得充分表达,病情达顶峰。

4. 恢复期(convalescent period) 机体免疫力增长至一定程度,体内病理生理损伤过程逐渐恢复正常,患者症状及体征基本消失,临床上称为恢复期。

有些传染病患者进入恢复期后,已稳定退热一段时间,由于潜伏于组织内的病原体再度繁殖至一定程度,使初发病的症状再度出现,称为复发(relapse)。有些患者在恢复期时,体温未稳定下降至正常,又再次发热时称为再燃(recrudescence),常见于伤寒、菌痢等。

(二)常见的症状与体征

1. 发热 热型是传染病重要特征之一,具有鉴别诊断意义。传染病的发热过程可分为3个阶段:①体温上升期(effervescence),体温可骤然上升至39℃以上,通常伴有寒战,见于疟疾、登革热等;亦可缓慢上升,呈现梯形曲线,见于伤寒、副伤寒;②极期(fastigium),体温上升至一定高度,然后持续数天至数周;③体温下降期(defervescence),体温可缓慢下降,几天后降至正常,如伤寒、副伤寒;亦可在1天之内降至正常,如间日疟和败血症,此时多伴有大量出汗。

2. **发疹**(rash, eruption) 许多传染病在发热的同时伴有发疹,称为发疹性传染病。发疹包括皮疹(外疹,exanthem)和黏膜疹(内疹,enanthem)两大类。疹子的出现时间和先后次序对诊断和鉴别诊断有重要参考价值。如水痘、风疹多发生于病程第一日,猩红热于第二日,天花于第三日,斑疹伤寒于第五日,伤寒于第六日等。水痘的疹子主要分布于躯干,天花的疹子多分布于面部及四肢;麻疹有黏膜疹[科普利克斑(Koplik's spot)],皮疹先出现于耳后、面部,然后向躯干、四肢蔓延等。疹子的形态可分为:①斑丘疹;②出血疹;③疱疹或脓疱疹;④荨麻疹。

3. **毒血症状**(toxemic symptoms) 病原体产生的各种代谢产物,包括细菌毒素在内,可引起除发热以外的多种症状称为毒血症状。轻者如疲乏、全身不适、厌食、头痛、肌肉与骨骼疼痛等,严重者引起肝、肾功能损害,可有中毒性脑病、呼吸衰竭及外周性循环衰竭等表现。

4. **单核-吞噬细胞系统反应** 在病原体及其代谢产物的作用下,单核-吞噬细胞系统可出现充血、增生等反应,临床上表现为肝、脾和淋巴结的肿大。

(三)常见的心理活动特点

1. **恐惧多疑** 患者因患传染病被隔离,对所患疾病及就医环境产生恐惧,怕被周围人群和亲友疏远,因此产生情绪反应,对周围人群及医护人员言行产生猜疑。

2. **焦虑担忧** 有些慢性和重症传染病患者,因病程长,病情反复,病情危重,住院时间长,生活单调,活动受限,又饱受疾病折磨,易引起情绪波动、性格改变,产生悲观、恐惧、焦虑、急躁,甚至绝望、轻生的不良情绪和异常行为。

3. **自卑抑郁** 有些患者性格内向,认为患了传染病被人嫌弃,受社会歧视。面对升学、就业、结婚等诸多的生活事件,心理负担加重,产生自责、抑郁、孤独的心理,整天少言寡语、闷闷不乐。

4. **悲观绝望** 患者因为患病,暂时丧失了劳动能力,经济收入和看病费用不能得到保证,给患者造成了沉重的心理压力及经济负担,其情绪往往变得异常悲观绝望,表现为言寡行独、抑郁苦闷,常常被失望无援及孤立凄凉的情感困扰,对事业和生活失去信心,精神上感到非常痛苦。有的患者对疾病的知识不了解,或者是经过最初的焦虑、烦闷、孤独之后,对战胜疾病失去信心,产生了麻痹放纵心理,不听从医嘱,采取不在乎、无所谓的态度,随心所欲,有的患者最终导致了病情的恶化。

(马振华 孙成学 石 宏 北华大学附属医院)

第五节 传染病的诊断

一、临床资料

全面、详细而准确的临床资料来源于详尽的病史和全面的体格检查。病史采集、查体中有诊断价值的特异性发现对临床诊断有重要意义。

二、流行病学资料

流行病学资料在传染病的诊断中占有重要的地位,包括发病年龄、职业、季节及地区方面资料。考虑诊断时必须取得有关流行病学资料作为参考。预防接种史和病史有助于了解患者免疫状况,当地或同一集体中传染病发生情况也有助于诊断。

三、实验室检查及其他检查

(一)一般实验室检查

一般实验室检查包括血液、尿、便的常规检查和生化检查。血液常规检查中以白细胞计数和分类的用途最广。白细胞总数显著增多常见于化脓性细菌感染,如流行性脑脊髓膜炎、败血症、猩红热、菌痢等,但革兰阴性杆菌感染时白细胞总数往往升高不明显,甚至减少,例如布氏杆菌病、伤寒及副伤寒等。病毒性感染时白细胞总数通常减少或正常,如流行性感冒、登革热和病毒性肝炎等。原虫感染时白细胞总数也常减少,蠕虫感染时嗜酸性粒细胞通常增多,如钩虫、血吸虫、肺吸虫感染等。嗜酸性粒细胞减少则常见于伤寒、流行性脑脊髓膜炎等。

尿常规检查有助于钩端螺旋体病和流行性出血热的诊断;大便常规检查有助于蠕虫病和感染性腹泻的诊断;生化检查有助于病毒感染性疾病的生化诊断。

(二)病原学检查

1. **病原体的直接检出** 许多传染病可通过显微镜或肉眼检出病原体而确诊,例如从血液或骨髓涂片中检出疟原虫及利什曼原虫,从血液涂片中检出微丝蚴及回归热螺旋体,从大便涂片中检出各种寄生虫卵及阿米巴原虫等。血吸虫毛蚴经孵化法可用肉眼检出,绦虫节片也可在大便中用肉眼检出。

2. **病原体分离培养** 细菌、螺旋体和真菌通常可用人工培养基分离培养,如伤寒杆菌、痢疾杆菌、霍乱弧菌、钩端螺旋体、隐球菌等。立克次体则需要动物接种或组织培养才能分离出来,如斑疹伤寒、恙虫病等。病毒分离一般需用组织培养,如登革热、脊髓灰质炎等。用以分离病原体的检材可采自血液、尿、便、脑脊液、痰、骨髓、皮疹吸出液等。采集标本时应注意病程阶段,有无应用过抗生素及标本的保存与运送方式。尽量在抗生素应用之前做细菌培养以提高病原体检出率。

(三)分子生物学检测

1. **分子杂交** 利用放射性核素^{32}P或生物素标记的分子探针可以检出特异性的病毒核酸,如乙型肝炎病毒DNA;或检出特异性的毒素,如大肠埃希菌肠毒素。

2. **多聚酶链反应**(polymerase chain reaction, PCR) 用于病原体核酸检查,能把标本中的DNA、RNA分子扩增100万倍以上,可显著提高灵敏度。

(四)免疫学检查

应用已知抗原或抗体检测血清或体液中的相应抗体或抗原,是最常用的免疫学检查方法。

1. **特异性抗体检测** 在传染病早期,特异性抗体在血清中往往尚未出现或滴度很低,而在恢复期或后期抗体滴度有显著升高,故在急性期及恢复期双份血清检测其抗体由阴性转为阳性或滴度升高4倍以上时往往有重要的意义。

2. **特异性抗原检测** 病原体特异性抗原的检测,有助于在直接分离培养病原体不成功的情况下提供病原体存在的直接证据。其诊断意义往往较抗体检测更为可靠。

3. **免疫标记技术** 包括:①酶标记技术;②免疫荧光技术;③放射免疫测定;④非放射标记技术;⑤印迹技术。

4. **皮肤试验** 用特异性抗原作皮内注射,可通过皮肤反应了解受试者对该抗原的变态反应,常用于结核病和血吸虫病的流行病学调查。

5. **免疫球蛋白检测** 血清免疫球蛋白浓度检测有助于判断体液免疫功能。

6. **T 细胞亚群检测** 用单克隆抗体检测 T 细胞亚群,可了解各亚群的 T 细胞数量和比例,常用于病毒性肝炎、流行性出血热、艾滋病等疾病的免疫状态的评估、治疗效果及预后判断。

(五)其他检查

1. **内镜检查**

(1)纤维结肠镜 常用于诊断细菌性痢疾、阿米巴痢疾、真菌性肠炎、弯曲菌肠炎、耶尔森菌小肠结肠炎和血吸虫病等。

(2)纤维支气管镜 常用于诊断艾滋病并发肺孢子虫病和支气管淋巴结结核病等。

2. **影像学检查** X 线检查常用于诊断肺结核和肺吸虫病。超声检查常用于诊断肝炎、肝硬化和肝脓肿等。计算机断层扫描[computerized tomography(CT) scanning]和磁共振成像(magnetic resonance imaging, MRI)常用于诊断脑脓肿和脑囊虫病等。

3. **活体组织检查**(biopsy examination) 常用于下列传染病的诊断:①各型慢性肝炎和肝硬化;②各型结核病,如淋巴结结核、骨结核等;③艾滋病并发卡波济肉瘤(Kaposi sarcoma)和其他淋巴瘤;④各种寄生虫病,如裂头蚴病、并殖吸虫病和利什曼病等。

(马振华 郝大林 范建华 北华大学附属医院)

第六节 传染病的治疗

一、治疗原则

治疗传染病的目的,不仅在于促进患者的康复,还在于控制传染源,防止进一步传播。要坚持综合治疗的原则,即治疗、护理与隔离、消毒并重,一般治疗、对症治疗与特效治疗并重的原则。

二、治疗方法

1. **一般及支持疗法** 包括隔离、护理和心理治疗。患者的隔离按其传播途径和病原体排出方式及时间而异(参阅附录一),并包括随时消毒在内(参阅附录二)。良好的护理对于保证患者处于一个温馨、舒适、卫生的环境,各项诊断及治疗措施的正确执行和密切观察病情变化具有非常重要的意义。医护人员的良好服务态度、工作作风和对患者的同情心都是心理治疗的重要组成部分,有助于提高患者战胜疾病的信心。

支持疗法包括适当的营养,如在不同疾病过程中的各种合理饮食,足量维生素供给;增强患者体质和免疫功能,如各种血制品和免疫制品的应用,以及维持患者水和电解质平衡等各项必要的措施。

2. **针对病原的疗法** 针对病原体的疗法具有清除病原体的作用,以达到根治和控制传染源的目的。常用药物有抗生素、化学制剂和血清免疫制剂等。针对细菌和真菌的药物主要为抗生素与化学制剂,针对病毒的药物目前逐渐增多,有些疗效肯定。

3. **对症疗法** 对症疗法不但可以减轻患者痛苦,而且通过调整患者各系统的功能,可达到减少机体消耗,保护重要器官,使损伤降至最低。如在高热时采取的各种降温措施;脑水肿时采取的各种脱水疗法;抽搐时采取的镇静措施;昏迷时采取的苏醒措施;心力衰竭时采取的强心措施;休克时采取的改善微循环措施;严重毒血症时应用肾上腺糖皮质激素疗法等。

第二军医大学出版社

4. **康复疗法** 某些传染病如脊髓灰质炎和脑炎等可引起一定程度的后遗症,需要采取针灸、理疗等疗法,以促进康复。

5. **中医中药疗法** 中医中药疗法对调整患者各系统功能有相当重要的作用,某些中药如黄连、鱼腥草、板蓝根等还有抗微生物作用。

6. **心理治疗** 在良好医患关系的基础上,通过心理学的言语和非语言的交流及其他心理学的技术,改变患者的心理活动,是治疗疾病的组成部分。主要是解决患者的心理问题和心理障碍,使之达到心理健康。

7. **其他** 随着科技的发展,治疗性疫苗、基因治疗、干细胞治疗等也逐渐应用于传染病的治疗上。

(马振华 孙成学 王 瑶 北华大学附属医院)

第七节 传染病的预防

传染病的预防是临床医务工作者的一项重要任务,做好此项工作可以减少传染病的发生及流行,甚至可以达到控制和消灭传染病的目的。作为传染源的传染病患者总是由临床工作者首先发现和确诊,因而及时报告和隔离患者就成为临床医务工作者不可推卸的责任。同时,应当掌握针对构成传染病流行过程3个基本环节采取综合性措施的原则和根据各个传染病的特点,针对主导环节重点采取适当措施的原则。

一、管理传染源

传染病报告制度是早期发现传染病的重要措施,必须严格遵守。根据2004年12月1日起施行新修订的《中华人民共和国传染病防治法》及其实施细则,将法定传染病分为甲、乙、丙3类共37种。后加上手足口病、甲型H1N1流感,共39种。

甲类:为强制管理传染病。包括鼠疫、霍乱。城镇要求发现后2h内,农村不超过6h,通过传染病疫情监测信息系统上报。

乙类:为严格管理传染病。包括传染性非典型肺炎(SARS)、艾滋病、病毒性肝炎、脊髓灰质炎、人感染高致病性禽流感、甲型H1N1流感、麻疹、流行性出血热、狂犬病、流行性乙型脑炎、登革热、炭疽、细菌性和阿米巴性痢疾、肺结核、伤寒和副伤寒、流行性脑脊髓膜炎、百日咳、白喉、新生儿破伤风、猩红热、布鲁菌病、淋病、梅毒、钩端螺旋体病、血吸虫病、疟疾等。要求城镇应于发现后6h内上报,农村应于12h内上报。

丙类:为监测管理传染病。包括流行性感冒,流行性腮腺炎,风疹,急性出血性结膜炎,麻风病,流行性和地方性斑疹伤寒,黑热病,包虫病,丝虫病,除霍乱、细菌性和阿米巴性痢疾、伤寒和副伤寒以外的感染性腹泻病,手足口病等。要求发现后24h内上报。

对于传染性非典型肺炎、肺炭疽、人感染高致病性禽流感、甲型H1N1流感,采取本法所称甲类传染病的预防控制措施及疫情报告制度。传染病的疫情报告程序见图1-1、1-2、1-3。

对传染病的接触者,应分别按具体情况采取检疫措施、密切临床观察措施、药物预防或预防接种等措施。

要在人群中检出病原携带者,进行治疗、教育、调整工作岗位和随访观察。对动物传染源,如属有经济价值的家禽、家畜,应尽可能加以治疗,必要时宰杀后加以消毒;如无经济价值者则设法消灭。

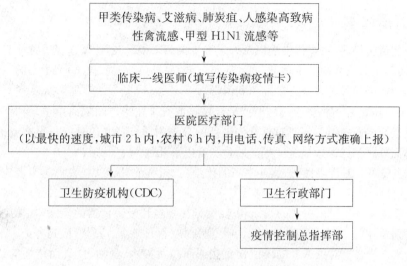

图 1-1　甲类传染病疫情报告程序

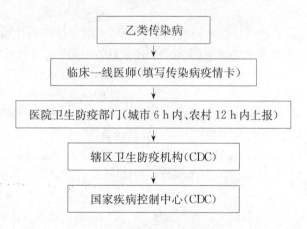

图 1-2　乙类传染病疫情报告程序

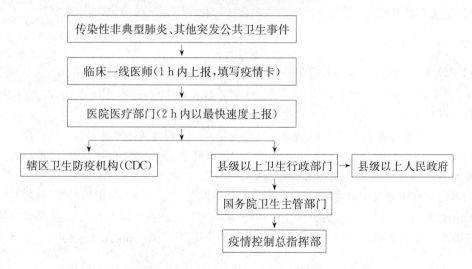

图 1-3　传染性非典型肺炎、其他突发公共卫生事件的疫情报告程序

11

二、切断传播途径

对于消化道传染病、虫媒传染病以及许多寄生虫病来说,切断传播途径通常是起主导作用的预防措施,而其中又以爱国卫生运动和除"四害"(老鼠、臭虫、苍蝇、蚊子)为中心的一般卫生措施为重点。切断传播途径的措施包括隔离和消毒。

1. **隔离** 隔离是指将患者或病原携带者妥善地安排在指定的隔离单位,暂时与人群分开,并积极对其进行治疗、护理,同时对具有传染性的分泌物、排泄物、用具等进行必要的消毒处理,防止病原体向外扩散的医疗措施。隔离的种类有以下几种。

(1) 严密隔离 对传染性强、病死率高的传染病,如霍乱、鼠疫、狂犬病等患者应住单人病房严格隔离。

(2) 呼吸道隔离 对由患者的飞沫和鼻、咽分泌物经呼吸道传播的疾病,如传染性非典型肺炎、流行性感冒、甲型 H1N1 流感、麻疹、白喉、肺结核、百日咳等,应做呼吸道隔离。

(3) 消化道隔离 对由患者的排泄物直接或间接污染水、食物、食具而传播的传染病,如伤寒、菌痢、甲型肝炎、戊型肝炎、阿米巴病等,最好能在一个病房中只收一个病种,否则,应特殊注意,加强床边隔离。

(4) 血液-体液隔离 对于直接或间接接触污染的血液及体液而传播的传染病,如乙型肝炎、丙型肝炎、艾滋病、钩端螺旋体病等,在一个病房只收治由同种病原体感染的患者。

(5) 接触隔离 对病原体经体表或感染部位排出,他人直接或间接与破损的皮肤或黏膜接触感染引起的传染病,如破伤风、炭疽、梅毒、淋病和皮肤的真菌感染等,应做接触隔离。

(6) 昆虫隔离 对以昆虫作为媒介传播的传染病,如乙脑、疟疾、斑疹伤寒、莱姆病、丝虫病、回归热等,应作昆虫隔离。病室应有纱窗、纱门,做到防蚊、防蝇、防螨、防虱和防蚤等。

(7) 保护性隔离 对抵抗力特别弱的易感者,如长期大量应用免疫抑制剂者、严重烧伤的病人、早产儿和器官移植患者等,应做保护性隔离。在诊断、治疗和护理工作中,尤其要注意避免医源性感染(iatrogenic infection)。

2. **消毒** 消毒是切断传播途径的重要措施。广义的消毒包括消灭传播媒介,即包括杀虫措施在内;狭义的消毒是指消灭污染环境的病原体。消毒有疫源地消毒(包括随时消毒与终末消毒)及预防性消毒两大类。消毒方法有物理消毒法和化学消毒法两种(参阅附录二)。

三、保护易感人群

可采取两方面措施来提高人群免疫力以起到保护易感人群的作用。

1. **提高人群非特异性免疫力的措施** 平时养成良好卫生习惯,生活规律,改善营养,加强体育锻炼等均可增强人群的非特异性免疫力。

2. **提高人群特异性免疫力的措施** 这是保护易感人群的关键措施。包括接种疫苗、菌苗、类毒素等,使机体产生对某种病毒、细菌和毒素的特异性主动免疫;接种抗毒素、丙种球蛋白或高效价免疫球蛋白,可使机体具有特异性被动免疫。预防接种的方法参阅附录三。

有些传染病可通过预防服药进行预防,如猩红热和流行性脑脊髓膜炎流行期间,对密切接触者可服用抗菌药物进行预防。人类由于普遍接种牛痘苗,现已在全球消灭天花,就是预防接种效果的明证。儿童计划免疫对传染病预防起关键性的作用。

(马振华 郝大林 范建华 北华大学附属医院)

第八节　传染病的护理

一、传染病护理工作特点

对传染病患者进行护理同对内科患者护理有相同之处,但也有其特殊性,这是由传染病的特点决定的。传染病具有传染性,在一定条件下可以造成传播,故做好传染病护理有着特别重要的意义。

(1) 严格的消毒、隔离制度和管理方法　严格的消毒、隔离制度和管理方法是传染病护理工作的重点,因传染病院(科)是传染病患者集中的场所,易造成院内、外交叉感染。为了有效地控制传染病的传播,要求医护人员、患者及家属必须严格执行隔离、消毒制度。为了做好这一工作,传染病院(科)的工作人员必须了解各种病原体的性质、各种传染病流行过程的 3 个环节,掌握各种隔离技术、消毒方法及传染病标本的采集和管理。各种管理制度,如传染病院(科)的组织设施、探视及陪住制度等。探视、陪住时也要严格按照消毒、隔离的原则进行。

(2) 观察病情　由于传染病发病急骤、病情危重、变化快、并发症多、易传播,故传染科护理人员应以高度责任感,密切、细致、准确地观察病情,及时发现病情变化,配合医师分秒必争地采取抢救措施,挽救患者生命。由于某些传染病具有季节性特征,流行高峰时患者数量增多,危重患者增加,故须在每次流行前做好充分准备。

(3) 工作范围　传染病护理工作范围广泛,作为传染科护理人员不仅要参加治疗和护理患者,还要指导患者、家属、工作单位做好消毒、隔离工作,并要宣传预防传染病的相关知识。

(4) 疫情报告制度　传染科护理人员是传染病的责任报告人之一,应严格执行传染病疫情报告制度。

二、传染病常见症状及其护理程序

(一) 发热

当体温调节中枢受致热原作用或本身功能障碍时,使产热过程增加,而散热不能相应地随之增加或散热减少,使体温升高超过正常范围的高限时,称为发热。

1. 病因　引起发热的原因分为两大类,即感染性发热与非感染性发热。传染病的发热属感染性发热。传染病是由病原体感染人体引起的,故发热是许多急性传染病共有的最常见症状。每一种传染病的热型、热程及发热程度不尽相同。

2. 临床表现

(1) 常见热型

1) 稽留热:见于伤寒、斑疹伤寒等。

2) 弛张热:见于伤寒缓解期、流行性出血热等。

3) 间歇热:见于疟疾等。

4) 回归热:见于回归热、布鲁菌病等。

(2) 热程　各类传染病的热程可不同,如流行性脑脊髓膜炎、急性细菌性痢疾,治疗后可迅速退热,故热程较短。伤寒热程为 2～3 周。黑热病热程可达数月,故热程较长。

(3) 发热过程　可分为 3 个阶段。

1) 体温上升期:体温骤然上升至 39℃以上,常伴有寒战、全身不适、肌肉酸痛,见于疟疾;亦可缓慢上升,呈阶梯曲线,见于伤寒。

第二军医大学出版社

2）高热持续期：体温上升至一定高度，然后持续数天至数周。患者常自觉灼热，皮肤潮红，呼吸加快。

3）体温下降期：体温可缓慢下降，几天后降至正常，如伤寒；亦可在1 d之内降至正常，如间日疟，此时多伴有大汗。

3. **对机体的影响** 发热对机体代谢及重要系统功能均可产生影响。可使糖、蛋白质、脂肪分解代谢增强；发热时间过长，可使患者体重下降、免疫功能降低。发热时消化液分泌减少，胃肠蠕动减弱，患者可出现食欲不振、口干或恶心、呕吐等。高热患者还可出现烦躁不安、谵语，小儿高热易伴有惊厥。退热期，由于出汗增加，皮肤和呼吸道水分蒸发也增多，易导致机体脱水。发热对患者心理也可产生影响，可出现紧张、焦虑、烦躁等不良心理反应。

4. **护理程序**

（1）护理评估

1）护理病史：对于发热患者应询问：①起病缓急、热程、热型、发热程度。②发热时有哪些不适感觉，如头痛、全身酸痛、食欲不振、呕吐、体重减轻、尿少、出汗等。小儿高热时应询问有无惊厥发生。③发热的伴随症状，如有无皮疹、食欲不振、腹泻、黄疸等中毒症状。④发热的原因及诱因。⑤发热后的处理经过，所应用的药物及效果等。⑥有无发热引起的心理反应，如恐惧、紧张；或由于持续高热诊断不明确所引起的焦虑；或因住院经济负担过重造成的心理压力。⑦有无传染病接触史。

2）身体评估：重点评估生命体征、营养状况、意识状态、面色、有无皮疹、皮肤弹性有无减退、全身浅表淋巴结有无肿大、扁桃体大小及有无分泌物、颈部软硬度、心率快慢及心音强弱、肺部叩诊音与呼吸音及啰音、腹部有无压痛及肝脾大小、神经系统检查等。

3）实验室及其他检查：血、尿、便常规及细菌学检查，有关血清学、脑脊液、肝与肾功能等检查，必要时进行胸部X线及超声波检查等。

（2）护理计划 以护理诊断"体温过高：与病原体感染有关"为例制定护理计划。

● **体温过高：与病原体感染有关。**

1）目标：①体温下降，直至恢复正常，患者舒适感增加；②由发热引起的身体、心理不良反应减轻、消失；③患者或家属会复述发热的原因、诱因、治疗方法及预防等；④患者或家属会实施简单的物理降温措施。

2）护理措施：①休息：传染病患者在症状明显期多表现为发热，故应卧床休息，保持心情平静，注意勤变换体位，使患者有舒适感。②饮食护理：应给以高热量、高蛋白、富含维生素、易消化的流质饮食，注意补充足够的液体，必要时予静脉输液以保证入量。③病情观察：应注意观察生命体征、意识状态、出入量、体重、发热引起的身心反应的变化、治疗及护理效果等。④环境：病室应保持适宜的温度、湿度，一般室温维持在16～18℃，湿度以60%左右为宜，还应注意通风、避免噪音。⑤降温措施：可采用物理降温，如温水擦浴、乙醇擦浴、冰袋、冰水灌肠等。但应注意有皮疹的患者禁用乙醇擦浴，以避免对皮肤的刺激。对持续高热物理降温效果不明显者可按医嘱采用药物降温，护理人员应了解退热剂的成分、药理作用、禁忌证等，避免发生不良反应及变态反应。还应注意用量不宜过大，以免大量出汗引起虚脱。高热伴惊厥者，可应用人工冬眠疗法治疗。在冰敷前先肌内或缓慢静脉注射冬眠药物（氯丙嗪和异丙嗪），待患者安静后再在头部及大血管处放置冰袋，使患者体温维持在37～38℃，以后酌情每2～4 h肌内注射半量冬眠药物。亚冬眠疗法维持时间依病情而定。此疗法可降低人体新陈代谢，减少耗氧量，使中枢神经系统处于保护性抑制状态，减轻中枢神经细胞损伤。⑥口腔、皮肤护理：协助患者在饭后、睡前漱口，病情危重者应给予口腔护理，避免口腔内感染。患者大量出汗后应用温水擦拭，更换内衣、寝具，保持皮肤清洁、干燥,预防感染。⑦药物治疗的护理:病原体感染引起的发热需进行病原治疗,护理人员应了解病原治疗药物的作用、用法、剂量、药效、用药间隔时间和药物的不良反应等。严格按规定用药,以保证药物疗效。⑧健康教育:向患者解释发热的原因、诱因、治疗及有关的预防知识,鼓励患者提出问题,并给予耐心解答,以使其解除焦虑。同时,还应向患者、家属介绍发热时的休息、饮食、饮水要求及物理降温方法,使其参与护理活动,学会自我护理。

3) 评价:①体温降至正常,发热引起的身体、心理不良反应消失,患者感到舒适。②患者或家属已能说出发热的有关知识,并能正确执行1~2种物理降温措施。

(二) 腹泻

1. **一般情况**　腹泻是指排便次数较平时增加,且粪质稀薄、容量及水分增加,并含有异常成分,如黏液、脓血、未消化吸收的食物及脱落的肠黏膜等。

2. **临床表现**　在某些传染病,腹泻是主要症状,如霍乱、细菌或阿米巴痢疾、沙门菌属感染等。某些传染病在病程中可出现腹泻,如伤寒、艾滋病、血吸虫病等。

不同的传染病腹泻次数、大便性状、每次排便量及伴随症状等均有所不同。如霍乱为急性起病,先泻后吐,大便次数多,每次排泄量大,典型大便呈米泔水样,不伴有发热及腹痛;而细菌性痢疾的典型表现为腹泻、黏液脓血便,伴有发热、腹痛及里急后重感等。

3. **对机体的影响**　急性腹泻可在短时间内使机体丢失大量水分及电解质,可引起机体水、电解质紊乱和代谢性酸中毒,严重时还可造成脱水、低血容量性休克。由于便次频繁及排便刺激,可造成脱肛及肛门周围皮肤红肿、糜烂。阿米巴痢疾为慢性经过,急性细菌性痢疾在某些情况下可转变成慢性痢疾,两者由于腹泻时间长还可导致机体营养障碍,出现体重下降、贫血、维生素缺乏等。另外,腹泻还可对患者生活及心理造成影响,产生焦虑、忧郁等心理障碍。

4. **护理程序**

(1) 护理评估

1) 护理病史:对于腹泻患者应询问:①起病缓急、病程,每日排便次数,每次排便量、性状、颜色、气味及有无异常成分。②进食及饮水情况,有无脱水表现,如口渴、尿量减少。③伴随症状:如有无发热、腹痛、里急后重、恶心、呕吐和体重减轻等。④腹泻的原因及诱因,如有无肠道感染性疾病及饮食不当、进不洁食物、受凉、过劳、精神创伤等诱因。⑤腹泻的处理经过,如发病后应用过的治疗药物、剂量及效果等。⑥既往病史,有无慢性腹泻史,如慢性细菌性痢疾、阿米巴痢疾等,以及既往治疗情况。⑦腹泻后的心理反应,如有无因急性腹泻来势凶猛而引起的恐惧;对慢性腹泻患者应询问是否对生活和工作造成影响,有无因腹泻反复发作、迁延不愈使患者产生心理压力,如对预后的担忧,因长期治疗给家庭带来经济负担而产生的焦虑。⑧流行病学资料,询问有无与腹泻患者接触史、环境及个人卫生情况等。

2) 身体评估:生命体征、意识状态、营养状况、口腔黏膜湿润程度、皮肤弹性、血压、心脏速率及节律、腹部压痛、肠鸣音、肛门周围皮肤情况和体重等。

3) 实验室及其他检查:血常规、尿常规、粪便常规及培养,血清钾、血清钠、血清氯、二氧化碳结合力,必要时作X线钡剂灌肠及纤维结肠镜检查。

(2) 护理计划　以护理诊断"腹泻:与病原体引起肠道感染有关"为例制定护理计划。

● **腹泻:与病原体引起肠道感染有关。**

1) 目标:①患者的排便次数及大便恢复正常,伴随症状消失;②不发生水、电解质平衡紊乱及血压下降;③维持良好的卫生,不发生肛门周围皮肤破损及感染;④能复述引起腹泻的原因、诱因及预防方法,并会实施腹泻时的自我护理。

2) 护理措施:①休息:腹泻频繁、全身症状明显者应卧床休息,并应避免精神紧张、烦躁,必要时按医嘱应用镇静剂,有利于减轻腹泻伴随症状。腹泻症状不重者可适当活动。②饮食护理:频繁腹泻并伴有呕吐的患者可暂时禁食,给予静脉补液。能进食者应给予少渣、少纤维素、高蛋白、高热量、易消化的流食或半流食,脂肪不宜过多,忌食生冷及刺激性饮食,少量多餐。腹泻好转后应逐渐增加饮食量。对食欲差的患者应注意变换食物品种,鼓励患者进食,以维持良好的营养状态,避免发生营养障碍。③病情观察:A.生命体征。B.准确记录出入量。C.排便情况:每日排便次数、每次大便量及性状均应详细记录。D.伴随症状有无改善。E.脱水及电解质紊乱表现,如皮肤弹性是否下降、口腔黏膜是否干燥、神志状况及有无四肢无力、腹胀、心律不齐及腱反射减低等低钾表现,并观察血清电解质。F.肛门周围皮肤有无破损。G.营养情况及体重。H.治疗效果。④保持水、电解质平衡:根据每日吐泻情况,及时、准确地补充水分及电解质,以免发生水及电解质平衡紊乱。已发生脱水时应及时补液。对轻度及中度脱水者可采用口服补液,少量、多次给患者喂服。对呕吐、腹泻严重并发生重度脱水者,则应按医嘱给以静脉补液,并注意补充电解质。在快速输液过程中,应观察心率及肺部啰音,避免发生急性肺水肿。还应注意查询血清电解质检查结果,发现异常时要及时向医生报告。⑤肛门周围皮肤护理:对排便频繁者,便后宜用软纸擦拭,注意勿损伤肛门周围皮肤。有脱肛者可用手隔消毒纱布轻揉局部,以助肠管还纳,每天用温水或1:5 000高锰酸钾液体坐浴,然后局部涂以消毒凡士林油膏,以保护局部皮肤。还应注意保持肛门周围皮肤清洁及保持内裤、床单清洁和干燥。⑥药物治疗的护理:肠道感染的病因治疗常用喹诺酮类药物或其他抗生素。使用时应注意药物剂量、使用方法、服药时间、疗效及不良反应,如喹诺酮类药物可引起恶心、呕吐、食欲不振等胃肠道反应,应告诉患者与食物同服可减轻药物不良反应。对症治疗常用解痉止痛剂,如阿托品等,也可酌情用止泻剂,如活性炭、复方樟脑酊、复方苯乙哌啶等。应用时应注意观察药物不良反应,如阿托品可引起口干、心动过速及视物模糊等。⑦标本采集:腹泻患者常需留取粪便标本作常规检查及培养,标本应新鲜,并应选取脓血、黏液部分,及时送检,以提高粪便检查阳性率。还应向患者说明留取标本的目的、方法及注意事项。⑧慢性腹泻患者常需做纤维结肠镜检查,给予常规护理。⑨健康教育:向患者进行有关腹泻的知识教育,说明腹泻的原因,帮助患者分析其诱因,并对腹泻时的饮食、饮水、用药及预防方法等给予具体指导。

3)评价:①患者大便形态已恢复正常,伴随症状消失;②未发生脱水及营养障碍;③未发生肛门周围皮肤破损及感染;④能复述腹泻的原因、诱因及预防方法,并已能正确实施腹泻时的自我护理。

(三)皮疹

1. 常见病因 皮疹是一种临床常见的皮肤损害。在许多传染病发热的不同时期也可出现皮疹。常见的发疹性传染病有水痘、猩红热、麻疹、伤寒、斑疹伤寒、流行性出血热和流行性脑脊髓膜炎等。

2. 临床表现 传染病皮疹的形态、出现时间、分布部位及出现的先后顺序因病种不同而异,对传染病的诊断和鉴别诊断有重要参考价值。皮疹的常见形态:①斑丘疹,为红色充血性,与皮肤表面相平或略高于皮肤表面,见于麻疹、伤寒、猩红热等;②出血疹,为点状或片状的皮下出血,压之不褪色,见于流行性脑脊髓膜炎、流行性出血热等;③疱疹或脓疱疹,多见于水痘、带状疱疹等病毒性传染病;④荨麻疹,多见于急性血吸虫病、病毒性肝炎。皮疹可出现在发热的不同时期,如水痘在发热第1~2天出疹,猩红热在发热第1~2天出疹,麻疹在发热第3~4天出疹,而伤寒在发热第7~10天出疹。皮疹分布部位及出现顺序也不同,如麻疹先自耳后出疹,后达面部、躯干及四肢,并伴有口腔黏膜疹;伤寒的玫瑰疹多分布在胸腹部。

3. 对机体的影响 发生皮疹时患者皮肤常有瘙痒,引起搔抓,使皮肤造成损伤,进一步可造成感染。瘙痒还可影响患者的休息、睡眠,使患者烦躁不安。

4. 护理程序

(1) 护理评估

1) 护理病史:对于出现皮疹的患者应询问:①皮疹出现的时间、初发部位、发展情况、损害性质;②伴随症状,如有无发热、瘙痒等;③有无食物或药物过敏史;④出皮疹后的处理经过,如应用药物名称、方法、效果和不良反应等;⑤传染病接触史及预防接种史。

2) 身体评估:重点评估生命体征,意识状态,面色,皮疹的性质、部位、形态,全身浅表淋巴结有无肿大,扁桃体大小及有无分泌物,颈部软硬度,肝、脾大小,神经系统检查等。

3) 实验室及其他检查:血常规、尿常规、粪便常规及病原学、血清学、脑脊液检查等。

(2) 护理计划　以护理诊断"皮肤完整性受损,皮疹:与病原体和(或)代谢产物造成皮肤血管损伤有关"为例制定护理计划。

● **皮肤完整性受损,皮疹:与病原体和(或)代谢产物造成皮肤血管损伤有关。**

1) 目标:①皮肤不发生继发性损伤及感染;②患者或家属能说出加重皮肤损伤的各种因素;③患者或家属会实施最有效的皮肤自我护理。

2) 护理措施:①休息:皮疹较重、伴有发热等症状者应卧床休息。②饮食:应避免进食辛辣刺激性食物。③病情观察:注意观察生命体征、意识状态、皮疹性质的变化、治疗及护理效果等。④病室应保持整洁,定时通风,定时空气消毒。⑤皮肤护理:A. 注意保持皮肤与黏膜清洁,勤漱口,保持口腔卫生。每日用温水轻擦皮肤,禁用肥皂水、乙醇擦拭。B. 有皮肤瘙痒者应避免搔抓,防止抓伤皮肤造成感染。应注意修剪指甲。幼儿自制能力差,可将手包起来。皮肤剧痒者可涂5%碳酸氢钠或炉甘石洗剂等。C. 皮肤结痂后让其自行脱落,不要强行撕脱,翘起的痂皮可用消毒剪刀剪去。疹退后若皮肤干燥,可涂以液体石蜡油润滑皮肤。D. 对大面积瘀斑的坏死皮肤应注意保护,翻身时应注意避免拖、拉、拽等动作,防止皮肤擦伤,并应防止大、小便浸渍;可使用保护性措施,如海绵垫、气垫等,尽量不使其发生破溃。E. 若皮疹发生破溃,应注意及时处理,小面积者可涂以龙胆紫或抗生素软膏,大面积者用消毒纱布包扎,防止继发感染,如有感染要定时换药。F. 衣着应宽松,内衣裤应勤换洗。床褥应保持清洁、松软、平整、干燥。G. 有些发疹性传染病可伴有口腔黏膜疹,应注意做好口腔护理,每日用温生理盐水或多贝液彻底清洗口腔2～3次,每次进食后用温水擦拭口腔,以保持口腔清洁、黏膜湿润。⑥药物治疗的护理:根据引起皮疹的不同病因,配合医生进行原发病治疗,注意用药方法、剂量、效果及药物不良反应等。⑦向患者或家属讲解皮肤护理的重要性及加重皮肤损伤的因素,并教其上述的皮肤护理方法。

3) 评价:①皮肤保持完好,无继发损伤及感染;②患者或家属能说出加重皮肤损伤的各种因素,并已能正确实施皮肤护理。

(四) 惊厥

1. 常见病因　惊厥是指四肢、躯干与颜面骨骼肌非自主的强直与阵挛性抽搐,常为全身性、对称性,伴有意识丧失。其发病机制尚未完全清楚,目前认为惊厥的发作主要是由于神经细胞的兴奋性增高,神经元的膜电位不稳定造成异常放电所致。有些传染病在病程中可出现惊厥,如流行性乙型脑炎、流行性脑脊髓膜炎、中毒性菌痢、脑型疟疾、脑囊虫病等。

2. 临床表现　患者突然意识丧失,两眼上翻或斜视,全身或局部肌群发生强直性或阵挛性抽搐,双手握拳,呼吸节律不整,可出现发绀及大小便失禁。每次发作持续数秒钟或数分钟。有的反复发作,甚至成为持续状态。

3. 对机体的影响　在惊厥发生过程中可出现心率增快,血压增高,汗液、唾液及支气管分泌物增加,还可有呼吸暂停、发绀,使脑缺氧、脑水肿进一步加重。

17

4. 护理程序

(1)护理评估

1)护理病史：应询问：①惊厥发作次数、发作持续时间及间隔时间,发作前有无先兆及发作时的表现。②伴随症状,如有无发热、头痛、呕吐、意识障碍和大小便失禁等。③惊厥发作的诱因。④治疗、护理经过及效果。⑤传染病接触史及预防接种史。

2)身体评估：重点评估生命体征、意识状态、面色、有无皮疹、颈部软硬度、肝脾大小、神经系统检查等。

3)实验室及其他检查：血常规、尿常规、粪便常规及病原学、有关血清学、脑脊液检查等。必要时做 CT 或 MRI 检查及脑电图检查。

(2)护理计划 以"有窒息的危险：与惊厥发作有关;有受伤的危险：与惊厥发作有关"为例制定护理计划。

● 有窒息的危险：与惊厥发作有关。

1)目标：①窒息被及时发现和处理;②惊厥发作次数减少至最终停止发作。

2)护理措施：①病情观察：A. 窒息的表现,如呼吸困难、呼吸节律不整、发绀等。B. 惊厥先兆,如烦躁不安、双目凝视或上翻或斜视、屏气、头向后仰和肌张力增高等。C. 惊厥的表现,如惊厥次数、发作持续时间、间隔时间、抽搐部位和方式、意识丧失时间和有无大小便失禁。D. 生命体征。E. 瞳孔大小、形状、对称性等。②保持呼吸道通畅：A. 立即放置患者于仰卧位,头偏向一侧,清除呼吸道分泌物。B. 松解衣服和领口。C. 如有假牙应取下。D. 用包纱布的压舌板置于上下齿列之间,并用舌钳夹住舌向外牵拉,以防止舌后坠阻塞呼吸道或被咬伤。③持续吸氧。④将患者放置于光线暗、安静的房间内,防止声音、强光刺激。各种检查、护理、治疗操作集中进行,尽可能减少对患者的刺激,防止惊厥发作。⑤药物治疗的护理：A. 按医嘱给予速效抗惊厥药物,应用时注意药物作用的时间及不良反应,应特别注意观察有无对呼吸的抑制。B. 按医嘱使用病因治疗及对症治疗药物,如抗菌药物、脱水剂、退热剂等。应用时应注意药物种类、剂量、给药途径及不良反应等。

3)评价：①窒息已被及时发现及处理;②惊厥已不发作。

● 有受伤的危险：与惊厥发作有关。

1)目标：①惊厥发作时未引起组织或器官损伤。②惊厥发作次数减少至最终停止发作。

2)护理措施：①专人守护,设置床档,必要时用约束带约束患者;②惊厥发作时切勿用力拉或按压患者肢体,以防引起骨折;③采取减少惊厥发作的措施。

3)评价：惊厥发作时未受伤。

(五) 意识障碍

1. 常见病因 意识障碍是指患者对自我的感知和客观环境的识别能力发生不同程度的丧失,是高级神经系统功能紊乱所产生的严重症状之一。有些传染病在病程中可出现意识障碍,如流行性乙型脑炎、流行性脑脊髓膜炎、中毒性菌痢、伤寒、重型肝炎、脑型疟疾、脑囊虫病等。

2. 临床表现 意识障碍根据其程度不同可分为嗜睡、意识模糊、昏睡或昏迷。此外,还有一种以神经兴奋性增高为主的意识障碍,称为谵妄。昏迷是意识障碍中最严重的一种,按其程度可分为 3 个阶段：①轻度昏迷：意识大部丧失,无自主运动,对声、光刺激无反应,但对疼痛刺激尚可出现痛苦表情或肢体退缩等防御反应,角膜反射、瞳孔对光反射、眼球运动、吞咽反射等可存在,生命体征无变化。②中度昏迷：对周围事物及各种刺激均无反应,对于剧烈刺激可出现防御反应。角膜反射减弱,瞳孔对光反射迟钝,眼球无转动。③深度昏迷：全身肌肉松弛,对各种刺激全无反应,深、浅反射均消失,大、小便失禁,血压、脉搏、呼吸等生命体征出现不同程度异常。

3. **对机体的影响** 意识障碍对机体可产生如下影响：①严重意识障碍的患者,由于各种反射减弱或消失,并且机体抵抗力降低等诸因素,易使患者发生各种感染。②由于意识障碍患者不能自动改变体位,使局部组织受压,造成皮肤损伤,故易产生压疮(褥疮)。③深昏迷患者还可有呼吸、脉搏、血压、体温的变化。④处于神经兴奋性增高状态的患者,易发生意外,甚至会发生自伤及伤及他人。

4. **护理程序**

(1) 护理评估

1) 护理病史：因患者有意识障碍,需向家属及知情者了解病史。应询问：①意识障碍发生的时间、过程、起病缓急,有无服用药物、毒物或酗酒等。②伴随症状,如是否伴有发热、头痛、恶心、呕吐、腹泻、抽搐、肢体运动障碍和大、小便失禁等。③原因及诱因：询问既往病史,如肝病史,并询问既往意识障碍发生情况；询问发作诱因,如原有肝脏病者由于上消化道出血、高蛋白饮食、感染等可诱发意识障碍。④处理经过及效果。⑤传染病接触史及预防接种史。

2) 身体评估：生命体征,意识状况,皮肤有无皮疹、黄疸,瞳孔大小、形状、对光反应,心、肺情况,肝、脾大小,有无腹水征,肢体运动情况,神经系统检查(如神经反射、脑膜刺激征、病理反射)等。

3) 实验室及其他检查：血、尿、粪便常规,肝、肾功能,血清电解质,血培养,脑脊液检查,血清学检查,脑电图,超声,头部CT和MRI检查等。

(2) 护理计划 以护理诊断"急性意识障碍,昏迷：与流行性乙型脑炎引起脑实质病变有关"为例制定护理计划。

● **急性意识障碍,昏迷：与流行性乙型脑炎引起脑实质病变有关。**

1) 目标：①患者的生命体征保持稳定,重要器官尽最大可能地免受损害；②住院期间不发生并发症。

2) 护理措施：①病情观察：密切观察：生命体征,昏迷程度的变化,瞳孔大小、形状、对光反应,角膜反射,眶上压痛反应,心、肺体征,神经系统体征,准确记录出入量。②体位：昏迷患者应取头高脚低位,呈15°～30°,头偏向一侧,待病情好转后可酌情采取侧卧位。③保持呼吸道通畅：A. 呕吐物及呼吸道分泌物要及时吸出,定时翻身、拍背,并用雾化吸入等方法助痰排出。B. 有舌后坠者用舌钳将舌拉出,并将下颌托起。C. 有假牙者应取下。④持续吸氧。⑤维持水、电解质平衡及营养需要：昏迷早期给予禁食,按医嘱静脉输液。有明显颅内压增高者,输液不宜超过1 500～2 000 ml/d,小儿50～80 ml/(kg·d)。一般以5%～10%葡萄糖液为主,其中1/4量可用含钠液,并注意补充钾盐,注意维持电解质平衡。昏迷时间较长者可给以鼻饲,高热期以糖类为主；若发热期长,消耗较多,患者消化功能尚可时,可鼻饲高热量流食。⑥预防并发症的护理：A. 皮肤护理：2～3 h给患者翻身1次,用热湿毛巾擦洗骨突起处,每日至少2～3次作局部按摩；如有排泄物污染床褥,应及时清洗、更换,保持床单清洁、干燥、平整无褶；搬动患者应将患者抬离床面,不要拖、拉、拽,以免擦伤皮肤；骨突起处应垫海绵垫、气圈,如有条件者可睡气垫床；注意观察受压部位皮肤,有无发红、苍白。B. 口腔护理：每日口腔清洗2次；张口呼吸者,可用双层湿纱布盖于口鼻部,避免口腔及呼吸道黏膜干燥；口唇涂以甘油以防干裂；若发现口腔或上呼吸道感染时应及时处理。C. 眼睛护理：眼睑闭合不全者,每日清洗眼睛1～2次,并用生理盐水湿纱布或眼罩进行保护。D. 泌尿系统护理：昏迷患者一般需留置导尿管,应每4 h放尿1次；定时更换导尿管及集尿袋；定时清洗尿道外口,女性患者定时冲洗外阴；大便后肛门及其周围皮肤也应冲洗干净。⑦有肢体瘫痪者,应将肢体放于功能位,并进行肢体按摩及被动运动,以防止肌肉挛缩及功能障碍。⑧药物治疗的护理：乙型脑炎患者常用脱水剂、退热剂和镇静止痉剂,并发感染时应用抗菌药物,护士应注意用药方法、药物作用效果和观察药物不良反应等。

3) 评价：①生命体征及重要脏器功能维持正常；②未发生并发症。

第二军医大学出版社

(六)常见的心理活动护理

恐惧多疑心理

1. **常见病因、临床表现及对机体的影响**　这种心理常见于首次患病且确诊的患者。一旦患了传染病,首先是畏惧心理,传染科病房的特殊环境、医务人员的服装以及各项严密的消毒隔离制度,均给患者造成了一定的心理压力。担心因患传染病而感染家人或遭亲友们的嫌弃,甚至对外隐瞒所患病种。此时期患者比较敏感,医务人员的言谈举止均影响其情绪。有些传染病患者在住院期间害怕再染上其他传染病,因而在病室内过分小心谨慎,过分疑虑,不敢活动,不敢接触病室内的各种物品。

恐惧多疑的临床表现可引起生理和行为的异常,表现为心慌、出汗、肌肉紧张、颤抖等自主神经系统功能紊乱症状,重症患者可导致精神抑郁、情绪变化多端、严重失眠、对周围事物淡漠、体重下降和周身不适等反应。

2. **护理程序**

(1)护理评估

1)护理病史:①评估恐惧多疑的原因:如是否看到同类病人抢救或死亡。②根据恐惧多疑表现评估恐惧多疑等级及持续时间。③评估由于恐惧多疑导致的对医生、护士不信任,对医护措施不放心,尤其是患者的病情加重或反复时,恐惧多疑是否更加明显。④评估患者对恐惧多疑的应对能力,能否用恰当的应对方式进行应对。

2)身体评估:有无心率、血压、呼吸频率、面色表情、出汗、注意力、定向力、语速和语调等改变。

(2)护理计划　以护理诊断"恐惧多疑:不良心理对急性重症肝炎患者治疗效果的影响"为例制定护理计划。

● **恐惧多疑:不良心理对急性重症肝炎患者治疗效果的影响。**

1)目标:①患者能描述自己的恐惧多疑及其应对方式;②恐惧多疑所引起生理和心理的不适感减轻;③患者会应用有效的应对方式来控制恐惧多疑;④患者保持良好的心理状态和乐观的情绪,处于最佳的心理和生理状态。

2)护理措施:①观察患者恐惧多疑表现,如心悸、出汗、肌肉紧张、颤抖等自主神经系统功能紊乱症状等。②对患者进行正确引导,积极暗示,使其对疾病有一个正确认识,做到既来之则安之,处病不惊。③护理人员在接待患者时表现出助人为乐的品格,以便取得患者信任和与患者建立良好医患关系,从而提高患者对治疗的依从性。④通过范例教育和生活体贴关心患者,对患者提出的正确要求给予满足,并在其面前尽量回避谈论其他重症患者的病情,减少负面刺激,使患者感到温暖,增强患者战胜疾病的信心。⑤动员家属关心、关爱患者,为患者提供心理支持,安排探视,使其心情愉快,保持良好心理状态。⑥常与患者沟通,及时了解患者的心理活动,以热情友好、耐心诚恳的态度,讲解本病的有关知识,起到疏导、抚慰和鼓励的作用。⑦做患者的思想工作,并安排病情较轻且乐观开朗的病友与其同室,使其减轻恐惧多疑的情绪。

3)评估:患者情绪乐观向上,对战胜疾病充满信心,对医护人员依从性高,积极配合治疗。

焦虑担忧心理

1. **常见病因、临床表现及对机体的影响**　焦虑担忧是一种情感,是一种与不明确的危险因素有关的忧虑和不安,不易直接观察到。

焦虑担忧是传染病患者常见的心理反应之一,所患疾病为传染病是导致患者焦虑担忧的常见原因。因为在传染病医院中必须采取消毒、隔离措施,限制活动及探视,患者常常不能理解、不能适应,产生束缚感、孤独感及被遗弃感,甚至产生反感情绪,认为患传染病是一件见不得人的丑事,怕被人讥笑、歧视、嫌弃,遭人厌恶。也有些患者不能忍受隔离的寂寞,认为隔离治疗是"蹲监狱",常无缘无故地发脾气,甚至从传染病院偷跑之事也时有发生。另外,对疾病的预后也可产生焦虑担忧。患某些急性传染病的患者,由于起病急、病情重,入院后常需抢救治疗,周围被多种仪器围绕,清醒患者目睹医护人员紧张抢救的工作气氛,会认为自己病情严重,预后不良,因此会产生焦虑担忧、紧张不安情绪。患慢性传染病的患者,特别是慢性肝炎患者,长期遭受疾病折磨,多方求治,效果不佳,也会认为自己所患疾病预后不好,对治疗失去信心,从而产生焦虑担忧。其他如疾病给患者带来痛苦和不适;患病对工作、学习、婚姻、家庭造成的影响;支付医疗费用造成的经济压力;住院环境和生活方式的不适应等均可导致焦虑担忧。

焦虑担忧可引起生理和行为的表现,如心率增加、呼吸加快及出现过度换气、血压升高、面色潮红或苍白、出汗、失眠、头晕、头痛、厌食、尿频、定向力变化、坐立不安、说话声调改变、注意力不能集中和情绪激动等。根据焦虑担忧的强度、适应程度、持续时间和体征,可将其分为轻度、中度、重度和极重度。

不良消极的焦虑担忧情绪可造成中枢神经系统功能紊乱,免疫功能下降,不利于病情恢复,甚至加重病情,影响预后。

2. 护理程序

(1)护理评估

1)护理病史:①评估焦虑担忧的原因,如是否由于本人及社会关系网对所患传染病及消毒、隔离认识不足;或由于疾病痛苦;或担心疾病预后不良;或忧虑患病对工作、学习的影响等。②根据焦虑担忧表现评估其等级及持续时间。③评估由于焦虑担忧所致的日常活动的变化,如对食欲、睡眠及处理个人卫生能力的影响。④评估患者对焦虑担忧的应对能力,能否用恰当的应对方式进行应对。

2)身体评估:有无心率、血压、呼吸频率、面色表情、出汗、注意力、定向力、语速和语调等改变。

(2)护理计划 以护理诊断"焦虑担忧:与住院隔离和(或)不了解疾病的预后有关"为例制定护理计划。

● **焦虑担忧:与住院隔离和(或)不了解疾病的预后有关。**

1)目标:①患者能描述自己的焦虑担忧及其应对方式;②焦虑担忧所引起生理和心理的不适感减轻;③患者会应用有效的应对方式来控制焦虑担忧。

2)护理措施:①观察患者焦虑担忧表现,如面色变化、出汗、坐立不安、注意力不能集中、失眠、厌食、尿频和定向力变化等,根据其表现评估焦虑担忧程度。②与患者进行有效的沟通,尊重患者,态度要和蔼,耐心倾听患者叙述,鼓励其诉说,认同患者目前的应对方式。③提供安全、舒适的环境,减少对患者的不良刺激。④针对患者焦虑担忧原因进行指导与教育:首先,使患者认识自己的焦虑担忧,帮助其分析产生焦虑担忧的原因,针对原因进行指导与教育。如向患者介绍住院环境,生活制度,消毒隔离的目的、方法、要求,解除隔离的标准及隔离时间。说明隔离的目的是保护患者,保护他人,防止交叉感染,希望患者自觉遵守隔离制度。护理人员对患者要热情,千万不可流露出怕被传染的厌恶情绪。⑤对于进行抢救的患者,护士应保持镇静,守候在患者身边,密切观察病情变化;需要时应及时采取措施,且态度认真、动作迅速、技术熟练,工作有条不紊,并向患者介绍周围环境。这些都会使患者产生可信赖感、安全感,从而消除焦虑担忧、紧张不安的心理。⑥对于慢性传染病患者,应向其介绍疾病的发展过程、预后、治疗过程中的注意事项、复发因素等。⑦护士应对患者表示理解与同情,并根据每个患者的不同情况教会其应对措施。指导患者使用松弛术,如进行深而慢的呼吸、练习气功、接受按摩和听轻松而愉快的音乐等,也有助于减轻焦虑担忧。

3)评估:①焦虑担忧感减轻,舒适感增加;②患者应用有效的应对方式来控制焦虑担忧。

第二军医大学出版社

自卑抑郁心理

1. **常见病因、临床表现及对机体的影响** 传染病患者治疗期间往往因病情不能迅速好转而焦虑、烦躁，也常因病情反复而苦恼、抑郁。因为治病心切，有些患者急切地收集与自己有关的信息，格外关注自己身体的生理变化，十分重视各项化验检查结果。应当注射什么针剂，应当服用什么药物，他们都想知道，对周围的事物特别敏感。还有一部分患者缺乏传染病的保健知识；或因其他原因，擅自停药，造成病情反复发作。这期间的患者表现为抑郁、伤感、情绪低落、言语少，对医护人员的言行非常敏感，情绪非常不稳定等特点。因为传染病需要隔离治疗，不能经常与亲人、朋友接触，治疗疗程长，患者容易产生抑郁心理。尤其有些传染病，如慢性乙型肝炎，目前的治疗尚不能清除乙型肝类病毒，导致病毒长期携带，患者病情反复发作，患者不能像正常人一样与亲人、朋友接触，容易产生自卑抑郁心理。严重者可产生心理障碍，导致抑郁症、自杀倾向。

自卑抑郁可引起生理和行为的异常表现：孤僻、少语、被动、情绪低落、心境恶劣、持续的疲乏感、无望感、无价值感、自责自罪、厌食、消瘦、失眠、早醒、行动迟缓、性欲减退、厌世，甚至出现罪恶妄想、被害妄想以及自伤、自杀等。

2. **护理程序**

（1）护理评估

1）护理病史：①评估自卑抑郁的原因，如是否由于被隔离导致家属、亲朋的疏远；亦或与病情反复发作，治疗疗程长，治疗效果不确切有关。②根据自卑抑郁表现评估其等级及持续时间。③评估由于自卑抑郁所致的日常活动的变化，如对食欲、睡眠及处理个人卫生能力的影响。④评估患者对自卑抑郁的应对能力，能否用恰当的应对方式进行应对。

2）身体评估：有无心率、血压、呼吸频率、面色表情、出汗、注意力、定向力、语速和语调等改变。

（2）护理计划 以护理诊断"自卑抑郁：与慢性乙型肝炎患者病情反复及治疗不能彻底清除乙型肝炎病毒有关"为例制定护理计划。

● **自卑抑郁：与慢性乙型肝炎患者病情反复及治疗不能彻底清除乙型肝炎病毒有关。**

1）目标：①患者能描述自己的心境及其应对方式；②患者拥有健康向上的心理状态；③患者会应用有效的应对方式来控制自卑抑郁。

2）护理措施：①观察患者自卑抑郁表现，如消沉、不语、忧伤、失眠、厌食、注意力和定向力变化等，根据其表现评估自卑抑郁程度。②诱导肝炎患者宣泄内心苦闷，根据不同的患者，采取借助真诚的语言，配合形体动作，如亲密距离、握手、触摸、抚摸及眼神的表情、深深的爱怜之情，以同情、理解的方式与患者交流，使患者感到你是他最值得依赖的人。使其开口讲出心中的痛苦，减轻其压力。③针对患者自卑抑郁原因进行指导与教育：A. 了解患者自卑抑郁心理的原因，与病情反复及治疗不能彻底清除乙型肝炎病毒有关；B. 向患者宣教慢性乙型肝炎不是不可治的，病情反复发作与病毒复制有关，目前先进的抗病毒治疗方案可以使绝大部分患者达到临床治愈，使患者树立战胜乙型肝炎病毒的信心；C. 对于病情反复发作的患者，向患者宣教不断有新型抗病毒药物问世，使患者看到治疗的希望；D. 向病毒不能完全清除的患者宣教可以像正常人一样生活、学习、工作，不影响求学、找工作、结婚生子，不需要被隔离，消除患者因乙型肝炎病毒不能彻底清除产生的自卑抑郁心理。④开展多种娱乐及有益身心健康的活动，适当为患者准备一些报纸、杂志等，播放优美的歌曲或悦耳动听的乐曲，调节自主神经，使精神得到松弛，通过陶冶性情可改善情绪。散步、看电影等都有利于自我调节。⑤向患者家属讲解乙型肝炎防治知识，请患者家属协助医护人员对患者给予心理支持。使家属做到关心和耐心，注意态度。⑥医护人员为每个乙型肝炎患者制定个体化的心理疏导治疗方案。

3）评估：①患者心态健康，积极向上；②患者已学会应用有效的应对方式来控制自卑抑郁。

悲观绝望心理

1. **常见病因、临床表现及对机体的影响** 传染病患者因为患病，暂时丧失了劳动能力，经济收入和看病费用不能得到保证，给患者造成了沉重的心理压力及经济负担，所以患者的情绪往往变得异常悲观绝望。表现为言寡行独，抑郁苦闷，常常被失望无援及孤立凄凉的情绪困扰，对事业和生活失去信心，精神上感到非常痛苦。一些慢性传染病患者需要长期用药，很容易出现药物不良反应，产生悲观情绪，出现厌恶交往，抑郁苦闷。疾病本身的不可治愈性，治疗过程中的痛苦折磨，病友的不幸去世，以及即将面临的死亡，都成为一种恶性刺激，使患者对治疗失去信心。患者情绪低沉、不配合或自暴自弃，产生厌世心理，甚至绝望自杀。亲朋好友对患者的愤怒、冷漠、不愿理睬，更不愿照顾，甚至打骂、羞辱患者的态度，也是患者悲观绝望心理产生的原因之一。

悲观绝望心理可引起生理和行为的异常表现：长期处于紧张状态，使抵抗力下降、食欲下降，失眠，自暴自弃，自行拔除输液针头拒绝治疗，大喊大叫，有的甚至用头撞墙，行为反复异常，有自杀倾向。

2. **护理程序**

（1）护理评估

1）护理病史：①评估悲观绝望的原因，如是否与疾病的反复发作、治疗疗程长、疾病的预后有关；或担心治疗的费用；或与亲朋好友对疾病的恐惧及对患者的冷漠、不关心、不照顾的态度有关等。②根据悲观绝望表现评估其等级及持续时间。③评估由于悲观绝望所致的日常活动的变化，如对食欲、睡眠及处理个人卫生能力的影响等。④评估患者对悲观绝望的应对能力，能否用恰当的应对方式进行应对。

2）身体评估：有无心率、血压、呼吸频率、面色表情、出汗、注意力、定向力、语速和语调等改变。

（2）护理计划 以护理诊断"悲观绝望：与艾滋病患者对疾病的预后不了解有关"为例制定护理计划。

● **悲观绝望：与艾滋病患者对疾病的预后不了解有关。**

1）目标：①患者能描述自己的悲观绝望心情及其应对方式；②患者会应用有效的应对方式来控制悲观绝望心理；③保证患者的身体健康，提高患者的生活质量。

2）护理措施：①观察患者悲观绝望表现，如抵抗力下降、食欲下降、失眠、自暴自弃、拒绝治疗、大喊大叫、自杀倾向等，根据其表现评估悲观绝望程度。②针对患者悲观绝望的原因进行指导与教育：有意识地让患者学习艾滋病的病因、发病机制、临床表现、并发症、治疗方法、护理方法及饮食疗养等卫生知识，并有计划地向患者提出一些问题，使患者移情于对艾滋病知识的学习之中，达到舒解情志、缓解心理矛盾的作用，同时改善了心理及掌握了专科知识，便于更好地配合治疗，提高疗效，促进康复；使患者了解艾滋病的治疗可提高生活质量，延长寿命。③让艾滋病患者多听相声、看小品、听笑话、看喜剧、读幽默小说等，使其保持轻松愉快的心情，树立对生活的信心和兴趣，鼓舞治愈疾病的勇气。④耐心倾听患者的诉说，尊重患者的意愿，维护患者的自尊，及时了解患者的需求并及时提供帮助，让患者处处感受到护士的关怀，从而重新鼓起生存的勇气。⑤对于患者出现的一切非理性行为，护士要用一颗宽容博爱的心给予充分的理解和包容，不要回避，更不能和患者发生冲突。在让患者的不良情绪得到尽情发泄的同时，护理者要认真全面地观察患者，评估患者存在的相关问题，及时制定针对性、个性化的护理对策；迅速安抚患者的不良情绪，使其保持情绪稳定，并能心情愉悦地接受治疗和护理，减少不良心理反应的发生。⑥积极主动地与家属沟通，取得家属的配合，尽力为患者提供帮助，陪伴照顾患者，满足患者内心对亲情的需求，减轻患者的心理负担，尽最大努力帮助患者好转出院；亦或尽可能地延长患者的生命，使其

23

在平静、安详、满足、拥有自我尊严中离去。⑦加强护士的职业防护培训,全面提高护士素质。护士长要定期组织护士进行职业防护的培训和艾滋病相关知识的学习,树立正确的职业防护意识,提高职业防护技能,做到正确认识艾滋病,用心去关爱每一位艾滋病患者,让他们感到社会大家庭的温暖,从而放下思想包袱,轻松、愉快地积极配合治疗和护理,提高疾病的好转率。

3) 评估:①患者积极配合治疗,心态乐观向上;②已学会应用有效的应对方式来控制悲观绝望情绪。

(马振华　郝大林　石　宏　北华大学附属医院)

第九节　传染病标本的采集与管理

采集传染病患者的标本必须严格遵守操作程序,采取适当的防护措施,防止医源性感染与实验室污染。采集标本时应注意病程阶段,有无应用过抗微生物药物,及标本的保存与运送。尽量在抗生素应用之前做细菌培养,以提高病原体检出率。

一、临床标本的种类

临床标本的种类包括血、尿、便、痰、漱口液、器官组织、渗出液、分泌物等。

二、临床标本的采集

1. **血液**　对某些传染病,注意采取发病 5 d 内和恢复期双份血清,以作比较。

2. **痰、漱口液**　采取含漱液或咽拭子。留痰在无菌容器内,应加胶塞密闭。

3. **其他分泌物或渗出物**　用灭菌棉棒擦拭局部,采取分泌物后,装入病毒保存液试管中,轻轻贴管壁挤压,做成病毒保存悬液,加胶塞密封送检。采取咽拭标本时,用两支棉签浸透采样液,沿管壁挤出液体后,在扁桃体前后和咽喉壁涂抹,要尽量取黏液部分,然后放入有采样液的试管中,加胶塞密封送检。标本采样后应立即冷藏保存,特殊标本可放低温或液氮内超低温保存。

4. **解剖和组织标本**　尽量在死亡后 5 h 内取样,若镜检应在采样后尽快制片、干燥、固定和染色;分离病毒的样品,保存温度越低则保存时间越长,可用化学制冷剂,或置液氮瓶中保存。分离病毒的组织可放于 50% 甘油磷酸盐缓冲液中,在 5℃ 条件下能保存数周。

三、标本的运送和管理

1) 送检的样本应严密包装,外表加以消毒,进行编号、登记后,贴上“生物危害标识”标签。标签不能脱漏和遗失。特殊传染病标本运送时,要认真填写标本送检单,由专人、专车,尽快送至指定的检验部门或单位,完成交接并索要回执。运送途中要避免日光和高热,防止病原体死亡。

2) 实验室标本应有专人管理,完善标本档案资料。存放标本处,应贴上特殊标识。

3) 特殊传染性疾病标本的处理,必须在生物安全柜或生物安全不低于 3 级的实验室进行,杜绝检验或实验过程中造成致病微生物的传染和传播。

(孙成学　马振华　郝大林　北华大学附属医院)

第二章 传染病治疗区消毒、隔离及个人防护

近年来,我国传染病疾病谱虽然发生了明显变迁,但按照传播途径的不同,仍主要分为消化道传染病(甲、戊型病毒性肝炎,感染性腹泻等)、经血与体液等接触传染病(乙、丙型病毒性肝炎,艾滋病等)、虫媒传染病(疟疾、流行性乙型脑炎等)与呼吸道传染病(传染性非典型肺炎、甲型H1N1流感、禽流感、流行性脑脊髓膜炎等)几大类。为最大限度地降低传染病院内感染及医源性交叉感染的发生和蔓延,保护人民健康,必须采取严格、有效、规范的消毒隔离和个人防护措施。

第一节 传染病的消毒

一、消毒的目的和种类

(一) 消毒的目的

消毒的目的是消除或杀灭由传染源排出到外环境中的病原微生物,从而切断传播途径,控制传染病的传播。

(二) 消毒的种类

1. **疫源地消毒** 指对有传染源存在或曾经有过传染源的地点所进行的消毒。主要包括:①随时消毒,即随时对传染源的排泄物、分泌物和污染物品进行消毒,以便及时杀灭从传染源排出的病原微生物,防止传播。②终末消毒,是指传染源已离开疫源地所进行的最后彻底的消毒措施,以便杀灭残留在疫源地内各种物体上的病原微生物。如患者出院、死亡、转科或所住病室和所用物品等的消毒即是终末消毒。

2. **预防性消毒** 对可能受到病原体污染的物品和场所所进行的消毒,以预防传染病的发生,如病室的日常卫生处理、餐具消毒等。

二、常用消毒方法

(一) 物理消毒法

1. **机械消毒** 如刷洗、清扫、拍打、通风等,只能清除或减少细菌,对病毒或立克次体无效。

2. **热消毒** 如煮沸、焚烧等方法,可杀灭各种病原微生物。

3. **辐射消毒法** 如日晒法、紫外线、红外线、微波、γ射线和高能电子束消毒等。紫外线有广谱杀菌作用,但穿透力差。γ射线可在常温下对不耐热物品灭菌,有广谱杀菌作用,但设备昂贵。

(二) 化学消毒法

某些化学消毒剂可作用于病原体蛋白、酶系统或核酸系统,使之氧化、变性、凝固、裂解,从而影响病原微生物的生理功能,甚至结构破坏而被杀灭。

1. **氧化消毒剂** 如过氧乙酸、高锰酸钾、过氧化氢等,主要靠其强大的氧化能力来灭菌,但有较强的腐蚀性和刺激性。

2. **含氯消毒剂** 如漂白粉、次氯酸钠、氯胺、84消毒液等,这类消毒剂在水中产生次氯

25

第二军医大学出版社

酸,具有强大的杀菌作用,杀菌谱广、作用快,其余氯毒性低,且价廉,但对金属制品有腐蚀作用。

3. **醛类消毒剂**　常用的有甲醛、戊二醛,具有广谱、高效、快速的杀菌作用,适用于精密仪器、内镜的消毒。

4. **碘类、醇类消毒剂**　如2.5%碘酊、0.5%碘伏、75%乙醇等,具有广谱和快速的杀菌作用,可供皮肤、食具和医疗器械的消毒。

5. **杂环类气体消毒剂**　主要有环氧乙烷、环氧丙烷等,为一种广谱、高效消毒剂,常用于医疗器械、精密仪器及皮毛类消毒。

6. **其他消毒剂**　如苯酚(石炭酸)、5%甲酚皂液体(来苏儿)、苯扎溴铵(新洁尔灭)、氯己定(洗必泰)等。

各种的物品消毒方法请参阅附录二。

(马振华　郝大林　孙成学　北华大学附属医院)

第二节　传染病的隔离

任何一种传染病的暴发与流行,必须具备3个环节:传染源、传播途径和易感人群。控制传染源、阻断传播途径、保护易感人群是控制传染病传播和蔓延的基本手段。熟练掌握隔离知识,正确实施隔离技术,是预防和控制传染病的基本要求。

一、隔离的定义

隔离是把传染病患者(传染源)与健康人、非传染病患者分开,安置在指定地方进行集中治疗和护理,以防止传染和扩散。

二、隔离原则

患者与健康人严格分开;确诊患者与未确诊患者分别收容;清洁物品与污染物品严格分开。

三、隔离方法

1. **传染病患者就诊程序上的隔离**　为防止患者之间的交叉感染,不同病因的传染病患者,应在不同的接诊室就医。疑似和确诊、相同病种不同并发症的患者,要分别收容到不同的治疗区或病室。综合性医院应建立分诊制度,至少设发热门诊、呼吸道门诊、肠道门诊、隔离观察室或隔离疗区,严格执行消毒隔离制度。传染病医院和综合性医院患者就诊程序上的隔离,参见图2-1、图2-2。

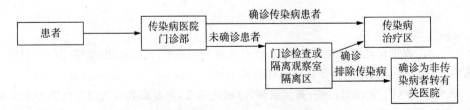

图2-1　传染病医院传染病患者就诊程序

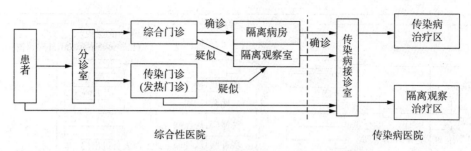

图 2-2 综合性医院传染病患者就诊程序上的隔离

2. 医院建筑布局上的隔离 为适应传染病的隔离,医院在建筑上应有严格的要求。

(1) 传染病专科建筑布局 医院周围的隔离地带应为 40～50 m,院址四周应种植 15～30 m 的防护林,各疗区间距应为 30 m,侧距为 10 m。如为高层建筑,呼吸道传染病病房应设在上层,工作人员与患者应经过不同通道出入医院,并划分出清洁、污染(物流、人流)行走路线,两者不能有交叉。

1) 医院严格区域划分:医院内大体划分为清洁区域与污染区域,进行严格的区域性隔离和管理。

A. 清洁区域:行政办公楼、图书馆、药房、食堂、供应室、洗衣房及后勤部门等所在地。清洁区尽可能建在一侧。

B. 污染区域:门诊部(发热门诊、肠道门诊、其他传染病门诊)、隔离治疗区、病理解剖室、太平间、影像科的 X 线摄片室和 CT 检查室、检验科的实验室、医院污水和垃圾处理站等所在地。污染区域尽可能建在另一侧。

2) 治疗区内的区域性管理:治疗区需划分清洁区、半污染区(缓冲区)和污染区,各区域必须有实际隔离屏障。对与呼吸道传染病,疗区必须按呼吸道传染病进行隔离,强调空气流通,没有通风条件要安装大功率排风扇强行通风。送风流程为:送风到清洁区(正压)→半污染区→污染区(各病室排风形成负压)。但要注意避免送风和回风口距离过近,以免导致空气交叉污染。各区域的范围:A. 清洁区,应设有更衣室和卫生通过间、值班室、小库房、小药房、配餐间。B. 半污染区,包括内走廊、医师办公室、治疗室、处置室、护士站。C. 污染区,包括各病室、患者卫生间及浴室、入院室、污衣污物间、垃圾存放处。

3) 传染病科门诊的设施:

A. 传染病科门诊应与普通门诊分开,并应附设挂号收费处、小药房、治疗室、化验室、观察室等,以便将传染病患者和普通门诊患者分开。

B. 传染病科门诊分别设置消化道传染病、呼吸道传染病等诊室,每个诊室为 1 个隔离单位,分别接诊不同种类的传染病患者。

4) 传染病房的设施:

A. 传染病房有患者生活区与医护人员工作区两部分,由较宽的内走廊与之隔开(图 2-3)。患者生活区面向开放式外走廊,其中包括病室、厕所、患者洗浴间,专供患者使用。所有污染衣物、送检标本和尸体等均经外走廊送出。医护人员工作区包括卫生通过间、医护办公室、治疗室、贮藏室等,供工作人员使用。每个病室均应附设缓冲间,供工作人员穿脱隔离衣、洗手、进出病室之用。每个病室与内走廊之间设置供递送药品和器材用的传递柜,柜门有里外 2 层,使用后要随时将柜门关闭,以保持内走廊少受污染。每个病室通向外走廊的窗下分别设置传递窗和污衣、标本存放柜。

27

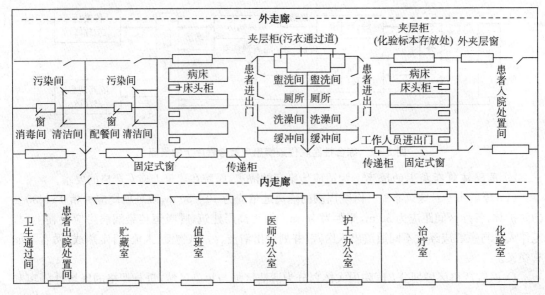

图 2-3 传染病室平面示意图

B. 传染病房应有消毒设备,如消毒柜、紫外线灯、福尔马林蒸气箱等,并应有污物处理、污水净化装置,以及完善的防蚊、蝇和空调设备。

(2)隔离病室的建筑布局

1)严密隔离室:适用于具有高度传染性,经多种传播途径的疾病,如霍乱、鼠疫等。要求设内、外走廊,患者由外门进病房,病室内有独立卫生间。通内走廊的墙上应安装双侧玻璃推拉递物窗,门外设有二道间及洗手设施,为医护人员在此穿脱隔离衣、戴手套、洗手用。有条件的严密隔离室内应有隔离帐或隔离仓(由密闭透明的塑料薄膜制成),使患者和外界完全隔离,医护人员可通过隔离帐上已配备的手套诊疗护理患者。霍乱患者要设立洞床,有严格的消化道隔离措施。

2)负压隔离室:适用于经空气飞沫传播的烈性呼吸道传染病,如传染性非典型肺炎、甲型H1N1 流感、肺炭疽、白喉等。要求病室内有卫生间,病室门窗应紧闭,通内走廊的门外设有二道间及洗手设施。病室应有特殊的通风装置,其要求是室内呈负压。室内空气每小时可换气 6～10 次,ICU 病房每小时换气次数应在 15 次以上,室内排出的空气要经特殊装置处理。

3)消化道隔离:适用于粪-口传播途径的传染病,如伤寒、痢疾及甲、戊毒性肝炎等。应按病种分类隔离收容,尽量将急性期与恢复期、不同菌型、不同病原患者分室收治。患者用品、餐具、便器、吐泻物等均应严密消毒。督促饭前、便后洗手,控制彼此间相互接触。

4)虫媒隔离:适用于疟疾、流行性出血热、流行性乙型脑炎等。病室应有完善的防蚊蝇设施,并做到无蟑螂、无鼠害。

3. 患者住院安排上的隔离

(1)疑似和确诊患者 分别入住观察疗区与确诊疗区,每个疗区作为一个独立的隔离单元。

(2)观察疗区与确诊疗区 应根据患者病情的严重性和并发症等情况安排病室:①观察治疗区患者一般住单床病室;②按病期不同分配病室;③按病情轻重分配病室;④成人与婴幼、儿童分别安排病室;⑤多床病室,尽可能安排同日入院患者合住一室;⑥集中抢救病室(ICU),严格床边隔离。

四、隔离的要求

根据传播途径的不同实施不同的隔离。患者的血液、体液、排泄物、分泌物以及飞沫等的处理均应符合相应的隔离要求，烈性传染病更应设立严密隔离措施。

1）严密隔离室或负压隔离室，门窗要关闭。疑似患者要求单间隔离，确诊同一病种患者可同住一室。

2）患者的痰液必须吐在有盖的一次性痰盒中，集中焚烧处理。

3）患者口鼻分泌物接触过的用具，如食具、毛巾等，应固定专用，定期消毒。

4）患者接触过的一切物品，均需随时严格消毒，被污染的物品要装入污物袋，标记明确，然后密闭送去消毒处理。

5）患者排出的粪便及呕吐物需经彻底消毒后，方可弃入厕所。

6）进出严密隔离室的工作人员应进行严格防护，进入隔离室要戴有效口罩、穿隔离衣；接触患者或处理污物时必须戴手套，护理下一个患者前必须更换手套并消毒双手；密切接触患者，有可能受到血液、体液、分泌物喷溅时应戴护目镜；实施有创通气技术操作时必须戴防护面具。

五、隔离管理制度

（一）区域性隔离管理制度

1. **清洁区隔离要求**　①患者和患者接触的物品，不得进入清洁区；②不许穿隔离衣进入清洁区；③穿工作鞋严禁走出疗区；④穿工作服严禁进入饭厅、宿舍、会议室、超市、职工门诊及院外。

2. **污染区隔离要求**　①进入处置室，医务人员一般不要求穿隔离衣，以减少交叉感染。②处置室内器械、药品及其他物品要求保持清洁，清洁与污染物品严格分放，由病室携回物品应放入室内指定地点进行消毒。③工作人员穿隔离衣在疗区内走廊上通行，要求尽量少碰墙壁及家具等物品。

3. **污染区对患者的隔离要求**　①入院患者应换患者衣服，经污染端进入疗区，将换下的内、外衣及携带物品，经消毒处理后，由医院统一收管或由家属带走，不得留在病室内。出院患者通过卫生处理，穿上清洁衣服、鞋袜，由疗区清洁端出院。②传染性非典型肺炎、甲型H1N1流感患者和疑似患者住院期间要戴口罩，并携带一次性痰盒，不得随地吐痰。③为防止患者间交叉感染，隔离观察疗区的疑似患者只限室内活动，不得随意离开病室。④向患者进行宣教，污染物品、信件等未经消毒不得拿出院外，防止病原微生物向社会扩散。

4. **污染区工作人员的隔离要求**　①凡进入污染区域工作4 h以上的工作人员，须换工作服、工作裤和鞋袜，除去手表、戒指、耳环等饰物，剪短指甲，戴帽子、口罩。直接接触患者前应加穿隔离衣，必要时戴手套、护目镜或防护面罩。②诊疗护理传染性非典型肺炎、甲型H1N1流感患者，隔离衣、手套必须一用一更换，摘手套后认真洗手或用消毒剂消毒双手；患者诊疗用品应固定专用。③工作人员出入呼吸道病室，要随手关门，防止病室中微生物污染中间环境。④工作人员在污染区域内禁止吸烟、进食。⑤工作人员的脸部不可与患者或其他污染物接触，避免患者对着自己的脸部咳嗽或打喷嚏，如果因此污染，需立即清洗消毒。⑥严格遵守隔离技术规定，污染的手不能触摸非污染物品及自己的五官；直接接触和间接接触患者及污染物品后，必须认真洗手，出入肠道病室更应如此。

（二）传染病预防经验

"五严"、"四要"、"把三关"是我国在20世纪60年代初期总结出的传染病预防工作经验，对

第二军医大学出版社

于防控医源性交叉感染发挥过积极的作用。

1. **"五严"** 即清洁、污染划分严;污染物品消毒严;各级干部管理严;业务部门检查严;新来人员培训严。

2. **"四要"** 要思想重视;要互相监督;要知其原因;要经常教育。

3. **"把三关"** 局限污染区,就地消毒;控制中间区,少受污染;保护清洁区,不受污染。

(三)隔离制度对其他方面的要求

1. **严格限制探视** 如病情危重确需探视,需在工作人员指导下戴好帽子、口罩,穿上探视服,在窗外探视,并限定不超过 20 min。最理想的是电视、电话探视。传染性非典型肺炎、甲型 H1N1 流感患者不设探视和陪护。

2. **进出物品送取** 为限制隔离区工作人员出病房,疗区内所需清洁物品皆应送货到疗区,如食堂送饭、供应室送物、药房送药等。污染物品实行下收制度,如洗衣房、供应室、垃圾站,分派专车密闭收取污物。

3. **特殊检查** 坚持医技科室到临床服务,如确需患者去医技科室,陪同护士要戴口罩、加穿外出服,患者亦要戴口罩、穿隔离衣,并走划定的污染路线。

4. **终末消毒** 患者出院或死亡后病室及一切用具均需进行终末消毒,以彻底消灭病原微生物。

(四)医护人员卫生通过制

1. **安全通过** 在隔离区工作 4 h 以上,要求全部更衣,出疗区必须洗澡、漱口、换衣服和鞋袜。

2. **不完全通过** 短时间到隔离区检查工作、流行病调查等,按要求做好个人防护。出疗区必须换衣服、鞋袜,认真洗脸、洗手、漱口等。

六、隔离种类

1. **呼吸道隔离** 适用于各种呼吸道传染病,如麻疹、流行性脑脊髓膜炎等。具体如下:①相同病种住同一房间,床与床之间距离为2m;②接近患者时应戴口罩,必要时穿隔离衣;③患者鼻咽分泌物、与分泌物接触过的物品需进行消毒处理;④患者一般不能外出,如要到其他科室检查时需戴口罩;⑤病室用紫外线进行空气消毒,每日 2 次;通风每日不少于 3 次;地面擦洗每日 2 次;室内保持一定温度和湿度。

2. **消化道隔离** 适用于消化道传染病,如伤寒、细菌性痢疾等。具体如下:①不同病种患者最好分房收治,如条件不允许,不同病种患者也可同居一室,但每个患者之间必须实行隔离,床边挂"床边隔离"标记;②密切接触患者时要穿隔离衣,护理不同病种患者要更换隔离衣。护理完患者要严格消毒双手;③患者的食具、便器要专用,用后要消毒;患者的呕吐物及排泄物也应进行消毒;④患者之间不能交换用物、书报等;⑤病房设纱窗、纱门,做好防蝇、灭蝇及灭蟑螂工作。

3. **严密隔离** 适用于甲类传染病,如霍乱、鼠疫、传染性非典型肺炎、甲型 H1N1 流感和某些传染性强的传染病。具体如下:①患者应住单人房间,门上标明"严密隔离"标记。门口设置用消毒液浇洒的脚垫,门把手包以消毒液浸湿的布套。②病房内设备固定、专用,室内物品须经严密消毒处理后方可拿出室外。③工作人员进入严密隔离病房需另戴帽子、口罩及穿隔离衣、围裙,换隔离胶鞋。④患者的食具、便器、排泄物、分泌物均按不同的处理方法严密消毒处理。⑤患者禁止出病室,禁止探视和陪住。⑥病室每日需消毒,患者出院或死亡,其病室必须进行终末消毒。

4. 虫媒隔离 适用于以昆虫做媒介的传染病,如疟疾、流行性乙型脑炎等。具体如下:①病室应有防蚊设备,经常检查纱门、纱窗是否完好,并应喷洒灭蚊药物。②由虱子、蚤类传播的疾病,患者入院时要做好灭虱、灭蚤和卫生管理工作。

5. 接触隔离 适用于病原体直接或间接接触皮肤或黏膜而引起的传染病,如破伤风、狂犬病等。具体如下:①不同病种应分室收住。②接触患者应戴口罩、帽子,穿隔离衣;护理不同病种患者时要更换隔离衣并洗手。③为患者换药及进行护理时应戴橡皮手套,已被污染的用具和敷料应严密消毒或焚烧。④患者出院或死亡,病室应进行终末消毒。

6. 血液和(或)体液隔离 适用于由血液、体液及血制品传播的传染病,如乙型肝炎、艾滋病等。具体如下:①同病种患者同居一室。②若患者的血液、体液有可能污染工作服时,需穿隔离衣。接触患者的血液、体液时需戴手套,必要时戴护目镜。③医疗器械应进行严格消毒,有条件时可使用一次性用品。④被患者的血液或体液污染的物品,应销毁或装入污物袋中,并做好标记,送出病房进行彻底消毒处理或焚烧。⑤当触摸患者或接触到患者的血液或体液时,要认真洗手后再检查或护理其他患者。

7. 保护性隔离 对抵抗力特别低的易感者,如长期大量应用免疫抑制剂者、严重烧伤者、早产儿和器官移植患者等,应做保护性隔离。在诊断、治疗和护理工作中,尤其注意避免医源性感染。

七、临床常用隔离技术

为保护工作人员免受感染和避免患者间交叉感染,接触患者或接触污染物时,经常需要实施严密的隔离技术操作,如戴口罩、帽子、手套,应用污物袋和穿、脱隔离衣等。

(一)戴工作帽

目的是防治头发散受到污染,应将全部头发罩没在帽内。在同种病室工作,帽子并不需要更换,但如果被患者或污染手接触后,必须随时换下,放在污物袋内或直接投入消毒剂桶内浸泡消毒。

(二)戴口罩

目的是借助口罩的过滤作用,阻留飞沫中的病原微生物通过空气媒介传给患者或传染给自己,所以应将口、鼻全部盖住。棉纱口罩应宽大(14 cm×18 cm),由 12 层以上细纱布制成。棉纱口罩连续使用不得超过 4 h。传染性非典型肺炎疗区密切接触患者最好选用戴鼻夹的口罩,用适量棉花填塞鼻两侧,使空隙消失。有条件者应选用滤过率高、与面部密合好的 N95、N99 或 N100 口罩。密切接触甲型 H1N1 流感患者可选用合格的医用口罩。口罩用后外面已污染,工作时不能随便用手触摸口罩,用清洁的手除去口罩时,只能接触带子部分,摘口罩后应立即洗手。

(三)穿、脱隔离衣

穿、脱隔离衣是隔离技术中一项重要的环节,必须按要求穿、脱隔离衣。为避免病员之间的交叉感染,并保护工作人员不受传染,在接触患者或工作服可能受到污染的情况下,都需加穿隔离衣。因隔离衣需要经常消毒和清洗,所以必须用牢固的布料制成。隔离衣的样式要求腰部宽大,在背后中央开口,身长和袖长要能够充分遮住工作服,以防工作服污染。也可穿一次性医用隔离衣。处理特殊传染病患者的血液、体液、分泌物、排泄物时应加穿防水围裙。

1. 穿、脱隔离衣的注意事项

1)穿隔离衣前,需洗净双手,将衣袖卷至肘关节以上,并整理好帽子、口罩。

2)穿、脱重复应用的隔离衣时,避免接触周围的人和物。

3)接触确诊患者,隔离衣可每班更换一次。接触疑似患者或不同病种患者,应一人一换。

隔离衣受潮或被吐泻物污染时应随时更换。

4）隔离衣里面及领部应防污染。系领带时，勿使衣袖和领带触及面部、衣领和工作帽等。

5）穿隔离衣后，只限在规定区域内进行工作。

6）挂重复应用的隔离衣时，应使隔离衣后缘开口对着隔离单位入口，便于下次穿着；并且不使衣袖露出或衣边污染面超过清洁面。

2. 穿隔离衣（需重复穿用的隔离衣）的步骤

1）一只手持隔离衣领，小心自衣架取下隔离衣。

2）右手指尖持衣领大部分，左手伸入袖内，举左手使袖轻轻抖至臂上，持领部的右手同时向右上拉紧，使左手伸出袖口。

3）左手指尖持领外面，右手伸入袖内，并轻轻将袖抖至臂上，左手同时向左上拉紧，使右手伸出袖口。

4）手从颈前向后将衣领摸齐，将领部短带打结系紧。

5）系紧袖带。

6）双手将隔离衣背后边缘对齐，向左折叠多余部分，一手压住折叠处，另一手松开腰带活结，然后将腰带在背后交叉，到前面打活结。

注：穿清洁隔离衣，手可随意接触里外面，不必按穿污染隔离衣的顺序进行，但一经穿上，并与患者接触，即被认为隔离衣外面是污染的。

如隔离衣为一次性穿着，隔离衣背后边缘不要求对齐，可右侧压左侧，使隔离衣充分遮盖工作服，然后一手压住折叠处，另一手将腰带在背后交叉，到前面打活结。

3. 脱隔离衣（需重复穿用的隔离衣）的步骤

1）双手解开腰带，并将腰带略挽打活结，以免腰带过长拖地污染。

2）解开袖带，将袖带挽于袖祥处，以免洗手时袖带下垂。洗手前将隔离衣袖从外面轻轻往上拉，以便露出腕部。

3）双手相握，走进洗手盆，常规将手洗净。

4）解开领带，将两袖轻轻抖下过手，右手从左袖内面将左袖拉下，使领过肩下。

5）左手隔袖拿住右袖污染面，将右袖拉下，右手持领，左手脱出衣袖。

6）将领边里面向外对齐，一手持衣领，一手将隔离衣后缘轻轻抖动对齐，并对折一次，使隔离衣清洁面向外。

7）将领扣挂上衣钩，以备下次穿用。

注：需送洗消毒、不准备重复穿的隔离衣或一次性医用隔离衣，脱法比较简单。先解开腰带、袖带，脱手套后（手套有破损必须经清洁洗手），再解开领部短带，并拉领带使衣领向下使清洁面朝外，然后左右手分别脱出衣袖，将隔离衣清洁面向外，自领部向下卷紧，投入污衣（物）袋内，然后按规定清洗消毒双手。

（四）戴手套

戴手套的目的是保护工作人员不受病原体的感染，又可防止医务人员把自身手上的病原体传给患者，更重要的是减少医务人员从其他患者或环境获得的病原体通过未洗净的手在患者之间传播的机会。一般情况下，手上暂居病原微生物可通过仔细洗手去除，但大多数情况下医院内洗手不能达到要求。因此，进行无菌操作或处理患者血液、体液、分泌物、排泄物时应戴一次性使用手套（分清洁和无菌两种）。戴手套要选择适合的型号，过大或过小都不利于操作，又可增加污染的机会。接触污染的手套要及时更换，脱手套后要用流动水认真洗手。

（五）污物袋

传染性污物可分为重复利用和不再回收物品两种。具有传染性而不再回收的物品，可集中于不透水的黄色塑料袋内,封口或扎紧袋口,在隔离室外再装入另一清洁黄色塑料袋中送出焚烧;袋上应标有污染标记,使处理污物者免受感染。可重复利用的物品,如污染的床单、衣服等,可投入双层布袋中,经标记后直接送洗衣房消毒、清洗。

(马振华 孙成学 郝大林 北华大学附属医院)

第三节 医务人员的个人防护

由于病原体致病强弱不同,传播途径多样化,以及人群免疫力和易感性的差异,医务人员稍有不慎,容易受到院内交叉感染,并导致传染源进一步的医源性扩散。因此,无论是传染病专科医院还是综合性医院传染科的工作人员,均应树立强烈的自我防范意识和社会责任感,对各种传染病应有足够的认识和了解,早期做到正确、规范的个人防护,避免发生感染和不必要的伤害,甚至减员。

一、医务人员防护的基本要求

对工作中密切接触传染病患者的医务人员,应采取有效的防护和医疗保健措施。

1) 办公室应通风良好,与病房分隔无交叉,并保持一定距离。自然通风不畅时要安装大功率排风扇,强行通风,保证清洁空气由清洁区向污染区合理流动。有条件者配备静电吸附式空气净化器,从硬件设施上为医务人员提供安全可靠的工作环境。

2) 提供合格、必备的防护用品,设置适量非手触式洗手和下班强行卫生通过措施。

3) 合理安排工作时间,减轻医务人员劳动强度。医务人员自身应加强锻炼、增强体质,并适当补充营养,提高抵抗疾病的能力。体制弱、有严重慢性病或年龄超过55岁者不适宜在传染病疗区工作,孕妇、哺乳期妇女等应减少在岗时间。

4) 认真进行传染病、消毒隔离相关知识的岗前培训,包括理论培训和实际操作技能培训。

5) 按照防护要求,严格着装,认真做好个人防护。建立消毒隔离技术指南和医务人员防护标准,设立感染管理专业人员负责督导检查,使控制措施落实到位。

6) 从事传染病临床工作的医务人员上岗前应进行必要的预防接种。

二、常用防护用品种类

使用防护用品是保护医务人员在密切接触传染病患者时免受感染的预防性措施,因此,所用防护用品必须是合格产品。常用的防护用品有:帽子(布制及医用一次性帽子)、医用防护口罩(12层以上普通脱脂棉纱口罩＋带鼻夹的外科口罩或N95、N99、N100口罩)、医用防护服(医用一次性带帽子的连体防护服、自制布类带帽子的分体防护服)、护目镜、防护隔离服(一次性医用防护隔离服、自制布类防护隔离服)、防护面具(与口罩连体的塑料胶片护目用品、头套式防护面具,正压通气过滤面具及防生物面具等)、鞋套或胶鞋、一次性医用手套等。

三、医护人员防护用品的应用

1. **戴有效口罩** 12层以上棉纱口罩或带鼻夹的外科口罩或N95口罩(传染性非典型肺炎防护专用)。外科口罩被血液、体液污染后要立即更换,出污染区必须丢入污物袋内。棉纱口罩4 h更换一次,湿了随时更换;N95口罩6 h一换(每班)。

2. **戴防护镜** 防护镜受分泌物、排泄物喷溅污染时随时更换,出污染区必须投入消毒桶内

第二军医大学出版社

浸泡。

3. **戴手套** 手套原则上一用一换,无明显污染操作可用消毒剂消毒手套后连续应用。摘手套后要认真洗手或用快速手消毒剂揉搓双手。

4. **戴帽子、穿鞋套或胶靴** 略。

5. **穿防护服和隔离衣** 详见本章第二节。必要时戴防水围裙。

(1) 防护服 只能在半污染区穿着。要求每班更换,被血液、体液污染后要立即更换。

(2) 隔离衣 只限污染区内穿着,疑似患者必须一人一换。进入确诊患者病室,进行无明显污染的诊疗常规操作,隔离衣可连续应用,但下列情况必须及时更换隔离衣:①被血液、体液污染后要立即更换。进行有可能被体液、血液、分泌物、排泄物污染的诊疗护理,最好加戴防水围裙。②实施有创通气技术操作应随时更换。

6. **戴防护面具** 对传染性非典型肺炎和甲型 H1N1 流感患者进行有创通气技术操作时加戴防生物面具或正压过滤通气面具。

四、普通传染病治疗区医务人员防护着装要求

1) 进入治疗区必须穿工作服(衣、裤、鞋)、戴帽子和 12 层以上棉纱口罩,进入病室加穿隔离衣。根据不同病种、特殊的传播途径和实施不同的操作,加穿戴不同的防护用品。

2) 出病室必须脱去隔离衣、乳胶手套等,用流动水洗手或用手消毒剂进行手消毒。

3) 医务人员严禁穿隔离衣出污染区,严禁穿工作服进入饭厅、宿舍及院外等场所。

五、传染性非典型肺炎治疗区医务人员进出治疗区流程

1. **进入传染性非典型肺炎治疗区流程** 进入清洁区、打开清洁更衣柜,脱去所有衣物(包括内衣、内裤、饰物、手表)→打开半污染更衣柜,换疗区固定内衣,穿工作服或防护服、换工作鞋袜(鞋套)、戴帽子、口罩→进入治疗区缓冲间(半污染区),戴乳胶手套→在病室外二道间戴防护镜、第二层防护帽和口罩,穿隔离衣,手破损时戴第二层手套,必要时戴防护面具,穿胶鞋→进入病房(污染区)。

2. **出传染性非典型肺炎治疗区流程** 出病室(污染区)→在病室外二道间脱胶靴(鞋套)、隔离衣,摘外层乳胶手套(只戴一层手套者摘手套后必须认真洗手)、防护镜、防护帽、防护口罩,清洗消毒双手→进入治疗区缓冲间(半污染区),脱工作服或防护服,摘内层口罩、帽子、手套,经洗手或手消毒剂擦拭手→进入清洁区,洗澡、更衣、漱口→出治疗区。

因工作需要必须进入传染性非典型肺炎治疗区的管理人员、疾病控制中心(CDC)流调人员以及负责转运患者的医务人员,必须按传染性非典型肺炎治疗区的着装要求,严格进行个人防护。

(马振华 郝大林 孙成学 北华大学附属医院)

第三章　病毒感染性疾病

第一节　病毒性肝炎

　　病毒性肝炎(viral hepatitis)是由多种肝炎病毒引起的,以肝脏损害为主的一组全身性传染病。按病原学分类,目前已确定的有甲型肝炎(hepatitis A)、乙型肝炎(hepatitis B)、丙型肝炎(hepatitis C)、丁型肝炎(hepatitis D)和戊型肝炎(hepatitis E)等。最近发现的庚型肝炎病毒(hepatitis G virus 或 GB virus-c)和输血传播病毒(transfusion transmitted virus)是否能引起肝炎尚未有定论。乙型、丙型、丁型肝炎主要经血液、体液等胃肠道外途径传播。各型病毒性肝炎临床表现相似,以疲乏、食欲减退、厌油、肝功能异常为主,部分病例出现黄疸。甲型肝炎和戊型肝炎多表现为急性感染;乙型、丙型、丁型肝炎大多呈慢性感染,少数病例可发展为肝硬化,甚至发生肝细胞癌。

【病原学】

(一) 甲型肝炎病毒

　　甲型肝炎病毒(hepatitis A virus, HAV)直径为 27～32 nm,为嗜肝 RNA 病毒,无膜,球形,能感染人的血清型只有 1 个,因此只有 1 个抗原抗体系统。感染后早期产生 IgM 型抗体,一般持续 8～12 周;IgG 型抗体可长时间存在。IgM 是近期感染的标志,IgG 则是过去感染的标志。HAV 对外界抵抗力较强,耐酸碱,能耐受 60℃高温 30 min。采用紫外线(1.1 W,0.9 cm)1 min,余氯 (1.5～2.5 mg/L)15 min,甲醛(3‰,25℃)5 min 可将其灭活。

(二) 乙型肝炎病毒

　　乙型肝炎病毒(hepatitis B virus, HBV)为完整的 HBV 颗粒,又名戴恩(Dane)颗粒,直径42 nm,由包膜与核心两部分组成,核心直径 28 nm,内含环状双股 DNA、DNA 聚合酶(polymerase,DNAP)、核心抗原(hepatitis B core antigen,HBcAg),是病毒复制的主体。HBV 的抵抗力很强,对热、低温、干燥、紫外线及一般浓度的消毒剂都能耐受。煮沸 10 min、65℃高温 10 h 或高压蒸气消毒可将其灭活,对 0.2%新洁尔灭及 0.5%过氧乙酸敏感。

　　1. HBV 的抗原抗体系统

　　(1) HBsAg 与抗-HBs　成人感染 HBV 后最早 1～2 周,最迟 11～12 周血中首先出现 HBsAg。急性自限性 HBV 感染者,血中 HBsAg 大多持续 1～6 周,最长可达 20 周;在无症状携带者和慢性患者中 HBsAg 可持续存在多年。HBsAg 本身只有抗原性,无传染性。抗-HBs 是一种保护性抗体。抗 HBs 阳性表示对 HBV 有免疫力,见于乙型肝炎恢复期、过去感染者及乙肝疫苗预防接种后。

　　(2) HBcAg 与抗-HBc　HBcAg 存在于 Dane 颗粒的核心,血清中游离的 HBcAg 极少而不易检出。血清中的抗-HBc 出现于 HBsAg 出现后的 3～5 周。HBc-IgM 是 HBV 感染后较早出现的抗体,绝大多数出现在发病第 1 周,多数在 6 个月内消失,见于急性乙型肝炎或慢性乙型肝炎急性发作期。HBc-IgG 出现较迟,但可保持多年,甚至终身。

　　(3) HBeAg 与抗-HBe　HBeAg 仅见于 HBsAg 阳性血清。抗-HBe 阳转后,病毒复制多处于静止状态,传染性降低,但病毒变异(前 C 区变异)时例外。

　　2. HBV 的分子生物学标记

　　(1) HBV DNA　血液中 HBV DNA 主要存在于 Dane 颗粒内,HBV DNA 是病毒复制和传

35

染性的直接标志。

（2）HBV DANP　位于 HBV 核心部位,具有反转录酶活性。血清中 HBV DNA 活力是判断病毒复制、传染性高低的指标之一。

3. HBV 基因型　目前 HBV 分为 A～H 8 个基因型,我国以 C、B 型为主。

（三）丙型肝炎病毒

丙型肝炎病毒(hepatitis C virus, HCV),为单股正链 RNA 病毒。HCV 对有机溶剂敏感,如 10% 氯仿可杀灭 HCV。煮沸、紫外线等亦可使 HCV 灭活。甲醛溶液 37℃、96 h,100℃、5 min 或 60℃、10 h 可灭活病毒。HCV 的抗原抗体系统如下:

（1）HCV-Ag 与抗-HCV　酶免疫试验(enzyme immunoassay, EIA)检测 HCV 核心抗原 (HCV core antigen)有较高的检出率。抗-HCV 又分为 IgM 和 IgG 型。抗-HCV IgM 在发病后即可检测到,一般持续 1～3 个月。如果抗-HCV IgM 持续阳性,提示病毒持续复制,易转为慢性。

（2）HCV RNA　感染 HCV 后第 1 周即可从血液或肝组织中用 RT-PCR 法检出 HCV-RNA。HCV RNA 阳性是病毒感染和复制的直接标志。

世界上的 HCV 目前可分为 6 个的基因型和至少 50 个基因亚型。我国主要是 1b 型,其次为 2a 型和混合型。

（四）丁型肝炎病毒

丁型肝炎病毒(hepatitis D virus, HDV)亦称 δ 肝炎病毒,是一种缺陷病毒,必须有 HBV 或其他嗜肝 DNA 病毒(如 WHV)的辅助才能复制、表达抗原及引起肝损害。HDV 基因组为单股环状闭合负链 RNA。HDV 的抗原抗体系统:HDV 仅有一个血清型。抗-HDV 不是保护性抗体。血清或肝组织中 HDV RNA 是诊断 HDV 感染最直接的依据。

（五）戊型肝炎病毒

戊型肝炎病毒(hepatitis E virus, HEV)为单股正链 RNA 病毒,HEV 可能只有一个血清型。感染后早期产生 IgM 型抗体。本病毒不稳定,4℃保存易裂解。猕猴对 HEV 最易感,狨猴、恒河猴、非洲绿猴、短尾猴和黑猩猩也易感。

【流行病学】

（一）传染源

甲型、戊型肝炎的传染源是急性期患者和亚临床感染者。甲型肝炎患者在起病前 2 周和起病后 1 周从粪便中排出 HAV 的量最多,传染性最强。乙型、丙型、丁型肝炎传染源分别是急性和慢性(含肝炎后肝硬化)的乙型、丙型、丁型肝炎患者和病毒携带者。

（二）传播途径

1. 甲型、戊型肝炎　以粪-口方式经消化道传播为主,饮用水源受污染和食用受污染的水生贝类可致爆发流行。日常生活接触多呈散在发病。

2. 乙型肝炎　经血液传播,如输入染有病毒的血液和血制品,或使用染有病毒的注射器、医疗器械等。母婴传播也是重要的传播途径,包括经胎盘、分娩、哺乳等方式所引起的 HBV 感染。日常生活中亲密接触、性接触也是乙型肝炎的传播途径。

3. 丙型肝炎　感染主要通过输血及血制品传播,其次是不洁的注射、针刺、移植、血液透析、生活密切接触;性传播及母婴传播均有可能,但其发生的频率均很低。

4. 丁型肝炎　其传播方式与 HBV 基本相同。

（三）易感人群

人类对各型肝炎普遍易感。甲型肝炎以幼儿、学龄前儿童发病最多,但遇有爆发流行时各年龄组均有发病。HBV 感染多发生于婴儿及青少年,丙型肝炎多见于成年人。戊型肝炎以中老年人发病居多。

（四）流行特征

甲型肝炎的发病率有明显的秋、冬季高峰。戊型肝炎也有明显季节性,流行多发生于雨季或洪水后。乙、丙、丁型肝炎的发病无明显季节性。我国的流行情况是以乙、丙型肝炎为主,地区分布为农村高于城市,南方高于北方;性别为男性多于女性。2006年流行病学调查,HBsAg阳性率为7.16％,5岁以下儿童HBsAg阳性率为0.96％。

【发病机制与病理变化】

各型病毒性肝炎引起肝脏损伤的机制主要包括3个方面:①病毒的直接毒性作用:病毒血症,病毒、病毒抗原及代谢物在细胞内的堆积都可能影响细胞的代谢和功能。②由病毒感染诱发的免疫损伤,包括细胞免疫和体液免疫攻击,是导致各型病毒性肝炎、肝脏损伤的主要机制。③某些因素的协同作用,包括劳累、饮酒、肝毒性药物、感染、营养失衡等,都可能在病毒性肝炎的发生、发展与演变过程中起到协同或促进作用。

（一）发病机制

HAV经口感染后可能先在肠道中增殖,然后经一阶段病毒血症期,最后定位于肝脏。HAV引起细胞损伤的机制尚未完全阐明,推测可能与免疫反应有关。

HBV侵入人体后,迅速通过血流到达肝脏和其他器官,如胰腺、肾脏、淋巴结等,并在部分组织细胞内复制。HBV虽能在肝细胞内复制,但乙型肝炎的组织损伤并非HBV复制的直接结果,而是机体一系列免疫反应所致;其慢性化机制至今尚未完全阐明,可能与免疫耐受有关。

丙型病毒性肝炎的发病机制也和HBV感染相似,主要是病毒诱发人体免疫反应,导致肝细胞的免疫损伤。戊型肝炎发病机制与甲型肝炎相似。

（二）病理变化

急性肝炎常见肝脏肿大,镜下可见肝细胞变性、灶性坏死与再生,汇管区炎性细胞浸润等。慢性肝炎的主要病理变化为肝细胞坏死,可有肝小叶及汇管区胶原及纤维组织增生。急性重型肝炎以肝脏缩小、大量肝细胞坏死、淤胆为特征。亚急性重型肝炎在急性重型肝炎的基础上可见肝细胞再生、胶原及纤维组织增生,形成再生结节。

【临床表现】

潜伏期:急性甲型肝炎平均30 d(15～45 d),急性乙型肝炎平均60～90 d(40～180 d),急性丙型肝炎平均6～12周(2～26周),急性丁型肝炎同乙型肝炎,急性戊型肝炎平均40 d(10～60 d)。

按临床经过分以下5类。

（一）急性肝炎

各型肝炎病毒均可引起急性肝炎,且病情类似,包括急性黄疸型肝炎和急性无黄疸型肝炎。

1. 急性黄疸型肝炎

(1)黄疸前期　甲型、戊型肝炎起病较急,有畏寒、发热;乙型、丙型、丁型肝炎多起病缓慢,常无发热。黄疸前期常见症状为显著乏力、食欲减退、厌油、恶心、呕吐、腹胀、右季肋部疼痛等,有时有腹泻或便秘,尿色逐渐加深,至本期末呈浓茶色。少数病例以发热、头痛、上呼吸道感染症状为主要表现。本期平均持续5～7 d。

(2)黄疸期　发热消退,但尿色更黄,巩膜、皮肤也出现黄染,1～2周内达高峰。有些患者可有大便颜色变浅、皮肤瘙痒等肝内梗阻性黄疸表现。肝脏多肿大,一般肋下1～3 cm,有压痛及叩击痛,脾脏也可有轻度肿大。此期持续2周至4个月,平均1个月。

(3)恢复期　黄疸逐渐消退,症状减轻以致消失,肝、脾缩小,肝功能逐渐恢复正常。此期持续2周至4个月,平均1个月。

2. 急性无黄疸型肝炎　远较急性黄疸型肝炎常见,占急性肝炎病例的90％以上。症状较

37

轻,整个病程不出现黄疸,仅表现为乏力、食欲减退、腹胀、肝区痛等症状,肝脏多有肿大,脾脏肿大少见。肝功能呈轻、中度异常。由于症状较轻且无特征性,一般不易诊断,病程约3个月。乙型、丙型、丁型无黄疸型肝炎患者易转为慢性肝炎。

（二）慢性肝炎

慢性肝炎是指急性肝炎病程超过半年未愈者。乙型、丙型、丁型肝炎可迁延不愈变成慢性肝炎。可分以下3种。

1. **轻度** 病情较轻,症状不明显,或虽有症状但生化指标仅有1～2项轻度异常者。

2. **中度** 病情严重程度居于轻、重度之间者。

3. **重度** 有乏力、纳差、腹胀等明显症状,可伴有肝病面容,肝脏、脾脏肿大及明显肝功能异常(ALT反复升高、A/G比例异常、胆红素升高或凝血酶原活动度降低)。

（三）重型肝炎

1. **急性重型肝炎** 亦称暴发型肝炎(fulminant hepatitis)。发病初类似急性黄疸型肝炎,起病后未适当休息、营养不良、嗜酒、服用损害肝脏药物、妊娠或合并感染等可诱发病情加重。病情发展迅猛,可有高热、极度乏力、频繁呕吐,起病2周内黄疸迅速加深,出现胆酶分离,肝脏进行性缩小,有出血倾向,有肝臭味、中毒性鼓肠或少量腹水,甚至出现急性肾衰竭。早期出现精神、神经症状,如性格改变、行为异常、意识障碍等肝性脑病表现。患者多因肝性脑病、肝肾综合征、脑疝、消化道出血、感染等并发症而死亡,病死率常达70%以上。

2. **亚急性重型肝炎** 亦称亚急性肝坏死。急性黄疸型肝炎起病2周以上而出现上述急性重症肝炎症状者属于此型。精神、神经症状多出现于疾病的后期。患者常死于消化道出血、肝衰竭、肺部或腹腔等处感染,存活者易发展为肝炎后肝硬化。

3. **慢性重型肝炎** 表现同亚急性重型肝炎,但有慢性肝炎、肝硬化或乙肝表面抗原携带表现,预后差,病死率高。

（四）淤胆型肝炎

淤胆型肝炎亦称毛细胆管型肝炎,主要表现为较长期(3周以上)肝内梗阻性黄疸,如可出现皮肤瘙痒、粪便颜色变浅、肝肿大和梗阻性黄疸的检查结果。

（五）肝炎后肝硬化

仅在乙、丙型肝炎后发生,包括以下2种。

1. **活动性肝硬化** 有慢性肝炎活动的表现,ALT升高、乏力及消化道症状明显,黄疸、清蛋白下降,伴有腹壁与食管静脉曲张、腹水、肝缩小且质地变硬、脾进行性增大、门静脉与脾静脉增宽等门静脉高压症表现。

2. **静止性肝硬化** 无肝脏炎症活动的表现,症状轻或无特异性,但有上述肝硬化体征。

【并发症与预后】

甲型与戊型肝炎仅引起急性肝炎,少数发展为重型肝炎而不转为慢性,并发症少见。

部分乙型、丙型、丁型肝炎可转为慢性肝炎,而且可出现多个器官损害,如胆道炎症、糖尿病、再生障碍性贫血、心肌炎、肾小球肾炎等。也可发生重型肝炎,引起肝性脑病、继发感染、出血、电解质紊乱及肝肾综合征等并发症。慢性乙型和丙型肝炎迁延不愈可发展成肝硬化,并可引起肝细胞癌。乙型和丙型肝炎重叠感染其他类型肝炎后均可使病情加重。

【实验室及其他检查】

（一）肝功能检查

1. **血清酶检查** 以血清丙氨酸转氨酶(ALT),又称谷丙转氨酶(GPT)为最常用,是判断肝细胞损害的重要指标。急性肝炎在黄疸出现前3周，ALT即开始升高，直至黄疸消退后2～4周恢复正常。慢性肝炎患者病情活动进展时ALT也升高。重型肝炎由于大量肝细胞坏死，ALT随黄疸迅速加深反而下降，呈胆酶分离现象。门冬氨酸转氨酶（AST），又称谷草转氨酶（GOT），意义与ALT相同。血清胆碱脂酶（CHE）活性明显减低常提示肝细胞损害严重，肝脏合成及代偿功能差。

2. **血清蛋白检查** 慢性肝炎和肝硬化时常有血清清蛋白（白蛋白）减少，丙种球蛋白升高。形成清/球（A/G）比值下降，甚至倒置。反映肝功能的显著损害，对诊断有一定参考价值。

3. **血清和尿胆色素检测** 黄疸型肝炎时血清直接和间接胆红素均为升高，但前者升高幅度高于后者。还常检测到尿三胆（尿胆红素、尿胆原、尿胆素），黄疸期尿胆红素及尿胆原均增加。

4. **凝血酶原时间及凝血酶原活动度检测** 凝血酶原主要由肝脏合成，肝病时凝血酶原时间延长，并与肝脏损害程度成正比。凝血酶原活性<40%是重型肝炎的诊断依据之一。

5. **血氨检测** 血氨升高提示可能有肝性脑病。

（二）肝炎病毒标记物检测

1. **甲型病毒性肝炎** 患者从起病至12周内血清抗-HAV IgM均呈阳性，故此抗体检测具有早期诊断意义。

2. **乙型病毒性肝炎**

（1）HBsAg与抗-HBs HBsAg阳性表示HBV感染。抗-HBs为保护性抗体，提示可能为预防接种或既往感染产生了对HBV的特异性主动免疫。

（2）HBeAg与抗-HBeAg HBeAg阳性是病毒复制活跃与传染性强的指标之一。抗-HBe是HBV感染时间较久、病毒复制减弱与传染性减低的指标，但病毒变异时除外。

（3）HBcAg与抗-HBc HBcAg阳性意义同HBeAg，但一般方法不能在血液中检出。抗-HBc IgM阳性，提示HBV的急性感染或慢性乙型肝炎急性发作。低滴度抗-HBc IgG是既往HBV感染的指标。

（4）HBV DNA 阳性提示HBV有活动性复制、传染性较强。

3. **丙型病毒性肝炎** 检测血清中抗-HCV和HCV RNA。

4. **丁型病毒性肝炎** 血清中除HBV感染的标记物阳性外，可检出丁型肝炎抗原（HDAg）和抗-HDV。

5. **戊型病毒性肝炎** HEV感染者血清中抗-HEV呈阳性。抗-HEV IgM阳性，具有早期诊断意义。

（三）影像学检查

影像学检查包括超声、CT、MRI，可显示肝脏大小、大致形态、表面光滑程度、肝内胆道系统、肝脏回声、肿瘤、血流情况，以及胆囊、脾脏、腹水等情况。彩超检查简单实用，是目前肝病最常用的诊断手段。便于动态观察是超声检查的另一优点。

（四）肝组织病理检查

肝脏病理检查对肝炎尤其是慢性肝炎的诊断及治疗具有重要诊断价值，不仅可观察肝脏微细变化，还可通过免疫组织化学染色、原位杂交等检测肝脏组织内病毒标志以及治疗效果等。但肝脏活检属于有创检查，应用尚不普及。

【诊断要点】

（一）流行病学资料

秋、冬季出现肝炎流行高峰，食物或水型暴发流行资料均有利于甲型和戊型肝炎的诊断。有与乙型肝炎和丙型肝炎患者密切接触史，特别是HBV、HCV感染的母亲所生的婴儿及有注射、输血或使用血制品等病史,对乙型肝炎和丙型肝炎的诊断有重要价值。

(二)临床诊断

1. **急性肝炎** 有起病较急、发热、食欲不振、恶心、呕吐、厌油等症状;体格检查有肝肿大、肝区压痛及叩痛,少数患者有脾肿大;化验 ALT 升高,病程 6 个月内,如血清胆红素正常可诊断为急性无黄疸型肝炎,血清胆红素升高可诊断为急性黄疸性肝炎。

2. **慢性肝炎** 病程超过半年,有肝炎症状、体征及肝功能异常,可诊断为慢性肝炎。

3. **重型肝炎** 急性黄疸型肝炎起病 2 周内迅速出现重型肝炎表现者,可诊断为急性重型肝炎。病程 2~24 周出现重型肝炎表现者可诊断为亚急性重型肝炎。在慢性肝炎或肝硬化基础上出现重型肝炎表现者,可诊断为慢性重型肝炎。

(三)病原学诊断

根据肝炎病毒标记物检测,可对病毒性肝炎进行病原学分型。

【治疗要点】

病毒性肝炎目前缺乏可靠的特效治疗,慢性及重型肝炎应合理用药。

(一)急性肝炎

急性肝炎应卧床休息,辅以适当药物,如维生素 B 族和维生素 C。除急性丙型肝炎外,一般不主张应用抗病毒药物,急性丙型肝炎则以应用抗病毒治疗为宜。

(二)慢性肝炎

慢性肝炎可用:①非特异性保肝药,如各种维生素、葡醛内酯(肝泰乐);②降转氨酶药,如甘草甜素、甘草酸二铵(甘利欣)、垂盆草制剂、五味子制剂等;③抗病毒药,如干扰素、核苷类药物等;④免疫调节剂,如胸腺肽等;⑤中医中药,根据症状辨证施治。

(三)重型肝炎

1. **一般支持疗法** 可输入人血清蛋白或新鲜血浆。注意维持水、电解质及酸碱平衡和热量供应。同时严格卧床休息,给予清淡易消化食物,避免油腻饮食。

2. **阻断肝细胞坏死、促进肝细胞再生** 可应用促肝细胞生长因子等。

3. **免疫调节疗法** 可应用胸腺肽等。

4. **对症治疗**

(1)肝性脑病的防治 ①氨中毒的防治:静脉滴注谷氨酸钠或盐酸精氨酸、口服乳果糖 30~60 ml/d,以酸化肠腔及保持大便通畅。②维持氨基酸比例平衡:输入支链氨基酸或以支链氨基酸为主的六合氨基酸。③防治脑水肿:应用 20% 甘露醇进行脱水治疗。

(2)出血的防治 使用止血药物,也可输入新鲜血、血浆、血小板或凝血因子等。

(3)继发感染的防治 诊断感染后根据药敏结果选用抗生素。

(4)肾功能不全的防治 应注意避免诱发因素,如消化道出血、过量利尿、严重感染、血容量不足等均可诱发肾功能不全。已有肾功能不全者给予相应处理。

(5)可行人工肝治疗 如血液透析、血浆置换疗法、血液灌注、生物人工肝、混合型生物人工肝等。

5. **其他疗法** 如外科治疗(肝移植)、干细胞治疗技术。

【预防】

(一)管理传染源

1. **患者和病原携带者的隔离** 甲型、戊型肝炎自起病日起隔离 3 周;乙型、丙型肝炎由急性期隔离至体内病毒消失。从事饮食、托幼、自来水等工作的肝炎患者和病原体携带者,应暂时调离原工作岗位。

2. **对接触者的管理** 接触甲型、戊型肝炎患者的儿童应检疫 45 d。密切接触急性乙型、丙型肝炎者亦应进行医学观察，检疫期限目前尚无定论。

3. **献血员管理** 各型肝炎患者及病毒携带者严禁献血。有肝炎病史及肝功能异常者亦禁止献血。健康人献血前应按规定进行健康检查。

（二）切断传播途径

1. **甲型和戊型肝炎** 重点在于切断传播途径，如加强水源和粪便管理，做好饮水消毒和食品卫生工作，搞好环境和个人卫生。

2. **乙型、丙型和丁型肝炎** 重点在于防止通过血液和体液的传播。措施：①加强血源管理，保证血液、血制品及生物制品的安全生产与供应。②医疗及预防用的注射器应实行"一人一针一管"；各种医疗器械应进行严格消毒。③加强托幼单位和服务行业卫生管理，洗漱用具专用；公用餐具、面巾、理发用具应按规定进行消毒处理。

（三）保护易感人群

1. **主动免疫**

（1）甲型肝炎 易感人群可接种甲型肝炎减毒活疫苗。

（2）乙型肝炎 对于血清 HBsAg 和抗 - HBs 阴性的人，尤其是儿童，可接种乙肝疫苗，HBsAg 阳性的母亲所娩下的新生儿为重点接种对象。

（3）戊型肝炎 目前我国研发的戊肝疫苗已完成三期临床研究，即将给易感人群进行预防接种。

2. **被动免疫**

（1）甲型肝炎 对甲型肝炎患者的接触者，可应用丙种球蛋白肌内注射，以预防发病，剂量为 0.05～0.1 ml/kg。注射时间越早越好，不宜迟于接触后 7～14 d。

（2）乙型肝炎 适用于已暴露于 HBV 的易感者，包括 HBsAg 阳性母亲所娩下的新生儿以及意外暴露于 HBV 的易感者。制剂为高价乙肝免疫球蛋白（HBIG），肌内注射，免疫力可维持 3 周；常与乙型疫苗联合使用；可提高母婴传播的阻断率。

【护理】

（一）急性肝炎的护理

1. **护理评估**

（1）护理病史

1）病史：①应询问热程、发热程度及体温变化规律。②食欲不振发生时间，既往和目前每日进食量及种类，有无体重减轻，对饮食知识了解程度。③恶心、呕吐发生日数，每日呕吐次数及呕吐量。④乏力发生日数，乏力对日常生活的影响，对乏力原因的认识。⑤有黄疸者应询问黄疸持续时间、是否有进行性加重，有无皮肤瘙痒及程度、是否影响睡眠，大便颜色，对皮肤自我护理的了解程度等。⑥有无出血表现。⑦患者神志及精神状态有无改变。

2）流行病学资料：①应询问当地有无肝炎流行；②是否与肝炎患者有密切接触；③个人饮食及饮水卫生情况；④是否有注射、输血及使用血制品的历史；⑤家族中特别是母亲是否患有肝炎；⑥是否进行过肝炎疫苗的预防接种等。

3）心理、社会评估：①评估患者对肝炎一般知识的了解情况、对预后的认识、对所出现的各种症状的心理反映及表现。②评估患者对患肝炎后住院隔离的认识，是否有被人歧视、嫌弃或有孤独感，是否有意回避他人。③患病后是否对工作、学习、家庭造成影响，以及家庭经济情况。④社会支持系统对肝炎的认识及对患者的关心程度。⑤患者的应对能力。

（2）身体评估 生命体征、身高、体重、神志状态、营养情况，皮肤及黏膜有无黄疸、搔抓痕迹或破损，肝脏和脾脏大小，肝脏有无压痛及叩痛等。

(3) 实验室及其他检查　肝功能、肝炎病毒标记物检测等,以了解肝脏损害情况及确定肝炎类型。

2. 主要护理诊断

1) 具有传染性:与肝炎是传染病有关。

2) 活动无耐力,明显乏力:与肝细胞受损有关。

3) 营养失调:摄入低于机体需要量;体重减轻:与摄入减少、呕吐、消化功能差有关。

4) 有皮肤完整性受损的危险:与皮肤黄疸引起瘙痒有关。

5) 知识缺乏:缺乏病毒性肝炎的防治知识。

6) 焦虑担忧:与不了解预后或病情严重预后不良有关。

3. 护理计划　以"知识缺乏:缺乏急性病毒性肝炎的防治知识"为例制定护理计划。

● **知识缺乏:缺乏急性病毒性肝炎的防治知识。**

(1) 目标　①患者能复述急性肝炎的临床经过、治疗的有关知识,并能正确配合实施治疗计划。②能解释皮肤瘙痒原因,并会正确执行皮肤自我护理。③患者、家属能复述本病的传播途径,并能正确实施消毒、隔离等预防措施。

(2) 护理措施

1) 根据患者的文化程度、接受能力及知识缺乏程度安排教育计划。首先向患者讲解病毒性肝炎的类型、临床经过及预后等知识,并向其进行以下各项指导,要求患者按护理计划实施:

A. 休息:在目前无特效药的情况下,休息是治疗急性肝炎的主要措施。急性肝炎早期患者应卧床休息,因为安静卧床可增加肝脏血流量,降低代谢率,有利于炎症病变的恢复。在发病后1个月内,除进食、洗漱、排便外,其余时间应卧床休息,其他体力、脑力劳动均应停止。以后随病情进一步好转,可逐渐增加活动量,至肝功能正常1～3个月后可恢复日常活动及工作,但仍应避免过劳及重体力劳动,养成良好的生活及卫生习惯。

B. 饮食:合理的营养、适宜的饮食也是治疗急性肝炎的重要措施。因合理的饮食可以改善患者的营养状况,促进肝细胞再生及修复,有利于肝脏功能恢复。在急性肝炎早期,患者有食欲不振、厌油、恶心、呕吐等,因此应进易消化、清淡、合口味的饮食。还应保证足够热量,每日糖类需250～400 g,并多吃水果、蔬菜等含维生素丰富的食物。随着病情好转,食欲改善,食量增加,为防止诱发脂肪肝及糖尿病等,最好能维持体重在病前水平或略有增加。

C. 用药:按医嘱应用保肝药,不滥用药物,特别应禁用损害肝脏的药物,应用干扰素时应注意药物的不良反应。

D. 禁酒:肝炎患者应禁饮酒,因酒精能严重损害肝脏,使肝炎加重或使病程迁延变成慢性。

E. 保持乐观情绪:急性肝炎患者如过分忧郁、焦虑、情绪波动,都会造成中枢神经系统功能紊乱,免疫功能减退,不利于肝脏功能恢复,故应指导患者正确对待疾病,保持稳定、乐观情绪。

F. 婚姻:急性肝炎患者病情稳定1年后方可结婚,已婚者应节制性生活。女性病毒携带者妊娠应慎重。

G. 定期复查:急性肝炎患者出院后第1个月复查一次,以后每1～2个月复查1次。半年后,每3个月复查1次,定期复查1～2年;对抗病毒治疗的慢性乙型、丙型肝炎患者1个月复查1次。

2) 讲解皮肤自我护理知识:黄疸型肝炎患者由于胆盐沉着刺激皮肤神经末梢,可以引起瘙痒。应指导患者进行皮肤护理,具体措施:①应穿着柔软、宽松的棉内衣裤,经常换洗,并保持床单清洁、干燥,使皮肤有舒适感,可减轻瘙痒。②每日用温水擦拭全身皮肤1次,不用有刺激性的肥皂与化妆品。③瘙痒严重者可局部涂擦止痒剂,也可口服抗组胺药。④及时修剪指甲,避免搔抓,以防止皮肤破损。如已有皮肤破损,应注意保持局部清洁、干燥,预防感染。⑤必要时可采用转移患者注意力的方法减轻皮肤瘙痒。

3）讲解肝炎预防知识：告知患者所患肝炎的类型、传播途径、隔离期的隔离措施、消毒方法及家属如何进行预防。如果是甲型和戊型肝炎，患者和健康人之间做好生活隔离，食具、茶具、生活用具严格分开；注意个人卫生，做到饭前、便后用肥皂和流动水洗手；对患者用品及排泄物进行消毒，密切接触者进行预防接种。其他类型肝炎在发病期或血中有病毒复制标记物存在时应视为有传染性，必须做好血液及生活接触隔离。对乙型肝炎接触者亦应进行预防接种。

4. 评价内容

1）患者已按要求实施治疗计划。

2）皮肤瘙痒减轻或消失，未发生皮肤破损及感染。

3）患者、家属明确所患肝炎类型及传播途径，并已实施预防措施。

（二）重型肝炎的护理

1. 主要护理诊断

1）活动无耐力，明显乏力：与肝细胞严重受损有关。

2）营养缺乏：摄入低于机体需要量；体重减轻：与摄入减少、呕吐、消化功能差有关。

3）有感染的危险：与重型肝炎免疫功能低下有关。

4）潜在并发症，如肝性脑病、出血、肾功能衰竭：与重型肝炎有关。

5）恐惧：与病情严重、预后差和受到死亡威胁有关。

2. 主要护理措施

（1）病情观察 应密切观察：①生命体征；②意识状态；③黄疸是否进行性加重；④出血表现，如有无鼻出血、牙龈出血、注射部位出血、消化道出血等；⑤肝浊音界变化，是否有进行性缩小；⑥消化道症状有无改变；⑦记录 24 h 出入量；⑧测量腹围及体重；⑨有无肝臭味。

（2）休息 严格卧床休息，保持安定情绪。

（3）饮食 给予低脂、低盐、高维生素、易消化流质饮食或半流质饮食，限制蛋白质摄入量，蛋白质应少于 0.5 g/(kg·d)。重型肝炎患者往往有明显食欲不振，应鼓励患者进食。采取少量多餐，经常更换食物品种，注意食物色、香、味和加调味品等方法以增加患者食欲。同时保持大便通畅。进食不足者应输入 10%～15% 葡萄糖溶液，加适量胰岛素，总液体量以 1 500 ml/d 为宜，不宜过多。

（4）并发症的护理

1）肝性脑病：①病情观察：应注意观察精神、神经症状，及时发现肝性脑病先兆。对使用利尿剂、进高蛋白饮食、有消化道大出血、感染或放腹水的患者更应加强病情观察，因上述原因易诱发肝性脑病。②发生肝性脑病后协助医师进行抢救并给予相应护理。

2）出血：①观察出血的表现，如牙龈出血、鼻出血、皮肤瘀斑、呕血、便血及注射部位出血等，并应密切观察生命体征，注意出血程度。②及时取血查血型、血红蛋白浓度及凝血功能等，并配血备用。③告知患者不要用手指或牙签剔牙、不用硬牙刷刷牙，刷牙后有出血者可用棉棒擦洗或用水漱口。注射后局部至少压迫 10～15 min，以避免出血。④发生出血时根据不同出血部位给予相应护理。

3）继发感染：①观察感染的表现，注意观察体温、血常规及各个器官感染的表现。常见的感染部位是口腔、肺部、腹腔、肠道等，可出现相应的症状及体征，应注意观察。②加强对感染的预防：保持病室空气流通，减少探视；做好病室环境消毒，每日对地面、家具、空气消毒 2～3 次，防止交叉感染；做好口腔护理，定时翻身，及时清除呼吸道分泌物；衣服、被褥保持清洁，防止皮肤感染。③发生感染时及时按医嘱应用抗菌药物。

第二军医大学出版社

4)肾衰竭：肝肾综合征常是重型肝炎患者死亡的原因。①病情观察：严格记录出入量；及时检查尿常规、尿比重、尿钠、血尿素氮、肌酐及血清钾、钠、氯、二氧化碳结合力等，了解检查结果，发现异常及时报告医师；对有上消化道出血、大量利尿、大量或多次放腹水、严重感染等患者更应加强观察，因上述情况易诱发肾衰竭。②发生肾衰竭者给予相应护理。

【健康教育】

(1)宣传各类型病毒性肝炎的发病及传播知识　具体指导广大群众实施预防病毒性肝炎的措施，重视预防接种的作用，以降低病毒性肝炎的发病率。甲型、戊型肝炎应预防消化道传播，其余各型肝炎主要应预防经血液、体液传播。凡接受输血、应用血制品、接受大手术、器官移植、血液透析的患者，应定期检查肝功能及病毒标记物，以便早期发现由血液和血制品为传播途径所致的病毒性肝炎。

(2)进行病毒性肝炎有关的知识教育　强调急性肝炎彻底治愈的重要性，讲述肝炎迁延不愈对个人、家庭、社会造成的危害，实施恰当的治疗计划，促进疾病早日康复。

(3)介绍各型病毒性肝炎的预后及慢性化因素　一般甲型、戊型肝炎不会发展为慢性肝炎，而其他各型肝炎部分患者可反复发作，发展为慢性肝炎、肝硬化，甚至肝癌。反复发作的诱因为过度劳累、暴饮暴食、酗酒、不合理用药、感染、不良情绪等。应帮助患者分析复发原因，予以避免。合理应用抗病毒药是可以抑制病毒复制，阻断或延缓病情发展，提高生活质量，延长生命。

(孙成学　郝大林　石　宏　北华大学附属医院；姜秀文　上海市东医院)

第二节　流行性乙型脑炎

流行性乙型脑炎(epidemic encephalitis B)简称乙脑，在国际上又称日本脑炎(Japanese encephalitis)，是由乙型脑炎病毒引起的以脑实质炎症为主要病变的急性传染病。本病经蚊虫传播。多在夏、秋季流行。临床上以高热、意识障碍、抽搐、病理反射及脑膜刺激征为特征。重症者伴中枢性呼吸衰竭，并可留有神经系统后遗症。

【病原学】

乙型脑炎病毒(encephalitis B virus)，简称乙脑病毒，呈球形，直径为40～50 nm，核心含核心蛋白和单股正链 RNA，核心被外膜包裹。病毒抵抗力不强，对温度、乙醚和酸均很敏感。加热100℃、2 min 或56℃、30 min 可灭活病毒。病毒的抗原性较稳定，人与动物感染乙脑病毒后，可产生补体结合抗体、中和抗体和血凝抑制抗体。此病毒能寄生在人或动物的细胞内，尤其在神经细胞内更适宜生长繁殖。

【流行病学】

1. **传染源**　乙脑是人畜共患的自然疫源性疾病。人和动物感染乙脑病毒后可发生病毒血症，成为传染源。人感染后病毒血症期短暂，血中病毒含量少，不是主要的传染源。动物，特别是猪、马、狗等动物，乙脑病毒的感染率高。猪的饲养面广，更新率快，易感率高，其感染乙脑病毒后血中病毒含量多，传染性强，因此猪是主要传染源。

2. **传播途径**　蚊子是乙脑的主要传播媒介，蚊种有库蚊、伊蚊和按蚊中的某些种，三带喙库蚊是主要传播媒介。带乙脑病毒的蚊虫经叮咬将病毒传染给人或动物。蚊虫感染乙脑病毒后不发病，但可带病毒越冬或经卵传代，成为乙脑病毒的长期储存宿主。

3. **人群易感性**　人对乙脑病毒普遍易感，且感染后多数呈隐性感染。乙脑患者与隐性感染者之比为 1：(1 000～2 000)。人感染后可获得较持久稳定的免疫力。乙脑患者大多数为 10 岁以下儿童,2～6 岁儿童发病率最高。乙脑有严格的季节性流行特征,80％～90％的病例集中在 7、8、9 月份。近年来发病年龄有上升趋势。

【发病机制与病理解剖】

人被带乙脑病毒的蚊虫叮咬后,乙脑病毒进入人体,先在单核-巨噬细胞内繁殖,随后进入血流,引起病毒血症,此时如病毒数量多、毒力强及机体免疫防卫机能低下,病毒通过血脑屏障进入中枢神经系统,造成中枢神经系统广泛损害,引起脑炎。反之,感染后只发生短暂的病毒血症,病毒迅速被清除,不进入中枢神经系统,仅引起隐性感染或轻型病例,并可获得持久稳定的免疫力。

乙脑病变范围较广,可累及脑及脊髓,以大脑皮质、间脑和中脑病变最为严重。病变部位越低,病情越轻。由于病变的部位不同,临床可出现多样化的神经系统表现。

【临床表现】

(一) 典型的临床表现

潜伏期 4～21 d,一般为 10～14 d。典型乙脑的临床表现可分 4 期。

1. 初期　为病初的 1～3 d。起病急,体温在 1～2 d 内高达 39～40℃,伴头痛、恶心和呕吐,多嗜睡或精神倦怠。可有颈部强直及抽搐。

2. 极期　病程第 4～10 天,初期症状逐渐加重,主要表现有:

(1) **高热**　体温常高达 40℃以上,一般持续 7～10 d,重者可达 3 周。发热越高,热程越长,病情越重。

(2) **意识障碍**　为本病的主要症状,包括嗜睡、谵妄、昏迷、定向力障碍等。神志不清最早可见于病程第 1～2 天,但多见于第 3～8 天,通常持续 1 周左右,重者可长达 4 周以上。昏迷的深浅、持续时间的长短与病情的严重程度有关,和预后呈正相关。

(3) **惊厥或抽搐**　是较严重的症状之一,可由于高热、脑实质炎症及脑水肿所致。多见于病程第 2～5 天,先见于面部、眼肌、口唇的小抽搐,随后呈肢体阵挛性抽搐;重者出现全身抽搐、强直性阵挛,历时数分钟、数十分钟不等,均伴有意识障碍。频繁抽搐可导致发绀,甚至呼吸暂停。

(4) **呼吸衰竭**　主要为中枢性呼吸衰竭,多见于重症患者。表现为呼吸节律不规则及幅度不均,如呼吸表浅、双吸气、叹气样呼吸、潮式呼吸、抽泣样呼吸等,最后呼吸停止。脑疝患者除上述呼吸异常外,早期尚有其他临床表现,包括:①面色苍白,喷射性呕吐,反复或持续惊厥,抽搐,肌张力增高,脉搏转慢,过高热;②昏迷加重或烦躁不安;③瞳孔忽大忽小,对光反应迟钝。乙脑患者有时也可出现外周性呼吸衰竭,表现为呼吸先快后慢,胸式或腹式呼吸减弱,发绀,但呼吸节律整齐。呼吸衰竭是本病最严重的临床表现和主要死亡原因。

(5) **神经系统症状和体征**　乙脑的神经系统表现多在病程 10 d 内出现,第 2 周后就较少出现新的神经症状和体征。常有浅反射消失或减弱,深反射如膝、跟腱反射等先亢进后消失,呈上神经元性瘫痪,可有肢体强直性瘫痪,偏瘫或全瘫,伴肌张力增高,病理性锥体束征阳性,常出现脑膜刺激征。还可伴膀胱和直肠麻痹(大、小便失禁或尿潴留)。

高热、抽搐和呼吸衰竭是乙脑极期的严重症状,三者相互影响。呼吸衰竭常为致死主要原因,循环衰竭少见。

3. 恢复期　极期过后,体温逐渐下降,精神、神经症状逐渐好转,一般于 2 周左右可完全恢复。

4. 后遗症期　如患病 6 个月后仍有的精神、神经症状者称后遗症。5％～20％的重症患者可

45

有后遗症。主要有意识障碍、痴呆、失语、肢体瘫痪、扭转痉挛和精神失常等,经积极治疗后有不同程度的恢复。癫痫后遗症可持续终身。根据病情轻重,临床分轻型、普通型、重型及极重型等。

（二）特殊人群乙脑的临床表现

1. **婴幼儿乙脑**　多表现为轻度腹泻、流涕、轻咳、喘息、嗜睡、易惊或哭闹,有脑膜刺激症状者发生比例少,常有前囟门隆起,脑脊液多数正常,并发症少。

2. **老年人乙脑**　老年人患者患乙脑时均有高热,病情重,昏迷时间早,持续时间长,伴有循环衰竭和脑疝者发生率高,易并发肺部感染、尿路感染、消化道出血、心肌损害等,病死率高。

【实验室检查】

1. **血常规检查**　病初白细胞总数常为$(10\sim20)\times10^9/L$,中性粒细胞比例在0.80以上,随后以淋巴细胞占优势;部分患者血象始终正常。

2. **脑脊液**　压力增高,外观呈无色透明或微混状,白细胞计数多在$(50\sim500)\times10^6/L$,个别可高达$1000\times10^6/L$以上。分类早期以中性粒细胞稍多,以后则以单核细胞增多为主。氯化物正常,糖正常或偏高。少数病例于病初脑脊液检查可正常。

3. **血清学检查**

（1）特异性IgM抗体测定　特异性IgM抗体一般在病后$3\sim4$ d出现,脑脊液中最早在病程2 d时测到,2周达高峰,可作早期诊断的依据。

（2）其他抗体的检测　补体结合试验、血凝抑制试验和中和试验均能检测到相应的特异性抗体,主要用于乙脑的流行病学调查。

【并发症和后遗症】

1. **并发症**　发生率约为10%,以支气管肺炎最常见,多因昏迷患者呼吸道分泌物不易咳出,或应用人工呼吸器后引起。其次为肺不张、败血症、尿路感染、褥疮等。重型患者要警惕应激性溃疡所致上消化道大出血的可能。

2. **后遗症**　神经系统多见,表现为意识障碍、言语迟钝、失语、瘫痪、吞咽困难、癫痫、肢体扭转挛缩畸形、视听神经损害、帕金森病等。有些表现为自主神经系统后遗症,表现为多汗、流涎、中枢性发热、高血压等。精神方面后遗症主要表现为记忆力和理解力障碍、性格改变、精神状态异常、痴呆等。癫痫后遗症可持续终身。

【诊断要点】

1. **流行病学资料**　明显的季节性(夏、秋季),多在7、8、9月份;10岁以下儿童多见。

2. **临床表现**　起病急、高热、头痛、呕吐、意识障碍、抽搐、呼吸衰竭、病理反射及脑膜刺激征阳性等。

3. **实验室检查**　病初白细胞数及中性粒细胞均增高;脑脊液检查符合无菌性脑膜炎改变;血清学检查可帮助确诊。

【预后】

本病的病死率多在10%以下,轻型和普通型患者多能顺利恢复,但重型和爆发型患者的病死率可高达$20\%\sim50\%$,$3\%\sim5\%$的患者可留有终身后遗症。

【治疗】

目前无特效的抗病毒药物,但可试用利巴韦林、干扰素等;应积极对症治疗和护理,重点处理好高热、抽搐和呼吸衰竭等危重症状是提高治愈率、降低病死率的关键。

（一）一般治疗

患者应住院隔离。病室应有防蚊和降温设备,控制室温在30℃以下;昏迷患者要注意口腔清洁,定时翻身、侧卧、拍背、吸痰以防止继发性肺部感染,保持皮肤清洁,防止压疮(褥疮)发生。注意保护角膜。昏迷、抽搐患者应设床栏以防坠床,并防止舌头被咬伤。注意水、电解质平衡;昏迷者可予鼻饲,以补充必要的营养物质。

（二）对症治疗

高热、抽搐及呼吸衰竭是危及患者生命的 3 种主要症状,且可互为因果,形成恶性循环,必须及时给予处理。

1. **高热** 采用物理降温为主,药物降温为辅,同时降低室温,使肛温控制在 38℃ 左右,防止过量使用退热药物致大量出汗而引起虚脱。高热伴抽搐者可用冬眠疗法,用药过程中要注意保持呼吸道通畅。

2. **惊厥或抽搐** 治疗要点:①脑水肿所致者以脱水为主,可用 20％甘露醇静脉滴注或推注,同时可合用肾上腺皮质激素、呋塞米(速尿)、50％高渗葡萄糖;②如为呼吸道分泌物堵塞致脑细胞缺氧者,应以吸痰、给氧为主,保持呼吸道通畅,必要时行气管切开,加压呼吸;③如因高热所致则以降温为主;④若为脑实质病变引起的抽搐,可使用镇静剂,首选地西泮,成人每次 10～20 mg,小儿每次 0.1～0.3 mg/kg(每次不超过 10 mg),肌内注射或缓慢静脉注射,或水合氯醛鼻饲或保留灌肠。

3. **呼吸衰竭** 治疗要点:①由脑水肿所致者应用脱水剂治疗。可用血管扩张剂改善微循环,减轻脑水肿。②中枢性呼吸衰竭有呼吸表浅、节律不整或发绀时,可用呼吸兴奋剂。首选盐酸洛贝林(山梗菜碱),或用尼可杀米、二甲弗林等,可交替使用。明显缺氧时,可经鼻导管使用高频呼吸器治疗或人工呼吸机。③呼吸道分泌物梗阻所致者,予吸痰和加强翻身引流,若痰液黏稠可雾化吸入 α-糜蛋白酶 5 mg(小儿 0.1 mg),伴支气管痉挛者可用 0.25％～0.5％异丙肾上腺素雾化吸入;适当用抗菌药物防止继发感染。④为保持呼吸道通畅,必要时可予气管插管或行气管切开,⑤应用血管扩张剂,如山莨菪碱(654 - 2)、硫酸阿托品,以改善脑微循环,对抢救中枢性呼吸衰竭有效。

（三）其他治疗

1. **肾上腺皮质激素** 可减轻炎症反应,保护血脑屏障,减轻脑水肿。应用时应注意能诱发应激性溃疡。

2. **抗菌药物** 已合并细菌感染者可选用适当抗菌药物。

（四）中医中药治疗

以清热解毒、芳香化浊等法为主,可按卫气证及气营证进行辨证施治。常用成药安宫牛黄丸,有清热解毒、开窍安神、止痉、抗昏迷作用。

（五）恢复期及后遗症的治疗

恢复期患者应加强护理,注意营养,防止压疮及继发感染,并给予中西医结合治疗。有后遗症者,应根据不同情况采用相应的综合治疗措施,如针灸、按摩及各种功能康复锻炼等。

【预防】

应采取以防蚊、灭蚊和预防接种为主的综合预防措施。

1. **管理传染源** 加强对猪的管理,在流行季节前对猪进行疫苗接种,能有效地控制乙脑在人群中的流行。患者隔离到体温正常。

2. **切断传播途径** 防蚊、灭蚊是预防本病的主要措施。应注意消灭蚊虫孳生地,也可以用灭蚊药物。流行季节采用各种防蚊措施,如蚊帐、驱蚊剂等。

3. **保护易感人群** 乙脑减毒活疫苗的接种可提高人群特异性免疫力。此疫苗安全性大、反应轻、效果好,人群保护率可达 80％～100％。疫苗接种应在开始流行前 1 个月完成,注射后

第二军医大学出版社

2～3周产生免疫力,可获得持续免疫力。接种对象为10岁以下儿童和从非流行区进入流行区的人员。

【护理】

(一)主要护理诊断

1)体温过高:与乙脑病毒感染有关。

2)意识障碍:与脑实质炎症、脑水肿有关。

3)有窒息的危险:与乙脑所致惊厥及呼吸道分泌物堵塞有关。

4)有受伤的危险:与乙脑所致惊厥有关。

5)气体交换受损:与呼吸衰竭有关。

6)潜在并发症:颅内压增高、脑疝、继发感染。

7)生理缺陷:与乙脑所致神经系统病变有关。

8)有皮肤完整性受损的危险——压疮:与昏迷、长期卧床有关。

(二)护理措施

精心、细致的护理对提高治愈率、降低病死率、防止后遗症的发生具有重要作用。

1. 休息 应严格卧床休息。

2. 饮食 乙脑患者应按不同病期给予不同饮食,以补充营养。初期与极期应给予清淡流质饮食,如西瓜汁、绿豆汤、菜汤、牛奶等。昏迷及有吞咽困难者给予鼻饲或静脉输液,保证每日入量1 000～2 000 ml,并注意水、电解质平衡。恢复期应逐渐增加有营养、高热量饮食。

3. 病情观察 观察重点:①生命体征中尤应注意观察体温变化,每1～2 h测体温1次,观察呼吸速率、节律,以判断有无呼吸衰竭。②观察意识状态,注意意识障碍是否继续加重。③观察有无脑疝的先兆,重点应观察瞳孔大小、形状、两侧是否对称、对光反应等。④准确记录出入量。⑤观察有无并发症表现,如有无肺部感染及压疮等。

4. 对症护理

(1)高热 乙脑患者体温不易下降,常采用综合措施控制体温,如:①物理降温,可采用乙醇擦浴、冰盐水灌肠或在大血管处放置冰袋等方法。特别要注意降低头部温度,如在头部使用冰帽、冰袋等。采用物理降温要注意防止局部发生冻疮或坏死。②药物降温,可应用解热药,注意用量不宜过大。对于高热并频繁抽搐的患者可采用亚冬眠疗法,连续治疗3～5 d。③降低室温,可使用空调、床下放冰块等方法,将室温降至28℃左右。

(2)惊厥或抽搐 对惊厥或抽搐患者应争取早期发现先兆,及时处理。惊厥先兆为烦躁、眼球上翻、口角抽动、肢体紧张等。分析原因,针对引起抽搐的不同原因分别进行处理。

1)脑水肿所致者进行脱水治疗时,护理应注意:①脱水剂应于30 min内注入,注意速度过慢影响脱水效果。②准确记录出入量,注意维持水、电解质平衡。③因甘露醇等脱水剂是高渗液体,应注意患者心脏功能,防止发生心功能不全。

2)脑实质病变引起的抽搐,可按医嘱使用抗惊厥药物。护理时应注意给药途径、作用时间及不良反应,特别应注意观察抗惊厥药物对呼吸的抑制。

3)呼吸道分泌物阻塞引起抽搐者,应给予吸痰、吸氧,并加大氧流量至4～5 L/min,以改善脑组织缺氧。

4)高热所致抽搐者,在积极降温同时按医嘱给予镇静剂。

5)惊厥或抽搐发作时注意防止窒息及外伤(参见第一章第八节有关内容)。

(3)呼吸衰竭

1)保持呼吸通畅:因呼吸道分泌物梗阻引起者,及时、彻底吸痰是解除呼吸道梗阻的有力措施,并加强翻身、拍背引流等以助痰排出。若痰液黏稠,可雾化吸入 α-糜蛋白酶以稀释痰液。

2) 吸氧:在保持呼吸道通畅的基础上保证氧气供给。

3) 如经以上处理无效,需进行气管插管、气管切开或应用人工呼吸器的患者,护士应协助医师进行上述治疗操作,并应向家属说明治疗目的及步骤,以减轻其焦虑或恐惧,及应给予相应护理。

4) 意识障碍(参见第一章第八节有关内容)。

5. 恢复期及后遗症的护理　护理要点:①对于恢复期患者应注意增加营养,防止继发感染。②观察患者神志、各种生理功能的恢复情况。③对遗留有精神、神经后遗症者,可进行中西医结合治疗。护士给予积极、耐心的护理,从生活上关心、照顾患者,鼓励并指导患者进行功能锻炼,帮助其尽快康复。

6. 心理护理　刚清醒的患者其思维能力及接受外界刺激的能力均较差,感情脆弱,易哭、易激动,应使患者保持安静,避免不良刺激,帮助患者适应环境,直至恢复正常。对躯体活动受限或有语言障碍的患者,护士应以高度责任心、同情心给予关心与照顾,并鼓励患者积极治疗,持之以恒,使残疾减到最低程度。

(孙成学　郝大林　石　宏　北华大学附属医院;叶　松　安徽理工大学医学院)

第三节　狂　犬　病

狂犬病(rabies)又名恐水症(hydrophobia),是由狂犬病毒所致,以侵犯中枢神经系统为主的急性人兽共患传染病。人狂犬病通常由病兽以咬伤方式传给人。临床表现为特有的恐水、恐声、怕风、恐惧不安、咽肌痉挛、进行性瘫痪等。病死率几乎 100%,危害十分严重。

【病原学】

狂犬病毒属弹状病毒科(Rhabdoviridae)拉沙病毒属(Lyssavirus),病毒核心为单股负链RNA,外绕以核衣壳和含脂蛋白及糖蛋白的包膜。病毒抵抗力不强,易为紫外线、季胺化合物、碘酒、高锰酸钾、乙醇和甲醛等灭活;加热 100℃,2 min 可灭活。

狂犬病毒含 5 种主要蛋白,即糖蛋白(G)、核蛋白(N)、聚合酶(L)、磷蛋白(NS)和膜蛋白(M)。糖蛋白能与乙酰胆碱受体结合,决定了狂犬病毒的嗜神经性,能刺激机体产生保护性免疫反应。

从自然条件下,感染的人或动物体内分离到的病毒称野毒株或街毒株(street strain),特点为致病力强。固定毒株(fixed strain)是野毒株连续在家兔脑内多次传代获得的毒株,特点为毒力减弱,失去致病力,但仍保持其免疫原性,可供制备疫苗。

【流行病学】

(一) 传染源

主要传染源为病犬,其次是猫、狼、狐狸和食血蝙蝠等野生动物。近年来有多起报道,人被"健康"的犬、猫咬抓后而患狂犬病。一般认为狂犬病患者很少传染其他人。

(二) 传播途径

狂犬病毒主要通过病兽咬伤、抓伤、舔伤人体的皮肤或黏膜侵入人体内,也可由染毒唾液污染各种伤口、黏膜而引起感染。偶可通过剥病兽皮、进食被病毒污染的肉类及吸入蝙蝠洞内含病毒的气溶胶而发病。

(三) 人群易感性

人普遍易感。被病兽咬伤而未做预防接种者,发病率平均为 15%～30%,若及时处理伤口

第二军医大学出版社

和接种疫苗,发病率可降为0.15%。被狂犬咬伤后发病与否和咬伤部位、创伤程度、病兽种类、局部处理情况、有无及时进行疫苗接种以及衣着厚薄等因素有密切关系。

【发病机制与病理变化】

(一)发病机制

狂犬病毒对神经组织有很强的亲和力,病毒侵入人体后在入侵处及其周围横纹肌细胞内缓慢繁殖,后沿周围神经和轴索呈向心性扩散,至中枢神经系统,主要侵犯脑干和小脑等处的神经细胞。然后再从中枢神经沿周围神经呈离心性扩散,侵入各器官、组织,尤以唾液腺的病毒数量最多。由于迷走神经、舌咽神经和舌下神经核受损,致吞咽肌及呼吸肌痉挛,从而出现恐水、呼吸困难和吞咽困难等症状。交感神经受累可使唾液腺和汗腺分泌增加。

(二)病理变化

主要病理变化为急性弥漫性脑脊髓炎,尤以与咬伤部位相当的背根神经节和脊髓段、脑干和小脑等处为重。外观有充血、水肿、小出血点等。镜下可见非特异性的神经变性与炎症病变。多数患者的神经细胞质中可见嗜酸性包涵体,称内基小体(Negri body),染色呈樱桃红色,有特异性诊断意义,常见于海马及小脑浦肯野(Purkinje)细胞中。

【临床表现】

潜伏期1~3个月(5天至19年或更长)。典型临床经过分3期。

(一)前驱期

常有低热、头痛、倦怠、恶心、烦躁和恐惧不安,继而对声、风、光等刺激敏感,而有咽喉紧缩感。已愈合的伤口、伤口附近及其神经支配区有麻木、痒、痛及蚁走等异常感觉,为最有意义的早期症状。本期持续2~4 d。

(二)兴奋期

患者逐渐进入高度兴奋状态,突出表现为表情极度恐怖,恐水、怕风,发作性咽肌痉挛和呼吸困难,并可有体温升高(38~40℃)。恐水为本病特有的表现,患者虽渴但不敢饮水,饮后也无法下咽。甚至闻水声、看见水或仅提及饮水均可出现全身肌肉阵发性痉挛。其他如风、光、声、触动等刺激,也可引起咽肌痉挛,严重发作时可出现大汗、流口水、瞳孔散大、对光反应迟钝、心率增快、血压升高等。多数患者神志清晰,少数可出现精神失常。本期持续1~3 d。

(三)麻痹期

痉挛发作停止,进入全身迟缓性瘫痪,患者由安静进入昏迷状态,最后因呼吸、循环衰竭而死亡。本期持续6~18 h。

本病全程一般不超过6 d。

犬狂犬病的临床表现与患者相似,在前驱期多表现为恐惧,在轻微刺激下即要咬人。进入兴奋期后,病犬起卧奔逐,咬叫无常,继而吞咽困难、尾垂流涎、进行性瘫痪,最终呼吸衰竭而死亡。全程2~3 d。

【实验室及其他检查】

1. **血常规及脑脊液检查** 血象中白细胞总数轻至中度增多,中性粒细胞比例在0.80以上。脑脊液细胞数及蛋白可稍增多,糖及氯化物正常。

2. **病原学检查** 可取患者唾液、脑脊液、泪液或脑组织接种鼠脑分离病毒,也可取动物或死者的脑组织作切片染色,镜检找出内基小体或用RT-PCR法检测病毒核酸。

3. **病毒抗原抗体检测**

(1)检测狂犬病毒抗原 应用荧光抗体检测技术可以直接检测唾液、尿沉渣、角膜印片、皮肤切片(含毛囊)或脑组织内的狂犬病毒抗原。此法具有快速、敏感性和特异性高的特点。

（2）检测狂犬病毒抗体

1）WHO 和美国 CDC 推荐用快速荧光焦点抑制实验检测血清或脑脊液内的中和抗体，方法快捷，特异性与敏感性均较高。

2）酶联免疫吸附实验检测血清中抗体，方法简单，不需特殊设备。待检血清 1：50 稀释，其 OC 值达阴性对照，OD 值 3 倍以上为阳性。

（3）病理检测　脑组织印压涂片和病理切片，可染色镜检或用直接免疫荧光法检查内基小体，阳性可确诊，但只能是回顾性诊断。

【诊断要点】

1. 流行病学资料　有被狂犬或可疑动物咬伤或抓伤史。

2. 临床表现　伤口感觉异常及有恐水、怕风等典型症状，即可做出狂犬病的临床诊断。

3. 实验室及其他检查　病原学检查或尸检发现脑组织中有内基小体即可确诊。

【治疗要点】

目前尚无特效疗法，以对症、综合治疗为主。

1. 一般治疗　严密隔离患者，尽量使患者保持安静，避免一切不必要的刺激。医护人员最好是免疫接种者，同时做好个人防护。患者有兴奋不安、痉挛发作时可用镇静剂。注意维持水、电解质平衡及纠正酸中毒。患者的排泄物、分泌物须严格消毒。

2. 维持呼吸和循环功能　防止呼吸肌痉挛导致窒息，加强监护、给氧，必要时做气管切开。有心血管系统功能障碍时，应采取相应的措施。有脑水肿时给予脱水剂。

【预防】

因本病缺乏特效疗法，病死率几乎为 100％，故预防尤其是感染后的预防接种有特别重要的意义。

（一）管理传染源

以犬的管理为主。捕杀野犬，家犬进行登记与预防接种，是预防狂犬病最有效的措施。加强对进口动物的检疫，狂犬、狂猫及其他狂兽应立即击毙并焚毁或深埋。

（二）伤口处理

早期及时、有效地处理伤口可显著地降低狂犬病的发病率。处理要点：①伤后应尽快用 20％肥皂水、清水或 1％新洁尔灭（不可与肥皂水合用）反复冲洗至少半小时，力求除去狗涎，洗出污血。②冲洗后用 75％乙醇擦洗、2％碘酒或季胺类化合物反复涂拭。③伤口一般不予缝合或包扎，以便排血引流。④如咬伤部位为头、颈部或严重咬伤者还需要用抗狂犬病免疫血清，在伤口及其周围进行局部浸润注射（免疫血清试验阳性者应进行脱敏疗法）。此外，尚需要预防破伤风及细菌感染。

（三）预防接种

1. 疫苗接种　疫苗接种可用于暴露后预防，也可用于暴露前预防。

在我国狂犬病流行区，凡被犬咬伤者或被其他可疑动物咬伤、抓伤者，或医务人员皮肤破损处被狂犬病患者唾液沾染时，均需做暴露后预防接种。暴露前预防主要用于高危人群，即兽医、山洞探险者、从事狂犬病毒研究实验人员和动物管理人员。目前主要使用安全有效的细胞疫苗有 3 种：人二倍体细胞疫苗、传代细胞疫苗、原代细胞培养疫苗。3 种疫苗预防效果相当。国内主要采用地鼠肾细胞疫苗。

暴露前预防方法：接种 3 次，每次 2 ml 肌内注射，但切勿注射于臀部。于 0、7、21 日进行，2～3 年加强注射一次。

暴露后预防：共接种 5 次，每次 2 ml 肌内注射，于 0、3、7、14、30 日完成；如为严重咬伤，可全

第二军医大学出版社

程 10 次，于当日至第 6 日每日 1 针，随后 10、14、30、90 日各注射 1 针。

疫苗效价应每剂≥2.5IU，注射后 20 日产生保护性抗体效价，按 WHO 规定为 0.5IU/ml。既往曾做过免疫注射，于咬伤当日、第 3 日各注射 1 针即可。

2. **免疫球蛋白注射**　有马和人源性抗狂犬病毒免疫球蛋白和免疫血清，以人抗狂犬病毒免疫球蛋白（HRIG）为佳，用量为 20IU/kg，马抗狂犬病毒免疫血清（马抗血清）为 40IU/kg；总量的一半于伤口局部浸润注射，余肌内注射。使用马抗血清前应作皮肤过敏实验，过敏者作脱敏注射。

注意：接种疫苗期间应避免使用氯喹或泼尼松等免疫抑制剂；避免病毒感染，尤其单纯疱疹病毒感染；避免发生内毒素血症，以免影响疫苗的免疫应答。

【护理】

（一）主要护理诊断

1）体液不足：与恐水、进食困难、多汗、唾液分泌过多有关。

2）气体交换受损：与呼吸肌痉挛有关。

3）潜在并发症：惊厥发作、呼吸衰竭、循环衰竭。

（二）主要护理措施

1. **隔离**　接触隔离。

2. **休息**　应卧床休息。狂躁患者应注意安全，必要时给予约束。

3. **饮食**　应给予鼻饲高热量流质饮食，如插鼻饲管有困难，插管前可在患者咽部涂可卡因溶液。必要时静脉输液，维护水、电解质平衡。

4. **病情观察**　应观察：①生命体征；②恐水、恐风表现及变化；③抽搐部位及发作次数；④麻痹期应密切观察呼吸与循环衰竭的进展情况；⑤记录出入量。

5. **对症护理**

（1）减少肌肉痉挛的措施

1）保持病室安静，光线暗淡，避免风、光、声的刺激，尽量避免不必要的外界刺激。

2）避免水的刺激：不在病室内放水容器；不使患者闻及水声；不在患者面前提及"水"字；输液时注意将液体部分遮挡；操作过程中勿使液体触及患者。

3）各种检查、治疗与护理尽量集中进行。操作时动作要轻巧，以减少对患者的刺激。

（2）保持呼吸道通畅　及时清除口腔及呼吸道分泌物，必要时做好气管切开的准备工作。

6. **心理护理**　对狂犬病患者应倍加爱护与同情，因大多数患者（除后期昏迷者外）神志清楚，内心恐惧不安，恐水使患者更加痛苦。故对待患者应关心体贴、语言谨慎，做好治疗与专人护理工作，使患者有安全感。

【健康教育】

1）宣传狂犬病对人的严重危害和预防措施，加强对犬的管理，以预防狂犬病。

2）讲述被狂犬咬伤后立即、彻底进行伤口处理及注射狂犬病疫苗对降低狂犬病发病率的重要作用。

（石　宏　郝大林　孙成学　北华大学附属医院；成珍平　湘潭职业技术学院）

第四节　流行性感冒

流行性感冒（influenza）简称流感，是由流行性感冒病毒引起的急性呼吸道传染病。流感病毒传染性强,特别是甲型流感病毒易发生变异而导致流感不断地流行,并且已多次引起世界范围的暴发大流行。临床表现以上呼吸道症状较轻,而发热与全身中毒症状较重为特点。

【病原学】

流感病毒属正黏病毒科,含单股 RNA。分为甲、乙、丙 3 型。甲型流感病毒为人类流感的主要病原体。20 世纪发生的 4 次世界大流行均由甲型流感病毒引起。

流感病毒的最大特点是易于发生变异,最常见于甲型。病毒变异后可形成新的流行株,因人群对之不具有免疫力,可出现新的大流行。

流感病毒不耐热,对紫外线及常用消毒剂均很敏感,但对干燥、寒冷有相当耐受力,能在真空干燥或−20℃以下长期存活。

【流行病学】

1. 传染源　流感患者及隐性感染者为主要传染源,病毒存在于患者的鼻涕、唾液和痰液中,随咳嗽、喷嚏排出体外。病后 1～7 d 有传染性,以病初 2～3 d 传染性最强。

2. 传播途径　主要经呼吸道传播。

3. 人群易感性　人群对流感普遍易感,病后虽有一定的免疫力,但不同亚型间无交叉免疫力。病毒变异后,人群重新易感而反复发病。

4. 流行特征　极易引起流行和大流行。一般多发生在冬、春季,主要发生于学校、单位、工厂和公共娱乐场所等人群聚集的地方。

【发病机制】

流感病毒经呼吸道吸入后,侵犯纤毛柱状上皮细胞,并在此复制繁殖,引起上呼吸道症状。在上皮细胞变性坏死后排出较多量的病毒,随呼吸道分泌物排出体外,引起传播。亦可向下侵犯气管、支气管,直至肺泡。肺泡有纤维蛋白渗出物,常有出血,可见中性粒细胞及单核细胞,为流感病毒性肺炎的病理特点。

【病床表现】

潜伏期为 1～3 d。主要为突然起病的高热、寒战、头痛、肌痛、全身不适等症状,上呼吸道卡他症状相对较轻或不明显,少数病例可有水样腹泻。年幼及年老流感患者,原有基础疾病或免疫受抑制者患流感后,病情可持续发展,出现高热不退、全身衰竭、血性痰液、呼吸急促、发绀、双肺有干啰音,X 线检查可发现肺部阴影等一系列肺炎表现,分原发流感病毒性肺炎、继发细菌性肺炎以及病毒细菌混合性肺炎。

【诊断】

流感流行时,临床较易诊断。特别是短时间内出现较多数量的相似患者,呼吸道症状轻微而全身中毒症状较重,再结合发病季节等流行病学资料,可基本诊断为流感。

确定诊断流感主要靠病毒分离。在疾病的第 2～3 天,可从鼻咽部、气管分泌物中直接分离流感病毒。标本直接接种于鸡胚或其他组织培养,均易分离出流感病毒。临床亦可应用血凝抑制试验、补体结合试验,以及酶联免疫试验检测相应抗体,做出回顾性诊断。

【治疗】

对症治疗包括解热镇痛药物和支持治疗。但儿童患者应避免应用阿司匹林,因可能诱发瑞氏(Reye)综合征,严重者可致死。对继发细菌性肺炎的有效控制亦十分重要,尤以老年患者病死率高,应积极给予恰当的治疗。抗流感病毒药物金刚烷胺(amantadine)和甲基金刚烷胺(rimantadine)显示有抑制抗甲型流感病毒的作用,能缩短临床发热时间,减轻症状,加速疾病的恢复。

【预防】

在流感流行时,应尽可能隔离患者,加强环境消毒,减少公众集会及集体娱乐活动,以防止疫情的进一步扩散。

预防流感的基本措施是接种疫苗。应用与现行流行株一致的灭活流感疫苗接种,可获得60%～90%的保护效果。老年、儿童、免疫受抑制的患者,以及所有易于出现并发症的人是流感疫苗最合适的接种对象。为获得稳定的保护效果,每年应根据流行病学调查结果,补充或更换疫苗的抗原组成。接种应在每年流感流行前的秋季进行。亦可用药物预防,预防用药为金刚烷胺。

【护理】

(一) 主要护理诊断

1) 体温过高:与病毒感染有关。

2) 疼痛:与病毒感染有关。

3) 气体交换受损:与病毒性肺炎有关。

(二) 护理措施

1) 按传染病一般护理常规护理。

2) 呼吸道隔离至热退后2 d。

3) 室内每日进行空气消毒或开窗通风换气;患者用过的食具、衣物、手帕、玩具等应煮沸或在阳光下曝晒2 h左右;患者住过的房间用过氧乙酸薰蒸或其他方法进行空气消毒。患者的分泌物应随时消毒。

4) 发热期患者应卧床休息,多饮水,给予易消化的、营养丰富的富含维生素的流质或半流质饮食。胃肠型流感患者吐泻严重者可适当补液,并帮助患者做好生活护理。

5) 监测生命体征,如发现患者有胸闷、咳嗽、气急、咯血、咳痰、发绀等肺炎症状应协助其取半卧位并立即吸氧,同时报告医师及时处理。高热者应给予物理或药物降温。

(三) 专科评估

1. 体温 密切观察体温的变化,尤其是高热不退者。

2. 并发症 观察有无高热、剧咳、呼吸困难、发绀等症状,警惕肺炎、休克、脑炎的发生。

【健康教育】

1. 一般知识指导 介绍流感的诱因、病因、传播途径、隔离方式及临床特征等。

2. 心理指导 耐心向患者解释此病的特点和发生、发展趋势,使其消除紧张、恐惧心理,积极配合治疗和护理。

3. 饮食指导 给予富有营养、清淡、易消化的流质或半流质饮食,多饮水,以减轻中毒、缩短病程和防止并发症。

4. 护理方法指导 参见上述护理措施中第3～4点。

5. 隔离知识指导 呼吸道隔离至热退后2 d。陪护或探视者须戴口罩;患者家中应用食醋熏蒸数次,以消毒空气,防止他人被传染。

附:甲型H1N1流感

甲型(A型)H1N1流感(A/ H1N1 influenza)是一种新型人畜共患的急性呼吸道传染病,由A/ H1N1新型流感病毒引起,传染性较强,高危人群患病,病死率较高。甲型H1N1流感在我国归属于乙类传染病。

【病原学】

甲型H1N1流感病毒属于正黏病毒科(orthomyxoviridae),甲型流感病毒属(influenza virus A)。典型病毒颗粒呈球状,直径为80～120 nm,有囊膜。囊膜上有许多放射状排列的突起糖蛋白,分别是红细胞血凝素(HA)、神经氨酸酶(NA)和基质蛋白 M2。该病毒为单股负链 RNA 病毒,基因组约为 13.6 Kb,有大小不等的 8 个独立片段组成。该病毒 8 个基因片段中,6 个基因片段属于北美猪流感病毒,剩下 2 个片段来自亚、欧猪流感病毒。在北美猪流感中,1998 年就已发现混杂有来自猪流感、禽类和人类流感病毒的 3 种基因片段。这次暴发传播更肯定了甲型 H1N1 流感病毒是一种杂交变异后的新型猪流感病毒,主要通过人传染人,在正常易感人群中适应性很强,完全可以在人群间引起暴发流行。

甲型 H1N1 流感病毒对乙醇、氯仿、丙酮等有机溶剂均敏感,如将病毒置于 200 ml/L 乙醚中,在 4℃条件下过夜,病毒的感染力即可被破坏。该病毒对氧化剂、卤素化合物、重金属、乙醇和甲醛也均敏感,10 g/L 高锰酸钾、1 ml/L 汞处理 3 min,750 ml/L 乙醇 5 min、1 ml/L 碘酊 5 min、1 ml/L 盐酸 3 min 和 1 ml/L 甲醛 30 min 均可将其灭活。该病毒喜冷怕热,在 56℃条件下 30 min 可灭活;猪肉中的 A/H1N1 病毒,当加热至 70℃以上时即可将其杀死。该病毒对紫外线也敏感,但用紫外线灭活的甲型 H1N1 流感病毒仍能引起病毒的多重复活。

【流行病学】

2009 年 3 月,墨西哥人感染 A/H1N1 病毒后,流感疫情迅速发展,并向全球传播。截止到 2009 年 11 月 8 日,全球已有 206 个国家和地区经实验室确认 50 多万个甲流病例,其中至少6 200人死亡。中国内地截至 2009 年 12 月 7 日累计报告的甲流重症病例 4 328 例,死亡 326 例。其中男女构成比为 58:42。重症病例中 32%伴有慢性基础病,19%患有肥胖症,7.5%为孕妇。在死亡病例中,47%伴有慢性基础病,18%的患有肥胖症,13.9%为孕妇。除欧美查出有少数"甲流"变异株外,国内流行的仍属相同的一个毒株。专家们预测:疫情达到高峰的国家还应警惕第二波感染,特别要防止甲流病毒与禽流感病毒的结合变异和耐药的发生。

1. **传染源**　甲型 H1N1 流感患者为主要传染源,无症状感染者也具有传染性。目前尚无动物传染人类的证据。

2. **传播途径**　主要通过飞沫经呼吸道传播,也可通过口腔、鼻腔、眼睛等处黏膜直接或间接接触传播。接触患者的呼吸道分泌物、体液和被病毒污染的物品亦可能引起感染。通过气溶胶经呼吸道传播有待进一步确证。

3. **易感人群**　人群普遍易感。

4. **高危人群**　下列人群出现流感样症状后,较易发展为重症病例,应当给予高度重视,尽早进行甲型 H1N1 流感病毒核酸检测及其他必要检查。

1)妊娠期妇女。

2)伴有以下疾病或状况者:慢性呼吸系统疾病、心血管系统疾病(高血压除外)、肾病、肝病、血液系统疾病、神经系统及神经肌肉疾病、代谢及内分泌系统疾病、免疫功能抑制(包括应用免疫抑制剂和 HIV 感染等致免疫功能低下)、19 岁以下长期服用阿司匹林者。

3)肥胖者:体重指数≥40 危险度高,体重指数在 30～39 可能是高危因素。

4)年龄<5 岁的儿童,年龄<2 岁更易发生严重并发症。

5)年龄≥65 岁的老年人。

5. **流行特征**　冬、春季节是甲型 H1N1 流感的好发季节,夏秋季节也可发生。

【发病机制】

带有流感病毒颗粒的飞沫吸入呼吸道后,病毒的 NA 破坏神经氨酸,使黏蛋白水解,糖蛋白受体暴露。甲、乙型流感病毒通过 HA 结合含有唾液酸受体的上皮细胞表面启动感染。嗜人类流感病毒的 α2,6 受体存在于上、下呼吸道,主要是在支气管上皮组织和肺泡Ⅰ型细胞,而嗜禽流感病毒的 α2,3 受体存在于远端细支气管,肺泡Ⅱ型细胞和肺泡巨噬细胞。丙型流感的受体为

9-O-乙酰基-乙酰神经氨酸。

流感病毒通过细胞内吞作用进入细胞。病毒包膜上含有的 M2 多肽离子通道在细胞内酸性环境中被激活,使核衣壳蛋白释放到胞质中(脱壳)。核衣壳蛋白被转运到宿主细胞核,病毒基因组在细胞核内进行转录和复制。病毒核蛋白在胞质中合成后,进入胞核和病毒 RNA 结合形成核壳体,并输出到细胞质。病毒膜蛋白经完整加工修饰后,嵌入细胞膜内。核壳体与嵌有病毒特异性膜蛋白的细胞膜紧密结合,以出芽方式释放子代病毒颗粒(芽生),NA 清除病毒与细胞膜之间以及呼吸道黏液中的唾液酸,以便于病毒颗粒能到达其他的上皮细胞。最后,宿主的蛋白酶将 HA 水解为 HA1 和 HA2,使病毒颗粒获得感染性。流感病毒成功感染少数细胞后,可复制出大量新的子代病毒颗粒,这些病毒颗粒通过呼吸道黏膜扩散并感染其他细胞。

季节性流感病例中,只有极少数有病毒血症或肺外组织感染的情况。在人 H5N1 禽流感感染病例中,下呼吸道的病毒载量要比上呼吸道高,咽喉部的比鼻腔的高,有时会出现病毒血症、胃肠感染、肺外传播,偶有中枢神经系统感染。可在心、肝、脾、肾、肾上腺、肌肉、脑膜中检出病毒,也可从有中枢神经系统症状患者的脑脊液中检出病毒。

流感病毒感染后,支气管的炎症反应和肺功能的异常可持续数周至数月。肺功能研究也可发现有限制性和阻塞性换气功能障碍,伴有肺泡气体交换异常、一氧化碳弥散能力的降低、气道高反应性。

流感临床症状可能与促炎症细胞因子、趋化因子有关。流感病毒体外感染人呼吸道上皮细胞,可导致 IL-6、IL-8、IL-11、TNF-α、RANTES 和其他介质的产生。临床人体感染试验中,鼻腔灌洗液中的一系列细胞因子都会升高,包括 IFN-α、IFN-γ、IL-6、TNF-α、IL-8、IL-1β、IL-10、MCP-10 和 MIP-1α/MIP-1β,血液中的 IL-6 和 TNF-α 也会升高。人 H5N1 禽流感死亡病例中,MCP-1、IP-10 及 MIG 等细胞因子往往过度表达,这可能是造成人禽流感患者重症肺炎和多器官损伤的部分原因。

【病理】

病理变化主要表现为呼吸道纤毛上皮细胞呈簇状脱落,上皮细胞的组织转化(化生),固有层黏膜细胞的充血、水肿伴单核细胞浸润等病理变化。致命的流感病毒性肺炎病例中,病理改变以出血、严重气管支气管炎症和肺炎为主。其特点是支气管和细支气管细胞广泛坏死,伴随有纤毛上皮细胞脱落、纤维蛋白渗出、炎症细胞浸润、透明膜形成、肺泡和支气管上皮细胞充血、间质性水肿、单核细胞浸润的病理改变。后期改变还包括弥漫性肺泡损害、淋巴性肺泡炎、化生性的上皮细胞再生,甚至是组织广泛的纤维化。严重者会因为继发细菌感染引起肺炎,多为弥漫性肺炎,也有局限性肺炎。流感病例外周血常规检查一般白细胞总数不高或偏低,淋巴细胞相对升高;重症患者多有白细胞总数及淋巴细胞下降。一般重症患者胸部 X 线检查可显示单侧或双侧肺炎,少数可伴有胸腔积液等。肺炎的程度与细胞介导的免疫反应有关,但免疫病理反应对疾病影响程度仍未清楚。流感死亡病例中常伴随其他器官病变,尸体解剖发现,1/3 以上病例出现脑组织弥漫性充血、水肿以及心肌细胞肿胀、间质出血、淋巴细胞浸润、坏死等炎症反应。

【临床表现】

潜伏期一般为 1~7 d,平均为 1~3 d。早期症状与普通流感相似。起病急,可见发热(腋温≥37.5℃)、疲劳、精神不振、厌食、流涕、咽痛、咳嗽等症状。部分病例出现呕吐和(或)腹泻。少数病例仅有轻微的上呼吸道症状,无发热。体征主要包括有咽部充血和扁桃体肿大。重症患者病情来势凶猛,高热 39~40℃,甚至伴严重肺炎、急性呼吸窘迫综合征(ARDS)、胸腔积液、全血细胞减少、肾衰竭、败血症、急性心肌炎、休克及 Reye 综合征、呼吸衰竭及多脏器损伤,导致死亡。

当患者出现以下情况之一时就要考虑为重症病例:①持续高热>3 d;②咳嗽剧烈,咳脓痰、血痰,或胸痛;③呼吸频率快,呼吸困难,口唇发绀;④神志改变,如反应迟钝、嗜睡、躁动、惊厥等;⑤严重呕吐、腹泻,出现脱水表现;⑥影像学检查有肺炎征象;⑦肌酸激酶(CK)、肌酸激酶同工酶(CK-MB)等心肌酶水平迅速增高;⑧原有的基础病情明显加重。

出现以下情况之一者为危重病例:①呼吸衰竭;②感染性休克;③多脏器功能不全;④出现其他需进行监护治疗的严重临床情况。

【实验室检查】

1. **外周血象** 白细胞总数正常或降低。转重症者白细胞总数、淋巴细胞总数、血小板数均降低。

2. **血清学** 血清转氨酶及乳酸脱氢酶水平升高,部分患者肌酸激酶水平异常升高,出现肾功能不全表现。动态检测血清甲型 H1N1 流感病毒特异性中和抗体水平呈 4 倍以上升高即有诊断意义。

3. **病毒核酸检测** 反转录-聚合酶链反应(RT-PCR),最好采用 real-time RT-PCR,可用于呼吸道标本(咽拭子、鼻拭子、鼻咽或气管抽取物、痰)的基因检测和分子流行病学检查。美国 FDA 和 CDC 推荐用 ABI 定量 PCR 仪检测甲型 H1N1 病毒,具有快速、灵敏、特异性高等特点。

4. **病毒分离** 早期采用咽拭子、口腔含漱液、鼻咽、气管吸出物、痰及肺组织和血液进行病毒分离。对其阳性结果应进行部分基因测序,一般需 2～3 周时间。

5. **胸部影像学** 合并肺炎和怀疑病例,可摄 X 线片发现肺内斑片状炎性浸润影及相应病灶,必要时应行 CT、MRI 检查。

【诊断】

诊断主要结合流行病学史、临床表现和病原学检查。早发现、早诊断是防控与有效治疗的关键。

1. **疑似病例** 符合下列情况之一者即可诊断为疑似病例:

1) 发病前 7 d 内与传染期甲型 H1N1 流感确诊病例有密切接触,并出现流感样临床表现。

密切接触是指在未采取有效防护的情况下,诊治、照看传染期甲型 H1N1 流感患者;与患者共同生活;接触过患者的呼吸道分泌物、体液等。

2) 发病前 7 d 内曾到过甲型 H1N1 流感流行(出现病毒的持续人间传播和基于社区水平的流行和暴发)的地区,出现流感样临床表现。

3) 出现流感样临床表现,甲型流感病毒检测阳性,尚未进一步检测病毒亚型。

对上述 3 种情况,在条件允许的情况下,可安排甲型 H1N1 流感病原学检查。

2. **临床诊断病例** 仅限于以下情况作出临床诊断:同一起甲型 H1N1 流感暴发疫情中,未经实验室确诊的流感样症状病例,在排除其他致流感样症状疾病时,可诊断为临床诊断病例。

甲型 H1N1 流感暴发是指一个地区或单位短时间出现异常增多的流感样病例,经实验室检测确认为甲型 H1N1 流感疫情。

在条件允许的情况下,临床诊断病例可安排病原学检查。

3. **确诊病例** 出现流感样临床表现,同时有以下一种或几种实验室检测结果即可确诊。

1) 甲型 H1N1 流感病毒核酸检测阳性(可采用 real-time RT-PCR 和 RT-PCR 方法)。

2) 分离到甲型 H1N1 流感病毒。

3) 双份血清甲型 H1N1 流感病毒的特异性抗体水平呈 4 倍或 4 倍以上升高。

【鉴别诊断】

确诊甲型 H1N1 流感前应与季节性流感、禽流感、上呼吸道感染(上感)、肺炎、传染性非典型肺炎(SARS)、传染性单核细胞增多症、巨细胞病毒感染、军团菌肺炎、衣原体、支原体肺炎等鉴别。

【临床分类处理原则】

1. **疑似病例**　在通风条件良好的房间单独隔离。住院病例须做甲型 H1N1 流感病原学检查。

2. **临床诊断病例**　在通风条件良好的房间单独隔离。住院病例须做甲型 H1N1 流感病原学检查。

3. **确诊病例**　在通风条件良好的房间进行隔离。住院病例可多人同室。

【住院原则】

根据患者病情及当地医疗资源状况,按照重症优先的原则安排住院治疗。

1) 优先收治重症与危重病例入院。对危重病例,根据当地医疗设施条件,及时转入具备防控条件的重症医学科(ICU)治疗。

2) 不具备重症与危重病例救治条件的医疗机构,在保证医疗安全的前提下,要及时将病例转运到具备条件的医院。病情不适宜转诊时,当地卫生行政部门或上级卫生行政部门要组织专家就地进行积极救治。

3) 高危人群感染甲型 H1N1 流感时较易成为重症病例,宜安排住院诊治。如实施居家隔离治疗,应密切监测病情,一旦出现病情恶化须及时安排住院诊治。

4) 轻症病例可安排居家隔离观察与治疗。

【治疗】

对疑似病例、临床诊断病例和确诊病例应进行呼吸道隔离治疗。

1. **一般治疗**　嘱患者休息、多饮水,密切观察病情变化;对高热病例可给予退热治疗。

2. **抗病毒治疗**　甲型 H1N1 流感病毒目前对神经氨酸酶抑制药奥司他韦、扎那米韦敏感,对金刚烷胺和金刚乙胺耐药。

对于临床症状较轻且无并发症、病情趋于自限的甲型 H1N1 流感病例,无需积极应用神经氨酸酶抑制药。

对于发病时即病情严重,发病后病情呈动态恶化的病例,感染甲型 H1N1 流感的高危人群应及时给予神经氨酸酶抑制药进行抗病毒治疗。开始给药时间尽可能在发病 48 h 以内(以 36 h 以内最佳)。对于较易成为重症病例的高危人群,一旦出现流感样症状,不一定要等待病毒核酸检测结果,即可开始抗病毒治疗。孕妇在出现流感样症状之后,宜尽早给予神经氨酸酶抑制药治疗。

奥司他韦:成年人用量为 75 mg,2 次/天,疗程为 5 d。对于危重或重症病例,奥司他韦剂量可酌情加至 150 mg,2 次/天。对于病情迁延病例,可适当延长用药时间。1 岁及以上年龄的儿童患者应根据体重给药:体重<15 kg 者,给予 30 mg,2 次/天;体重 15～23 kg 者,给予 45 mg,2 次/天;体重 23～40 kg 者,给予 60 mg,2 次/天;体重>40 kg 者,给予 75 mg,2 次/天。对于吞咽胶囊有困难的儿童,可选用奥司他韦混悬液。

扎那米韦:用于成年人及 7 岁以上儿童。用量为 10 mg 吸入,2 次/天,疗程为 5 d。

3. **其他治疗**

1) 如出现低氧血症或呼吸衰竭,应及时给予相应的治疗措施,包括氧疗或机械通气等。

2) 合并休克时给予相应抗休克治疗。

3) 出现其他脏器功能损害时,给予相应支持治疗。

4) 合并细菌和(或)真菌感染时,给予相应抗菌和(或)抗真菌药物治疗。

5) 对于重症和危重病例,也可以考虑使用甲型 H1N1 流感近期康复者恢复期血浆或疫苗接种者免疫血浆进行治疗。对发病 1 周内的重症和危重病例,在保证医疗安全的前提下,宜早期使用。推荐用法:一般成人 100～200 ml,儿童 50 ml(或者根据血浆特异性抗体滴度调整用量),静脉输入。必要时可重复使用。使用过程中,注意变态反应。

【出院标准】

1) 体温正常 3 d,其他流感样症状基本消失,临床情况稳定,可以出院。

2) 因基础疾病或并发症较重,需较长时间住院治疗的甲型 H1N1 流感病例,在咽拭子甲型 H1N1 流感病毒核酸检测转为阴性后,可以从隔离病房转至相应病房做进一步治疗。

【预后】

大部分患者预后良好,原有慢性心、肺、肾、肝脏疾病,癌症,免疫功能低下等基础疾病者可使病情加重。妊娠妇女患甲流 H1N1 住院的危险率是普通人群的 4 倍。肥胖者其体质指数(BMI)≥30 者有可能是严重感染后危重致死的独立危险因素。住院患者的病死率为 1‰～4‰。

【预防】

1. 控制传染源 开展人类间和猪类流感疫情监测,对疫源地进行彻底消毒,对患者及疑似患者进行隔离治疗。

2. 切断传播途径 对疫源地,疫猪、患者及其单位和家庭进行现场消毒处理和相应救治;标本按不明原因肺炎病例护送和处理。

3. 保护健康人群 在一般情况下,不建议采用抗病毒药作为常规性预防,而提倡接种特异性甲型 H1N1 疫苗。从 2009 年 5 月开始我国积极研制甲型 H1N1 流感疫苗;9 月份已见成效,卫生部要求尽快在高危人群和易感者中普种。这种特异性甲型 H1N1 疫苗在 2009 年 12 月 3 日前,我国内地已累计完成接种 2 891 万人,严重异常反应发生率 1/100 万。扩大疫苗接种覆盖面是防控和阻断疫情蔓延的最好方法。

对下列人群在暴露前后,缺乏疫苗支持条件下根据具体情况可考虑采用中医药辨证或西药磷酸奥司他韦(达菲)预防:与具有高危流感并发症的确诊、疑似或可疑患者有家庭密切接触的人(例如有慢性基础疾病者,65 岁及以上老人,5 岁以下儿童和孕妇);与确诊、疑似或可疑患者有密切接触的学校儿童(一起玩耍,面对面谈话说笑)、原有特定疾病患者、与流感接触后易患并发症的高危人群;到流行区旅游回归人员;与确诊、疑似、感染甲型 H1N1 流感患者接触,未能正确采取个人防护的医疗机构工作人员和公共卫生防疫人员。

常人保健措施:充足睡眠,勤于锻炼,减少压力,足够营养;避免前往人群拥挤场所,不去空气不好的地方活动。注意个人卫生,经常用肥皂和流水洗手,咳嗽或打喷嚏时用纸巾护住口鼻,居室通风;避免与病猪、禽类、流感病患者接触,适时佩戴防护口罩。

4. 加强医院和重点部门防控措施 对发热门诊和感染科室作为重点部门进行管理,远离一般病房,并加强室内通风。医护人员做好个人防护,加强手的卫生,使用快速手消毒剂洗手;除防护口罩外,必要时佩戴护目镜、隔离衣裤、帽鞋;将疑似患者或确诊患者分开隔离和相应诊治。

【护理】

(一) 主要护理诊断

(1) 体温过高 与甲型 H1N1 病毒感染有关。

(2) 营养失调 与发热、摄入减少有关。

(3) 气体交换障碍 与肺部病变有关。

(4) 潜在并发症 呼吸衰竭、难治性休克和多器官功能衰竭。

(5)焦虑恐惧　与被隔离、恐惧有关。

（二）护理措施

呼吸道隔离患者。

1. 危重患者的护理

(1)特级护理　严密观察病情、生命体征尤其是体温的变化,例如病人的神志、呼吸困难情况(浅快呼吸、"三凹"征等)。掌握重症患者病情,掌握护理重点,病情变化的处理过程及结果记录,各种管道的观察等。

(2)呼吸系统的监护与护理　由于流感病毒致死原因经常是肺炎所致,因此呼吸系统的监护就至关重要。重点要观察呼吸频率、缺氧的表现,有无呼吸窘迫、口唇发绀;呼吸系统体检要注意肺部呼吸音、啰音以及实变体征,是否存在肺炎导致的胸腔积液。痰液主要观察性状、颜色、量,注意有无细菌感染的症状。

(3)基础护理　病室要定时通风或每天进行紫外线照射 2 次,每次 30 min;口腔护理,3 次/天;尿管护理,3 次/天;皮肤护理,定时翻身拍背,预防压疮。

(4)人工气道的管理

1)首先是气管插管的安全性评价,这是患者的生命线,每班检查插管的深度及是否通畅。

2)气囊的管理:每班监测气囊压 20～25 cmH_2O。

3)气道湿化:气道温度保持 32～37℃。气道净化:主要是吸痰,要求无菌原则;吸痰前给高浓度氧气,手法轻柔,时间<15 s。及时倒弃呼吸机管道内的冷凝水,防止返流入患者气道。有效的气道湿化,评估患者的自主呼吸能力,尽早拔除气管插管。

(5)循环系统的监护和护理　重症 H1N1 患者也可出现循环系统衰竭,要加强监护,观察并评估患者的中心静脉压。保持静脉通路的开放,遵医嘱给予补液和升压药,合并休克时给予相应抗休克治疗。维持出入量平衡,避免加重肺水肿。

(6)其他脏器的监护　如肾功能的监测,每小时记录尿量,保持水、电解质的平衡。

重症与危重症甲型 H1N1 流感患者护理的不同之处就是要加强患者和医务人员的防护。这类患者可安排同类患者在一起治疗,床单位之间距离要超过 1 m。要求有自然通风。严格实施手卫生规范,操作前后要洗手或进行快速手消毒,进入病房穿隔离衣。实施分组护理,甲型 H1N1 流感患者专人看护,减少人员交叉流动,限制探视。患者出院后按照感染管理规范做好终末消毒工作,包括房间空气、物品表面等。

2. 心理护理　甲型 H1N1 流感初期,由于媒体报道每天不断上升的确诊人数和死亡人数,患者及家属容易产生严重的心理负担,如焦虑与恐惧感。此时护士态度应亲切、热情、和蔼,以自己的言行取得患者及家属的信任,告知此病的相关情况,让其明白此病是可防、可控、可治的。加强甲型 H1N1 流感资料宣传以及治愈的病例介绍;让其了解医护人员治疗、护理方案、用药目的,确立安全感和信任感,消除恐惧心理,增强战胜疾病的信心和勇气。

3. 对症护理　措施:①工作人员进入病室必须作好个人防护,戴好帽子、口罩、眼防护罩及手套、鞋套等,穿好隔离衣,应无体表暴露于空气中。患者如需其他科室检查时也应做好个人防护。②保持呼吸道通畅,及时吸氧。痰液黏稠者给予祛痰剂,并鼓励患者咳出痰液。必要时可行雾化吸入。③做好吸氧用具及呼吸机的监护。④药物治疗的护理:由于治疗中采用大剂量糖皮质激素,应注意不良反应,如继发真菌感染、血糖升高和骨质疏松等。⑥尸体料理:由于此病有高度传染性,对患者尸体应用 0.5%过氧乙酸溶液浸湿的布单严密包裹后尽快火化。

【健康教育】

1)维持健康行为,保证充足的睡眠,保持良好的精神心理状态,饮用足够的液体和食用有营养的食物等。

2）尽量避免接触流感样病例，必须接触时做好个人防护措施（如戴口罩）。

3）注意个人卫生，经常使用肥皂和清水洗手，尤其在咳嗽或打喷嚏后要洗手。乙醇类洗手液同样有效。

4）尽量避免外出尤其是前往人群密集的场所。疾病流行地区的居民必须外出时尽可能戴口罩，且应尽可能缩短在人群聚集场所停留的时间。

5）咳嗽或打喷嚏时用纸巾、毛巾等遮住口鼻。

6）尽量避免触摸眼睛、鼻或口。

7）保持家庭和工作场所的良好通风状态。

8）如出现流感样症状，尽量减少外出或与其他人接触。同时，告知家人与其接触时戴口罩，并尽快电话咨询当地疾病预防控制机构和医生，包括是否需要就诊、在何处就诊、如何就诊等。

（孙成学 马振华 郝大林 北华大学附属医院；杜世宏 四平市传染病医院）

第五节 人禽流感

人禽流行性感冒（以下简称人禽流感）是由禽甲型流感病毒某些亚型中的一些毒株引起的一种人、禽、畜共患的急性传染病。早在 1981 年，美国即有禽流感病毒（AIV）H7N7 感染人类引起结膜炎的报道。1997 年，我国香港特别行政区发生 H5N1 型人禽流感，导致 6 人死亡，在世界范围内引起了广泛关注。近年来，人们又先后获得了 H9N2、H7N2、H7N3 亚型禽流感病毒感染人类的证据，荷兰、越南、泰国、柬埔寨、印尼及我国相继出现了人禽流感病例。尽管目前人禽流感只是在局部地区出现，但是，考虑到人类对禽流感病毒普遍缺乏免疫力、人类感染 H5N1 型禽流感病毒后的高病死率以及可能出现的病毒变异等，世界卫生组织（WHO）认为该疾病可能是对人类存在的潜在最大威胁疾病之一。

【病原学】

禽流感病毒属正黏病毒科甲型流感病毒属。禽甲型流感病毒呈多形性，其中球形直径 80～120 nm，有囊膜。基因组为分节段单股负链 RNA。依据其外膜血凝素（H）和神经氨酸酶（N）蛋白抗原性的不同，目前可分为 16 个 H 亚型（H1～H16）和 9 个 N 亚型（N1～N9）。禽甲型流感病毒除感染禽类外，还可感染人、猪、马、水貂和海洋哺乳动物。到目前为止，已证实感染人的禽流感病毒亚型为 H5N1、H9N2、H7N7、H7N2、H7N3 等，其中感染 H5N1 的患者病情重，病死率高。

禽流感病毒对乙醚、氯仿、丙酮等有机溶剂均敏感。常用消毒剂容易将其灭活，如氧化剂、稀酸、卤素化合物（漂白粉和碘剂）等都能迅速破坏其活性。

禽流感病毒对热比较敏感，但对低温抵抗力较强，65℃加热 30 min 或煮沸（100℃）2 min 以上可灭活。病毒在较低温度粪便中可存活 1 周，在 4℃水中可存活 1 个月。对酸性环境有一定抵抗力，在 pH 值 4.0 的条件下也具有一定的存活能力。在有甘油存在的情况下可保持活力 1 年以上。

裸露的病毒在直射阳光下 40～48 h 即可灭活，如果用紫外线直接照射，可迅速破坏其活性。

【流行病学】

1. 传染源　主要为患禽流感或携带禽流感病毒的鸡、鸭、鹅等禽类。野禽在禽流感的自然传播中扮演了重要角色。目前尚无人与人之间传播的确切证据。

2. 传播途径　经呼吸道传播，也可通过密切接触感染的家禽分泌物和排泄物、受病毒污染的物品和水等而感染,直接接触病毒毒株也可被感染。

3. **易感人群** 一般认为,人类对禽流感病毒普遍易感。尽管任何年龄均可被感染,但在已发现的 H5N1 感染病例中,13 岁以下儿童所占比例较高,且病情较重。

4. **高危人群** 从事家禽养殖业者及其同地居住的家属,在发病前 1 周内到过家禽饲养、销售及宰杀等场所者,接触禽流感病毒感染材料的实验室工作人员,与禽流感患者有密切接触的人员等为高危人群。

【发病机制】

1. **靶细胞和组织趋向性** A(H5N1)病毒选择性侵犯Ⅱ型肺细胞、肺泡巨噬细胞和非纤毛状上皮细胞,引起严重肺部疾病。

2. **免疫失调和炎症** 近期研究证实,A(H5N1)病毒感染后的疾病严重程度与病毒诱导的细胞因子表达失调密切相关。高病毒载量、免疫失调和炎症反应是 A(H5N1)病毒致病机制的核心。

【临床表现】

1. **潜伏期** 一般为 1~7 d,通常为 2~4 d。任何年龄均可发病,儿童、年老体弱者多见。

2. **临床症状** 不同亚型的禽流感病毒感染人类后可引起不同的临床症状。感染 H9N2 亚型的患者通常仅有轻微的上呼吸道感染症状,部分患者甚至没有任何症状;感染 H7N7 亚型的患者主要表现为结膜炎。重症患者一般均为 H5N1 亚型病毒感染。患者呈急性起病,早期表现类似普通型流感。主要为发热,体温大多持续在 39℃以上,可伴有流涕、鼻塞、咳嗽、咽痛、头痛、肌肉酸痛和全身不适。部分患者可有恶心、腹痛、腹泻、稀水样便等消化道症状。

重症患者可出现高热不退,病情发展迅速;几乎所有患者都有临床表现明显的肺炎,可出现急性肺损伤、急性呼吸窘迫综合征(ARDS)、肺出血、胸腔积液、全血细胞减少、多脏器功能衰竭、休克及瑞氏(Reye)综合征等多种并发症。可继发细菌感染,发生败血症。

3. **体征** 重症患者可有肺部实变体征等。

【实验室及其他检查】

(一)实验室检查

1. **外周血象** 白细胞总数一般不高或降低。重症患者多有白细胞总数及淋巴细胞减少,并有血小板降低。

2. **病毒抗原及基因检测** 取患者呼吸道标本采用免疫荧光法(或酶联免疫法)检测甲型流感病毒核蛋白抗原(NP)或基质蛋白(M1)、禽流感病毒 H 亚型抗原。还可用 RT - PCR 法检测禽流感病毒亚型特异性 H 抗原基因。

3. **病毒分离** 从患者呼吸道标本(如鼻咽分泌物、口腔含漱液、气管吸出物或呼吸道上皮细胞)中分离禽流感病毒。

4. **血清学检查** 发病初期和恢复期双份血清禽流感病毒亚型毒株抗体滴度 4 倍或以上升高,有助于回顾性诊断。

(二)胸部影像学检查

H5N1 亚型病毒感染者可出现肺部浸润。胸部影像学检查可表现为肺内片状影。重症患者肺内病变进展迅速,呈大片状毛玻璃样影及肺实变影像,病变后期为双肺弥漫性实变影,可合并胸腔积液。

【诊断】

结合流行病史、临床表现、实验室、影像学和病原学检查,排除其他疾病,可以作出禽流感的诊断。诊断标准如下。

1. **医学观察病例**　有流行病史,1周内出现禽流感临床表现者。

2. **疑似病例**　有流行病史,1周内出现禽流感临床表现,呼吸道分泌物、咽拭子、痰液、血清甲型流感病毒和血清 H 亚型病毒抗体(酶免疫法)阳性。

3. **临床诊断病例**　①诊断为人禽流感疑似病例,但无法进一步取得临床检验标本或实验室检查证据,而与其有共同接触史的人被诊断为确诊病例,并且没有其他疾病确定诊断依据者;②具备流行病史中任何一项,伴有关临床表现、实验室病原检测,患者恢复期血清红细胞凝集试验或微量中和试验抗体阳性。

4. **确诊病例**　有流行病学史及临床表现,患者呼吸道分泌物标本中分离出甲型流感病毒或检测到病毒核酸,发病初期与恢复期双份血清抗体滴度 4 倍或以上升高。

【鉴别诊断】

临床上应注意与流感、普通感冒、细菌性肺炎、传染性非典型肺炎(SARS)、传染性单核细胞增多症、巨细胞病毒感染、衣原体肺炎、支原体肺炎、军团菌病、肺炎型流行性出血热等疾病进行鉴别诊断。鉴别诊断主要依靠病原学检查。

【治疗】

对疑似病例、临床诊断病例和确诊病例应进行隔离治疗。

1. **对症治疗**　可应用解热药、缓解鼻黏膜充血药、止咳祛痰药等。儿童忌用阿司匹林或含阿司匹林以及其他水杨酸制剂的药物,避免引起儿童瑞氏综合征。

2. **抗病毒治疗**　应在发病 48 h 内试用抗流感病毒药物。

(1)神经氨酸酶抑制剂　奥司他韦为新型抗流感病毒药物,实验室研究表明其对禽流感病毒 H5N1 和 H9N2 有抑制作用,一般成人剂量为 150 mg/d,分 2 次服用。1～12 岁儿童剂量根据体重计算每次给药剂量,2 次/天。15 kg 以内的儿童每次给药 30 mg,16～23 kg 每次给药 45 mg,24～40 kg 每次给药 60 mg,40 kg 以上及 12 岁以上儿童剂量同成人。

(2)离子通道 M_2 阻滞剂　金刚烷胺和金刚乙胺可抑制禽流感病毒株的复制,早期应用可能有助于阻止病情发展,减轻病情,改善预后,但某些毒株可能对西药有耐药性,应用中应根据具体情况选择。金刚烷胺和金刚乙胺成人剂量 100～200 mg/d,儿童 5 mg/(kg·d),分 2 次口服,疗程 5 d。肾功能受损者酌减剂量。治疗过程中应注意中枢神经系统和胃肠道副作用。老年患者及孕妇应慎用。癫痫、哺乳期妇女、新生儿和 1 岁以内的婴儿禁用。金刚乙胺的毒副作用相对较轻。

3. **中医治疗**　辨证治疗。辨证使用口服中成药或注射剂,可与中药汤剂配合使用。

4. **加强支持治疗和预防并发症**　注意休息、多饮水、增加营养,给易于消化的饮食。密切观察、监测并预防并发症。抗菌药物应在明确继发细菌感染时或有充分证据提示继发细菌感染时使用。

5. **重症患者的治疗**　重症患者应当送入 ICU 病房进行救治。对于低氧血症患者应积极进行氧疗,保证患者血氧分压＞60 mmHg。如经常规氧疗患者低氧血症不能纠正,应及时进行机械通气治疗,治疗应按照急性呼吸窘迫综合征(ARDS)的治疗原则,可采取低潮气量(6 ml/kg)并加用适当呼气末正压(PEEP)的保护性肺通气策略。同时加强呼吸道管理,防止机械通气的相关并发症。出现多脏器功能衰竭时,应当采取相应的治疗措施。机械通气过程中应注意室内通风、空气流向和医护人员防护,防止交叉感染。

【预防】

加强对禽类的监测,如确定有禽流感流行,应及时销毁受染家禽,进行彻底的环境消毒。目

63

前已研制出疫苗,可给予动物注射。对于与禽类密切接触者,可口服金刚烷胺预防禽流感。

【护理】

基本同流行性感冒。对于重症患者,呼吸衰竭行气管插管的患者应注意人工气道的管理:①妥善固定气管导管;②保持气道通畅;③气道湿化;④气囊护理;⑤胸部物理治疗。

(孙成学　王　瑶　郝大林　北华大学附属医院)

附:人感染 H7N9 禽流感诊疗方案

国家卫生和计划生育委员会办公厅(2013 年 4 月 10 日)

http://www.gov.cn/gzdt/2013-04/11/content_2374926.htm

H7N9 禽流感是由 H7N9 亚型禽流感病毒引起的急性呼吸道传染病。2013 年 2 月起,上海市、安徽省、江苏省、浙江省先后发生散发不明原因重症肺炎病例,其中确诊人感染 H7N9 禽流感 33 例,9 例死亡。

早发现、早报告、早诊断、早治疗,加强重症病例救治,注意中西医并重,是有效防控、提高治愈率、降低病死率的关键。

【病原学】

禽流感病毒属正黏病毒科甲型流感病毒属。禽甲型流感病毒颗粒呈多形性,其中球形直径 80～120 nm,有囊膜。基因组为分节段单股负链 RNA。依据其外膜血凝素(H)和神经氨酸酶(N)蛋白抗原性不同,目前可分为 16 个 H 亚型(H1～H16)和 9 个 N 亚型(N1～N9)。禽甲型流感病毒除感染禽外,还可感染人、猪、马、水貂和海洋哺乳动物。可感染人的禽流感病毒亚型为 H5N1、H9N2、H7N7、H7N2、H7N3,此次报道的为 H7N9 禽流感病毒。该病毒为新型重配病毒,其内部基因来自于 H9N2 禽流感病毒。

禽流感病毒普遍对热敏感,对低温抵抗力较强,65℃ 加热 30 分钟或煮沸(100℃)2 分钟以上可灭活。病毒在较低温度粪便中可存活 1 周,在 4℃ 水中可存活 1 个月,对酸性环境有一定抵抗力,在 pH4.0 的条件下也具有一定的存活能力。在有甘油存在的情况下可保持活力 1 年以上。

【流行病学】

1. **传染源**　目前已经在禽类及其分泌物或排泄物分离出 H7N9 禽流感病毒,与人感染 H7N9 禽流感病毒高度同源。传染源可能为携带 H7N9 禽流感病毒的禽类。现尚无人际传播的确切证据。

2. **传播途径**　经呼吸道传播,也可通过密切接触感染的禽类分泌物或排泄物,或直接接触病毒感染。

3. **高危人群**　在发病前 1 周内接触过禽类者,例如从事禽类养殖、贩运、销售、宰杀、加工业等人员。

【临床表现】

根据流感的潜伏期及现有 H7N9 禽流感病毒感染病例的调查结果,潜伏期一般为 7 天以内。

(一)症状、体征和临床特点

患者一般表现为流感样症状,如发热、咳嗽、少痰,可伴有头痛、肌肉酸痛和全身不适。重症患者病情发展迅速,多在 5～7 天出现重症肺炎,体温大多持续在 39℃ 以上,呼吸困难,可伴有咯血痰;可快速进展为急性呼吸窘迫综合征、脓毒症、感染性休克,甚至多器官功能障碍,部分患者可出现纵隔气肿、胸腔积液等。

（二）实验室检查

1. 血常规 白细胞总数一般不高或降低。重症患者多有白细胞总数及淋巴细胞减少,可有血小板降低。

2. 血生化检查 多有肌酸激酶、乳酸脱氢酶、天门冬氨酸氨基转移酶、丙氨酸氨基转移酶升高,C反应蛋白升高,肌红蛋白可升高。

3. 病原学及相关检测 抗病毒治疗之前必须采集呼吸道标本送检(如鼻咽分泌物、口腔含漱液、气管吸出物或呼吸道上皮细胞)。有病原学检测条件的医疗机构应尽快检测,无病原学检测条件的医疗机构应留取标本送指定机构检测。

(1)甲型流感病毒抗原筛查 呼吸道标本甲型流感病毒抗原快速检测阳性。但仅可作为初筛实验。

(2)核酸检测 对患者呼吸道标本采用 real time PCR(或 RT - PCR)检测 H7N9 禽流感病毒核酸。

(3)病毒分离 从患者呼吸道标本中分离 H7N9 禽流感病毒。

(4)动态检测 双份血清 H7N9 禽流感病毒特异性抗体水平呈 4 倍或以上升高。

（三）胸部影像学检查

发生肺炎的患者肺内出现片状影像。重症患者病变进展迅速,呈双肺多发磨玻璃影及肺实变影像,可合并少量胸腔积液。发生 ARDS 时,病变分布广泛。

（四）预后

人感染 H7N9 禽流感重症患者预后差。影响预后的因素可能包括患者年龄、基础疾病、合并症等。

【诊断】

根据流行病学接触史、临床表现及实验室检查结果,可作出人感染 H7N9 禽流感的诊断。在流行病学史不详的情况下,根据临床表现、辅助检查和实验室检测结果,特别是从患者呼吸道分泌物标本中分离出 H7N9 禽流感病毒,或 H7N9 禽流感病毒核酸检测阳性,或动态检测双份血清 H7N9 禽流感病毒特异性抗体水平呈 4 倍或以上升高,可作出人感染 H7N9 禽流感的诊断。

1. 流行病学史 发病前 1 周内与禽类及其分泌物、排泄物等有接触史。

2. 诊断标准

(1)疑似病例 符合上述临床表现,甲型流感病毒抗原阳性,或有流行病学接触史。

(2)确诊病例 符合上述临床表现,或有流行病学接触史,并且呼吸道分泌物标本中分离出 H7N9 禽流感病毒或 H7N9 禽流感病毒核酸检测阳性或动态检测双份血清 H7N9 禽流感病毒特异性抗体水平呈 4 倍或以上升高。

重症病例:肺炎合并呼吸功能衰竭或其他器官功能衰竭者为重症病例。

【鉴别诊断】

应注意与人感染高致病性 H5N1 禽流感、季节性流感(含甲型 H1N1 流感)、细菌性肺炎、传染性非典型肺炎(SARS)、新型冠状病毒肺炎、腺病毒肺炎、衣原体肺炎、支原体肺炎等疾病进行鉴别诊断。鉴别诊断主要依靠病原学检查。

【治疗】

（一）对临床诊断和确诊患者

应进行隔离治疗,余略。

（二）对症治疗

可吸氧、应用解热药、止咳祛痰药等,余略。

65

（三）抗病毒治疗

应尽早应用抗流感病毒药物（图3-1）。

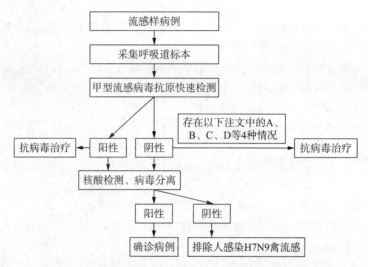

图3-1 有疫情地区人感染H7N9禽流感早检早治流程图

注A：有密切接触者（包括医护人员）出现流感样症状者；发生聚集性流感样病例及在1周内接触过禽类的流感样病例；B：有基础疾病如慢性心肺疾病，高龄，孕妇等流感样病例；C：病情快速进展及临床上认为需要使用抗病毒药物的流感样病例；D：其他不明原因肺炎病例。

1. 抗病毒药物使用原则

（1）在使用抗病毒药物之前应留取呼吸道标本　略。

（2）抗病毒药物应尽量在发病48小时内使用　重点在以下人群中使用：

1）人感染H7N9禽流感病例。

2）甲型流感病毒抗原快速检测阳性的流感样病例。

3）甲型流感病毒抗原快速检测阴性或无条件检测的流感样病例，具有下列情形者，亦应使用抗病毒药物：

a. 有密切接触者（包括医护人员）出现流感样症状者；发生聚集性流感样病例及在1周内接触过禽类的流感样病例。

b. 有基础疾病如慢性心肺疾病，高龄，孕妇等流感样病例。

c. 病情快速进展及临床上认为需要使用抗病毒药物的流感样病例。

d. 其他不明原因肺炎病例。

（3）对于临床认为需要使用抗病毒药物的病例，发病超过48小时亦可使用。

2. 神经氨酸酶抑制剂

（1）奥司他韦（Oseltamivir）　成人剂量75 mg每日2次，重症者剂量可加倍，疗程5～7天。1岁及以上年龄的儿童患者应根据体重给药：体重不足15 kg者，予30 mg每日2次；体重15～23 kg者，予45 mg每日2次；体重不足23～40 kg者，予60 mg每日2次；体重大于40 kg者，予75 mg每日2次。对于吞咽胶囊有困难的儿童，可选用奥司他韦混悬液。根据临床经验早期应用效果更好。

（2）扎那米韦（Zanamivir）　成人及7岁以上青少年用法：每日2次，间隔12小时；每次10 mg（分两次吸入）。

（3）帕拉米韦（Peramivir）　重症病例或无法口服者可用帕拉米韦氯化钠注射液，成人用量为

300～600 mg,静脉滴注,每日 1 次,疗程 1～5 天。目前临床应用数据有限,应严密观察不良反应。

轻症病例应首选奥司他韦或扎那米韦。应根据病毒核酸检测阳性情况,决定是否延长疗程。

3. 离子通道 M_2 阻滞剂 目前实验室资料提示金刚烷胺(Amantadine)和金刚乙胺(Rimantadine)耐药,不建议单独使用。

(四)中医药治疗

1)发热、高热、咳嗽、痰少、喘闷、白细胞减少或疑似、确诊等患者。

疫毒犯肺,肺失宣降证。

症状:发热,咳嗽,少痰,头痛,肌肉关节疼痛。舌红苔薄,脉数滑。舌红苔薄,脉滑数。治法:清热解毒,宣肺止咳。

参考处方和剂量:银翘散合白虎汤。

金银花 30 g、连翘 15 g、炒杏仁 15 g、生石膏 30 g、知母 10 g、桑叶 15 g、芦根 30 g、青蒿 15 g、黄芩 15 g、生甘草 6 g

水煎服,每日 1～2 剂,每 4～6 小时口服一次。

加减:咳嗽甚者加枇杷叶、浙贝母。

中成药:可选择疏风解毒胶囊、连花清瘟胶囊、金莲清热泡腾片等具有清热解毒,宣肺止咳功效的药物。

中药注射液:喜炎平注射液、热毒宁注射液、参麦注射液。

2)高热、急性呼吸窘迫综合征、感染性休克等患者。

疫毒壅肺,内闭外脱证。

症状:高热,咳嗽,痰少难咯,憋气,喘促,咯血,或见咯吐粉红色泡沫痰,伴四末不温,四肢厥逆,躁扰不安,甚则神昏谵语。舌暗红,脉沉细数或脉微欲绝。

治法:解毒泻肺,益气固脱。

参考处方和剂量:宣白承气汤合参黄汤。

生大黄 10 g、全瓜蒌 30 g、炒杏仁 10 g、炒葶苈子 30 g、生石膏 30 g、生栀子 10 g、虎杖 15 g、莱菔子 15 g、山萸肉 15 g、西洋参 15 g

水煎服,每日 1～2 剂,每 4～6 小时口服或鼻饲一次。

加减:

高热、神志恍惚、甚至神昏谵语者,上方送服安宫牛黄丸;

肢冷、汗出淋漓者加炮附子、煅龙骨、煅牡蛎;

咯血者加赤芍、仙鹤草、功劳叶;

口唇紫绀者加益母草、黄芪、当归。

中成药:可选择参麦注射液、参附注射液、喜炎平注射液、热毒宁注射液。

3)以上中药汤剂、中成药和中药注射液不作为预防使用。

(五)加强支持治疗和预防并发症

注意休息、多饮水、增加营养,给予易消化的饮食。密切观察,监测并预防并发症。抗菌药物应在明确继发细菌感染时或有充分证据提示继发细菌感染时使用。

(六)重症病例的治疗

对出现呼吸功能障碍者给予吸氧及其他相应呼吸支持,发生其它并发症的患者应积极采取相应治疗。

1. 呼吸功能支持

(1)机械通气 重症患者病情进展迅速,可较快发展为急性呼吸窘迫综合征(ARDS)。在需

67

要机械通气的重症病例,可参照 ARDS 机械通气的原则进行。

1) 无创正压通气　出现呼吸窘迫和(或)低氧血症患者,早期可尝试使用无创通气。但重症病例无创通气疗效欠佳,需及早考虑实施有创通气。

2) 有创正压通气　鉴于部分患者较易发生气压伤,应当采用 ARDS 保护性通气策略。

(2) 体外膜氧合(ECMO)　传统机械通气无法维持满意氧合和(或)通气时,有条件时,推荐使用 ECMO。

(3) 其他　传统机械通气无法维持满意氧合时,可以考虑俯卧位通气或高频振荡通气(HFOV)。

2. 循环支持　加强循环评估,及时发现休克患者。早期容量复苏,及时合理使用血管活性药物。有条件进行血流动力学监测并指导治疗。

3. 其他治疗　在呼吸功能和循环支持治疗的同时,应当重视其他器官功能状态的监测及治疗;预防并及时治疗各种并发症尤其是医院获得性感染。

【其他】

严格规范收治人感染 H7N9 禽流感患者医疗机构的医院感染防控措施。遵照标准预防的原则,根据疾病传播途径采取防控措施。具体措施依据《人感染 H7N9 禽流感医院感染预防与控制技术指南(2013 年版)》的相关规定。

【转科或出院标准】

1) 因基础疾病或合并症较重,需较长时间住院治疗的患者,待人感染 H7N9 禽流感病毒核酸检测连续 2 次阴性后,可转出隔离病房至相应病房或科室进一步治疗。

2) 体温正常,临床症状基本消失,呼吸道标本人感染 H7N9 禽流感病毒核酸检测连续 2 次阴性,可以出院。

第六节　传染性非典型肺炎

传染性非典型肺炎(infectious atypical pneumonia)是由一种新的冠状病毒(SARS 相关冠状病毒)引起的急性呼吸系统传染病,又称严重急性呼吸综合征(severe acute respiratory syndrome, SARS)。主要通过短距离飞沫、接触患者呼吸道分泌物及密切接触传播。临床上以发热、头痛、肌肉酸痛、乏力、干咳少痰为特征,严重者出现气促或呼吸窘迫。本病是一种新发的呼吸道疾病,其临床表现与其他非典型肺炎相类似,但具有传染性强的特点,故我国医务工作者将其命名为传染性非典型肺炎。

【病原学】

SARS 相关的冠状病毒(SARS-associated corona virus, SARS-Cov,下称 SARS 病毒)属于冠状病毒科(coronaviridae)。基因组为单股正链 RNA 病毒。

SARS 冠状病毒对外界的抵抗力和稳定性要强于其他人类冠状病毒。在干燥塑料表面最长可活 4 d,在尿液中至少能存活 1 d,在腹泻患者粪便中 4 d 以上。在 4℃培养环境可存活 21 d;−80℃保存,稳定性佳。但当暴露于常用的消毒剂或固定剂后即失去感染性。加热至 56℃时,每 15 min可杀灭 10 000 单位的病毒。

SARS 病毒特异性 IgM 和 IgG 抗体在起病后 10~14 d 出现。IgM 抗体在急性期或恢复早期达高峰,约 3 个月后消失。IgG 抗体在病程第 3 周即可达高峰,9 个月后仍持续高效价。

【流行病学】

1. 传染源　患者是主要传染源。部分重症患者因为频繁咳嗽或需要气管插管、呼吸机辅助呼吸等,呼吸道分泌物多,传染性强。果子狸、貉等野生动物可能是 SARS 病毒的寄生宿主和本病传染源,但有待进一步证实。

2. 传播途径

(1) 飞沫传播　短距离的飞沫经呼吸道传播,是本病的最主要传播途径。飞沫在空气中停留的时间短,移动的距离约 1 m,故仅造成近距离传播。

(2) 接触传播　通过密切接触患者的呼吸道分泌物、消化道排泄物或其他体液,或者接触被患者污染的物品,亦可导致感染。

实验室工作人员,在缺乏生物安全防护措施情况下,处理或接触人体标本或病毒株时可造成感染。

3. 易感性和免疫力　人群普遍易感。发病者以青壮年居多,儿童和老人较少见。患者家庭成员和收治患者的医护人员属高危人群。

4. 流行特征　传染性非典型肺炎于 2002 年 11 月中旬首先在广东省佛山市被发现。2003 年 1 月底开始在广州市流行;2 月下旬开始在中国香港出现本病流行,并迅速波及越南、加拿大、新加坡、中国台湾等地。本次流行终止后,2003 年 8 月卫生部公布我国 24 个省、直辖市、自治区,共 266 个县、市有本病病例报告;全国共 5 327 例,死亡 349 例。全球约 33 个国家和地区出现疫情,全球累计报告 8 422 例,死亡 916 例;医务人员发病 1725 例,约占 20%。

该次流行发生于冬末春初,有明显的家庭和医院聚集发病现象,社区发病以散发为主,偶见点状爆发流行;主要流行于人口密度集中的大都市,农村地区甚少发病。

【发病机制与病理解剖】

发病机制尚不清楚。SARS 病毒可能对肺组织细胞有直接的损害作用。SARS 患者发病期间淋巴细胞减少,CD4$^+$ 和 CD8$^+$ 淋巴细胞均有明显下降,表明细胞免疫可能受损,故目前倾向于认为 SARS 病毒感染后诱导的免疫损伤是本病发病的主要原因。

肺部的病理改变明显,双肺明显膨胀,镜下以弥漫性肺泡损伤病变为主,有肺水肿及透明膜形成。

【临床表现】

1. 潜伏期　通常 2 周,一般为 2～10 d。

2. 临床表现　起病急,变化快,肺部体征不明显,从起病至第 10 天进展至疾病高峰,如无并发症则逐渐平稳好转。

(1) 常见全身症状　有发热、畏寒、头痛、关节痛、全身酸痛、乏力等。

(2) 呼吸道症状　早期不明显或无,在中后期出现干咳、少痰,个别病人有血痰;可有胸痛、咳嗽、深呼吸时加重;部分病人在 10～15 d 出现气短、呼吸困难,个别进展至 ARDS。肺部体征不多,偶有少许湿啰音,个别在用无创呼吸机后出现气胸及皮下气肿。

(3) 其他系统症状　少部分患者有腹泻,某些地区可超过 50% 的患者有腹泻的症状;也可有心悸,个别出现心、肝、肾功能损害。

(4) 并发症　气胸、纵隔气肿、皮下气肿、细菌或真菌感染、休克、心律紊乱、消化道出血、肝肾功能衰竭等。严重病例病情进展很快,可先是一侧肺炎,24～48 h 内发展至双侧,氧分压明显下降,患者迅速进入呼吸衰竭而死亡。

【实验室检查】

1. 血常规检查　病程初期到中期白细胞计数正常或下降,淋巴细胞常减少,部分病例血小板减少。重症患者 T 淋巴细胞亚群中 CD3、CD4 及 CD8 淋巴细胞早期明显低于正常。

2. 血液生化检查　丙氨酸氨基转移酶(ALT)、乳酸脱氢酶(LDH)及其同功酶等均有不同

69

程度升高。血气分析可发现血氧饱和度降低。

3. **血清学检测** 国内已建立间接荧光抗体法(IFA)、酶联免疫吸附法(EL1SA)来检测血清中 SARS 病毒特异性抗体。

4. **病毒学检测** 以 RT-PCR 法检测患者血液、呼吸道分泌物、粪便等标本中 SARS 病毒的 RNA。

5. **细胞培养分离病毒** 将患者标本接种到细胞中进行培养,分离到病毒后,还应以 RT-PCR 法或免疫荧光法鉴定是否是 SARS 病毒。

6. **影像学检查** 胸部 X 线检查,多呈斑片状或网状改变。起病初期常呈单灶病变,短期内病灶迅速增多,常累及双肺或单肺多叶。部分患者进展迅速,呈大片状阴影。胸部 CT 检查以玻璃样改变最多见。

【诊断】

(一)诊断依据

1. **流行病学资料** ①与发病者有密切接触史,或属受传染的群体发病者之一,或有明确传染他人的证据;②发病前 2 周内曾到过或居住于报告有传染性非典型肺炎患者并出现继发感染疫情的区域或病前 2 周内处理或接触过 SARS 患者标本或病毒毒株。

2. **症状与体征** 起病急,以发热为首发症状,体温一般>38℃,偶有畏寒;可伴有头痛、关节酸痛、肌肉酸痛、乏力、腹泻,常无上呼吸道卡他症状;可有咳嗽,多为干咳、少痰;可有胸闷,严重者出现呼吸加速、气促,或明显呼吸窘迫。肺部体征不明显。

3. **实验室检查** 外周血白细胞计数一般不升高或降低,常有淋巴细胞计数减少。

4. **胸部 X 线检查** 肺部有不同程度的片状、斑片状浸润性阴影或呈网状改变,部分患者进展迅速,呈大片状阴影;阴影常为多肺叶或双侧改变,阴影吸收消散较慢;肺部阴影与症状、体征可不一致。如检查结果阴性,1~2 d 后应予复查。

5. **抗菌药物治疗** 无明显效果。

(二)诊断标准

1. **疑似诊断病例** 符合上述诊断依据 1①+2+3 条,或 1②+3+4 条,或 2+3+4 条为疑似诊断病例。

2. **临床诊断病例** 符合上述 1①+2+4 条及以上,或 1②+2+3+4 条,或 1②+2+4+5 条为临床诊断病例。

3. **医学观察病例** 符合上述 1②+2+3 条为医学观察病例。

4. **重症传染性非典型肺炎** 符合下述标准中的 1 条即可诊断为重症传染性非典型肺炎:①呼吸困难,呼吸频率>30 次/分。②低氧血症。在吸氧 3~5 L/min 条件下,动脉血氧分压(PaO_2)<70 mmHg,或动脉血氧饱和度(SpO_2)<93%;或已可诊断为急性肺损伤(ALI)或急性呼吸窘迫综合征(ARDS)。③多叶病变且病变范围超过 1/3 或 X 线胸片显示 48 h 内病灶进展超过 50%。④休克或多器官功能障碍综合征(MODS)。⑤具有严重基础疾病,或合并其他感染性疾病,或年龄>50 岁。

(三)实验室特异性病原学检测的诊断意义

恢复期抗体检测阳性,或者恢复期抗体滴度比急性期升高 4 倍以上时,可以作为确定诊断的依据。

【治疗】

按呼吸道传染病严格隔离和护理。疑似病例与临床诊断病例分开收治。

1. **一般治疗** ①卧床休息。②发热超过 38.5℃者,可使用解热镇痛药,儿童禁忌用阿司匹林,因可能引起 Reye 综合征;或给予冰敷、乙醇擦浴等物理降温。③有心、肝、肾等器官功能损害者,应该做相应的处理。④避免剧烈咳嗽。咳嗽剧烈者给予镇咳,咳痰者给予祛痰药。

2. **氧疗** 可根据病情选择不同的给氧方式,如鼻导管、面罩、气管插管或切开。

3. **糖皮质激素** 可能是最重要的治疗方法。我国卫生部针对传染性非典型肺炎治疗中激素使用的指征进行了明确规定,推荐出现下列 3 种情况时使用糖皮质激素:①有严重中毒症状,高热 3 d 不退;②48 h 内肺部阴影进展超过 50%;③出现急性肺损伤(ALI)或急性呼吸窘迫综合征(ARDS)。

4. **并发和(或)继发细菌感染** 根据药敏结果使用抗生素治疗。

5. **抗病毒药物** 早期可试用。目前推荐使用利巴韦林、奥司他韦胶囊。

6. **增强免疫力** 重症患者可试用增强免疫功能的药物,如胸腺肽等。

7. **可选用中药辅助治疗** 以清热解毒为主,可试用牛黄安宫丸、板蓝根等。

8. **重症病例的处理** 加强对患者的动态监护,有条件的医院,尽可能将患者收入负压重症监护病房。使用呼吸机通气,极易引起医务人员被 SARS 病毒感染,故务必注意医护人员的个人防护。

9. **心理治疗** 患者由于对自身疾病的认识不足,多具有恐惧心理。医务人员在治病同时,要加强医患沟通,帮助患者克服恐惧心理,调节好心态,这对于疾病的顺利恢复是极其重要的。

【预后】

本病是自限性疾病。大部分患者经综合性治疗后可痊愈。少数患者可进展至重症传染性非典型肺炎,甚至死亡。根据我国卫生部公布的资料,我国患者的病死率约为 7%;根据 WHO 公布的材料,全球平均病死率约为 11%。

【预防】

(一)控制传染源

1. **疫情报告** 我国已将传染性非典型肺炎列入《中华人民共和国传染病防治法》法定乙类传染病范畴,但按甲类传染病进行隔离治疗和管理。发现或怀疑本病时,应尽快向卫生防疫机构报告。做到早发现、早隔离、早治疗。

2. **隔离治疗患者** 对临床诊断病例和疑似诊断病例应在指定的医院按呼吸道传染病分别进行隔离观察和治疗。符合下列条件时可考虑出院:①体温正常 7 d 以上;②呼吸系统症状明显改善;③X 线胸片显示有明显吸收。

3. **隔离观察密切接触者** 对医学观察病例和密切接触者,如条件许可应在指定地点接受隔离观察,为期 14 d。

(二)切断传播途径

1. **社区综合性预防** 开展本病的科普宣传;流行期间减少大型群众性集会或活动,保持公共场所通风换气,使空气流通;排除住宅建筑污水排放系统淤阻隐患;对患者的物品、住所及逗留过的公共场所进行充分的消毒处理。

2. **个人卫生** 避免在人前打喷嚏、咳嗽、擤鼻涕,且事后应洗手;确保住所或活动场所通风;勤洗手;避免去人多或相对密闭的地方。

3. **医院应设立发热门诊,建立本病的专门通道** 收治传染性非典型肺炎的病区应设有无交叉的清洁区、半污染区和污染区;病房、办公室等均应通风良好;疑似患者与临床诊断患者应分开病房收治;住院患者应戴口罩,不得任意离开病房;患者不设陪护,不得探视;病区中病房办公室等各种建筑空间、地面及物体表面、患者用过的物品、诊疗用品以及患者的排泄物、分泌物均须严格按照要求分别进行充分、有效的消毒;医护人员及其他工作人员进入病区时,要切实做好个人防护工作,须戴12层棉纱口罩或 N95 口罩,戴帽子和眼防护罩以及手套、鞋套等,穿好隔离衣,以期无体表暴露于空气中;接触过患者或其他被污染物品后应洗手。

(三)保护易感人群

保持乐观稳定的心态,均衡饮食,多喝汤饮水,注意保暖,避免疲劳,保持足够的睡眠以及在空旷场所作适量运动等。这些良好的生活习惯有助于提高人体对传染性非典型肺炎的抵抗能力。

【护理】

(一)主要护理诊断

1)体温过高:与 SARS 病毒感染有关。

2)营养失调:与发热、摄入减少有关。

3)气体交换障碍:与肺部病变有关。

4)焦虑、恐惧:与被隔离、害怕有关。

(二)护理措施

1. 隔离　发现疫情后就地呼吸道隔离,并立即上报卫生防疫部门。立即采取消毒、隔离措施,防止疫情蔓延。

2. 住院　采取严密的呼吸道隔离措施。疑似病例与临床诊断病例分开收治。应住单人房间,保持室内清洁、安静,空气新鲜、流通,温度和湿度适宜;房间定期、定时严格消毒。对患者排泄物严格消毒。有条件者居住负压隔离室。

3. 休息　严格卧室休息

4. 饮食　给予高热量、高蛋白、富含维生素的易消化饮食。不能进食者或高热者可行静脉输液。注意维持水、电解质平衡。

5. 监测　密切观察病情变化,监测患者体温、呼吸频率、呼吸道有无阻塞、SPO_2 或血气分析、血常规、胸片以及心、肝、肾功能等。

6. 对症护理　措施:①工作人员进入病室必须做好个人防护,戴好帽子、口罩、眼防护罩及手套、鞋套等,穿好隔离衣,应无体表暴露于空气中。患者如需其他科室检查时也应做好个人防护。②保持呼吸道通畅,及时吸氧。痰液黏稠者给予祛痰剂,并鼓励患者咳出痰液,必要时可行雾化吸入。③做好吸氧用具及呼吸机的监护。④药物治疗的护理:由于治疗中采用大剂量糖皮质激素,应注意其不良反应,如继发真菌感染、血糖升高和骨质疏松等。⑤尸体料理:由于此病有高度传染性,对患者尸体应用 0.5% 过氧乙酸溶液浸湿的布单严密包裹后尽快火化。

7. 心理护理　患者由于被严密隔离孤独无助,对 SARS 的恐惧可出现焦虑、抑郁、烦躁和恐惧的心理。因此,医护人员应与患者进行沟通,了解及分析患者真实思想,提供热情主动的服务,对患者出现的心理障碍进行疏导,解除患者孤独、恐惧感,而不应采取歧视态度,不应表现出害怕被传染的恐惧心理,使患者面对现实,树立战胜疾病的信心和勇气。

【健康教育】

(1)广泛宣传对 SARS 的预防知识　了解本病是传染性很强的呼吸道传染病,其发病急、传播快,一旦发现,应对疫区进行封闭,并严格实行消毒、隔离措施,以防传播。

(2)进行有关 SARS 的知识教育　使之了解本病的临床表现及治疗方法。

(孙成学　郝大林　石　宏　北华大学附属医院;王　媛　吉林大学第二医院)

第七节　流行性腮腺炎

流行性腮腺炎(mumps)是由腮腺炎病毒引起的急性呼吸道传染病,主要发生在儿童和青少年。腮腺炎病毒除侵犯腮腺外,可累及全身多个腺体和器官,尚能引起脑膜炎、脑膜脑炎、睾丸炎、卵巢炎和胰腺炎等。本病为自限性疾病,绝大多数预后良好,极少发生死亡。

【病原学】

腮腺炎病毒属副黏病毒科,为单股 RNA 病毒。人是该病毒的唯一的宿主。此病毒主要含有 V 抗原(病毒抗原)和 S 抗原(可溶性抗原),感染后可出现相应的抗体。V 抗体有保护作用,一般在感染后 2～3 周出现。S 抗体无保护性,但较早出现,可用于诊断。此病毒抵抗力弱,对物理和化学因素敏感,不耐热,对乙醚、氯仿、福尔马林和紫外线均较敏感。一般室温下,经 2～3 d 后其传染性可消失。

【流行病学】

1. 传染源　早期患者和隐性感染者为传染源。患者腮腺肿大前 7 d 至肿大后 9 d,可从唾液中分离出病毒。无腮腺炎,仅有其他器官受累者,亦可从唾液和尿液中排出病毒。

2. 传播途径　本病毒存在于患者唾液、鼻咽分泌物中,主要通过飞沫经呼吸道传播。

3. 人群易感性　人群普遍易感。感染后一般可获得持久的免疫力。患者主要为儿童,1 岁以下婴儿从母体获得特异性抗体而很少发病。无免疫力的成人亦可发病。

4. 流行特征　本病为世界性流行性疾病。全年均可发病,以冬、春季为高峰,呈散发性或流行性。在集体儿童机构可形成爆发流行。

【发病机制】

腮腺炎病毒通过飞沫侵入上呼吸道后,在局部黏膜上皮细胞中大量繁殖,然后进入血循环,形成第 1 次病毒血症。病毒经血流侵入腮腺等腺体和中枢神经系统,引起腮腺炎和脑膜炎等。病毒在受累部位进一步繁殖,并再次进入血流,形成第 2 次病毒血症,可侵犯第 1 次病毒血症未受累及的腺体和器官。因此腮腺炎实际上是一种多系统、多器官受累的疾病。

【病理变化】

流行性腮腺炎的病理特征是受累器官的非化脓性炎症。腺体周围组织充血、水肿及淋巴细胞浸润。这些病理变化可造成腮腺导管阻塞,使唾液淀粉酶排出受阻,而经淋巴回流进入血液,致使患者血和尿中淀粉酶增高。睾丸、卵巢和胰腺受累后亦可见同样病变。脑组织受累时可呈急性病毒性脑膜炎的病理改变,包括神经细胞变性、坏死和炎性浸润,亦可呈周围神经脱髓鞘等类似感染后脑脊髓膜炎的变化。

【临床表现】

潜伏期平均为 18 d(14～25 d)。

多数无前驱症状,少数病例可有发热、肌肉酸痛、周身不适和食欲不振等前驱症状。发病 1～2 d 后出现颧骨弓或耳部疼痛,腮腺逐渐肿大,体温随之上升可达 40℃ 以上。通常一侧腮腺肿大,2～4 d 后对侧亦肿大,双侧肿大者约占 75%。腮腺肿大以耳垂为中心向前、下、后方向发展,边界不清,触之有弹性并有疼痛感。局部皮肤发亮但不红,皮温增高。早期腮腺导管口常有红肿,按压无脓性分泌物。因腮腺导管阻塞,故咀嚼或进食酸性食物等促进唾液分泌增加时疼痛加剧。腮腺肿大在 48 h 左右达高峰,持续 4～5 d 后逐渐消退。颌下腺或舌下腺可单独或同时受累。颌下腺肿大时,下颌部明显肿胀,并有吞咽困难。

15% 的病例可发生脑膜炎,出现头痛、恶心、呕吐、嗜睡和脑膜刺激征。一般症状在 1 周内

73

消失。

睾丸炎常见于腮腺肿大开始消退时,患者又出现发热,睾丸明显肿胀和疼痛,可并发附睾炎、鞘膜积液和阴囊水肿。睾丸炎多为单侧。睾丸炎后发生不同程度的睾丸萎缩,但很少引起不育症。

5%的成年妇女可发生卵巢炎,出现下腹疼痛,一般不影响生育能力。

胰腺炎常于腮腺肿大数日后发生,可有恶心、呕吐、中上腹疼痛和压痛。因此需作脂肪酶检查,若升高则有助于胰腺炎的诊断。腮腺炎合并胰腺炎的发病率低于10%,多在1周内恢复。

【实验室及其他检查】

1. 血常规检查 白细胞计数大多正常或稍减少,淋巴细胞相对增多。

2. 血清和尿淀粉酶测定 约90%患者发病早期有血清和尿的淀粉酶增高,其增高的程度与腮腺肿大的程度大致成正比。此项检查可作为早期诊断的依据。若考虑并发胰腺炎时,应进一步做血清脂肪酶检测。

3. 脑脊液检查 无脑膜炎表现的患者中,约有50%的病例脑脊液中白细胞计数轻度升高,并能从脑脊液中分离出腮腺炎病毒。

4. 血清学检查 特异性IgM抗体检测的敏感性高、特异性强,可作为早期诊断的依据。

5. 病毒分离 早期可从患者唾液、血液、尿液及并发脑膜炎患者的脑脊液中分离出病毒。

【诊断要点】

1. 流行病学资料 根据流行季节、当地流行情况及发病前2~3周内有接触史等有助于诊断。

2. 临床表现 具有起病较急、发热,腮腺肿大,多数为双侧,呈非化脓性炎症的特点。

典型病例根据临床表现,结合流行病学资料,即可做出临床诊断。不典型病例的诊断,则需依靠血清学检查及病毒分离。

【治疗要点】

本病无特效治疗,除对症治疗外,应加强并发症的防治。

1. 一般治疗 卧床休息,以防止及减少睾丸炎等发生。给予流食,避免进食酸性饮食。注意口腔卫生,餐后用生理盐水漱口。

2. 抗病毒治疗 发病早期可试用利巴韦林(病毒唑)1 g/d,儿童15 mg/kg静脉注射,疗程为5~7 d。也可试用干扰素治疗。

3. 对症治疗 为减轻腮腺胀痛,局部可选用紫金锭、清黛散或如意金黄散等,以适量食醋调和后外敷,肿胀较重时可给予镇痛剂。体温过高时给予药物或物理降温。

4. 睾丸炎 用"丁"字带将肿大的睾丸托起,局部冷敷,以减轻疼痛。疼痛较剧烈时可用2%普鲁卡因做精索封闭。

5. 脑膜脑炎 除对高热、头痛、呕吐等进行对症治疗外,可静脉注射20%甘露醇进行脱水治疗。重症患者可短期应用肾上腺皮质激素治疗。

【预防】

1. 控制传染源 患者应隔离至腮腺肿胀完全消退。对于接触者,成人一般不留检,儿童应医学观察3周。

2. 切断传播途径 在流行期间,对易感者较多的机构,如幼儿园、学校、集体宿舍等,应注意勤通风、勤晒被及空气消毒。易感者应避免与患者接触。对疑似病例应立即暂时隔离观察。

3. 保护易感人群

(1) 特异性主动免疫 可应用减毒活疫苗预防接种,预防效果可达95%以上。由于患者在临床表现出现前数日已感染病毒,因此易感者进行预防接种是预防本病的重点。但因接种疫苗有致畸的可能,对孕妇和有免疫功能异常者不宜应用。

(2)特异性被动免疫 有密切接触史的易感者,在接触后 5 d 内应注射特异性高效价免疫球蛋白,可预防本病的发生。应用普通免疫球蛋白预防效果可疑。

【护理】

(一)主要护理诊断

1)发热:与流行性腮腺炎病毒感染有关。

2)腮腺胀痛:与腮腺病毒引起腮腺无菌性炎症改变有关。

3)有营养失调,低于机体生理需要量的危险:与高热、进食困难、合并胰腺炎有关。

(二)主要护理措施

1. 隔离 呼吸道的严格隔离。

2. 休息 急性期应卧床休息。

3. 饮食 保证能量及体液的供应。给予清淡、易消化、高热量的流质或半流质饮食,勿进酸性食物,以免加剧腮腺胀痛。注意口腔卫生,饭后用碱性液体漱口。

4. 病情观察 观察要点:①生命体征:体温、脉搏、呼吸、血压和意识状态的监测;②腮腺肿痛的表现及程度;③口腔黏膜护理评估:是否清洁卫生,腮腺导管有无红肿及脓性分泌物;④其他腺体、器官受损的临床表现,特别是当在体温恢复过程中又有升高现象时,更应加以密切观察;⑤及时了解血常规,血、尿淀粉酶等生化检测结果。

5. 对症护理

(1)高热 参见第一章第八节"发热"的相关内容。

(2)局部疼痛 可选用中药制剂外敷以减少受累组织、脏器的胀痛。

(3)口腔护理 嘱患者勤刷牙、饭后用碱性液体漱口,以保持口腔黏膜的清洁卫生,防止继发感染。

(4)并发症的护理 合并睾丸炎者用棉花垫和"丁"字带将肿胀的睾丸托起,但应注意避免束缚过紧影响血液循环。脑膜脑炎的护理参见本章第二节"流行性乙型脑炎"的有关内容。

【健康教育】

(1)宣传流行性腮腺炎的预防措施 积极宣传预防接种的重要性,特别是做好儿童的预防接种工作。在流行期间,像幼儿园、学校等儿童比较集中的机构应勤通风,保持空气通畅,并加强消毒等。

(2)做好流行性腮腺炎有关的知识教育 让人们了解本病可引起腮腺病变,还可使睾丸及其他腺体器官受累,应该注意观察。本病为自限性疾病,大多预后良好。

(郝大林 孙成学 石 宏 北华大学附属医院;王 媛 吉林大学第二医院)

第八节 麻 疹

麻疹(measles, rubeola)是由麻疹病毒引起的急性呼吸道传染病。临床表现以发热、咳嗽、流涕、眼结膜充血、口腔黏膜有科普利克斑(Koplik's spot)及皮肤出现红色斑丘疹为其特征。本病传染性强,易造成流行。

【病原学】

麻疹病毒属副黏病毒科,直径 100～150 nm。病毒核心由单股负链 RNA 和 3 种核衣蛋白

(L、P、N蛋白)组成的核壳体构成,外层为一含脂质双层的包膜。麻疹病毒主要蛋白质的抗原性稳定,只有一个血清型。分离麻疹病毒的最好方法是组织培养。病毒经组织细胞连续传代后逐渐失去致病性,但仍保持免疫原性,故常用人羊膜或胚胎细胞培养传代而制备成减毒活疫苗。

麻疹病毒在外界生存力不强,对日光和消毒剂均敏感,在空气中保持传染性不超过2 h,在流通空气中或日光下0.5 h即失去活力,但耐寒及耐干燥。

【流行病学】

1. **传染源** 患者是唯一的传染源,自发病前2 d(潜伏期末)至出疹后5 d内,眼结膜分泌物、鼻、咽、气管的分泌物中都含有病毒,具有传染性。恢复期不带病毒。

2. **传播途径** 主要通过飞沫经呼吸道直接传播,由衣物、玩具等间接传播的很少见。

3. **人群易感性** 人群普遍易感。易感者接触患者后90%以上发病。病后有持久免疫力,包括细胞免疫和体液免疫。

4. **流行特征** 发病季节以冬、春季为多,但全年均可有病例发生。我国以6个月至5岁小儿发病率最高。近年因长期疫苗接种的结果,麻疹流行强度减弱,平均发病年龄后移,青少年和成人发病率有上升趋势,且临床表现不典型,需引起注意。

【发病机制与病理解剖】

麻疹病毒侵入上呼吸道上皮细胞和眼结膜上皮细胞内复制繁殖,通过局部淋巴组织进入血流(初次病毒血症),病毒被单核-巨噬细胞系统吞噬,在该处广泛繁殖;后大量病毒再侵入血流,造成第2次病毒血症,致全身各组织器官广泛受累,造成炎症、坏死,出现高热和出疹等临床表现。目前认为麻疹的发病机制为:①麻疹病毒侵入细胞直接引起细胞病变;②全身性迟发型超敏性细胞免疫反应在麻疹的发病机制中也起了非常重要的作用。

麻疹的特征性病理变化是全身淋巴组织、单核-巨噬细胞增生和浸润,形成多核巨细胞(Warthin-Finkeldey cell),亦称华佛细胞。另外在皮肤、球结膜、呼吸道及胃肠道黏膜可查见形态不规则、胞核单个或数十个聚集成球形,胞质伊红色的细胞,称上皮巨细胞。上述细胞于前驱期及出疹后1~2 d常见,故有早期诊断价值。

【临床表现】

潜伏期约10 d(6~18 d),曾接受主动或被动免疫者可延长至3~5周。

1. **典型麻疹** 病程可分3期。

(1) 前驱期 从发病到出疹一般3~5 d。主要表现为上呼吸道炎症,有发热、咳嗽、流涕、打喷嚏、流泪、畏光、结膜充血和眼睑水肿等上呼吸道卡他症状,还可有头痛、全身乏力、食欲不振、呕吐和腹泻,婴幼儿偶有惊厥。于发热2~3 d时,约90%患者在口腔两侧颊黏膜近第一臼齿处可见直径0.5~1.0 mm大小的灰白色小点,周围红晕,称麻疹黏膜斑(Koplik's spot)。该黏膜斑也可见于唇内及牙龈等处。黏膜斑出现2~3 d即可消失,对早期诊断有重要意义。

(2) 出疹期 发病3~4 d后开始出现典型皮疹,从耳后发际开始,渐及额、面、颈、躯干及四肢,最后达手掌及足底,2~5 d遍及全身。皮疹初为淡红色斑丘疹,直径2~5 mm,呈充血性,压之褪色,疹间皮肤正常。出疹高峰期皮疹增多,部分融合,成暗红色。此时全身中毒症状加重,体温高达40℃左右,患者精神萎靡、嗜睡,重者有谵妄、抽搐,咳嗽频繁,结膜充血,面部水肿,全身浅表淋巴结及肝、脾轻度肿大,肺部可闻及湿性啰音,X线胸片可见弥漫性肺部浸润病变。出疹期为3~5 d。

(3) 恢复期 皮疹出齐后病情缓解,发热开始减退,体温在12~24 h内降至正常,上呼吸道卡他症状减轻,皮疹按出疹顺序隐退,留浅褐色色素斑,伴糠麸样脱皮,持续1~2周消失。无并发症者病程约10 d。

2. **轻型麻疹** 潜伏期长(21～28 d),发热低,上呼吸道症状轻,麻疹黏膜斑不典型,皮疹少而色淡,病程3～5 d,并发症少,多见于接受过疫苗接种者。

3. **重型麻疹** 见于体弱多病、营养不良、免疫力低或继发严重细菌感染等,病情凶险,病死率高。重型麻疹又可分为中毒性、休克性、出血性及疱疹性麻疹。

【并发症】

1. **支气管肺炎** 最常见,占12％～15％。由麻疹病毒引起的支气管肺炎多不严重,并发肺部细菌感染时病情加重。常见的病原体有金黄色葡萄球菌、肺炎球菌、流感杆菌、腺病毒等,也可有多种病原体混合感染。

2. **心肌炎** 婴幼儿多见。表现为气促、烦躁、肢端发绀、面色苍白、心率快、心音低钝和肝脏短期内肿大等急性心力衰竭表现。

3. **喉炎** 麻疹过程中可有轻度喉炎,并发细菌感染后可发生严重声音嘶哑、犬吠样咳嗽、吸气性呼吸困难和缺氧等呼吸道梗阻表现。并发率为1％～4％,多见于2～3岁儿童。

4. **麻疹脑炎及亚急性硬化性脑炎** 是麻疹的远期并发症,临床罕见。

【实验室及其他检查】

1. **血常规检查** 白细胞总数减少,为$(4.0～6.0)\times10^9/L$,中性粒细胞下降明显。

2. **多核巨细胞及麻疹病毒抗原检测** 初期取患者鼻咽分泌物、痰及尿沉渣涂片可见多核巨细胞。可进一步用直接荧光抗体检测细胞中麻疹病毒抗原。

3. **血清抗体检测** 可检测患者血清中的特异性抗体IgM,是早期特异性诊断方法。

【诊断要点】

1. **流行病学资料** 在麻疹流行期间,有麻疹接触史。

2. **临床表现** 有发热、咳嗽、流泪、结膜充血、畏光、口腔麻疹黏膜斑及典型皮疹即可诊断。

3. **实验室检查** 非典型麻疹临床难以诊断,需借助血清抗体测定来确诊。

【治疗要点】

1. **对症治疗** 高热者酌情用少量解热剂;咳嗽者用祛痰止咳药;烦躁不安者可用镇静剂。亦可用清热解毒中药治疗。

2. **并发症治疗**

(1) 支气管肺炎 主要为抗菌治疗,根据药敏结果选用抗菌药物。

(2) 心肌炎 有心力衰竭者宜及早静注毒毛旋花子苷K或西地兰。重症者可同时用肾上腺素皮质激素保护心肌。

(3) 喉炎 应尽量使患儿安静,给予蒸气吸入稀释痰液,选用抗菌药物。重症者可同时用肾上腺皮质激素以减轻喉部水肿。

【预防】

采用预防接种为主的综合预防措施。

1. **管理传染源** 对麻疹患者应早期发现、早期诊断、早期隔离及治疗。隔离期为出疹后5 d,有并发症者延长至10 d。对密切接触麻疹的易感儿童应检疫3周,已做被动免疫者应延长至4周。

2. **切断传播途径** 流行期间应避免带易感儿童到公共场所。无并发症者可以在家隔离,以减少传播和医院内继发感染。医务人员要做好隔离、消毒措施。

3. **保护易感人群**

(1) 主动免疫 未患过麻疹的小儿均应接种麻疹减毒活疫苗。我国计划免疫规定为8个月龄初种,7岁时复种,皮下注射0.2 ml,各年龄剂量相同。接种12 d左右血中即可出现血凝抑制抗体,阳性率可达95%~98%。麻疹疫苗应在2~8℃避光环境中保存。易感儿接触麻疹患者后2 d内接种疫苗有预防效果或可减轻病情。

(2)被动免疫 年幼体弱者接触麻疹患者后,应在5 d内肌内注射人血丙种球蛋白3 ml或胎盘球蛋白3~6 ml,可起保护作用或减轻症状,免疫有效期为3~8周。

【护理】

(一)主要护理诊断

1)体温过高:与麻疹病毒感染有关。

2)皮肤完整性受损,皮疹:与皮肤血管受损有关。

3)有体液不足的危险:与发热及摄入减少有关。

4)气体交换受损:与麻疹并发支气管肺炎有关。

5)清理呼吸道无效:与合并支气管肺炎所致痰液增加、黏稠不易咳出有关。

(二)主要护理措施

1. 隔离 呼吸道隔离至出疹后5 d。

2. 休息 患者应卧床休息。病室内应保持空气清新、通风;室温不可过高,以18~20℃为宜;相对温度应维持在50%~60%;室内光线不宜过强,可遮以有色窗帘,以防止强光对患者眼睛的刺激。

3. 饮食 应给予营养丰富、富含维生素、易消化的流质及半流质饮食,并注意补充充足水分,可给予果汁、板蓝根水等,少量、多次喂服。脱水、摄入过少者给予静脉输液,注意维持水、电解质平衡。恢复期应逐渐提高饮食质量。

4. 病情观察 观察内容:①注意观察体温、脉搏、呼吸及神志状态。如出现体温过高或下降后又升高、呼吸困难、发绀、躁动不安等,均提示可能出现并发症。②皮疹变化:出疹期应注意观察出疹顺序、皮疹颜色及分布情况,如出疹过程不顺利,提示有可能发生并发症,需报告医师及时处理。③观察有无脱水、酸中毒及电解质紊乱的表现。④观察有无支气管肺炎、喉炎等并发症表现。

5. 对症护理

(1)发热 对发热的护理应注意麻疹特点。在前驱期尤其是出疹期,如体温不超过39℃可不予处理,因为体温太低影响发疹。如体温过高,可用微湿毛巾敷于前额或用温水擦浴(忌用乙醇擦浴),或服用小剂量退热剂,使体温略降为宜。可参考第一章第八节中有关"发热"的护理内容。

(2)皮疹 见第一章第八节中有关"皮疹"的护理内容。

(3)眼、鼻、口腔的护理 ①眼:因麻疹患者有结膜炎,应每日用生理盐水或硼酸溶液冲洗双眼2~3次,冲洗后滴入眼药水,以预防继发细菌感染。②鼻:及时清除鼻腔分泌物,保持鼻腔通畅。③口腔:每日彻底清洗口腔2~3次,每次进食后用温水清拭口腔,以保持口腔清洁、黏膜湿润。口唇或口角干裂者,局部涂以甘油。

(4)并发症的护理 根据所患并发症如支气管肺炎、喉炎等给予相应护理。

【健康教育】

1)宣传预防麻疹的措施,特别是注射麻疹减毒活疫苗对预防麻疹的重要作用。

2)讲述麻疹是传染性强、传播快、对儿童健康有严重威胁的一种传染病。单纯麻疹可在家中隔离、治疗、护理,以减少继发感染及并发症。对麻疹患者的家庭护理给予具体指导,以促进患者顺利恢复。

(郝大林 孙成学 石 宏 王 瑶 北华大学附属医院)

第九节　流行性出血热

流行性出血热(epidemic hemorrhagic fever，EHF)属于病毒性出血热中的肾综合征出血热(hemorrhagic fever with renal syndrome，HFRS)，为自然疫源性疾病，鼠为主要传染源。临床上以发热、休克、充血、出血和急性肾衰竭为主要表现。

【病原学】

流行性出血热病毒(EHFV)，属布尼亚病毒科的汉坦病毒属，为负性单链 RNA 病毒，有双层包膜，其基因 RNA 编码核衣壳蛋白(NP)、膜蛋白、聚合酶。

EHFV 的核蛋白有较强的免疫原性和稳定的抗原决定簇。宿主感染后核蛋白抗体出现最早，有利于早期诊断。膜蛋白中含中和抗原和血凝抗原，能诱导宿主产生具有保护作用的中和抗体。膜蛋白中具有的血凝活性，能产生低 pH 依赖性细胞融合，有利于病毒颗粒黏附于受感染宿主的细胞表面，这对随后病毒脱衣壳进入胞质起重要作用。

EHFV 属泛嗜性病毒，可广泛侵害全身各组织脏器。

EHFV 抵抗力不强，对乙醚、氯仿和去氧胆酸盐敏感；不耐热和不耐酸，37℃和 pH 值在 5.0 以下易灭活，56℃、30 min 和 100℃、1 min 可灭活；对紫外线及乙醇、碘酒等消毒剂亦敏感。

【流行病学】

1. **宿主动物与传染源**　我国发现 53 种动物携带本病毒，主要是啮齿类动物。在我国黑线姬鼠和褐家鼠为主要宿主动物和传染源，林区则是大林姬鼠。EHF 患者早期的血和尿中携带 EHFV，虽然有个别病例接触本病患者后感染本病，但人不是主要传染源。

2. **传播途径**

(1) 呼吸道传播　携带病毒鼠类的排泄物如尿、粪、唾液等污染尘埃后形成的气溶胶，能通过呼吸道感染人体。

(2) 消化道传播　进食被鼠类病毒排泄物所污染的食物，可经口腔和胃肠黏膜而感染。

(3) 接触传播　被鼠咬伤或破损伤口接触带病毒的鼠类血液和排泄物亦可导致感染。

(4) 母婴传播　孕妇感染本病后，病毒可经胎盘感染胎儿。

(5) 虫媒传播　曾有报道寄生于鼠类身上的革螨或恙螨具有传播作用。

3. **流行特征**

(1) 地区性　汉坦病毒属感染主要分布于亚洲，其次为欧洲和非洲，美洲病例较少。我国疫情最重，其次为俄罗斯、韩国和芬兰。

(2) 季节性和周期性　有明显高峰季节。其中黑线姬鼠传播者以 11 月份至次年 1 月份为高峰期，5～7 月份为小高峰期。家鼠传播者 3～5 月份为高峰期，以林区姬鼠为传染源者流行高峰在夏季。本病发病率有一定周期性波动，一般相隔数年有一次较大流行。

(3) 人群分布　以男性青壮年农民和工人发病较多。不同人群发病的多少与接触传染源的机会多少有关。

4. **易感性**　人群普遍易感。本病隐性感染率为 2.5%～4.3%。病后免疫力较持久。

【发病机制】

本病的发病机制尚未完全清楚，但认为与以下 3 个方面有关。

1. **病毒直接作用**　病毒主要作用于小血管内皮细胞，导致血管壁通透性及脆性增加，血浆外渗，进而出现血管周围组织水肿、出血等。

2. **免疫作用**　Ⅲ型变态反应是本病血管和肾脏损害的主要原因。Ⅰ、Ⅱ、Ⅳ型变态反应也

第二军医大学出版社

可能参与本病的发病。

3. **各种细胞细因子和介质的作用** EHFV 能诱发机体的巨噬细胞和 T 细胞等释放各种细胞因子和介质,其中白细胞介素-1(IL-1)和肿瘤坏死因子(TNF)能引起发热,一定量的 TNF 能引起休克和器官衰竭;血浆内皮素、血栓素 B_2、血管紧张素-Ⅱ等的升高,能显著减少肾血流量和肾小球滤过率,促进肾功能衰竭的发生。

关于本病发生休克、出血和急性肾功能不全的机制如下:

(1) 休克 本病病程的 3~7 d 中常出现低血压休克,称为原发性休克;少尿期以后发生的休克,称为继发性休克。原发性休克发生的原因主要是血管通透性增加,血浆外渗于疏松组织,使血容量下降所致。此外,由于血浆外渗使血液浓缩,血液黏稠度升高和 DIC 的发生,使血液循环淤滞,因而进一步降低有效血容量。继发性休克主要是大出血、继发感染和多尿期水与电解质补充不够,导致有效血容量不足。

(2) 出血 血管壁损伤,血小板减少和功能障碍,肝素类物质增加和 DIC 所致的凝血机制异常是主要原因。

(3) 急性肾功能衰竭 其原因包括肾血流不足,肾小球和肾小管基底膜的免疫损伤,肾间质水肿和出血,肾小球微血栓形成和缺血性坏死,肾素、血管紧张素的激活,以及肾小管腔被蛋白、管型阻塞等。

【病理解剖】

1. **血管病变** 本病基本病变是小血管(包括小动脉、小静脉和毛细血管)内皮细胞肿胀、变性和坏死。管壁呈不规则收缩和扩张,最后呈纤维素样坏死和崩解,管腔内可有微血栓形成。

2. **肾脏病变** 脏器中肾脏病变最明显,肾脂肪囊水肿、出血。切面见皮质苍白,髓质暗红,极度充血、出血和水肿,并可见灰白色的缺血坏死区。镜检:肾小球充血,基底膜增厚,肾小球囊内有蛋白和红细胞,肾近曲小管上皮有不同程度变化;肾间质高度充血、出血和水肿,使肾小管受压而变窄或闭塞;间质有细胞浸润。

3. **其他脏器** 如右心房内膜下出血,脑垂体前叶病变,后腹膜和纵隔水肿等。

【临床表现】

1. **潜伏期** 4~46 d,一般为 7~14 d,以 2 周多见。

2. **发热期** 病程多为 1~7 d。主要有发热、全身中毒症状、毛细血管损伤和肾损害。起病多急骤,发热常 39~40℃,以稽留热和弛张热多见。一般体温越高、热程越长,则病情越重。轻型患者热退后症状缓解,重症患者热退后病情反而加重。

全身中毒症状表现为全身酸痛、头痛和腰痛,少数患者出现眼眶痛。头痛、腰痛和眼眶痛,一般称为"三痛"。头痛为脑血管扩张所致;腰痛与肾周围组织充血、水肿以及腹膜后水肿有关;眼眶痛为眼周围组织水肿引起。多数患者可出现胃肠道症状,如食欲减退、恶心、呕吐或腹痛、腹泻,部分患者出现嗜睡、烦躁、谵妄或抽搐等精神症状,出现中毒性神经精神症状者多数发展为重型。

毛细血管损害主要表现为充血、出血和渗出水肿体征。皮肤充血主要见于颜面、颈、胸等部位潮红,一般称为"三红";重者呈酒醉貌。黏膜充血见于眼结膜、软腭和咽部。皮肤出血多见于腋下和胸背部,常呈条索点状或搔抓样瘀点。黏膜出血常见于软腭,呈针尖样出血点,眼结膜呈片状出血。渗出水肿征表现在球结膜水肿,轻者眼球转动时结膜有涟漪波,重者球结膜呈水泡样。渗出水肿体征越重,病情也越重。

肾损害主要表现在蛋白质和尿镜检发现红细胞、白细胞及管型等,多在发病 2~3 d 后出现。

3. **低血压休克期** 一般发生于病后 4~6 d。多数患者发热期末或热退同时出现血压下降,少数热退后发生。本期持续时间短者数小时,长者可达 6 d 以上,一般为 1～3 d。其持续时间长短与病情轻重、治疗措施是否及时和正确有关。一般血压开始下降时四肢尚温暖,若血容量继续下降则表现为面色苍白、四肢厥冷、脉搏细弱或不能触及、尿量减少。由于长期组织灌注不良而出现发绀,并促进 DIC、脑水肿、急性呼吸窘迫综合征(ARDS)和急性肾功能衰竭的发生。

4. **少尿期** 少尿期一般发生于病后 5～8 d。持续时间短者 1 d,长者可达 10 余天,一般为 2～5 d。主要表现是尿毒症,酸中毒和水、电解质紊乱。严重患者可出现高血容量综合征和肺水肿。临床表现为厌食、恶心、呕吐、肿胀和腹泻,常有顽固性呃逆并出现头晕、头痛、烦躁、嗜睡甚至昏迷、抽搐。此期一些患者由于 DIC、血小板功能障碍或肝素类物质增加而使出血现象加重,表现为皮肤瘀斑增加、鼻出血、便血、呕血、血尿或阴道出血。少数患者出现颅内出血及其他脏器出血。酸中毒表现为呼吸增快或 Kussmaul 深大呼吸。水、钠潴留则使组织水肿加重,可出现腹水和高血容量综合征,表现为体表静脉充盈、脉搏洪大、脉压差增大、脸部胀满、心率增快、电解质紊乱;如低血钠、高血钾时,可出现心律失常或脑水肿。

5. **多尿期** 此期为新生的肾小管吸收功能尚未完善,尿素氮等潴留物质引起高渗性利尿作用,使尿量明显增加。多尿期一般出现在病后 9～14 d。持续时间短者 1 d,长者可达数月。根据尿量和氮质血症情况可分为 3 期:①移行期:每日尿量由 500 ml 增加至 2 000 ml,此期虽尿量增加但血尿素氮(BUN)和肌酐(Cr)等反而上升,症状加重。不少患者因并发症而死于此期,宜特别注意观察病情。②多尿早期:每日尿量超过 2 000 ml;氮质血症未见改善,症状仍重。③多尿后期:每日尿量超过 3 000 ml,并逐日增加;氮质血症逐步下降,精神、食欲逐日好转。一般每日尿量可达 4 000～8 000 ml,少数可达 15 000 ml 以上。此期若水和电解质补充不足或继发感染,可发生继发性休克,亦可发生低钠、低钾等症状。

6. **恢复期** 经多尿期后,尿量逐步恢复为 2 000 ml/d 以下,精神状态、食欲基本恢复正常。一般尚需 1～3 个月,体力才能完全恢复。少数患者可遗留高血压、肾功能障碍、心肌劳损和垂体功能减退等症状。

【实验室检查】

1. **血常规检查** 白细胞计数发病后第 3 天开始逐步升高,可达(15～30)×10⁹/L,重症患者可见幼稚细胞,呈类白血病反应。第 4～5 天后淋巴细胞增多,并出现较多的异型淋巴细胞,且与病情正比。发热后期和低血压期血红蛋白和红细胞明显升高。血小板从第 2 天开始减少,并可见异型血小板。

2. **尿常规检查** 病程第 2 天可出现尿蛋白,第 4～6 天尿蛋白常为＋＋＋～＋＋＋＋。部分患者尿中出现膜状物,为大量蛋白质和脱落上皮细胞的凝聚物。尿沉渣中可发现巨大的融合细胞。尿镜检尚可发现管型和红细胞。

3. **血液生化检查** 多数患者的血 BUN 和 Cr 在低血压休克期开始上升。发热期血气分析以呼吸性碱中毒多见,与发热换气过度有关。休克期和少尿期以代谢性酸中毒为主。血钠、氯、钙在本病各期中多数降低,而血钾在发热期和休克期处于低水平,少尿期升高,多尿期又降低。

4. **凝血功能检查** 发热期开始血小板减少。若出现 DIC,血小板计数常在 $50×10^9/L$ 以下,高凝期则凝血时间缩短,消耗性低凝血期则纤维蛋白原降低、凝血酶原时间和凝血酶时间延长。进入纤溶亢进期则出现纤维蛋白降解物(FDP)升高。

5. **免疫学检查** 特异性抗原检查早期患者的血清及周围血中性粒细胞、单核细胞、淋巴细

第二军医大学出版社

胞以及尿沉渣细胞均可检出 EHF 病毒抗原。特异性抗体检查,包括血清 IgM 和 IgG 抗体。IgM 1∶20 为阳性,IgG 1∶40 为阳性,双份血清滴度 4 倍上升有诊断价值。

6. **其他检查** 约 50% 患者血清 ALT 升高,少数患者血清胆红素也升高。

【并发症】

1. **腔道出血** 大量呕血、便血,大量咳血,腹腔出血,鼻出血、阴道出血及颅内出血等。

2. **中枢神经系统并发症** 由 EHFV 侵犯中枢神经系统引起脑炎和脑膜炎。

3. **肺水肿** 临床上有两种类型:①急性呼吸窘迫综合征,病死率高达 67%;②心源性肺水肿,多由肺间质渗出所致,亦可由高血容量或心肌受损所引起。

4. **其他** 包括继发性呼吸系统和泌尿系统感染,自发性肾破裂,心肌损害和肝损害等。

【诊断要点】

1. **流行病学资料** 在流行季节,发病前 2 个月内到过疫区,有鼠类接触史。

2. **临床表现** 三大主征和病程的 5 期经过。三大主征为①发热及中毒症状;②充血、出血及外渗征;③肾功能损害。病程中的"三红"、"三痛"、皮肤搔抓样或条索样出血,热退后症状反而加重等均为其重要特点。5 期经过发热期、低血压休克期、少尿期、多尿期和恢复期。但应注意非典型、重症患者可以越期或几期重叠。

3. **实验室检查** 白细胞增加、出现异型淋巴细胞、血小板减少、大量蛋白尿或短时间增加较多,以及特异性血清学指标等。

【治疗要点】

本病为自限性病毒感染,故以综合治疗为主,早期可用抗病毒治疗;中晚期主要是对症治疗,注意防治休克、肾功能衰竭和出血。治疗原则为"三早一就",即早发现、早休息、早治疗、就近治疗。

(一) 发热期治疗原则

1. **抗病毒治疗** 发病早期可应用利巴韦林(每日 800～1 000 mg)或干扰素治疗。

2. **减轻外渗** 可给予路丁、维生素 C 等,以降低血管通透性。给予 20% 甘露醇静脉滴注,以提高血浆渗透压。嘱患者卧床休息。

3. **减轻中毒症状** 可给予地塞米松 5～10 mg 或氢化可的松 100～200 mg 静脉滴注,同时还有抑制变态反应、减轻外渗的作用。呕吐频繁者可给予甲氧氯普胺(灭吐灵,胃复安)肌注,或维生素 B₆ 静脉滴注。高热时以物理降温为主。

4. **止血及预防 DIC** 出血明显者可给予酚磺乙胺(止血敏)、维生素 K 等静脉滴注。适当给予右旋糖酐或丹参静脉滴注,以降低血黏稠度,预防 DIC。

(二) 低血压休克期治疗原则

1. **早期、快速和适量补充血容量** 补充血容量应晶、胶体液结合,晶、胶体液之比为 3∶1,晶体液以平衡盐液为主,不能单纯输入葡萄糖液;胶体液常用低分子右旋糖酐、血浆、白蛋白等。由于存在血液浓缩,不宜应用全血。

2. **纠正酸中毒** 给予 5% 碳酸氢钠溶液,不但能够纠正酸中毒,尚有扩容作用。

3. **改善微循环** 可应用血管活性剂,如多巴胺等。

4. **强心药物的应用** 血容量基本补足,心率仍>140 次/分者,可考虑用西地兰或毒毛旋花子苷 K。

(三) 少尿期治疗原则

1. **稳定内环境** 每日补液量为前一日尿量和呕泻量加 500～700 ml。补液成分除纠正酸中毒所需 5% 碳酸氢钠溶液外,主要输入高渗葡萄糖(含糖量 200～300 g),以减少体内蛋白质分解,控制氮质血症。

2. 促进利尿 少尿初期可应用20％甘露醇125 ml静脉注射,以减轻肾间质水肿。常用的利尿药物为呋塞米(速尿),可从小剂量开始,逐步加大剂量至100～300毫克/次,直接静脉注射。效果明显时尚可适当加大剂量,4～6 h重复1次。

3. 导泻和放血疗法 导泻常用甘露醇25 g口服,2～3次/天。亦可应用硫酸镁或中药大黄煎水口服。放血疗法目前已少用,对少尿伴高血容量综合征所致肺水肿、心力衰竭患者可以放血300～400 ml。

4. 透析疗法 明显有氮质血症、高血钾或高血容量综合征患者,可应用血液透析或腹膜透析。

（四）多尿期治疗原则

移行期和多尿早期的治疗同少尿期。多尿后期主要是维持水和电解质平衡,防治继发感染。

（五）恢复期治疗原则

加强营养,注意休息,逐渐增加活动量,定期复查肾功能等。

【预防】

1. 防鼠、灭鼠 是预防本病的关键,可有效降低发病率。

2. 防螨、灭螨 可用敌敌畏或乐果杀灭。

3. 加强食品卫生及个人防护 防止鼠类排泄物污染食物,不用手接触鼠类及其排泄物。进入疫区或野外的工作人员应按要求戴口罩,穿"五紧服",系好领口、袖口等,并避免被鼠类咬伤等。

4. 疫苗接种 预防效果良好,保护率可达88％～94％。

【护理】

（一）主要护理诊断

1）体温过高：与FHFV感染有关。

2）组织灌注量改变：与血管壁损伤造成血浆大量外渗有关。

3）体液过多：与组织水肿与血管通透性增加及肾脏损害有关。

4）皮肤完整性受损,皮疹：与血管壁损伤造成出血有关。

5）潜在并发症：出血、肾功能不全、电解质紊乱、酸中毒。

（二）主要护理措施

1. 病情观察 本病具有病情变化快、病情危重的特点,其治疗的关键在于及早发现和防治休克、肾功能衰竭和出血等并发症。因此,及时而准确的病情观察是本病护理的重点。病情观察包括：①密切监测生命体征及意识状态的变化,注意体温及血压变化,有无呼吸频率、节律及幅度的改变,有无脉搏细速、节律不整等,有无嗜睡、昏迷等。②充血、渗血及出血的表现,如"三红"、"三痛"的表现,皮肤瘀斑的分布、大小及有无破溃等,有无呕血、便血、腹水及肺水肿等表现。③严格记录24 h出入量,注意尿量、颜色、性状及尿蛋白的变化。④氮质血症的表现,注意有无厌食、恶心、呕吐和顽固性呃逆等症状,监测血尿素氮、肌酐的变化。⑤电解质及酸碱平衡的监测及凝血功能的检查等。

2. 休息 发病后应绝对卧床休息,且不宜搬动,以免加重组织脏器的出血。恢复期患者仍要注意休息,逐渐增加活动量。

3. 饮食 给予清淡可口、易消化、高热量、富含维生素的流质或半流质饮食。①发热期应注意适当补充液体量。②少尿期应限制液体量、钠盐及蛋白质的摄入,以免加重钠、水潴留,氮质血

第二军医大学出版社

症。液体必须严格遵守"量出为入,宁少勿多"的原则。患者口渴时,可以采用漱口或湿棉签擦拭口唇的方法加以缓解。输入液体以高渗葡萄糖液为主,以补充能量,减少蛋白质的分解。③多尿期应注意液体量及钾盐的补充,指导患者多食用含钾高的食物,如橘子、香蕉等。④消化道出血的患者应予禁食。

4. **对症护理**

(1) 高热 以物理降温为主,如应用冰袋、冰帽等,不能用乙醇及温水擦浴,以免刺激皮肤加重皮肤的充血、出血。禁用强效退热药,以免大量出汗促使患者提前进入休克期。

(2) 肾功能衰竭 ①按"量出为入,宁少勿多"的原则严格控制液体入量。②适当增加糖的供给,限制蛋白质的摄入。③利尿、导泻治疗时,密切观察患者用药后的反应,协助排尿、排便,观察其颜色、性状及量,并及时做好记录。④出现高血容量综合征者,应立即减慢输液速度或停止输液,使患者取半坐位或坐位,双下肢下垂。⑤血液透析或腹膜透析的护理:说明治疗目的、基本操作程序等以取得患者及家属的积极配合,做好透析后观察与护理,包括观察透析的效果、切口有无渗出、出血或红肿等,注意保持切口敷料清洁、干燥。

(3) 循环衰竭 ①迅速建立静脉通路,按医嘱准确、迅速输入液体扩充血容量,并应用碱性液及血管活性药,以迅速纠正休克。快速扩容时,注意观察心肺功能,避免发生急性肺水肿。②给予吸氧。③患者可因出血而致循环衰竭,应做好交叉配血、备血,为输血做好准备。④密切观察治疗效果。⑤做好各种抢救的准备工作,备好抢救药品及抢救设备。

(4) 皮肤及黏膜的护理 ①减少对皮肤的不良刺激,保持床铺清洁、干燥、平整,衣服应宽松、柔软,出汗较多时应及时更换;②帮助患者保持舒适体位,用软垫适当衬垫,并及时变换体位;③避免推、拉、拽等动作,以免造成皮肤的破损;④做好口腔护理,保持口腔黏膜的清洁、湿润,及时清除口腔分泌物及痰液;⑤保持会阴部清洁,留置导尿者应做好无菌操作,定时膀胱冲洗。

5. **心理护理** 由于病情重或缺乏疾病的有关知识,往往使家属及患者产生紧张、焦虑、恐惧等心理反应。护理过程中应注意:①态度热情,动作沉着、熟练。②进行有关的知识教育,增加患者及家属的康复信心,如介绍疾病的进展情况、病程中可能出现的表现和变化、所采取的各种有效措施等。③密切观察病情变化,并及时给予处理,增强患者对医护人员的信任感、安全感及对康复的信心。④指导家属不要将焦虑、紧张的情绪传染给患者。

【健康教育】

1) 宣传预防流行性出血热的有关知识,使群众认识到防鼠、灭鼠是预防本病的重点,并加强个人防护。疫苗接种可获得较好的预防效果。

2) 进行疾病的发生、预防及康复等的知识教育,如人与人之间一般不会造成传播。近年来由于早期诊断及有效治疗,病死率已由过去的10%降至3%～5%。若顺利度过各个病期,较少留有后遗症。由于肾功能的完全恢复需要较长时间,出院后虽然各种症状已经消失,但仍需继续休息,加强营养,并定期复查肾功能,以了解恢复情况。

(孙成学 郝大林 石 宏 北华大学附属医院)

第十节 水 痘

水痘(chickenpox)是水痘带状疱疹病毒所引起的儿童常见的急性传染病。临床特征是分批出现的皮肤、黏膜的斑、丘、疱疹及结痂,全身症状轻微。一般预后良好。水痘痊愈后,病毒继续潜伏在感觉神经节内,经再次激活即可引起带状疱疹。

【病原学】

水痘带状疱疹病毒属疱疹病毒科,呈球型,核心为双股 DNA,包以对称的 20 面体的核衣壳,其外为脂蛋白包膜,含补体结合抗原。本病毒仅有 1 个血清型,人是自然界已知的惟一宿主。

本病毒在体外生活能力较弱,不能在痂皮中生存,但在疱液中−65℃可长期生存。不耐热,不耐酸,能被乙醛等灭活。

【流行病学】

水痘呈全球分布,全年均可发生,以冬、春季节多见,散发性,但偏僻地区偶可暴发,城市可每 2～3 年发生周期性流行。

1. **传染源**　患者为唯一传染源,出疹前 1～2 d 至出疹 2～5 d(疱疹全部结痂)均有传染性,易感儿接触后 90%～95% 发病,故传染性很强。

2. **传播途径**　以呼吸道飞沫和直接接触为主要传播途径。

3. **人群易感性**　人群普遍易感,以 1～5 岁儿童发病为多。患病后可获持久免疫力。

【发病机制】

病毒侵入机体后,首先在上呼吸道黏膜繁殖,继而小量病毒侵入血流,在单核-巨噬细胞系统内繁殖。其后病毒再次侵入血流,形成第 2 次病毒血症,病毒侵犯皮肤及内脏引起发病。临床上水痘皮疹的分批出现与病毒间歇性播散有关。水痘痊愈后,病毒潜伏于脊髓后根神经节及脑神经节内,当人体免疫力下降或某些诱因激活病毒时,即可发生带状疱疹。

【病理变化】

水痘主要病理变化限于表皮棘细胞。病变细胞变性、肿胀,继而组织液渗入形成透明水疱,即水痘疱疹,其内含大量病毒。疱疹以单房为主。随后疱疹内上皮细胞脱落和炎性细胞浸润,疱内液体变混浊和减少。结痂后下层表皮细胞再生,痂脱后一般不留痕迹。

【临床表现】

水痘潜伏期 12～21 d,平均 14 d。临床上可分为前驱期和出疹期。前驱期可无症状或仅有轻微症状,如低热或中等度发热及头痛、全身不适、乏力、食欲减退、咽痛和咳嗽等,持续 1～2 d 即迅速进入出疹期。皮疹特点如下所述:

1. **皮疹形态**　初为红斑疹,数小时后变为红色丘疹,再经数小时发展为疱疹;位置表浅,形似露珠水滴,椭圆形,壁薄易破,周围有红晕。疱液透明,数小时后变为混浊,若继发化脓性感染则成脓疱,常因瘙痒使患者烦躁不安。1～2 d 后疱疹从中心开始干枯结痂,周围皮肤红晕消失,再经数日痂皮脱落,一般不留瘢痕,若继发感染则脱痂时间延长,甚至可能留有瘢痕。

2. **皮疹分布**　水痘皮疹先后分批陆续出现,每批历时 1～6 d。皮疹数目为数个至数百个不等,皮疹数目越多,全身症状越重。皮疹呈向心性分布,先出现于躯干部和四肢近端;躯干皮疹最多,次为头面部,四肢远端较少,手掌、足底更少。部分患者鼻、咽、口腔、黏膜和外阴等处黏膜可发疹,黏膜疹易破,形成溃疡,常有疼痛。

3. **发展过程**　一般水痘皮疹经过斑疹、丘疹、疱疹、结痂 4 个阶段,但最后一批皮疹可在斑、丘疹期停止发展而消退。发疹 2～3 d 后,同一部位常可见斑疹、丘疹、疱疹和结痂同时存在,即所谓“多形性发疹”。

水痘为自限性疾病,10 d 左右自愈。但成人、免疫缺陷的小儿和新生儿患水痘时症状严重,易形成播散型水痘,其皮疹易融合成大泡型,或因 DIC 导致疱疹内出血者,称为出血型,也可因继发感染形成的坏疽型等。患者可有高热,毒血症症状严重,常有继发感染等并发症。

此外,重症水痘可发生水痘肺炎、水痘脑炎、水痘肝炎、间质性心肌炎及肾炎等。

85

【实验室检查】

1. **血常规检查** 白细胞总数正常或稍增加,分类正常。

2. **疱疹刮片** 刮取新鲜疱疹基底组织涂片,瑞氏染色见多核巨细胞,苏木素-伊红染色可常见细胞核内包涵体。

3. **病毒分离** 将疱疹液直接接种于人纤维母细胞,分离出病毒,再作鉴定。用于非典型病例的诊断。

4. **病毒DNA检测** 用多聚酶链反应检测患者呼吸道上皮细胞和外周血白细胞中水痘病毒DNA,比病毒分离简便。

5. **血清抗体检测** 应用补体结合、免疫荧光等方法检测特异性抗体。

【诊断要点】

1. **流行病学资料** 冬、春季节发病,水痘接触史等有助于诊断。

2. **临床表现** 根据皮疹向心性分布、演变过程、分批出现及同一部位见到各期皮疹等特点,可做出临床诊断。

3. **实验室检查** 不典型病例应作病毒分离或血清抗体检测确定诊断。

【治疗要点】

此病为自限性病毒感染,故以一般治疗和对症治疗为主,可加用抗病毒药,注意防治并发症。

1. **一般治疗及对症治疗** 水痘急性期应卧床休息,注意水分和营养补充。保持皮肤清洁,避免因抓伤而继发细菌感染。一般禁用激素,如患者患水痘前已长期使用激素,则应尽快减量或停用。

2. **抗病毒治疗** 一般水痘患者不需抗病毒治疗。对免疫功能缺陷及应用免疫抑制治疗的患者,应及早使用抗病毒药物。

3. **防治并发症** 皮肤继发感染时加用抗菌药物,因脑炎出现脑水肿、颅内高压者应予脱水治疗。

【预防】

1. **管理传染源** 一般水痘患者居家隔离至疱疹全部结痂或出疹后7d。密切接触者早期应用丙种球蛋白可减轻症状,但不能阻止发病。

2. **切断传播途径** 须重视通风及换气,避免与急性期患者接触。对患者呼吸道分泌物和污染用品进行消毒。托儿机构宜用紫外线消毒。流行期间水痘易感儿童应尽量避免出入公共场所。

3. **保护易感者**

(1) **被动免疫** 用水痘带状疱疹免疫球蛋白5ml肌内注射,12h内使用有预防功效。主要用于细胞免疫缺陷者、免疫抑制剂治疗者、患有严重疾病者或易感孕妇及体弱者,亦可用于控制、预防医院内水痘爆发流行。

(2) **主动免疫** 减毒活疫苗对自然感染的预防效果为68%～100%,并可持续10年以上。

【护理】

1. **主要护理诊断**

1) 皮肤完整性受损,皮疹:与水痘病毒对皮肤损害有关。

2) 有感染的危险:与皮肤损伤有关。

2. **护理措施**

(1) **隔离** 呼吸道隔离。

(2) **休息、饮食** 发热时应嘱患者卧床休息,给予易消化的饮食和充足的水分。

(3) **病情观察** 主要观察皮疹发展情况和有无继发细菌感染。

（4）对症护理　皮疹、发热，见第一章第八节有关内容。

【健康教育】

1）在水痘流行季节向群众进行预防水痘的知识教育。

2）讲述水痘的发病过程，指导家长做好皮肤护理以预防感染，并说明本病无特效治疗方法，护理得当，预后良好。

（兰汝春　吉林医药学院附属医院；丛培俊　孙成学　北华大学附属医院）

第十一节　人轮状病毒感染

轮状病毒（rotavirus，RV）是非细菌性腹泻的主要病原体之一。感染人的 RV 导致婴幼儿和成人急性腹泻，严重腹泻时可伴不同程度的失水及引起肠道外其他系统表现。

【病原学】

RV 属呼肠病毒科。病毒颗粒呈球形，直径 60～80 nm，病毒核心含双股 RNA。

根据病毒基因结构和抗原性将 RV 分为 A～G7 个组。引起人感染致病的主要属 A 组和 B 组，少数报告 C 组 RV 也可致人感染。A 组 RV 主要引起婴幼儿腹泻；B 组 RV 也称成人腹泻轮状病毒（adult diarrhea rotavirus，ADRV），主要引起成人腹泻。A 组 RV 的理化性质相对稳定，耐酸、碱和乙醚。37℃、1 h，25℃、24 h 均不能使病毒失去感染性；56℃、1 h 才能灭活病毒。在相对湿度 50%，温度 20℃时，病毒在空气中能存活 40 h 以上。B 组 RV 在外界环境中很不稳定，极易降解。

【流行病学】

1. 传染源　患者和隐性感染者是本病的主要传染源。慢性 RV 性肠炎腹泻期间，长期粪便排病毒具有重要的流行病学意义。

2. 传播途径　主要通过粪-口方式经消化道传播。水源污染可造成 ADRV 感染的暴发流行。但不排除呼吸道传播的可能性。

3. 易感人群　A 组人 RV 感染见于 5 岁以下的儿童。年龄越小，隐性感染越多，显性感染的高发年龄为 4～36 月龄的婴幼儿。感染后可获得较稳固的免疫力。成年人也可感染发病，多见于 21～40 岁的成年人。

4. 流行病学特征　A 组 RV 感染见于世界各地。ADRV 显性感染仅见于我国大陆，发病无明显季节性，但流行和暴发多发生于 4～7 月份。

【发病机制与病理】

RV 感染后主要侵犯空肠的微绒毛上皮细胞，使其凋亡。病变细胞脱落，微绒毛变短、变钝，取而代之的是原位于隐窝底部的具有分泌功能的细胞，导致小肠部分功能丧失，水与电解质分泌增加，吸收减少，引起腹泻。另外小肠微绒毛上皮细胞功能障碍时，双糖酶分泌减少，乳糖不能被消化吸收，在肠腔内聚积引起渗透性腹泻。

【临床表现】

A 组 RV 感染的潜伏期为 24～72 h，大多数在 48 h 内。ADRV 感染的潜伏期为 38～66 h，平均 52 h。

（一）A 组 RV 感染

1. 婴幼儿急性胃肠炎　急起发病，80% 患儿先呕吐，随即出现频繁的腹泻，多为黄色蛋花水样便，无黏液和脓血。大便 10～20 次/天，腹泻严重时伴明显的失水。约 1/3 患儿伴有 39℃左右的发热。

2. **慢性 RV 性肠炎** 腹泻症状可持续长达数月。

3. **婴幼儿 RV 感染的其他表现** A 组 RV 感染可引起新生儿坏死性小肠炎、婴儿肠套叠、婴儿肺炎、脑炎、脑膜炎。此外,婴幼儿 RV 感染还可伴有突发性婴儿死亡综合征(sudden infant death syndrome)、瑞氏综合征、溶血性尿毒综合征、川崎病和克罗恩病等。

(二) ADRV 感染

起病急,主要症状有腹泻,黄色水样便,无黏液和脓血。大便一般每日 5~9 次或 10 余次不等,重者每日超过 20 次。严重腹泻者有不同程度的失水。可伴有腹胀、腹痛、恶心、呕吐和乏力等症状。病程一般为 3~5 d,个别患者病程可达 2 周。

【实验室检查】

1. **常规检查** 血白细胞总数多数正常,少数可稍增多,分类中可有淋巴细胞数增加。粪便常规检查,外观为黄色水样便,镜检多无异常,个别婴幼儿 RV 感染者的粪便镜检中可见少量白细胞和红细胞。

2. **病原学检查**

(1) 查粪便中病毒颗粒 取粪便浸出液通过免疫电镜观察病毒颗粒,但不能区别 A 组 RV 和 ADRV。

(2) 查粪便中病毒抗原 应用特异性的单克隆抗体检测相应的病毒抗原。

(3) 查病毒核酸 可应用特异性核酸探针杂交或逆转录多聚酶链反应(RT - PCR)检测粪便中的病毒核酸。

3. **血清抗体的检查** 可用免疫学方法,如 ELISA 检测血清中特异性 IgG 和 IgM 抗体,以 IgM 抗体的诊断价值较大。当疾病初期和恢复期双份血清的抗体滴度有 4 倍以上增高时也有诊断意义。

【诊断】

临床诊断 RV 感染主要根据流行病学资料、临床表现和实验室检查。同期有腹泻患者,起病急,大便黄色蛋花水样,尤其对秋、冬季的婴幼儿腹泻应考虑本病的可能。确诊有赖免疫电镜发现 RV,或病毒抗原或病毒核酸阳性。

【治疗】

治疗以对症及支持疗法为主。轻度失水给予口服补液,推荐使用世界卫生组织制定的口服补液盐(ORS)。中、重度失水伴电解质紊乱者宜静脉补液。

近年来,用 RV 抗体治疗 A 组 RV 感染对伴有免疫缺陷的患者有一定的疗效,能减轻症状、缩短病程,但对无免疫缺陷的患者无效。

【预后】

A 组 RV 感染大多数为隐性感染或仅有轻微的临床表现,预后良好,但少数严重病例可因严重失水、电解质紊乱和其他并发症死亡。ADRV 感染多为自限性疾病,预后良好。

【护理】

(一) 主要护理诊断

1) 腹泻:与轮状病毒作用于肠道有关。

2) 体液不足:与频繁的吐泻导致大量水分丢失有关。

(二) 主要护理措施

1. **病情监测** ①密切观察生命体征和神志的变化,每小时纪录 1 次;②观察及记录呕吐物及排泄物的颜色、性质、量、次数;③严格记录 24 h 出入量;④根据皮肤与黏膜弹性、尿量、血压、神志等的变化判断脱水程度;⑤结合实验室检查,如钠、钾、氯、钙、CO_2CP、尿素氮等,评估水、电解质和酸碱平衡情况,为判断补液量和进一步治疗提供依据。

2. **液体治疗的护理**　遵医嘱进行补液治疗。①迅速建立静脉通道；②根据病情轻重、脱水程度,确定输液量和速度,输液计划；③大量或快速输入溶液时应加温至 37～38℃,以免因快速输入大量液体出现不良反应；④可应用输液泵以保证及时准确地输入液体；⑤观察输液效果及并发症。补液过程中应仔细观察患者症状和体征,如血压是否恢复、皮肤弹性是否好转、尿量是否正常等。快速补液期间,应注意患者有无输液反应,是否出现烦躁、胸闷、咳嗽、心悸、颈静脉充盈和肺部出现干、湿啰音等,如有上述症状,提示发生了急性肺水肿,应及时给予相应处理。

3. **饮食护理**　严重吐泻时应暂时禁食。当临床症状逐渐好转,可给予少量多次饮水。病情控制后逐步过渡到温热、低脂、流质饮食,如果汁、米汤、淡盐水等,尽量避免饮用牛奶、豆浆等不易消化而又能加重肠胀气的食物。

4. **生活护理**　包括：①严格卧床休息,协助床边排便,减少患者往返如厕的体力消耗。②口腔护理。由于极度脱水,应经常用漱口水或温生理盐水漱口,以保持口腔清洁湿润。③皮肤护理。加强臀部皮肤护理,卧床患者注意压疮的发生。④呕吐时取头侧位,避免造成窒息或吸入性肺炎；呕吐后协助患者用温水漱口。床边放置容器,便于患者拿取。帮助患者及时测量及清除排泄物,并及时更换污染的床单,创造清洁舒适的环境。及时采集吐泻物送检,并严格消毒处理。

5. **抗休克监测与护理**

(1) **病情监测**　对休克型患者每 0.5～1 h 测量生命体征一次,如发现面色苍白、四肢湿冷、血压下降、脉细速、尿少和烦躁等休克征象,要立即告知医师配合抢救。

(2) **休息及体位**　患者应绝对卧床休息,专人监护。患者平卧或置于休克体位(头部和下肢均抬高 30°),小儿去枕平卧,头偏向一侧。

(3) **保暖**　循环衰竭患者末梢循环差,应注意保暖。

(4) **抗休克护理**　如有休克征象,迅速建立静脉通路以便及时用药,必要时开放两条通路。记录 24 h 出入量,有利于判断病情和调整补液速度。扩容时,应根据血压、尿量随时调整输液速度。在快速扩容阶段,注意有无呼吸困难、咳泡沫痰及肺底湿啰音,防止肺水肿及左心衰竭的发生。应用血管活性药物,维持适当的浓度和速度,注意观察药物的疗效和不良反应。

抗休克治疗有效的指征：患者面色转红、发绀消失、肢端转暖、血压逐渐上升,提示组织灌注良好；收缩压维持在 80 mmHg 以上,脉压差＞30 mmHg；脉搏＜100 次/分,充盈有力；尿量＞30 ml/h,表示肾血液灌注良好。

【预防】

尽管 A 组 RV 感染主要通过粪-口途径传播,但在卫生状况比较好的发达国家,控制和改变水源的卫生仍不能完全预防其感染。有效的预防手段是主动免疫,保护易感人群。从 20 世纪 70 年代以来,先后研究和应用了单价减毒活疫苗和 4 价基因重组 RV 疫苗(tetravalent rhesus-human reassortant rotavirus vaccine;RRV-TV)。单价减毒活疫苗有一定的不良反应。

(兰汝春　吉林医药学院附属医院；石雪松　黑龙江省医院)

第十二节　登革病毒感染

一、登革热

登革热(dengue fever,DF)是由登革病毒(dengue virus)引起,经伊蚊传播的急性传染病。以发热,皮疹,全身肌肉、骨骼及关节疼痛,极度疲乏无力,淋巴结肿大和白细胞减少等为主要表现。

登革热主要在热带和亚热带地区流行,20世纪曾在世界各地发生过多次大流行,在东南亚一直呈地方性流行。我国多在广东、广西、海南、台湾等地流行,已分离出所有4型登革热病毒。

【病原学】

登革病毒归为黄病毒科(flaviviridae)中的黄病毒属(flavivirus),成哑铃形、杆状或球形,直径为40～50 nm。病毒基因组为单链正股RNA,编码病毒的3个结构蛋白(包括核衣壳蛋白C、膜蛋白M和包膜蛋白E)和7个非结构蛋白。包膜蛋白E具有病毒颗粒的主要生物功能,如细胞亲嗜性和诱导抗体的产生,包括血细胞凝集抑制抗体、中和抗体和保护性抗体。登革病毒有Ⅰ、Ⅱ、Ⅲ、Ⅳ4个血清型,可用中和、补体结合、血凝抑制试验等方法分型,各型之间及与其他黄病毒属的病毒之间有部分交叉免疫反应。

登革病毒耐低温,但不耐热,50℃、30 min或100℃、2 min即可灭活,不耐酸,用洗涤剂、乙醚、紫外线、0.65%甲醛溶液可以灭活之。

【流行病学】

1. **传染源**　患者和隐性感染者为主要传染源,未发现健康病毒携带者。患者在发病前1 d至病程第6天,出现病毒血症,可使叮咬的伊蚊受感染。伊蚊受染后终身有传染性。流行期间,大多数的轻型患者和隐性感染者可能是重要传染源。

2. **传播媒介**　埃及伊蚊、白纹伊蚊是登革热的主要传播媒介。

3. **易感人群**　在新流行区,人群普遍易感,但发病主要以成人为主。在地方性流行区,发病以儿童为主,感染后对同型病毒有稳定的免疫力。

4. **流行特征**　本病广泛流行于热带和亚热带。在我国主要发生于海南、台湾、广东和广西,主要发生于夏、秋雨季,在广东省为5～11月份,海南省为3～12月份。在地方性流行区有隔年发病率升高的趋势。人口大量流动及现代化交通可促成登革热的远距离扩散。

【发病机制及病理解剖】

登革热病毒通过伊蚊叮咬进入人体,在毛细血管内皮细胞和单核-巨噬细胞系统增殖至一定数量后进入血循环,然后再定位于单核-巨噬细胞系统和淋巴组织中复制,再次释入血流引起临床症状。机体产生的抗登革病毒抗体与登革病毒形成免疫复合物激活补体系统,导致血管通透性增加。体内各类T细胞的激活并释放细胞因子、组胺、过敏素等产生一系列免疫反应。同时抑制骨髓中白细胞和血小板系统,导致白细胞、血小板减少和出血倾向。

病理改变表现:肝、肾、心和脑的退行性变,心内膜、心包、胸膜、腹膜、胃肠道黏膜、肌肉、皮肤及中枢神经系统不同程度的出血。皮疹活检见小血管内皮细胞肿胀、血管周围水肿及单核细胞浸润,瘀斑中有广泛血管外溢血。脑型患者可见蛛网膜下隙和脑实质灶性出血、脑水肿及脑软化。重症患者可有肝小叶中央灶性坏死及淤胆、小叶性肺炎、肺小脓肿形成等。

【临床表现】

潜伏期为3～15 d,通常为5～8 d。世界卫生组织将登革热分为登革热和登革出血热。临床上可分为典型、轻型与重型。

（一）典型登革热

1. **发热**　起病急骤,恶寒、高热,24 h内体温可达40℃,持续5～7 d后骤退至正常。部分病例发热3～5 d后体温降至正常,1 d后再度上升,称为双峰热或马鞍热(saddle fever)。

2. **全身毒血症状**　全身症状有严重头痛,眼球后痛,骨、肌肉及关节痛,极度乏力。消化道症状可有恶心、呕吐、腹痛、腹泻或便秘等。早期体征有颜面潮红、结合膜充血、浅表淋巴结肿大、脉搏加速,后期可有相对缓脉。

3. **疼痛**　包括头痛以及背痛、骨痛、肌肉与关节疼痛(均极剧烈,因此本病曾有"断骨热"之称)、眼眶痛、眼球后痛(转动眼球时尤甚)等。剧烈头痛者可能存在脑水肿、脑出血或脑炎。

4. 皮疹 于病程第 3～6 天出现,多为斑丘疹或麻疹样皮疹,也有猩红热样疹、红斑疹及出血点等,可同时有 2 种以上皮疹。皮疹分布于全身、四肢、躯干或头面部,多有痒感,持续 3～4 d 消退,疹退后无脱屑及色素沉着。

5. 出血 25%～50%病例有不同程度、不同部位出血现象,如牙龈出血、鼻出血、呕血或黑便、皮下出血、咯血、血尿、阴道出血、腹腔或胸腔出血等,出血多发生在病程的第 5～8 天。

6. 其他 约 1/4 病例有轻度肝肿大,个别病例有黄疸;脾肿大少见。

(二) 轻型登革热

临床表现类似流行性感冒,发热较低,全身疼痛较轻,皮疹稀少或不出疹,无出血倾向,浅表淋巴结常肿大,病程 1～4 d。

(三) 重型登革热

本型较少见,为致死的主要原因。早期似典型登革热,病程 3～5 d 时病情突然加重,表现为剧烈头痛、呕吐、谵妄、狂躁、昏迷、抽搐、大量出汗、血压骤降、颈强直和瞳孔缩小等脑膜脑炎的表现。少数出现消化道大出血或出血性休克,发展迅速,多在 24 h 内因中枢性呼吸衰竭或出血性休克而死亡。

【实验室检查】

1. 一般检查 ①血常规:白细胞总数发病第 2 天开始下降,第 4～5 天减至最低点(可达 2×10^9/L),退热后 1 周恢复正常。可有血小板减少。②尿常规:可有少量蛋白、红细胞、白细胞,有时见到管型。③生化检查:约半数病例有轻度丙氨酸转氨酶(ALT)升高。脑型病例脑脊液压力升高,白细胞和蛋白质正常或稍增加,糖和氯化物正常。

2. 血清学检查 单份血清补体结合试验效价达到 1:32 以上,红细胞凝集抑制试验效价达到 1:1 280 以上有诊断意义。双份血清恢复期抗体效价比急性期升高 4 倍以上者可以确诊。

3. 分子生物学诊断方法 逆转录聚合酶链反应(RT-PCR)、原位杂交技术具有高度敏感性和特异性,可用于早期快速诊断及血清型鉴别。

4. 病毒分离 取急性期患者血液,接种于白纹伊蚊细胞株(C6/36),分离病毒后经特异性中和试验或红细胞凝集抑制试验加以鉴定。

【诊断】

1. 流行病学资料 在登革热流行季节,在流行区,发生大量高热病例时,应想到本病。

2. 临床特征 突然起病,高热、剧烈肌肉和骨关节痛、皮疹、出血、浅表淋巴结肿大、白细胞和血小板减少等表现者,应考虑为登革热。

3. 实验室检查 确诊需行血清学检查或病毒分离。

【治疗】

目前无特效疗法,主要采取综合治疗措施。此病为自限性疾病,预后良好,主要以支持和对症治疗为主。

(一) 一般治疗

急性期应卧床休息,给予流质或半流质饮食。隔离到完全退热为止,重型病例应加强护理,保持皮肤和口腔清洁。

(二) 对症治疗

1. 高热应以物理降温为主 对出血症状明显的患者,应避免乙醇擦浴。解热镇痛剂对本病退热不理想;对中毒症状严重的患者,可短期使用小剂量肾上腺皮质激素。

91

2. **维持水、电解质平衡**　对于大汗或腹泻者应鼓励患者口服补液;对频繁呕吐、不能进食或有脱水、血容量不足的患者,应及时静脉输液。

3. **有出血倾向者可选用止血药物**　对大出血病例,应输入新鲜全血或血小板。

4. **抗休克**　休克病例应快速输液以扩充血容量,并加用血浆或代血浆。合并 DIC 的患者,不易输全血,避免血液浓缩。

5. **预防脑疝**　脑型病例应及时选用 20％甘露醇 250～500 ml,快速静脉注入,同时静脉滴注地塞米松,以降低颅内压,防止脑疝发生。呼吸中枢受抑制者应及时使用人工呼吸器。

6. **抗病毒治疗**　可试用利巴韦林,10～15 mg/(kg·d)静脉滴注,每 6 h 一次,4 d 后改半量,6 d 为 1 个疗程。

二、登革出血热

登革出血热是登革热的一种严重类型,以发热、皮疹、出血、休克等为主要特征,病死率高。

【病原学】

4 型登革病毒均可引起登革出血热,其中以Ⅱ型最常见。1985 年,在我国海南省出现的登革出血热也是由Ⅱ型登革病毒引起的。

【流行病学】

登革出血热多发生于登革热地方性流行区的当地居民中,外来人很少发生。在东南亚本病好发于 1～4 岁儿童,在我国海南省则以 15～30 岁占多数。

【发病机制与病理解剖】

发病机制尚未完全明确。机体感染登革病毒后可产生特异性抗体,它可促进登革病毒与单核细胞或吞噬细胞表面的 Fc 受体结合,使这些细胞释放活性因子,导致血管通透性增加,血浆蛋白从微血管中渗出,引起血液浓缩和休克。凝血系统被激活则可引起 DIC,加重休克,并与血小板减少一起导致各系统的出血。

病理变化主要是全身毛细血管内皮损伤,导致出血和血浆蛋白渗出。微血管周围出血、水肿及淋巴细胞浸润,单核-吞噬细胞系统增生。

【临床表现】

世界卫生组织将登革出血热分为无休克的登革出血热(dengue hemorrhagic fever, DHF)及登革休克综合征(dengue shock syndrome, DSS)。

1. **登革出血热**　开始表现为典型登革热。发热、肌痛、腰痛,但骨、关节痛不显著,而出血倾向严重,如鼻出血、呕血、咯血、尿血、便血等。常有 2 个以上器官大量出血,出血量＞100 ml。血液浓缩,血细胞比容(红细胞压积)增加 20％以上,血小板计数＜$100×10^9$/L。有的病例出血量虽小,但出血部位位于脑、心脏、肾上腺等重要器官时可危及生命。

2. **登革休克综合征**　具有典型登革热的表现。在病程中或退热后病情突然加重,有明显出血倾向伴周围循环衰竭。表现为皮肤湿冷,脉快而弱,脉压差进行性缩小,血压下降甚至测不到,烦躁、昏睡、昏迷等。病情凶险,如不及时抢救,可于 4～6 h 内死亡。

【实验室检查】

白细胞总数和中性粒细胞均增加,血小板减少,可低至 $10×10^9$/L 以下。束臂试验阳性。血液浓缩,血细胞比容增加。凝血因子减少,补体水平下降,纤维蛋白降解物升高。血浆蛋白降低,血清转氨酶升高,凝血酶原时间延长,纤维蛋白原下降。血清学检查和病毒分离同登革热。

【诊断】

世界卫生组织提出的登革出血热临床诊断标准：①发热；②出血现象，至少包括一个束臂试验阳性结果和一个大的或小的出血现象；③肝肿大；④休克（脉率高于100次/分和血压低至20 mmHg或更低，或低血压）；⑤血小板减少症（≤100×10^9/L）；⑥血液浓缩（血细胞比容增加≥20%）。

【治疗】

以支持和对症疗法为主，注意水、电解质平衡，纠正酸中毒。休克病例应尽快输液以扩充血容量，加用血浆或血浆代用品，但不宜输全血，以免加重血液浓缩。严重出血者，可输新鲜全血或血小板。中毒症状严重及休克病例，可用肾上腺皮质激素静脉滴注。有DIC证据者按DIC治疗。

三、登革热护理、保健与预防

【常用护理诊断】

1）体温过高：与登革热病毒感染有关。

2）组织完整性受损：与登革病毒感染导致皮肤、黏膜损伤有关。

3）体液不足：与高热、多汗、腹泻、血管通透性增加至血浆外渗有关。

4）有出血的危险：与登革病毒感染导致出血倾向有关。

【护理措施】

1. **高热护理** 应予降温。降温时注意：不宜全身使用冰袋，以防受凉，也不用乙醇擦浴，以免皮肤血管扩张加重出血。降温速度不宜过快，一般降至38℃时不再采取降温措施，以防虚脱。

2. **体液监测** 大量流汗、呕吐患者记录24 h出入量，注意维持水和电解质平衡。

3. **出血倾向护理** ①观察出血倾向，如有无皮肤、黏膜瘀点、瘀斑或鼻出血、牙龈出血、注射部位出血、便血、尿血等。结合实验室检查，如血小板明显降低等，有可能发生内脏出血，甚至DIC，应严密观察，及早发现。②稳定患者情绪。登革出血热患者多因起病急骤、病情发展迅速，自觉症状重，加上明显的出血倾向，或并发大出血休克，患者及家属多有紧张和恐惧心理，医护人员应设法稳定患者情绪，尽量减轻患者痛苦，以增强患者治愈疾病的信心。③配合止血。

4. **休息和环境** 急性期患者应卧床休息。注意口腔、皮肤清洁，防止继发感染。

5. **饮食护理** 给予高蛋白、富含维生素、高糖、易消化的流质、半流质饮食。嘱患者多饮水，昏迷患者可鼻饲饮食。

6. **监测病情变化** 包括：①生命体征。如患者高热骤退、脉搏细速、大汗淋漓，应注意出血性休克。②神经系统症状，有无剧烈头痛、抽搐、嗜睡、昏迷等。③呕吐物和排泄物的性质、量的改变。④水、电解质平衡情况。

【其他护理诊断】

1）有继发感染的危险：与机体抵抗力低下、营养失调等因素有关。

2）疼痛——全身骨骼、肌肉和关节痛：与病毒血症有关。

3）潜在并发症：急性血管性内溶血、精神异常、急性脊髓炎、心肌炎、肝肾综合征等。

【保健宣教】

1. **采取预防措施** 流行期间，预防的重点是消灭蚊虫，做好登革热疫情监测、预报工作。

2. **宣传登革热的有关知识** 如传播过程、致病原因、临床表现和防治方法等，指导群众及早发现患者并就医。

第二军医大学出版社

【预防】

1. **控制传染源**　地方性流行区或可能流行地区要做好登革热疫情监测、预报工作,早发现、早诊断,及时隔离治疗。同时尽快进行特异性实验室检查,识别轻型患者。加强国境卫生检疫。

2. **切断传播途径**　防蚊灭蚊是预防本病的根本措施。改善卫生环境,消灭伊蚊孳生地;喷洒杀蚊剂消灭成蚊。

3. **提高人群免疫力**　疫苗预防接种处于研究试验阶段。

【预后】

登革热一般预后良好,病死率在 0.1% 以下。一旦发展为重型登革热,病死率可达 90% 以上。登革出血热有休克、出血者,预后不良,病死率较高。

(兰汝春　吉林医药学院附属医院;孙成学　黄淑梅　北华大学附属医院)

第十三节　风　疹

风疹(rubella)为风疹病毒感染引起的急性传染病,临床以发热、全身性皮疹、淋巴结肿大为特点。

【病原学】

风疹病毒为一种小球形胞膜病毒,含单股正链 RNA。在体外细胞培养中生长良好,但未发现明显细胞毒性。

风疹病毒对外界环境抵抗力较弱,能被紫外线及多种消毒剂杀灭,但对寒冷及干燥环境有一定耐受力。

【流行病学】

1. **传染源**　出疹前后的患者传染性最强,为风疹传染源。

2. **传播途径**　由空气飞沫经呼吸道传播。

3. **人群易感性**　多感染幼龄儿童,但在易感人群较集中、环境拥挤的场所,可出现暴发流行。病后有较持久的免疫力。

4. **流行特征**　血清流行病学调查显示人群感染率很高。我国曾对 20 个省育龄妇女进行调查,风疹抗体阳性率高达 90% 以上。由于本病临床症状轻微,多数患者呈隐性感染。

【发病机制】

风疹病毒主要侵犯上呼吸道黏膜,引起上呼吸道炎症。继之侵入耳后、枕部、颈部等浅表淋巴结,并可发展为病毒血症,出现发热、皮疹、淋巴结肿大等典型临床表现。孕妇在妊娠早期感染风疹病毒时,病毒可经胎盘感染胎儿,直接影响胎儿的生长发育,引起宫内发育迟缓和先天畸形。

【临床表现】

潜伏期 12~19 d。常以低热、全身不适及皮疹起病,可伴有咽痛、轻咳和流涕。浅表淋巴结多有肿大伴轻度触痛。皮疹于发热后很快出现,呈充血性斑丘疹,多见于面部及躯干部位。皮疹经 2~3 d 消退,一般不遗留色素沉着。患者常全身症状轻微,仅少数病例全身淋巴结和脾肿大。风疹脑炎为极罕见的并发症,发生率仅为 1/5 000,但病死率可高达 20%,幸存者多无智力障碍。

受染胎儿在宫内发育迟缓,出生后 20%~80% 的婴儿有先天性器官缺陷,包括眼白内障、视网膜病变、听力损害、心脏及大血管畸形,亦可出现活动性肝炎、贫血、紫癜、脑膜炎及进展性脑炎等并发症,其长期影响还包括精神发育障碍、糖尿病等严重后果,总称为先天性风疹综合征(congenital rubella syndrome,CRS)。

【诊断】

1. **临床诊断** 起病有流感样临床表现,皮疹特点为细小、色淡、出现较早,伴发全身症状轻微。

2. **实验室诊断** 确诊风疹依靠从细胞培养中分离出风疹病毒。临床亦可采用血凝抑制试验或补体结合试验检测患者血清中抗风疹病毒抗体,如滴度显著升高或前后两次检测效价升高4倍以上,有助于临床诊断。

【治疗】

目前尚无特效的抗风疹病毒药物。少数症状严重者可给予对症治疗。

【护理】

1. **护理常规** 按传染病一般护理常规护理。呼吸道隔离。

2. **观察病情变化** 注意有无紫癜样皮疹或黏膜出血;有无关节肿痛。注意神志改变,有无神经系统异常表现等。

【预防】

早期孕妇注射丙种球蛋白,能减轻孕妇症状,但不能避免胎儿受染。应用风疹疫苗能有效地保护儿童。成人接种后也可获得有效的免疫,特别是对育龄妇女的保护更具有重要意义。

(兰汝春 吉林医药学院附属医院;郝大林 孙成学 北华大学附属医院)

第十四节 艾 滋 病

艾滋病即获得性免疫缺陷综合征(acquired immunodeficiency syndrome,AIDS),是由人类免疫缺陷病毒(human immunodeficiency virus,HIV)引起的慢性传染病,是一种严重免疫缺陷性传染病。病毒特异性地侵犯 CD4$^+$T 淋巴细胞,造成机体细胞免疫功能受损。临床上表现为无症状病毒感染者,继而发展为持续性全身淋巴结肿大综合征和艾滋病相关综合征,最后并发各种严重机会性感染或恶性肿瘤,成为艾滋病。

【病原学】

HIV 是 1983 年由法国巴斯德研究所发现,曾分别被命名为淋巴结相关病毒(LAV)和人类嗜 T 淋巴细胞病毒Ⅲ型(HTLV-Ⅲ),1986 年国际病毒分类委员会将其统一命名为 HIV,即人类免疫缺陷病毒。

HIV 是单链 RNA 病毒,分 2 个型,即 HIV-1 型和 HIV-2 型,两者均能引起艾滋病,但多数由 HIV-1 型引起。

HIV-1 型是引起艾滋病的主要毒株,呈圆形或椭圆形,直径为 90~140 nm,外层为类脂包膜,表面有球状突起,此为外膜蛋白 gp120,gp120 的下端与贯穿病毒包膜的运转蛋白 gp41 相连接。病毒的核心部分呈圆柱状,含有两条完全相同的单链 RNA。

HIV-2 型的抗原特性与 HIV-1 型不同,也可选择性地侵犯 CD4$^+$T 淋巴细胞,但毒力弱。

HIV 既有嗜淋巴细胞性又有嗜神经性,主要感染 CD4$^+$T 淋巴细胞,也能感染单核-巨噬细胞、B 细胞、小神经胶质细胞、骨髓干细胞等。

HIV 侵入人体后一般经 2~3 个月,HIV 抗体才阳转,最长可达 6 个月。此抗体不是中和抗体,不属于保护性抗体。在感染窗口期抗体阴性。

第二军医大学出版社

【流行病学】

自1981年报告首例艾滋病以来,目前已有180多个国家发生了本病。截至2012年10月底,我国卫生部通报全国累计报告HIV感染者和艾滋病患者492 191例,存活的感染者和患者383 285例。

1. 传染源 患者和无症状病毒携带者是本病的传染源。患者的传染性最强,无症状病毒携带者更具有流行病学的意义。病毒主要存在于血液、精液、子宫和阴道分泌物中。乳汁、唾液、眼泪、皮肤等均能检出病毒。

2. 传播途径 目前确认的传播途径有3种,即性传播、血液传播及母婴传播。

(1)性传播 是本病的主要传播途径。欧美等发达国家以同性恋和两性恋为主,约占70%;非洲以异性传染为主。我国性接触传播虽不是主要的传播途径,但异性性乱交和同性恋者中HIV感染率呈上升趋势,有可能成为今后的主要传播途径。

(2)血液传播 包括:①注射途径传播,主要指静脉毒瘾者之间共用针头。在我国HIV感染者中,静脉毒瘾者共用针具为主要传播途径。②在某些地区不规范的单采血浆是HIV传播的主要途径。

(3)母婴传播 感染本病的孕妇可以通过胎盘、产程中及产后血性分泌物或喂奶等途径传播给婴儿。

(4)其他 病毒携带者的器官移植及人工授精等的感染率很低。其他如刮脸、文身、口腔科等所用非一次性器械消毒不严,医护人员意外地被HIV污染的针头或其他物品刺伤亦可被感染。

HIV在外界干燥环境下抵抗力很弱,短时间内将会失去活性和感染力,所以握手、拥抱、共用办公用具、卧具和浴池等也不会传播艾滋病。一般性接吻、共同进餐、咳嗽或打喷嚏也不可能传播。

蚊虫叮咬不会传播艾滋病,因蚊子不是HIV的适宜宿主,HIV在其体内数小时或两三天内即消失。

3. 人群易感性 不分种族,不分性别,各个年龄均可感染。从目前统计资料看,发病年龄以15~49岁的人居多。

【发病机制】

HIV对$CD4^+T$淋巴细胞(包括淋巴细胞,单核细胞及巨噬细胞等)有特殊的亲嗜性。不同的HIV亚株对不同类型细胞的趋向性不同,分别被称为嗜T细胞毒株、嗜巨噬细胞毒株和双嗜性毒株。发病与HIV含量、毒力、变异及$CD4^+T$淋巴细胞数量、功能和机体免疫状况有关。

1. HIV入侵及复制过程 HIV侵入人体后,病毒表面gp120先与$CD4^+T$淋巴细胞的$CD4^+$分子特异受体结合,在辅助受体(趋化因子受体)CCR5、CXCR4等的帮助下,gp41协同HIV进入宿主细胞,病毒核心蛋白及RNA进入细胞质中,两条病毒RNA链在逆转录酶的作用下逆转录成单链DNA,然后以此DNA为模板在DNA多聚酶作用下复制DNA,部分存留在胞质内,部分与宿主细胞的DNA整合,成为潜伏状态的前病毒DNA。在一定条件下,前病毒DNA可被某种因素所激活并复制,转录成病毒RNA和mRNA,翻译病毒蛋白,装配成新病毒,以芽生方式释出,再感染其他细胞。

2. $CD4^+T$淋巴细胞受损伤的方式和表现

(1)直接损伤 HIV在细胞内大量复制,导致细胞溶解或破裂。

(2)间接损伤 又称融合性损伤,受染的细胞与邻近未受感染的$CD4^+T$淋巴细胞融合在一起,最终导致细胞发生溶解破坏。

(3)骨髓干细胞受损 HIV可以感染、破坏骨髓干细胞,使$CD4^+T$淋巴细胞减少。

（4）免疫损伤 血液中游离的 gp120 可以与 CD4$^+$T 淋巴细胞结合,使之成为靶细胞而被免疫细胞攻击。

CD4$^+$T 淋巴细胞的损伤除了数量上的减少,还表现为功能异常,它对同种异型抗原的反应性减低,对 B 细胞的辅助功能减低等。

3. B 淋巴细胞受损和功能异常 HIV 感染者 CD4$^+$T 淋巴细胞的功能异常,B 细胞的数量及功能也发生改变。随着病情的进展,B 淋巴细胞功能异常,对新抗原刺激的反应性降低,并可出现自身免疫现象。

【病理】

艾滋病的病理变化呈多样性、非特异性。可有机会性感染引起的病变、淋巴结病变、中枢神经系统病变和肿瘤性病变。

由于存在严重免疫损伤,使多种机会性病原体反复重叠感染,组织中病原体繁殖多,而炎症反应少。淋巴结和胸腺等免疫器官出现滤泡增殖、融合,淋巴结内淋巴细胞完全消失,胸腺可有萎缩及退行性或炎性病变。可有淋巴瘤、卡波济肉瘤(KS)和其他恶性肿瘤的发生。中枢神经系统病变包括神经胶质细胞的灶性坏死、血管周围炎性浸润和脱髓鞘改变等。

【临床表现】

本病潜伏期较长,HIV-1 型侵入机体后 2～10 年可以发展为艾滋病,HIV-2 型所需的时间更长。

艾滋病的分期如下所述:

Ⅰ期(HIV 急性感染期):感染 HIV 后,部分患者出现一过性类似传染性单核细胞增多症样表现。起病急骤,发热、出汗、咽痛、头痛、恶心、厌食、全身不适,关节、肌肉痛等。可伴有红斑样皮疹、腹泻、全身淋巴结肿大、血小板减少、淋巴细胞亚群检查 CD4$^+$/CD8$^+$ 细胞比例倒置。此时血液中可检出 HIV RNA 及 P24 抗原。此期持续 1～2 周。

Ⅱ期(HIV 无症状感染期):本期由急性感染症状消失后延伸而来,临床上没有任何症状。外周血单个核细胞可检出 HIV DNA。此期可持续 2～10 年或更长。

HIV 感染人体初期,血清中虽有病毒和 P24 抗原存在,但抗-HIV 抗体尚未产生,临床检测抗-HIV 常呈阴性,称为窗口期。此期一般为数周至 6 个月。

Ⅲ期(艾滋病期):为感染 HIV 后的最终阶段,主要表现如下所述。

(1)HIV 相关症状 持续 1 个月以上的发热、盗汗、腹泻,体重减轻 10% 以上,部分患者可有记忆力减退、精神淡漠、性格改变、头痛及痴呆等。可出现持续性的除腹股沟以外的 2 个或 2 个以上部位的淋巴结肿大,肿大的淋巴结直径≥1 cm,无压痛、无粘连,持续时间 3 个月以上。

(2)各种机会性感染及肿瘤 可波及全身多个系统。

1)呼吸系统:最常发生的是肺孢子菌肺炎(PCP),是艾滋病最主要的并发症和死因。此外,也常见结核分枝杆菌、念珠菌、隐球菌、鸟分枝杆菌、铜绿假单胞菌、肺炎杆菌、金黄色葡萄球菌及巨细胞病毒等引起肺部感染。卡波西肉瘤也常侵犯肺部。

2)消化系统:念珠菌、疱疹和巨细胞病毒引起口腔和食管炎症及溃疡最为常见,表现为吞咽疼痛和胸骨后烧灼感。胃肠黏膜常受到疱疹病毒、隐孢子虫、鸟分枝杆菌和卡波济肉瘤的侵犯,引起腹泻和体重减轻。鸟分枝杆菌、隐孢子虫、巨细胞病毒感染肝脏,可出现肝肿大及肝功能异常。

3)中枢神经系统:①机会性感染,如脑弓形虫病、隐球菌脑膜炎和巨细胞病毒脑炎等。②机会性肿瘤,如原发性脑淋巴瘤和转移性淋巴瘤。③HIV 直接感染中枢神经系统,引起艾滋病痴呆综合征、无菌性脑炎。临床可表现为头晕、头痛、癫痫、进行性痴呆和脑神经炎等。

第二军医大学出版社

4）皮肤、黏膜：肿瘤性病变,如卡波济肉瘤可引起紫红色或深蓝色浸润或结节。机会性感染可由白色念珠菌或疱疹病毒所导致口腔感染等。外阴疱疹病毒感染、尖锐湿疣均较常见。

5）眼部：巨细胞病毒、弓形虫引起视网膜炎和眼部卡波济肉瘤等。

为了便于临床诊断和治疗,美国疾病控制中心和世界卫生组织按艾滋病的临床表现分为 A、B、C 3 类,每类根据 $CD4^+T$ 淋巴细胞计数和总淋巴细胞数又分成 3 级。

A 类：包括急性 HIV 感染、无症状 HIV 感染和持续性全身淋巴结肿大(PGL)。

B 类：包括艾滋病的一般症状和因免疫缺陷所致的机会性感染。

C 类：包括出现神经系统症状和因免疫缺陷而继发肿瘤等。

Ⅰ级：$CD4^+T$ 淋巴细胞 $>0.5\times10^9/L$,总淋巴细胞数 $>2.0\times10^9/L$。

Ⅱ级：$CD4^+T$ 淋巴细胞为 $(0.2\sim0.49)\times10^9/L$,总淋巴细胞数为 $(1.0\sim1.99)\times10^9/L$。

Ⅲ级：$CD4^+T$ 淋巴细胞 $<0.2\times10^9/L$,总淋巴细胞数 $<1.0\times10^9/L$。

根据患者情况,可将其分为 A_1、A_2、A_3、B_1、B_2、B_3 及 C_1、C_2、C_3 等不同级。

【实验室检查】

1. **血常规** 可有不同程度的贫血;白细胞减少,多在 $4\times10^9/L$ 以下;淋巴细胞明显减少,常低于 $1.0\times10^9/L$。淋巴细胞亚群检查,T 淋巴细胞减少,$CD4^+T$ 淋巴细胞计数下降(正常为 $0.8\sim1.2$),$CD4^+/CD8^+$ 细胞 <1.0(正常为 $1.75\sim2.1$)。

2. **免疫学检查** 免疫球蛋白、免疫复合物升高,自身抗体、抗核抗体、抗线粒体抗体和抗平滑肌抗体等可阳性。

3. **血清学检查** 抗-HIV 抗体阳性。

4. **其他** 尿检查常有尿蛋白;血中肌酐、尿素氮升高;骨髓中可见纤维组织增生,浆细胞增多,有组织细胞吞噬血小板现象。

5. **X 线及影像学检查** 本病极易反复发生机会性感染和恶性肿瘤。因此,及时进行胸部及胃肠道 X 线检查、B 超检查,必要时行 CT、MRI 检查。艾滋病患者因肺部感染的病原菌不同,X 线胸片变化较大,可有结核样表现、间质性肺炎样表现等,病变可位于肺尖、一个肺叶,也可呈弥漫分布。

【诊断】

1. **流行病学资料** 了解性生活史、输血史、接触史、静脉注射史及职业暴露史。

2. **临床表现** HIV 感染各阶段表现不同,应根据患者具体情况进行诊断。凡高危人群存在下列情况 2 项或 2 项以上者,应考虑艾滋病的可能。①3 个月内体重下降 10% 以上;②慢性咳嗽或腹泻 3 个月以上;③间歇或持续发热 1 个月以上;④全身淋巴结肿大 1 个月以上;⑤反复出现带状疱疹或慢性播散性疱疹;⑥口咽念珠菌感染。对可疑者应进一步做实验检查,然后按临床表现进行分级,以便把握病情予以恰当治疗。

3. **实验室检查**

（1）抗-HIV 检查 一般 ELISA 连续 2 次阳性,再作免疫印迹法(WB)和固相放射免疫沉淀试验(SRIP)等确诊。

（2）抗原检查 可用 ELISA 等方法测定 P24 抗原。

（3）病毒检查 从患者血浆、脑脊液等标本中可分离到 HIV 病毒颗粒或检测到 HIV RNA,应用不同的 PCR 方法检查单个核细胞等组织中的 HIV RNA。

【治疗】

目前尚无特效疗法,因而强调综合治疗,包括抗病毒、免疫调节、控制机会性感染和抗肿瘤治疗等。目前认为早期抗病毒是治疗的关键,它既可缓解病情,又能预防和延缓艾滋病相关疾病的出现,减少机会性感染和肿瘤的发生。

（一）抗病毒治疗

HIV在抗病毒治疗过程中易发生突变,从而产生耐药性,因而主张联合用药进行强效联合抗病毒疗法(HAART)。目前抗HIV的药物可分为6类,分别为:

1. **核苷类逆转录酶抑制剂（NRTIs）** 此类药物能选择性与HIV逆转录酶结合,并掺入正在延长的链中,使DNA链延长中止,起到抑制HIV复制和转录的作用。此类药物包括齐多夫定(zidovudin, AZT)、双脱氧胞苷(dideoxycytidine, DDC)、双脱氧肌苷(dideoxyinosine, DDI)、拉米夫定(lamivudine, 3 - TC)。

2. **非核苷类逆转录酶抑制剂（NNRTIs）** 其主要作用于HIV逆转录酶,使其失去活性,从而抑制HIV复制。抗病毒作用迅速,但易产生耐药株。包括奈韦拉平(nevirapine)、地拉韦定(delavirdine)、依非韦伦(efavirenz)等。

3. **蛋白酶抑制剂（PIs）** 抑制蛋白酶,阻断HIV复制和成熟过程中所必需的蛋白质合成,从而抑制HIV的复制。此类制剂包括沙奎那韦(saquinavir)、印地那韦(indinavir)等。

4. **整合酶抑制剂** 阻止HIV前蛋白DNA与宿主细胞DNA的整合,是抑制HIV感染其他细胞和复制的关键。主要有拉替拉韦(raItegravir, MK - 0518)。

5. **趋化因子协同受体抑制剂（CCR5、CXCR4）** CCR5和CXCR4是HIV和T细胞融合的必备辅助受体,趋化因子协同受体抑制剂可干扰此步骤,从而防止HIV感染宿主靶细胞。主要有马拉韦罗(maraviroc)。

6. **融合抑制剂** 抑制病毒与宿主细胞融合从而阻止HIV病毒进入宿主细胞,常与其他抗HIV药物联合应用。主要为恩夫韦地(enfuvirtide)。

抗病毒治疗的时机:根据外周血HIV载量,患者$CD4^+$T淋巴细胞低于0.35×10^9/L以及非终末期有症状者,按我国艾滋病诊疗指南中推荐的方案开始抗病毒治疗。

（二）并发症的治疗

(1)卡氏肺孢子虫肺炎 可用戊烷脒或复方磺胺甲噁唑(TMP - SMZ)。

(2)卡波济肉瘤 可用齐多夫定与α-干扰素联合治疗,或应用博来霉素、长春新碱和多柔比星(阿霉素)联合治疗。

(3)隐孢子虫感染和弓形虫病 可用乙酰螺旋霉素或盐酸克林霉素治疗。

(4)巨细胞病毒感染 可用更昔洛韦治疗。

(5)隐球菌脑膜炎 应用氟康唑或两性霉素B治疗。

（三）增强免疫、支持及对症治疗

应用胸腺肽、输血,补充维生素及营养物质,明显消瘦者可给予乙酸甲地孕酮改善食欲。

（四）预防性治疗

1)结核菌素试验阳性者用异烟肼治疗1个月。

2)$CD4^+$T淋巴细胞低于0.2×10^9/L者可用戊烷脒或TMP - SMZ预防肺孢子虫肺炎。

3)针刺或实验室意外感染者,2h内用齐多夫定等治疗,疗程4～6周。

【护理】

1. **护理目标** 具有良好的、正确的心理反应,提高生存质量,树立战胜疾病的信心。

2. **护理问题** 包括:①腹泻:与机会性感染有关。②体温过高:与HIV感染或机会性感染有关。③皮肤完整性受损:与病毒、真菌感染及卡波济肉瘤有关。④活动无耐力:与疲乏和虚

99

弱有关。⑤有传播感染的危险：与传播途径有关。

3. **专科评估** 包括：①心理状况：观察患者是否有恐惧、孤独、焦虑、悲伤、失落感、罪恶感甚至自杀念头。②病情变化：密切观察患者有无机会性感染和肿瘤的发生。

4. **护理措施**

1）按传染病一般护理常规。

2）严密隔离及保护性隔离，患者血液及传染物品严格消毒。

3）护理患者时为防止血液感染，应戴口罩及护目镜，接触血液、体液时应穿隔离衣、戴手套，处理污物、利器时防止皮肤刺伤。

4）被患者血液、体液、排泄物污染的一切物品应随时严格消毒，常用 0.2％次氯酸钠溶液。患者生活用具(牙刷、剃须刀等)应单独使用。

5）长期腹泻的患者，要做好肛周护理，每次大便后用温肥皂水清洗局部，再用吸水软布印干，防止皮肤糜烂。

6）做好口腔护理和皮肤护理，防止继发感染。

7）做好心理护理，防止意外事故的发生。

8）发生机会性感染或肿瘤时，按相应护理常规护理。

9）注意休息，避免劳累。给予高热量、高蛋白、清淡可口的饮食。

10）严密观察生命体征及病情变化。当有不明原因的发热或明显的肺部、胃肠道或中枢神经系统症状时，及时告知医生。

11）房间终末消毒用 15％过氧乙酸薰蒸后，再用 0.2％过氧乙酸擦墙、桌、床及地面等物。被褥送高压消毒。无保留价值的物品就地焚烧，不准移动。房间冲刷后再进行薰蒸一次方可使用。

5. **健康教育**

(1) *一般知识指导* 向患者认真讲解本病的基本知识、传播途径、预防措施及保护他人和自我保护的方式等。

(2) *心理指导* 由于人们对本病的恐惧心理和特殊的流行病学特征，患者往往受到他人的回避，甚至歧视，极易产生恐惧、焦虑、孤独及悲观失望的心理。医护人员应从心理上给予支持、同情和帮助，用责任与爱心，化作医患融洽之情；用细心与贴心，传递对患者关爱之情。鼓励其恢复正常人的生活，设法摆脱与世隔绝的忧虑和痛苦处境，树立起战胜疾病的信心。

(3) *饮食指导* 给予高热量、高蛋白、清淡可口的饮食，如牛奶、鸡蛋、鱼肉等。严重厌食者应静脉补给能量及营养物质，以增强抵抗力。

(4) *休息、活动指导* 在急性感染期和艾滋病期应卧床休息，以减轻症状；无症状感染期可以坚持工作，但要避免劳累，保证充足的休息和睡眠。

(5) *隔离知识指导* 严密消毒隔离。患者的排泄物、呕吐物、分泌物等须经消毒处理后才能排入下水道。患者所接触过的可能受感染的物品和环境要用含氯消毒液进行严格消毒。患者用过的床单、被褥、衣物等装入防水口袋中，外加另一布袋，做好"污染"标志，经高压蒸汽消毒后再洗净。停止高危性行为，已婚者使用安全套，但最安全可靠的方法是停止性生活。

(6) *预防指导* 此病目前尚无有效的治疗方法，关键是预防。推广使用一次性注射器、输液器，患者使用过的医疗器械应做到"一人一用一消毒"；感染者和患者禁止高危性行为，禁止以任何理由捐献器官或献血；禁止吸毒；洁身自好，遵守性道德。

【预防】

目前尚无预防 HIV 感染的有效疫苗，故加强对艾滋病的宣传教育工作，普及艾滋病的传播及防治知识，使医务人员和群众对艾滋病有正确的认识，切断传播途径，才能有效地控制艾滋病的传播和蔓延。

1. **控制传染源**　患者及 HIV 携带者的血液、排泄物和分泌物应进行消毒。艾滋病进展期患者应施行严密消毒隔离措施。

2. **切断传播途径**

(1) 杜绝不洁注射，严禁吸毒　特别是静脉毒瘾者不共用针头、注射器，使用一次性注射器及针灸针。如被患者用过的针头或器械刺伤，应在 2 h 内服用齐多夫定，时间不少于 4 周。

(2) 加强血制品管理　血液抗-HIV 阳性者应禁止献全血、血浆、器官、组织和精液。加强血站、血库的建设和管理。

(3) 开展艾滋病的防治教育　开展正确的性道德教育，加强与 HIV 及艾滋病有关的性知识、性行为的健康教育（避孕套的使用等），洁身自好，防止与 HIV 感染者发生性接触。

(4) 切断母婴传播　女性 HIV 感染者，特别是 HIV-1 型感染者应尽量避免妊娠，以防止母婴传播。HIV 感染的哺乳期妇女应人工喂养婴儿。

(5) 消毒隔离　工作实验台面可用 75% 乙醇消毒，血液或体液污染的物品或器械用 1:（10～100）浓度的次氯酸钠液，1:10 稀释的漂白粉液擦拭或浸泡。高温消毒也是杀灭 HIV 的有效办法。接触患者的血液或体液时，应戴手套、穿隔离衣，不共用牙刷、刮脸刀片等。

3. **保护易感人群**　在进行手术及有创性检查（如胃镜、肠镜、血液透析等）前，应检测 HIV 抗体。对重点人群如吸毒、卖淫、嫖娼等人群要定期监测，加强对高危人群的 HIV 感染监测。

【预后】

部分 HIV 感染者的无症状感染期可达 10 年以上，如此间进行有效的抗病毒治疗，部分患者可停留于无症状感染或持续性全身淋巴结肿大阶段，而不进展为艾滋病。进展至艾滋病者预后凶险，若不进行抗病毒治疗，则病死率极高，主要死因为机会性感染。一般存活期为 6～18 个月，但经抗病毒等综合治疗后能明显提高生存率。

（兰汝春　吉林医药学院附属医院；孙成学　石　宏　北华大学附属医院）

第十五节　脊髓灰质炎

脊髓灰质炎（poliomyelitis）是由脊髓灰质炎病毒（poliomyelitis virus）引起的消化道急性传染病，主要累及中枢神经系统。人体感染后绝大多数为隐性感染，部分患者临床表现为发热、咽痛、肢体疼痛。其中少数病例发生肢体弛缓性麻痹并留下瘫痪后遗症，严重者因呼吸麻痹而死亡。多见于小儿，故俗称"小儿麻痹症"。

【病原学】

脊髓灰质炎病毒是微小核糖核酸病毒科（picornaviridae）的肠道病毒属（enterovirus）的一员，属单链、正链核糖核酸。病毒颗粒直径 20～30 nm，无包膜。按其抗原性不同将病毒分为 I、II、III 等 3 个血清型。

病毒对各种理化因素的抵抗力强，能抵抗乙醚、乙醇和胆盐，于 pH 值为 3.0～10.0 的环境中活力稳定，耐寒冷，但对热、干燥及氧化消毒剂敏感。在粪便或污水中可存活 3～6 个月，4℃存活 6 个月以上，−40℃存活数年。50℃、30 分钟或煮沸，紫外线以及常规浓度的 2% 碘酊、高锰酸钾（1:1 000）、含氯消毒剂（0.3～0.5 ppm 游离氯）、3%～5% 的甲醛、3% 过氧化氢均可灭活病毒。

101

【流行病学】

1. **传染源** 人是脊髓灰质炎病毒的唯一的天然宿主,患者、隐性感染者和无症状病毒携带者都是传染源。感染者主要通过粪便排毒,可长达数周至数月。

2. **传播途径** 主要通过粪-口途径经消化道传播。通过被感染者粪便污染的水、食物、手、生活用具及玩具为其主要传播方式。感染之初咽部也排出病毒,故亦可以飞沫方式通过呼吸道传播,但为时短暂。

3. **易感性** 人群对脊髓灰质炎病毒普遍易感,感染后可获得对同型病毒株的持久免疫力。

4. **流行特征** 本病在全球各国都有流行,以温带地区较多,且夏、秋季发病明显高于冬、秋季。在热带和亚热带地区则无明显季节性。一般多感染5岁以下儿童。

【发病机制】

病毒经口进入人体,在扁桃腺和鼻咽部、小肠的淋巴组织中增殖后,进入血液循环,形成病毒血症,侵犯呼吸道、消化道、心和肾等非神经组织,引起前驱症状。病毒沿周围神经的轴突播散到中枢神经系统,并经较低级运动神经元纤维进一步扩展到脊髓或大脑。病毒在繁殖过程中损伤或彻底破坏这些细胞而出现相应的临床表现。

脊髓灰质炎病毒不在肌肉细胞中繁殖。发生于周围神经和随意肌的变化是继发于中枢神经细胞的破坏。除了神经系统的病理变化外,也可见心肌炎、淋巴结增生等。

【病理解剖】

脊髓灰质炎病毒为嗜神经病毒,主要累及中枢神经系统的运动神经细胞。自脊髓到大脑都可受到侵犯,以脊髓受累最为常见。脑干受累次之。软脑膜和蛛网膜也可有散在炎性病灶。

早期病理变化在显微镜下可见神经细胞胞质内染色体溶解,尼氏小体消失,胞质空泡变;病变进一步发展引起细胞核固缩及坏死,线粒体和神经元纤维完全碎裂、消失,终至细胞完全破坏;除神经系统外,亦可有淋巴结和肠道淋巴组织的增生和炎症;还偶见局灶性心肌炎,肝、肾等其他器官病变。

【临床表现】

潜伏期一般为5~14 d(3~35 d)。临床表现轻重悬殊,分无症状型(隐性感染)、顿挫型、无瘫痪型及瘫痪型4型。

1. **隐性感染或无症状型** 感染后不出现症状或症状不明显,从鼻咽分泌物和粪便中排出病毒,并有血清特异性抗体升高。

2. **顿挫型** 患者有低至中等度发热、乏力、不适等症状,伴有呼吸道炎症、胃肠道功能紊乱或流感样症状,而无神经系统受累表现。

3. **无瘫痪型** 患者除有顿挫型症状外,还出现明显的神经系统症状,但不发生瘫痪。热度较高,有剧烈头痛,烦躁不安,背、颈、四肢疼痛,婴幼儿表现为拒抱。可出现脑膜刺激症状和椎体外系症状,腹壁反射或浅反射初期可亢进,后渐减弱而消失。可有短暂的意识障碍或嗜睡、多汗、尿潴留等。通常在3~5 d内热退,其他症状随之消失而愈,也有病程长达10余天者。

4. **瘫痪型** 其特征是在无瘫痪型临床表现基础上出现脊髓、脑干、大脑等受损表现,有肢体弛缓性麻痹。

【实验室检查】

1. **血常规检查** 外周血白细胞数多正常。急性期红细胞沉降率可增快。

2. **脑脊液检查** 顿挫型患者一般正常,无瘫痪型或瘫痪型瘫痪前期患者脑脊液呈病毒性脑膜炎改变。

3. **病毒分离** 采用患者发病后 1 周内的鼻咽部分泌物、血液、脑脊液和粪便滤液进行组织培养法分离病毒,血液和脑脊液病毒分离阳性诊断价值大。

4. **免疫学检查**

(1) 补体结合试验和中和试验 病程中特异性抗体滴度呈 4 倍或 4 倍以上升高者有诊断价值,阳性率和特异性均较高。

(2) 酶联免疫吸附法(ELISA) 可检测血液和脑脊液中特异性 IgM 抗体。

5. **病毒核酸检测** 逆转录- PCR 检测病毒核酸,具有快速、敏感、特异和简便的特点。

【诊断】

根据当地的流行病学资料,对未曾服用过脊髓灰质炎疫苗的低龄儿童,出现发热、多汗、烦躁、嗜睡、头痛、呕吐、肌肉疼痛及肢体感觉过敏等应疑及本病。如出现不对称的肢体迟缓性瘫痪,则临床判断成立。确诊则需做病毒分离或血清特异性抗体的检测。对于非瘫痪型患者,确诊也依靠病毒分离或血清特异性抗体的检测。

【治疗】

目前尚无抗脊髓灰质炎病毒的特效药物,治疗的重点在于对症处理和支持治疗。

1) 高热者给予物理降温和解热剂;肌痛强直处以局部热敷为主,必要时予以止痛剂。发热高、中毒症状重的早期患者,可考虑肌内注射丙种球蛋白制剂。重症患者可短期应用肾上腺皮质激素治疗,一般使用 3～5 d。有报告用 α 干扰素有一定效果。

2) 慎用镇静剂,以免加重呼吸和吞咽困难;及早使用抗生素,以防肺部继发感染;密切注意血气变化和电解质紊乱,随时予以纠正。

3) 瘫痪停止进展后,应用加兰他敏及地巴唑,以促进神经-肌肉的兴奋传导。

4) 呼吸肌麻痹或呼吸中枢麻痹应采用人工呼吸器,对后者同时应用呼吸兴奋剂。

5) 体温正常及瘫痪停止进展,可采用针灸、推拿、按摩及理疗等以促进瘫痪肢体的恢复。遗留严重畸形者可行矫正手术。

【护理】

1. **前驱型及瘫痪前期**

1) 卧床休息并隔离,至少至病后 40 d。第 1 周实施呼吸道和肠道隔离,以后以肠道隔离为主。

2) 避免劳累、肌内注射及手术等刺激和损伤,可减少瘫痪的发生机会。

3) 饮食应营养丰富、清淡可口,可口服大量维生素 C 和 B 族维生素。注意体液和电解质平衡。

2. **瘫痪期**

(1) 肢体瘫痪 护理好瘫痪的肢体,避免刺激和受压,保持功能体位,用支架以防止肢体受压,发生手、足下垂。

(2) 呼吸障碍 首先根据引起呼吸障碍的不同原因予以针对性处理。此外,必须保持呼吸道通畅,并应吸氧。

延髓麻痹引起吞咽困难时应取头低脚高、右侧卧位,加强吸痰,必要时及早作气管切开。饮食由胃管供应。单纯吞咽困难引起的呼吸障碍者,忌用人工呼吸器。

【预防】

本病的减少乃至消灭主要归功于疫苗的广泛应用。

1. **主动免疫** 多采用口服减毒活疫苗糖丸。第 1 次在出生后第 2 个月,服三价混合疫苗,连续 3 次,间隔 1 个月,4 岁再加强 1 次。其他时期根据流行情况决定是否加强。服疫苗应注意:

103

①冬、春季服用,以保证在秋季时已获免疫及免受其他肠道病毒干扰;②避免开水服用,以免灭活病毒而降低免疫效果;③原发性免疫功能缺陷病,由严重营养不良、佝偻病、活动性肺结核等引起继发性免疫功能缺陷者,以及急、慢性心、肝、肾患儿忌服。

减毒活疫苗多无不良反应,偶有低热或腹泻。但在极少见情况下,疫苗株可突变而恢复其致病性,引起瘫痪型脊髓灰质炎。

目前,我国已无新发病例,但因流动人口增加,加强对流动儿童疫苗接种的监测及补充接种是预防脊髓灰质炎的重要工作之一。

2. 被动免疫 对密切接触者应肌内注射丙种球蛋白,每次 0.3～0.5 ml/kg,每月 1 次,共 2 次。免疫效果可维持 2 个月左右。

(兰汝春 吉林医药学院附属医院;郝大林 孙成学 北华大学附属医院)

第十六节 手 足 口 病

手足口病(hand-foot-mouth disease, HFMD)是由多种肠道病毒引起的常见传染病,以婴幼儿发病为主。大多数患者症状轻微,以发热和手、足、口腔等部位的皮疹或疱疹为主要特征。少数患者可并发无菌性脑膜炎、脑炎、急性弛缓性麻痹、呼吸道感染和心肌炎等,个别重症患儿病情进展快,易发生死亡。少年儿童和成人感染后多不发病,但能够传播病毒。引起手足口病的肠道病毒包括肠道病毒 71 型(EV71)和 A 组柯萨奇病毒(Cox A)、埃可病毒(Echo)的某些血清型。EV71 感染引起重症病例的比例较大。肠道病毒传染性强,易引起流行或暴发流行。

【病原学】

引起手足口病的主要为小 RNA 病毒科,肠道病毒属的柯萨奇病毒(Coxasckie virus)A 组 16、4、5、7、9、10 型,B 组 2、5、13 型,埃可病毒(Echo viruses)和肠道病毒 71 型(EV71),其中以 EV71 及 Cox A16 型最为常见。

EV71 型为最晚发现的新型肠道病毒,是一种耐热、耐酸的小 RNA 病毒,能引起乳鼠病变。该病毒首先于 1969 年自美国加利福尼亚的一名脑膜脑炎患儿的脑脊液中分离出来,1992 年确定其血清型。此后在纽约、墨尔本同时发现类似病例,并呈聚集性出现,迄今已分离出数株不同型的毒株,交叉中和试验证实有一定相同抗原性。

肠道病毒适合在湿、热的环境下生存与传播,对乙醚、去氯胆酸盐等不敏感,75%酒精和 5%来苏亦不能将其灭活,但对紫外线及干燥敏感。各种氧化剂(高锰酸钾、漂白粉等)、甲醛、碘酒都能灭活病毒。病毒在 50℃可被迅速灭活,但 1 mol 浓度 2 价阳离子的环境可提高病毒对热灭活的抵抗力。病毒在 4℃可存活 1 年,在 −20℃可长期保存;在野外环境中病毒可长期存活。

【流行病学】

1. 流行概况 手足口病是全球性传染病,世界大部分地区均有此病流行的报道。1957 年新西兰首次报道该病。1958 年分离出柯萨奇病毒,1959 年提出手足口病命名。早期发现的手足口病的病原体主要为 Cox A16 型,1969 年 EV71 在美国被首次确认。此后 EV71 感染与 Cox A16 感染交替出现,成为手足口病的主要病原体。

手足口病流行无明显的地区性。一年四季均可发病,以夏、秋季多见,冬季的发病较为少见。该病流行期间,可发生幼儿园和托儿所集体感染和家庭聚集发病现象。肠道病毒传染性强、隐性感染比例大、传播途径复杂、传播速度快,在短时间内可造成较大范围的流行,疫情控制难度大。

2. **传染源**　人是肠道病毒唯一宿主,患者和隐性感染者均为本病的传染源。

3. **传播途径**　肠道病毒主要经粪-口和(或)呼吸道飞沫传播,亦可经接触患者皮肤、黏膜疱疹液而感染。是否可经水或食物传播尚不明确。发病前数天,感染者咽部与粪便就可检出病毒,通常以发病后1周内传染性最强。

患者粪便、疱疹液和呼吸道分泌物及其污染的手、毛巾、手绢、牙杯、玩具、食具、奶具、床上用品、内衣以及医疗器具等均可造成本病传播。

4. **易感性**　人对肠道病毒普遍易感,显性感染和隐性感染后均可获得特异性免疫力,持续时间尚不明确。病毒的各型间无交叉免疫。各年龄组均可感染发病,但以年龄≤3岁组发病率最高。

【发病机制与病理】

1）目前还没有完全明确手足口病的发病机制与病理,一种学说认为：病毒从咽部或肠道侵入,在局部黏膜或淋巴组织中繁殖,并由局部排出,此时可引起局部症状。继而病毒又侵入局部淋巴结,并由此进入血液循环导致第1次病毒血症。病毒经血循环侵入网状内皮组织、深层淋巴结、肝、脾、骨髓等处大量繁殖并由此进入血液循环,引起第2次病毒血症。病毒可随血流进入全身各器官,如中枢神经系统、皮肤、黏膜、心脏等处,进一步繁殖并引起病变。

2）易感者感染 EV71 后出现血管变态反应和组织炎症病变。当病毒累及中枢神经系统时,组织炎症较神经毒性作用更加强烈,中枢神经系统小血管内皮最易受到损害。细胞融合、血管炎性变、血栓形成可导致缺血和梗死。在脊髓索、脑干、间脑、大脑和小脑的局部组织中,除嗜神经性作用外,还存在广泛的血管周围和实质细胞炎症。

【临床表现】

此病的潜伏期为2～5 d。

（一）一般表现

感染初期患者表现为低热、流涕、食欲下降、口痛、呕吐、腹泻等。口腔黏膜出现小疱疹,常分布于舌、颊黏膜、硬腭,也可以出现在扁桃体、牙龈及咽部等,疱疹破溃后形成溃疡。在口腔病变的同时皮肤可以出现斑丘疹,手、足和臀部出现斑丘疹、疱疹。斑丘疹很快转为小疱疹,疱疹周围有炎性红晕,疱内液体较少;小疱疹呈离心性分布,直径为3～7 mm,质地稍硬,自几个至数十个不等,2～3 d自行吸收,不留痂。大多数为良性过程,多自愈,但可复发,有时伴发无菌性脑膜炎、心肌炎等。部分病例仅表现为皮疹及疱疹性咽峡炎。无后遗症。

（二）重症患者表现

少数患者(尤其是年龄＜3岁者)可出现脑炎、脑脊髓炎、脑膜炎、肺水肿、循环衰竭等。

1. **神经系统**　临床表现变化多样,病情轻重不一,一般表现为阵挛、呕吐、共济失调、意向性震颤、眼球震颤及情感淡漠等;查体可见脑膜刺激症、腱反射减弱或消失。危重病例可表现为频繁抽搐、昏迷、脑水肿、脑疝。头颅 MRI 及脑电图检查有助于明确疾病的严重性。

2. **呼吸系统**　呼吸浅促、困难,呼吸节律改变;口唇发绀,口吐白色、粉红色血性泡沫液(痰);肺部可闻及痰鸣音或湿啰音。

3. **循环系统**　面色苍白,心率增快或缓慢,脉搏浅速、减弱甚至消失,四肢发凉,指(趾)发绀,血压升高或下降。

【实验室检查】

1. **血常规检查**　血常规显示淋巴细胞和单核细胞增多,白细胞正常或有所增高,重症病例白细胞计数可明显升高。

第二军医大学出版社

2. **血生化检查** 部分病例可有轻度 ALT、AST、CK-MB 升高,重症病例血糖可升高。

3. **病原学检查** 自咽拭子或咽喉洗液、粪便或肛拭子、脑脊液或疱疹液,检测特异性 EV71 核酸阳性或分离到 EV71 病毒。

4. **血清抗体的检查** 肠道病毒型特异性鉴定主要靠血清中和实验,LMB 组合血清可大大简化鉴定过程,但是有些毒株的中和作用不稳定,仍需由单价血清来鉴定。另一要注意的是病毒颗粒的集聚会影响中和效果,如 EV71 的中和实验就需要使用单个分散的病毒。患者血清中特异性 IgM 抗体阳性,或急性期与恢复期血清 IgG 抗体有 4 倍以上的升高,具有诊断意义。

5. **胸片** 可表现为双肺纹理增多,有网格状、点片状、大片状阴影,部分病例以单侧为著,快速进展为双侧大片阴影。

6. **磁共振** 以脑干、脊髓灰质损害为主。

7. **脑电图** 部分病例可表现为弥漫性慢波,少数可出现棘(尖)慢波。

8. **心电图** 无特异性改变。可见窦性心动过速或过缓,ST-T 改变。

【诊断】

在流行季节发病,常见于学龄前儿童,婴幼儿多见。以发热,手、足、口、臀部出现斑丘疹、疱疹为主要表现,可伴有上呼吸道感染症状。部分病例仅表现为手、足、臀部皮疹及疱疹性咽峡炎。重症病例可出现神经系统受累、呼吸及循环衰竭等表现,实验室检查可有末梢血白细胞增高、血糖增高及脑脊液改变,脑电图、核磁共振、胸部 X 线检查可有异常。在临床诊断基础上,EV71 核酸检测阳性、分离出 EV71 病毒或 EV71 病毒 IgM 抗体检测阳性,EV71 病毒 IgG 抗体 4 倍以上增高或由阴性转为阳性。

【鉴别诊断】

1. **口蹄疫** 由口蹄疫病毒引起,目前有 7 个血清型、65 个亚型。主要侵犯猪、牛、马等家畜。对人虽然可致病,但不敏感。一般发生于畜牧区,成人牧民多见,四季均有。口腔黏膜疹易融合成较大溃疡,手背及指、趾间有疹子,有痒痛感。

2. **疱疹性口炎** 四季均可发病,以散在为主。一般无皮疹,偶尔在下腹部可出现疱疹。

3. **疱疹性咽峡炎** 可由 Cox A 组病毒引起,病变在口腔后部,如扁桃体、软腭、腭垂,很少累及颊黏膜、舌、龈。

不典型、散在性手足口病很难与出疹、发热性疾病鉴别,须做病原学及血清检查。

【治疗】

在治疗方面,本病如无并发症,预后一般良好,多在 1 周内痊愈。治疗原则主要为对症治疗。

(一) 疱疹性咽峡炎阶段

1. **一般治疗** 注意隔离,避免交叉感染,适当休息,清淡饮食,做好口腔和皮肤护理。

2. **对症治疗** 发热、呕吐、腹泻等给予相应处理。

(二) 神经系统受累阶段

该阶段患者出现神经系统症状和体征,如头痛、呕吐、精神差、易激惹、嗜睡、肢体无力、肌痉挛、抽搐或急性迟缓性麻痹等。

1. **控制颅内高压** 限制入量,给予甘露醇,每次 0.5~1.0 g/kg,每 4~8 h 给药 1 次,20~30 min 静脉注射,根据病情调整用药间隔时间及剂量。必要时加用呋塞米(速尿)。

2. **静脉注射免疫球蛋白** 总量为 2 g/kg,分 2~5 d 给予。

3. **酌情应用糖皮质激素治疗** 参考剂量:甲泼尼松龙 1~2 mg(kg·d),氢化可的松 3~5 mg(kg·d),地塞米松 0.2~0.5 mg(kg·d),分 1~2 次。重症病例可给予短期大剂量冲击疗法。

4. **其他对症治疗** 如降温、镇静、止惊(地西泮、苯巴比妥、水合氯醛等)。

5. **严密观察** 严密观察病情变化,密切监护,注意严重并发症。

(三) 心肺衰竭阶段

在原发病的基础上突然出现呼吸急促、面色苍白、发绀、出冷汗、心率快、吐白色或粉红色血性泡沫样痰,出现肺部啰音增多、血压明显异常、频繁的肌阵挛、惊厥和(或)意识障碍加重等,以及高血糖、低氧血症、胸片异常明显加重或出现肺水肿表现。

1) 保持呼吸道通畅,吸氧。

2) 确保两条静脉通道的通畅,检测呼吸、心率、血压和血氧饱和度。

3) 呼吸功能障碍时,及时气管插管使用正压机械通气。

4) 在维持血压稳定的情况下,限制液体入量。

5) 药物治疗应用降颅压药物,应用糖皮质激素治疗,必要时给予冲击疗法,静脉注射免疫球蛋白,血管活性等药物的应用,根据血压、循环的变化可选用多巴胺、多巴酚丁胺、米力农等药物;酌情应用强心、利尿药物治疗;果糖二磷酸钠或磷酸肌酸静脉注射;抑制胃酸分泌,可静脉应用西咪替丁、奥美拉唑镁肠溶片(洛赛克)等;退热治疗;监测血糖变化,必要时可皮下或静脉注射胰岛素;惊厥时给予镇静药物治疗;有效抗生素防治肺部细菌感染;保护重要脏器功能。

【预后】

大多数为隐性感染或仅有轻微的临床表现,预后良好,但少数严重病例可因并发无菌性脑膜炎、脑炎、急性弛缓性麻痹、呼吸道感染和心肌炎等而死亡。手足口病多为自限性疾病,预后良好。

【预防】

本病至今尚无特异性预防方法。加强监测,提高监测敏感性是控制本病流行的关键。各地要做好疫情报告,托幼单位应做好晨间检查,及时发现患者,采集标本,明确病原学诊断,并做好患者粪便及其用具的消毒处理,预防疾病的蔓延扩散。流行期间,家长应尽量少让孩子到拥挤的公共场所,减少感染的机会。

医院应加强预防,设立专门的诊室,严防交叉感染。在伴有严重并发症的手足口病流行地区,密切接触患者的体弱婴幼儿可肌内注射丙球蛋白。

【护理】

1. **腹泻** 与肠道病毒属作用于肠道有关。

2. **体液不足** 与频繁的吐泻导致大量水分丢失有关,如气管切开也可导致水分大量流失。

(1) 病情监测 ①密切观察生命体征和神志的变化,每小时1次;②观察及记录呕吐物及排泄物的颜色、性质、量、次数;③严格记录24 h出入量;④根据皮肤与黏膜弹性、尿量、血压、神志等的变化判断脱水程度。

(2) 液体治疗的护理 遵医嘱进行补液治疗。①迅速建立静脉通道;②观察输液效果及并发症。补液过程中应仔细观察患者症状和体征,如血压是否恢复、皮肤弹性是否好转、尿量是否正常等。

3. **饮食护理** 严重吐泻时应暂时禁食。当临床症状逐渐好转,可给予少量多次饮水。病情控制后逐步过渡到温热、低脂、流质饮食,如果汁、米汤、淡盐水等,尽量避免饮用牛奶、豆浆等不易消化且又能加重肠胀气的食物。

4. **生活护理** 包括:①严格卧床休息,协助床边排便,减少患者体力消耗;②口腔护理:因为极度脱水,应经常用漱口水或温生理盐水漱口,以保持口腔清洁、湿润;③皮肤护理:加强臀部皮肤护理,卧床患者注意压疮的发生;④呕吐时取头侧位,避免造成窒息或吸入性肺炎;呕吐后协助患者用温水漱口。床边放置容器,便于患者拿取及对排泄物进行测量处理。帮助患者及时清除排泄物,及时更换污染的床单,创造清洁舒适的环境。及时采集吐泻物送检,并严格消毒处理。

5. 抗休克和纠正肺水肿的监测与护理

1) 病情监测:对休克型患者每 10～15 min 测量生命体征,如发现面色苍白、四肢湿冷、血压下降、脉搏细速、尿少和烦躁、呼吸异常、肺水肿体征等休克征象,及时告知医师配合抢救,加强护理。

2) 休息及体位:患者应绝对卧床休息,专人监护。患者平卧或置于休克体位(头部和下肢均抬高 30°);小儿去枕平卧,头偏向一侧。

3) 保暖:循环衰竭患者末梢循环差,应注意保暖。

4) 抗休克护理:如有休克征象,迅速建立静脉通路以便及时用药,必要时开放两条通路。记录 24 h 出入量,有利于判断病情和调整补液速度。扩容时,应根据血压、尿量随时调整输液速度。肺水肿的患者应注意有无呼吸困难、咳泡沫痰及肺底湿啰音,防止肺水肿及左心衰竭的发生。应用血管活性药物,维持适当的浓度和速度。注意观察药物的疗效和副作用。

抗休克治疗有效的指征:患者面色转红、发绀消失、肢端转暖、血压逐渐上升,提示组织灌注良好;收缩压维持在 80 mmHg 以上、脉压差＞30 mmHg,脉搏＜100 次/分,充盈有力;尿量＞30 ml/h,表示肾血液灌注良好。

5) 累及中枢神经系统时:首先应严密观察病情,尤其是神志的变化,注意观察生命体征,并做好记录。

6) 抗肺水肿的护理:

A. 改善通气维护呼吸功能:及时清除气管内分泌物,保持呼吸道通畅,严密观察呼吸道情况,监测呼吸机给氧的真正效果;定时做血气分析;了解肺功能,保持血氧饱和度在 98% 以上;做呼吸管理、气管内吸痰,动作轻而短暂,每次不能超过 15 s。吸痰前后给予高浓度氧气,避免低氧血症进一步使颅内压增高。

B. 做好基础护理:①患者体位:抬高床头 15°～30°,以利于静脉回流,减轻肺水肿;帮助患者每 2 h 翻身 1 次,按摩皮肤受压处防压疮,翻身时与翻身后使患者头部与躯体保持一条直线,以便维持静脉回流、降低颅内压。②保持室内安静:谢绝探视,减少陪护,保持患者充足睡眠,避免颅内压波动。③输液管理:严格控制液体入量及早期限制钠盐的摄入,根据患者的生命体征、尿量及颅内压决定补液量,以保持尿量于正常范围为适度。④饮食管理:气管切开会流失大量的水分,患者手术、伤口修复需要加强营养,患者吞咽困难导致摄入不足,高热消耗大量的水分、热量,脱水剂的使用易造成电解质紊乱。应采取早期管饲高蛋白、高热量、富含维生素、营养丰富易消化的流质食物,同时控制进水量及食盐量。

C. 积极防治并发症:①肺部感染:将患者安置在单人房间,保持室内空气流通、清洁,温、湿度适宜。控制出入人次。定时做空气消毒,每日 2 次。经常更换体位并轻轻叩击背部;及时而科学地吸痰,适当取半坐位防止误吸。严格无菌操作,做好气管切开和呼吸机治疗的管理,气管套管每日清洗消毒 2 次,及时留取痰标本做细菌培养及药敏试验。选用敏感抗生素,给予营养支持,提高机体抵抗力。②电解质紊乱:合理补液,记录 24 h 出入量,定时监测尿比重、尿钠,监测血生化。③高热:给予患者头部冰枕,腋窝、腹股沟等大血管表浅处置冰袋,有效控制高热,降低脑细胞代谢和耗氧量,增强脑细胞对缺氧耐受力,有助于防止和减轻脑水肿。补充水分和营养,增加患者抵抗力,促进机体早日康复。

(郝大林　孙成学　马振华　北华大学附属医院)

第四章　立克次体感染

立克次体病（rickettsiosis）是一组由各种立克次体（ricketsiae）引起的急性传染病，呈世界或地方性流行，临床表现轻重不一。

对人类致病的立克次体：①立克次体科（Rickettsiaceae）下的立克次体属（Rickettsia，包括斑疹伤寒群和斑点热群）、埃立克体属（Ehrlichia）和东方属（Orientia）；②柯克斯体科（Coxiellaceae）下的柯克斯体属（Coxiella）和巴通体科（Bartonellaceae）下的巴通体属（Bartonella）。在我国发现的立克次体病包括：①流行性斑疹伤寒、地方性斑疹伤寒和北亚蜱媒立克次体病；②恙虫病，由东方属恙虫东方体引起；③Q热，由柯克斯贝纳科克斯体引起。

立克次体病的共同特点：①病原体的主要宿主是啮齿动物，如鼠类，吸血节肢动物（虱、蚤、蜱和螨等），叮咬是其主要传播途径；②其病理变化主要是小血管炎和血管周围炎；③临床起病急，主要表现为发热、头痛和皮疹（三联征）以及中枢神经系统症状；④抗生素治疗有效。

第一节　流行性斑疹伤寒

流行性斑疹伤寒（epidemic typhus）又称虱传斑疹伤寒（louse-borne typhus）或典型斑疹伤寒（classic typhus），是由普氏立克次体（Rickettsia prowazeki）引起，以人虱为传播媒介所致的急性传染病。以急性起病、持续高热、剧烈头痛、皮疹和中枢神经系统症状为特征。

【病原学】

病原体为普氏立克次体，基本呈 $1\ \mu m$ 左右的微小球杆状或丝状，通常寄生在人体小血管内皮细胞内和体虱肠壁细胞内。革兰染色阴性。因与变形杆菌 OX19 有部分共同抗原，故可与患者血清发生凝集反应（即外斐反应）而用于诊断。

对热、紫外线及一般消毒剂均敏感，$56℃$、$30\ min$ 或 $37℃$、$5\sim7\ h$ 均可灭活。耐低温和干燥，$-200℃$以下可长期保存，在干燥的虱粪中能存活数月。

【流行病学】

1. **传染源**　患者是主要传染源，潜伏期末即有传染性，病后第 1 周传染性最强，一般不超过 3 周。普氏立克次体还存在非人类自然宿主，并有因接触鼯鼠而发生散发病例的报道。

2. **传播途径**　立克次体因人虱叮咬而传播至人体。因虱喜生活于 $29℃$ 左右的环境，故虱可离开高热患者而另觅新宿主，致使本病在人群中传播。人-虱-人的传播方式是本病流行病学的特点。此外，因吸入气溶胶的虱粪污染咽喉部黏膜也可引起感染。

3. **易感性**　人群普遍易感，病后可获相当持久的免疫力，但少数因免疫力不足偶可再次感染或体内潜伏的立克次体再度增殖而引起复发。

4. **流行特征**　多发生于寒冷地区的冬、秋季节，但近年来非洲热带地区也有本病的发生。

【发病机制与病理解剖】

1. **发病机制**　普氏立克次体侵入人体后，主要在小血管和毛细血管内皮细胞内繁殖，引起血管病变，并播散至邻近内皮细胞，产生小的感染灶。进入血流的立克次体播散至远处的小动脉和小静脉及内脏内皮细胞造成同样的损伤。

本病的发生是由病原体直接引起的血管病变及病原体诱导的变态反应所致。普氏立克

第二军医大学出版社

次体可引起潜伏感染，在淋巴组织中持续存在，是引起 Brill-Zinsser 病（再燃性斑疹伤寒）的原因。

2. **病理解剖**　小血管炎是本病的基本病变。典型时形成斑疹伤寒结节，即增生性血栓、坏死性血管炎及其周围的炎性细胞浸润而形成的肉芽肿。该病变遍及全身，尤以皮肤、心、脑及脑膜、骨骼肌、肺、肾、肾上腺及睾丸明显。非特征性改变有支气管肺炎、间质性肾炎、间质性心肌炎、间质性肝炎、肾上腺出血和水肿。中枢神经系统病变广泛，出现大脑灰质到脊髓的病变。脾可因单核-巨噬细胞增生而呈急性肿大。

【临床表现】

（一）典型斑疹伤寒

潜伏期为 10～14 d（5～23 d）。

1. **发热**　起病多急骤，体温在 1～2 d 内迅速上升至 39℃ 以上，第 1 周呈稽留热，第 2 周起有弛张热趋势。若无并发症且未予病原治疗，发热持续 2～3 周后，于 3～4 d 内降至正常。伴寒战、乏力、剧烈头痛、面部及眼结膜充血等全身毒血症状。

2. **皮疹**　为重要体征。90% 以上病例于第 4～5 天始出疹，初见于胸背部，1～2 d 后遍及全身，但面部通常无疹。开始为鲜红色充血性斑丘疹，压之褪色，进而变为暗红色瘀点。多孤立存在，不融合，1 周左右消退。瘀点样疹可持续 2 周，常遗留色素沉着或脱屑，但无焦痂。

3. **中枢神经系统症状**　较明显，且出现早。表现为剧烈头痛、头晕、耳鸣及听力下降。也可出现反应迟钝或惊恐、谵妄，偶有脑膜刺激征，手、舌震颤，甚至二便失禁、昏迷等。

4. **肝、脾肿大**　约 90% 的患者出现脾肿大，少数患者肝轻度肿大。

5. **心血管系统症状**　可有脉搏加快，合并心肌炎时可有心音低钝、心律失常、奔马律、低血压甚至循环衰竭。

6. **其他**　还可出现呼吸道、消化道症状以及急性肾衰竭。

（二）轻型斑疹伤寒

近年来国内多见此型散发病例。热程短（8～9 d），体温多在 39℃ 以下，全身中毒症状较轻。有明显的头痛和全身疼痛，但很少出现意识障碍和其他神经系统症状。皮疹稀少或无，为充血性，常于出诊后 1～2 d 消退。肝、脾肿大者少见。可能与人群免疫水平和早用抗生素有关。

（三）复发型斑疹伤寒

复发型斑疹伤寒（Brill－Zinsser 病）即流行性斑疹伤寒的复发型。原发性感染后，普氏立克次体在人体淋巴结中能够存在多年，且无任何临床表现。一旦机体的免疫功能下降，立克次体即能繁殖而致疾病复发。临床表现同流行性斑疹伤寒，但病情轻、病程短、病死率低。

【实验室检查】

1. **血、尿常规检查**　白细胞计数多在正常范围内。中性粒细胞常升高，嗜酸性粒细胞显著减少或消失。血小板常减少。尿蛋白常阳性。

2. **脑脊液检查**　有脑膜刺激征者脑脊液中白细胞和蛋白稍增高，糖一般正常。

3. **血清学检测**

（1）外斐反应（变形杆菌 OX19 凝集反应）　发病后第 1 周出现阳性，第 2～3 周达高峰，持续数周至 3 个月。效价≥1∶160 或病程中有 4 倍以上增高者有诊断价值。阳性率为 70%～80%。

（2）抗体检测　间接免疫荧光试验（IFA）为最常用的血清学诊断手段；酶联免疫吸附试验（ELISA）最敏感，尤其是 IgM 捕获法；补体结合试验（CF）和乳胶凝聚试验（LG）也用于普氏立克次体的检测。

（3）病原体分离　结合离心的壳状瓶（shell vial）培养技术，近来成功用于立克次体的分离。

（4）核酸检测　分子杂交法检测普氏立克次体核酸特异性好，有助于早期诊断。PCR法可提高检出率。

【诊断与鉴别诊断】

流行性斑疹伤寒患者缺乏特异性临床表现，流行病学资料有重要诊断参考价值，实验室检查对诊断是必需的。外斐反应的滴度较高（1∶160以上）或呈4倍以上升高即可诊断。有条件也可加做其他血清学试验。

本病应与下列疾病鉴别。

（1）其他立克次体病　与地方性斑疹伤寒的鉴别见表4-1。恙虫病患者恙螨叮咬处可有焦痂和淋巴结肿大，变形杆菌 OX$_{19}$ 凝集试验阳性。Q热，无皮疹，主要表现为间质性肺炎，外斐反应阴性。

（2）伤寒　起病较缓，全身中毒症状较轻。特征性表现为玫瑰疹、相对缓脉、肝与脾肿大。诊断依赖血（或胆汁、骨髓）培养出伤寒杆菌和（或）肥大反应阳性。

（3）回归热　起病急，发热，退热数日后可再发热，血液和骨髓涂片可见螺旋体。

（4）流行性出血热　以发热、出血、休克和肾损害为主要表现。典型患者有发热期、低血压休克期、少尿期、多尿期和恢复期5期经过，出血热抗体 IgM 阳性。

表 4-1　流行性斑疹伤寒和地方性斑疹伤寒的鉴别

鉴别要点	流行性斑疹伤寒	地方性斑疹伤寒
严重程度	中度至重度	轻度到中度
流行特点	流行性，多发生于冬、春季	地方散发性，一年四季都可发生，但更多见于夏、秋季
皮　疹	斑丘疹，瘀点（斑）常见；多遍及全身	斑丘疹；稀少
血小板减少	常见	不常见
外斐反应	强阳性，1∶（320～5 120）	1∶（160～640）
接种试验	病原体不引起豚鼠睾丸肿胀；偶可引起但较轻	病原体引起豚鼠睾丸严重肿胀
病死率（%）	6～30	<1

【治疗】

1. **一般治疗**　卧床休息，口腔护理和更换体位极其重要，以防发生口腔感染、肺部感染、压疮等。供给足量水分和热能。

2. **病原治疗**　四环素和多西环素治疗有效，但须早期使用。常规剂量给药，热退后再用3～4 d。在严重病例，首剂可静脉给药。氯霉素也有效，因具骨髓抑制而不首选。磺胺药会加重病情，禁用。

3. **对症治疗**　剧烈头痛者予以止痛、镇静剂。肾上腺皮质激素可减轻毒血症状，但应慎用。

【护理】

（一）主要护理诊断

1）体温过高：与立克次体感染、毒血症有关。

第二军医大学出版社

2) 皮肤完整性受损、皮疹：与立克次体所致皮肤血管病变有关。

3) 舒适的改变，疼痛：与全身毒血症有关。

4) 有传播感染的危险：与立克次体血症和虱、蚤寄生有关。

5) 潜在并发症，心功能不全：与心肌血管受损有关。

（二）主要护理措施

1. **虫媒隔离**　灭虱是控制流行及预防本病的关键。患者入院后应尽快、彻底灭虱，剃除身体所有毛发，洗澡、更衣。剃下的毛发包好烧掉，换下的衣服立即灭虱。24 h后观察灭虱效果，必要时须重复灭虱。10 d后应再重复检查1次，必要时再灭虱。患者衣服可高压消毒或用加热的方法灭虱，也可用化学药物如马拉硫磷、敌百虫和敌敌畏等。

2. **休息**　因持续高热，患者应严格卧床休息不少于2周。

3. **饮食**　应给予高热量、高蛋白、富含维生素的半流食，谵妄、昏迷者可予鼻饲，以保证足够的水分。入量3 000 ml/d左右，必要时静脉输液。

4. **病情观察**　①注意观察生命体征及皮疹性状、数量等。如为出血性皮疹，若发生血压下降、心律失常、四肢发凉者报告医生，并做好抢救准备。②密切观察有无头痛、烦躁、幻觉、谵妄、狂躁、脑膜刺激征等神经系统症状以及心音低钝、心律不齐及奔马律等循环系统症状。

5. **对症护理**

（1）发热　高热者可用温水擦浴或置冰袋，忌用乙醇擦浴，避免使用大剂量退热剂，以免引起虚脱。

（2）头痛　剧烈头痛者，遵医嘱给予止痛、镇静剂。注意用药效果及药物不良反应。

（3）神经、精神症状　谵妄、狂躁与精神症状严重者，须按医嘱给予镇静剂。必要时加床档，专人守护，防止意外发生。

（4）常规口腔护理　略。

（5）皮疹　参见第一章第八节中有关"皮疹"的内容。

6. **药物治疗的护理**　应用四环素治疗期间，应向患者说明药物名称、用法、疗程及副作用等。本药不良反应主要是胃肠道反应，如恶心、呕吐、食欲减退和腹泻等。饭后服用可减轻不良反应。

7. **隔离**　虫媒隔离至体温正常后12 d。

【预防】

讲究个人卫生，灭虱是预防本病的关键措施。

1. **管理传染源**　早期隔离患者，并对其予以灭虱处理。密切接触者医学观察21 d。

2. **切断传播途径**　加强卫生宣教，勤沐浴更衣。发现有虱时应对衣、被进行灭虱。

3. **保护易感者**　对疫区居民及新人、疫区人员进行疫苗接种。免疫接种只能减轻病情，而发病率无明显降低。

【健康教育】

1) 宣传注意个人卫生及做好灭虱工作对预防斑疹伤寒的意义。

2) 宣讲有关斑疹伤寒的疾病知识，使其配合治疗。

3) 告诉患者在恢复期及出院后均注意休息，避免劳累，增加营养，逐渐恢复体力。

（白贞子　吉林大学中日联谊医院；江智霞　遵义医学院护理学院）

第二节 地方性斑疹伤寒

地方性斑疹伤寒(endemic typhus)又称蚤传斑疹伤寒(flea-borne typhus),或鼠型斑疹伤寒(murine typhus),是由莫氏立克次体(Rickettsia mooseri,Rickettsia typhi)引起,以鼠蚤为传播媒介的急性传染病。其临床表现与流行性斑疹伤寒相似,但病情较轻,病程短,除老年病人外,极少有死亡。

【病原学】

莫氏立克次体的形态特征及理化性质与普氏立克次体相似,所不同的是:①形态上多形性不明显,多为短丝状;②有不同的不耐热型颗粒抗原,但有相同的耐热可溶性抗原而有交叉反应;③接种雄性豚鼠可引起阴囊及睾丸明显肿胀;④除豚鼠外,对大鼠和小鼠均有明显的致病性,可用于分离及保存病原体。

【流行病学】

1. **传染源** 家鼠为本病的主要传染源,莫氏立克次体通过鼠蚤在鼠间传播。鼠感染后不立即死亡,而鼠蚤只在鼠死后才叮咬人而使人感染。此外,患者及牛、羊、猪、马、骡等也可能成为传染源。

2. **传播途径** 主要通过鼠蚤的叮咬传播。鼠蚤叮咬人时不是直接将莫氏立克次体注入人体内,但可同时排出含病原体的粪便和呕吐物污染伤口,立克次体经抓破处进入人体;蚤被压碎后,其体内病原体可经同一途径侵入。进食被病鼠排泄物污染的食物也可患病。蚤干粪内的病原体偶可形成气溶胶,经呼吸道和眼结膜使人受染。如有虱寄生人体,亦可作为传播媒介。

3. **易感性** 人群普遍易感,感染后可获强而持久的免疫力,与流行性斑疹伤寒有交叉免疫。

4. **流行特征** 本病全球散发,多见于热带和亚热带。国内河南、河北、云南、山东、辽宁和北京等地发病率较高。以晚夏和秋季时多见,可与流行性斑疹伤寒同时存在于同一地区。

【发病机制与病理解剖】

与流行性斑疹伤寒相似,但病变较轻,小血管的血栓形成较少见。

【临床表现】

潜伏期1～2周,临床表现与流行性斑疹伤寒相似,但病情较轻,病程较短。

【实验室检查】

1. **血常规检查** 白细胞总数及分类多正常,少数于病程早期出现血小板减少。

2. **生化检查** 约90%的患者血清 AST、ALT、ALP 和 LDH 轻度升高。

3. **免疫学检测** 外斐反应阳性,但滴度较低。用莫氏立克次体特异性抗原作补体结合试验和乳胶凝集试验等可鉴别。

4. **病原体分离** 一般实验室不宜进行豚鼠阴囊反应试验,以免感染在动物间扩散和实验室工作人员受染。

【诊断】

本病临床表现无特异性,且病情较轻。流行病学资料对诊断有帮助。对流行区发热患者或发病前1个月内去过疫区者,应警惕感染本病的可能。

【治疗】

同流行性斑疹伤寒。国内报道多西环素的疗效优于四环素。近年来临床使用氟喹诺酮类药物对治疗本病也有效。患者的体温常于开始治疗后1～3 d内降至正常,体温恢复正常后再用药3～4 d。

【预防】

主要是灭鼠、灭虱,对患者早隔离治疗。

【护理】

参见流行性斑疹伤寒的"护理"部分。

(白贞子　吉林大学中日联谊医院;江智霞　遵义医学院护理学院)

第三节　恙　虫　病

恙虫病(tsutsugamushi disease)是由恙虫病东方体(Orientia tsutsugamushi)感染所至的急性自然疫源性传染病。临床上以叮咬部位焦痂或溃疡形成、高热、淋巴结肿大、皮疹以及白细胞数减少等为特征。

【病原学】

病原体为恙虫病东方体,呈球形或球杆状,大小为$(0.3\sim0.6)\mu m\times(0.5\sim1.5)\mu m$,专性细胞内寄生;革兰染色呈阴性,但以吉姆萨染色显色较好,呈紫蓝色。恙虫病东方体抵抗力弱,有自然失活、自溶倾向,不易保存。对一般消毒剂都很敏感,如0.5%苯酚或加热至56℃、10 min均可将其杀灭。

【流行病学】

此病主要流行于亚洲太平洋地区,尤以东南亚国家与日本太平洋岛屿多见。目前我国病例报告或血清学发现本病的省份已有广东、广西、海南、湖南、云南、四川、贵州、西藏、台湾、山东、江苏、浙江、安徽、天津、辽宁、吉林、陕西及新疆,显示本病分布可能相当广泛。

1. **传染源**　鼠类是主要传染源。我国南方主要以黄毛鼠、褐家鼠为主,而北方则以黑线姬鼠、社鼠为主。

2. **传播途径**　恙螨为本病的传播媒介。在我国已证实能传播本病的数十种恙螨中以地里纤恙螨和红纤恙螨为主要传播媒介。

3. **人群易感性**　人对本病普遍易感。病后可获得对同株病原体的持久免疫,对异株的免疫则仅能维持数月,故可再次感染发病。

4. **流行特征**　本病一般为散发,南方省区多发于夏、秋季,见于5~10月份,以6~7月份为高峰,但北方省份则为秋、冬季,发病以9~12月份为多,流行高峰出现在10月份。

【发病机制与病理解剖】

病原体从恙螨叮咬处侵入人体,先在叮咬局部组织细胞内繁殖,引起局部皮肤损伤,继而直接或经淋巴系统进入血流,形成恙虫病东方体血症。血流中的病原体侵入血管内皮细胞和单核-巨噬细胞内生长繁殖,产生毒素,引起全身毒血症状和多脏器的病变。

本病的基本病理变化为全身小血管炎、血管周围炎及单核-巨噬细胞增生。被恙螨叮咬后局部出现充血、水肿、焦痂,痂皮脱落可呈现溃疡。可伴全身淋巴结肿大,内脏普遍充血,肝、脾肿大,有心肌炎、出血性肺炎、间质性肾炎及淋巴细胞性脑膜炎等。

【临床表现】

潜伏期4~21 d,一般为10~14 d。起病急骤,体温迅速上升,可在1~2 d内达39℃以上,多呈弛张热型,常伴有头痛、全身酸痛、疲乏和食欲减退等。可有颜面及颈胸部潮红、结膜充血。可有神情淡漠、重听、谵妄,甚至抽搐或昏迷。有脑膜刺激征、心肌炎、肺炎表现。可有广泛的出血现象。同时临床上还具有一些对诊断有重要价值的特征性体征。

1. **焦痂与溃疡**　焦痂对诊断最具意义,可见于 36.9%～98% 的患者,呈圆形或椭圆形,大小不一,直径多为 4～10 mm;焦黑色,边缘稍隆起,如堤围状,周围有红晕,如无继发感染,则不痛、不痒,也无渗液。痂皮脱落后,中央凹陷形成溃疡,基底部呈现淡红色肉芽创面。

2. **淋巴结肿大**　焦痂附近的局部淋巴结明显肿大,可大如核桃,有压痛,可移动,不化脓,消退较慢(可借此发现可能存在于附近的焦痂)。全身浅表淋巴结也可轻度肿大。

3. **皮疹**　多出现于病程的第 4～6 天,常为充血性的暗红色斑丘疹,少数呈出血性,不痒,直径 0.2～0.5 cm,散发于躯干和四肢,面部很少,手掌和足底缺如。皮疹持续 3～7 d 后消退,可遗留少许色素沉着。皮疹仅见于部分患者,轻症患者可无皮疹。

4. **肝、脾肿大**　部分患者可有轻度的肝、脾肿大,质软,可有轻微触痛。脾肿大较肝肿大又略为多见。

【实验室检查】

1. **血常规检查**　周围血白细胞数常减少,但也可在正常范围,有并发症时则增多。淋巴细胞数相对增多。

2. **血清学检查**

(1) 变形杆菌 OX$_k$ 凝集反应(外斐试验)　患者血清可与变形杆菌 OX$_k$ 发生凝集反应,最早可于第 4 病日出现阳性。病程第 1～3 周,阳性率分别为 30%、63% 和 87%,效价自 1∶80～1∶1 280)不等,第 4 周开始下降,至第 8～9 周多转为阴性。一般凝集效价在 1∶160 以上才有诊断意义;若在病程中隔周做 2 次检查,如效价升高 4 倍以上,则诊断意义更大。本试验的特异性较低,其他疾病如钩端螺旋体病也可出现阳性。

(2) 斑点免疫测定　用恙虫病东方体或其蛋白作抗原吸附硝酸纤维膜,可检测患者血清中特异性 IgM 或 IgG 抗体,其中特异性 IgM 检测有早期诊断价值。此法的敏感性及特异性均佳。

(3) 补体结合试验　阳性率较高,特异性较强,持续阳性时间可达病后 5 年左右。可选用当地多见株作抗原,也可用多价抗原。

(4) 免疫荧光试验　间接免疫荧光试验在病程的第 1 周末即可检测到患者血清中的特异性抗体,2 个月后效价虽逐渐下降,但可持续数年。

(5) 酶联免疫吸附试验　可作各型血清型恙虫病东方体的特异性 IgG 或 IgM 抗体检测,敏感性及特异性均佳。

3. **分子生物学检查**　用 PCR 技术可检测血液等标本中的恙虫病东方体 DNA。

4. **病原体分离**　常用小鼠作为分离病原体的实验动物,也可用鸡胚卵黄囊接种或 Hela 细胞培养分离本病原体。

【诊断】

1. **诊断依据**

(1) 流行病学资料　发病前 3 周内是否到过流行区,并注意流行季节。

(2) 临床表现　起病急,有高热、皮肤潮红、焦痂或特异性溃疡、淋巴结肿痛、皮疹、肝与脾肿大等,尤以发现焦痂或特异性溃疡最具诊断价值。

(3) 实验室检查　外周血白细胞数减少,外斐试验凝集效价在 1∶160 以上有辅助诊断价值。有条件时可做特异性血清学检查,或行小白鼠腹腔接种分离病原体。

【治疗】

1. **一般治疗**　宜卧床休息,进易消化的食物;注意口腔卫生,定时翻身。多饮水,以补充足量的水分。高热慎用大量发汗的解热药。烦躁不安时可适量应用镇静药。

第二军医大学出版社

2. **病原治疗**　氯霉素对本病有特效,剂量为成人 2 g/d,儿童 25～40 mg/(kg·d),4 次分服。口服困难者也可静脉滴注给药。热退后剂量减半,再用 7～10 d。四环素族也可获满意治疗效果,可选用多西环素,成人剂量 0.2 g,1 次/天,连服 5～7 d。其他如罗红霉素、阿奇霉素、红霉素也具一定疗效,不宜使用四环素族的儿童可选用此类药物。罗红霉素剂量,成人 0.6 g/d,儿童 2～3 mg/(kg·d),2 次分服,热退后剂量减半,疗程 10 d。

【预后】

如能早期诊断,及时采取有效的病原治疗,绝大多数患者预后良好。老年人、孕妇、有并发症者预后较差。病死率各地报告差异较大,未用抗生素者病死率为 9%～60%,应用有效抗生素治疗者降低至 1%～5%。

【护理】

(一) 主要护理诊断

1) 体温过高:与恙虫病立克次体血症有关。

2) 组织完整性受损:与恙螨叮咬后导致焦痂形成、皮疹有关。

(二) 主要护理措施

1. **休息**　患者应绝对卧床休息,减少机体消耗,防止并发症的发生。

2. **饮食护理**　进食易消化、富含维生素、足够热量及蛋白质的流质或软食,少量多餐,以补充基本营养需求。嘱患者多饮水。昏迷患者经鼻饲饮食。

3. **病情观察**　注意生命体征变化,若有心率增快、心律失常、咳嗽频繁伴胸痛、气促、神志改变以及出现谵妄、抽搐等表现时,可能并发心力衰竭、肺炎、脑膜炎等,应及时通知医师,配合处理。

4. **用药护理**　遵医嘱使用氯霉素或四环素族药物。注意观察药物的不良反应,如使用氯霉素时应注意观察血象的变化,有无全血细胞减少或出血倾向等。

5. **降温**　高热者可用冰敷、乙醇擦浴等物理措施降温,酌情使用解热药物,但慎用大量发汗的解热药。

6. **观察皮肤受损情况**　①对疑诊恙虫病的患者应仔细观察,注意焦痂和溃疡的部位、大小,是否继发感染,有无全身表浅淋巴结肿大。②观察皮疹的性质、形态、分布及消长情况。③皮疹护理,参见第一章第八节"皮疹"的内容。

7. **局部处理**　如无自觉不适时,皮疹无需特殊处理。焦痂、溃疡护理的关键是保持局部皮肤清洁、干燥,防止继发感染。可用 75%乙醇涂擦溃疡周围皮肤,用过氧化氢溶液、生理盐水涂擦溃疡面,然后用庆大霉素注射液洗敷创面,每日 3 次,直至痊愈。

【预防】

1. **消灭传染源**　灭鼠是主要措施,患者不必隔离,接触者不检疫。

2. **切断传播途径**　改善环境卫生,除杂草,消除恙螨孳生地。对于野外作业地区,可喷洒杀虫剂消灭恙螨。

3. **个人防护**　在流行季节避免在草地上坐、卧、晾晒衣被。在流行区野外活动时,为了防止恙螨叮咬,应束紧袖领及裤脚口,可在外露的皮肤上涂抹驱避剂如 50%邻苯二甲酸二甲酯等。目前尚无可实际应用的恙虫病疫苗。

(白贞子　吉林大学中日联谊医院;兰汝春　吉林医药学院附属医院)

第五章　细菌感染性疾病

第一节　猩　红　热

猩红热(scarlet fever)是由 A 组 β 型溶血性链球菌引起的急性呼吸道传染病。其临床特征为发热、咽峡炎、全身弥漫性鲜红色皮疹和疹后脱屑。少数患者病后可以出现变态反应性心、肾、关节的并发症。

【病原学】

A 组 β 型溶血性链球菌，直径为 $0.5 \sim 2.0\ \mu m$，革兰染色阳性。初从体内检出时带有荚膜，无芽孢和鞭毛。根据其菌体细胞壁上所含组织特异性抗原(C 抗原)的不同，可分为 A～U(无 I,J) 19 个组，A 组是猩红热的主要病原体。

A 组 β 型溶血性链球菌的致病力来源于细菌及其产生的毒素和蛋白酶类。细菌产生的毒素有：①红疹毒素(erythrogenic toxin)，能致发热和皮疹，还抑制吞噬系统功能，影响 T 细胞功能及触发 Schwartxman 反应(内毒素出血性坏死)；②链球菌溶血素(streptolysin)，有溶解红细胞、杀伤白细胞、血小板及损伤心脏的作用。产生的蛋白酶：①链激酶(streptokinase)，可溶解血块并阻止血浆凝固；②透明质酸酶(hyaluronidase)，能溶解组织间的透明质酸，利于细菌在组织内扩散；③链道酶，能裂解 DNA；④烟酰胺腺嘌呤二核苷酸酶，可损伤含有这种成分的组织和细胞；⑤血清浑浊因子，可使马血清浑浊。

A 组 β 型溶血性链球菌对热及干燥的抵抗力较弱，加热 $56\ ℃$、30 min 或一般消毒剂均可将其杀灭，但在痰及脓液中可生存数周。

【流行病学】

1. **传染源**　主要是患者和带菌者。由 A 组 β 型溶血性链球菌引起的咽峡炎，排菌量大且不易被隔离，是重要的传染源。

2. **传播途径**　主要经空气飞沫传播；亦可经皮肤伤口或产道等处感染，后者称为"外科型猩红热"或"产科型猩红热"。

3. **人群易感性**　人群普遍易感。感染后可产生抗菌免疫、抗毒素免疫，但抗菌免疫有特异性，且亚型间多无交叉免疫。由于红疹毒素有 5 种血清型，其间无交叉免疫，而且近年猩红热轻型较多，早期应用抗生素使病后免疫不充分，故患猩红热后仍可再患。

4. **流行特点**　全年均可发病，温带以冬、春季节发病较多。5～15 岁为好发年龄。近数十年来，猩红热的临床表现渐趋轻症化。

【发病机制与病理解剖】

病原体侵入人体后，主要产生 3 种病变。

1. **化脓性病变**　A 组 β 型溶血性链球菌能借助脂壁酸(LTA)黏附于黏膜上皮细胞，进入组织引起炎症，在透明质酸酶、链激酶及溶血素作用下，使炎症扩散和引起组织坏死。

2. **中毒性病变**

病原菌所产生的红疹毒素及其他产物经咽部丰富的血管进入血流，引起发热、头痛、食欲不振等全身中毒症状。红疹毒素引起皮肤血管充血、发疹，出现典型的猩红热样皮疹。肝、淋巴结可有充血和脂肪变性，心肌可有混浊肿胀和变性，肾可有间质性炎症样改变。

117

3. **变态反应性病变** 仅发生于个别病例。可能系因 A 组链球菌某些型与被感染者的心肌、心瓣膜、肾小球基底膜或关节滑囊的抗原相似,当产生特异性免疫后引起交叉免疫反应,也可能因抗原抗体复合物沉积在上述组织后所致。

【临床表现】

潜伏期通常 2~3 d(1~7 d)。典型病例起病急骤并具有发热、咽峡炎,第 2 天出现典型的皮疹等,此构成猩红热三大特征性表现。

（一）普通型

1. **发热** 多为持续性,可达 39℃左右,伴有头痛、全身不适、食欲不振等全身中毒症状。

2. **咽峡炎** 表现有咽痛、吞咽痛,局部充血并可附有脓性渗出物。腭部可见有充血或出血性黏膜疹,可先于皮疹出现。

3. **皮疹** 发热后 24 h 内开始发疹,始于耳后、颈及上胸部,迅速蔓及全身。典型皮疹是分布均匀的弥漫性充血性针尖大小的丘疹,压之褪色,有痒感,部分可见黄白色脓头且不易破溃的皮疹,称为"粟粒疹"。严重者可表现为出血性皮疹。在皮肤皱褶处,皮疹密集或因摩擦出血而呈紫红色线状,称为"线状疹"(亦称 Pastia 线)。在颜面部位却仅有充血而无皮疹。口鼻周围充血不明显,与面部充血相比之下显得发白,称为"口周苍白圈"。皮疹多于 48 h 达高峰,继之依出疹顺序开始消退,2~3 天内退尽,重者可持续 1 周。疹退后开始皮肤脱屑,皮疹越多越密脱屑越明显。以"粟粒疹"为重,多呈片状脱皮,面部及躯干常为糠屑状,手足掌、指(趾)处由于角化层较厚,片状脱皮常完整,呈手、足指或趾套状。与发疹同时出现舌头肿胀。初期舌被白苔,肿胀的舌乳头凸起,称为"草莓舌",2~3 d 后白苔开始脱落,舌面光滑呈肉红色,称为"杨梅舌"。

（二）脓毒型

脓毒型主要表现为咽部严重的化脓性炎症,细菌扩散到附近组织,引起颈淋巴结炎、中耳炎和鼻旁窦炎等。亦可侵入血循环引起败血症及迁徙性化脓性病灶,目前已罕见。

（三）中毒型

中毒症状明显,高热、头痛、呕吐,甚至神志不清,可出现中毒性心肌炎、中毒性肝炎及中毒性休克等。咽峡炎不重,但皮疹明显。

（四）外科型／产科型

病原菌经伤口或产道侵入而致病。咽峡炎缺如,皮疹始于伤口或产道周围,然后延及全身,中毒症状较轻。

【实验室检查】

1. **血常规检查** 白细胞总数增高,多为(10~20)×10⁹/L,中性粒细胞常在 80% 以上,严重患者可出现中毒颗粒。

2. **尿液检查** 尿液检查常有明显异常改变,若发生肾脏变态反应并发症,则尿蛋白增加,并出现红细胞、白细胞和管型。

3. **病原学检查**

1) 咽拭子或其他病灶分泌物培养可有 A 组 β 型溶血性链球菌生长。

2) 免疫荧光法检测咽拭子涂片可发现 A 组 β 型溶血性链球菌。

【并发症】

初期可以发生化脓性和中毒性并发症,如化脓性淋巴结炎、中毒性心肌炎、中毒性肝炎等。在病程 2~3 周,主要有风湿病、肾小球肾炎和关节炎,为变态反应所致。近年由于早期应用抗生素使病情得以控制,故并发症少见。

【诊断与鉴别诊断】

1. **诊断**

（1）流行病学资料 当地是否有本病流行，有无接触史。

（2）临床表现 猩红热特征性表现。

（3）实验检查资料 白细胞总数增高，中性粒细胞增高，可出现中毒颗粒。咽拭子或脓液培养分离出 A 组溶血性链球菌为确诊依据。

2. **鉴别诊断** 金黄色葡萄球菌感染、药疹等也能引起猩红热样皮疹。其他如麻疹、风疹等发疹性疾病，均需与猩红热鉴别。

【治疗】

1. **病原治疗** 青霉素为首选药物，每次 80 万 U，2～3 次/天，根据病情选择肌内注射或静脉给药途径，连用 5～7 d。儿童 20 万 U/(kg·d)，分 2～3 次静脉滴入。近年 A 组链球菌对青霉素耐药菌株有所增多，值得关注，可选用第一代头孢菌素治疗。对青霉素过敏者可选用红霉素，1.5～2 g/d，分 4 次给药，疗程同青霉素。

2. **对症治疗** 中毒型或脓毒型猩红热，中毒症状明显，除应用大剂量青霉素外，还可给予肾上腺皮质激素。发生休克者，同时给予抗休克治疗。

【预防】

1. **隔离患者** 住院或家庭隔离治疗至咽拭子培养 3 次阴性，患者进行隔离治疗不少于 7 d。

2. **接触者处理** 对接触者进行医学观察 7 d，儿童机构如有本病流行时，对有咽峡炎或扁桃体炎的患儿，亦应按猩红热隔离治疗。

【护理】

（一）主要护理诊断

1）发热：与 A 组 β 型溶血性链球菌感染有关。

2）皮疹：与细菌产生红疹毒素引起皮肤损害有关。

3）咽痛：与咽及扁桃体炎症有关。

（二）主要护理措施

1. **呼吸道隔离** 略。

2. **卧床休息** 略。

3. **饮食** 发热期给予营养丰富、富含维生素的流食、半流食，保证足够热量。

4. **病情观察** 应注意：①体温变化；②咽痛及咽部分泌物变化；③皮疹变化；④潜在并发症观察：由于猩红热的主要病变是感染、中毒和变态反应，可引起关节炎、心肌炎、肾炎等多种并发症。

5. **对症护理** ①发热与皮疹：参见第一章"发热"、"皮疹"的护理；②咽痛：保持口腔清洁，年龄较大儿童可用温盐水或多贝尔液勤漱口，年龄较小的幼儿，需用生理盐水清洗或勤喂水，以达到清洁口腔的目的。咽痛明显者可用洗必泰或硼酸液漱口。

6. **药物治疗的护理** 应用青霉素治疗时，注意观察疗效及变态反应。

（三）心理护理

患儿及家长易产生恐惧感和焦虑心理，需要医护人员增强同情心，耐心解释，详细讲解猩红热的护理要点，消除患儿及家长的恐惧心理，积极配合治疗，早日康复。

【健康教育】

1）进行预防本病的健康教育，应采取综合性预防措施。

2）近年来，猩红热以轻型多见，患者可在家中治疗及护理，应讲述本病的有关知识、用药知识和隔离方面的知识,对发热及皮疹的护理方法给予具体指导。

3)注意潜在并发症,其中以急性肾小球肾炎多见,应注意每周查1次尿常规,以便及时发现、早期治疗。

(白贞子　吉林大学中日联谊医院;郝大林　北华大学附属医院)

第二节　流行性脑脊髓膜炎

流行性脑脊髓膜炎(meningo-coccal meningitis)简称流脑,是由脑膜炎奈瑟菌(Neisseria meningitidis,又称脑膜炎球菌)引起的一种化脓性脑膜炎。其主要临床表现是突发高热,剧烈头痛,频繁呕吐,皮肤、黏膜瘀点、瘀斑及脑膜刺激征,严重者可有败血症、休克和脑实质损害。

【病原学】

脑膜炎奈瑟菌属奈瑟菌属,为革兰阴性、呈肾形或卵圆形双球菌,直径为 $0.6\sim0.8~\mu m$,凹面相对成双排列或呈四联菌排列,有荚膜,无芽孢。该菌仅存在于人体。

该菌为专性需氧菌,营养要求高,在普通培养下不能生长,在巧克力或血培养基中生长良好。可产生自溶酶,在体外易自溶而死亡。故标本采集后应及时送检。对干燥、寒冷、热及一般消毒剂极为敏感。

据其抗原性的不同将脑膜炎球菌分为 A、B、C、D、X、Y、Z、29E、W135、H、I、K 和 L 共 13 个血清群,其中以 A、B、C 三群最常见,占流行病例的 90% 以上。

【流行病学】

1. 传染源　带菌者和流脑患者是本病的传染源。本病隐性感染率高,感染后细菌寄生于正常人鼻咽部,不引起症状而成为带菌者,且不易被发现,因此,带菌者作为传染源的意义更重要。

2. 传播途径　病原菌主要经咳嗽、打喷嚏借飞沫经呼吸道直接传播。因本菌在外界生活力极弱,故间接传播的机会较少,但密切接触如同睡、怀抱、接吻等对病菌的传播也有重要意义。

3. 易感性　人群普遍易感,5岁以下儿童,尤其6个月至2岁的婴幼儿发病率最高,感染后产生持久的免疫力。各群间有交叉免疫,但不持久。

4. 流行特征　本病全年均可发病,但有明显季节性,多发生于11月至次年5月,3、4月份为高峰。人体感染后产生特异性抗体,但随着人群免疫力下降和易感者逐渐增加,使本病呈周期性流行。

【发病机制】

病原体自鼻咽部侵入人体,病情的轻重以及是否发病取决于人体的防御机能状况和细菌毒力的强弱。当免疫力低下或细菌毒力较强时,细菌可从鼻咽部进入血循环,形成短暂菌血症,表现为皮肤、黏膜出血点。仅少数患者发展为败血症。败血症期间,细菌侵袭皮肤血管内皮细胞,迅速繁殖并释放内毒素,作用于小血管和毛细血管,引起局部出血、坏死、细胞浸润及栓塞,临床可见皮肤、黏膜瘀点。病原菌可通过血脑屏障进入脑脊髓膜,形成化脓性脑脊髓膜炎。

暴发型休克型流脑的发病机制,目前认为主要是由于脑膜炎双球菌内毒素所致的急性微循环障碍。早期全身小血管痉挛,微循环缺血,组织血流灌注量减少,发生组织缺血、缺氧和酸中毒,临床上表现为休克。由于广泛血管内皮细胞损伤和内毒素作用,胶原暴露及凝血系统被激活,加之血小板的凝集、破坏和凝血物质的大量消耗,而引起 DIC 及继发纤溶亢进,使微循环障碍、出血及休克进一步加重,而此时脑膜刺激征并不明显。

暴发型脑膜脑炎型主要是由于脑部微循环障碍所致。内毒素引起脑血管痉挛、缺氧、酸中毒,血管通透性增加,血浆渗出而形成脑水肿。颅内压增高,引起惊厥、昏迷等症状,严重者可发生脑疝,出现瞳孔改变及呼吸衰竭。

【病理解剖】

败血症期主要病变是血管内皮损害,血管壁炎症、坏死和血栓形成,血管周围出血,皮肤、黏膜局灶性出血,肺、心、胃肠道及肾上腺皮质亦可有广泛出血。

脑膜炎期主要病变部位在软脑膜和蛛网膜,表现为血管充血、出血、炎症和水肿。颅底部由于化脓性炎症的直接侵袭和炎症后粘连,可引起视神经、展神经、动眼神经或听神经等脑神经的损害,并出现相应的症状。

暴发型脑膜脑炎病变主要在脑实质,引起脑组织坏死、充血、出血及水肿。颅内压显著升高,严重者可发生脑疝。

【临床表现】 脑膜炎球菌主要引起隐性感染。据统计,60%～70%为无症状带菌者,约30%为上呼吸道感染型和出血型,仅约1%为典型流脑患者。潜伏期为1～7 d,一般为2～3 d。

(一) 普通型

普通型最常见,占全部病例的90%以上。

1. **前驱期(上呼吸道感染期)** 为1～2 d,可有低热、咽痛、咳嗽等上呼吸道感染症状。多数患者无此期表现。

2. **败血症期** 突发或前驱期后突然寒战、高热,伴头痛、肌肉酸痛、食欲减退及精神萎靡等毒血症症状。幼儿则有哭闹不安,因皮肤敏感而拒抱,以及惊厥等。70%～90%患者有皮肤、黏膜瘀点和(或)瘀斑,开始为鲜红色,后为紫红色,严重者瘀斑迅速扩大,其中央因血栓形成而坏死。多数病例于1～2 d后进入脑膜炎期。

3. **脑膜炎期** 出现剧烈头痛、频繁呕吐、狂躁以及脑膜刺激症状,血压可升高而脉搏减慢,重者有谵妄、意识障碍及抽搐。通常在2～5 d后进入恢复期。

4. **恢复期** 经治疗后体温逐渐降至正常,皮肤瘀点、瘀斑消失。大瘀斑中央坏死部位可形成溃疡,后结痂而愈。症状逐渐好转,神经系统检查正常。约10%患者出现口唇疱疹。患者一般在1～3周内痊愈。

(二) 暴发型

暴发型少数患者起病急骤,病情凶险,如得不到及时治疗可在24 h内死亡。此型儿童多见,可见以下3型。

1. **败血症休克型** 短期内出现广泛皮肤、黏膜瘀点或瘀斑,且迅速扩大融合成大片,伴中央坏死。循环衰竭是本型的特征,表现为面色苍白,四肢末端厥冷、发绀,皮肤呈花斑状,脉搏细速甚至触不到,血压下降甚至测不出。可有呼吸急促,易并发DIC。但脑膜刺激征大部分都缺如,脑脊液大多澄清,细胞数正常或轻度升高。

2. **脑膜脑炎型** 主要以脑实质严重损害为特征。患者意识障碍加深,并迅速进入昏迷,惊厥频繁,锥体束征阳性。血压升高,心率减慢,瞳孔忽大忽小或一大一小。眼底检查见静脉迂曲及视神经乳头水肿等脑水肿表现。严重者可发生脑疝,常见的是枕骨大孔疝,系因小脑扁桃体嵌入枕骨大孔压迫延髓,表现为昏迷加深,瞳孔散大,肌张力增高,上肢多呈内旋,下肢强直,并迅速出现呼吸衰竭。少数为天幕裂孔疝,表现为昏迷,同侧瞳孔散大及对光反射消失,眼球固定或外展,对侧肢体瘫痪。两种脑疝均可因呼吸衰竭而致死亡。

3. **混合型** 兼有上述两型的临床表现,同时或先后出现,病情极严重,病死率高。

（三）轻型

多见于流脑流行后期,病变轻微。临床表现为低热、轻微头痛及咽痛等上呼吸道症状,皮肤可有少数细小出血点和脑膜刺激征。脑脊液多无明显变化,咽拭子培养可有病原菌。

【实验室检查】

1. **血常规检查** 白细胞总数明显升高,多为$(10\sim20)\times10^9/L$,中性粒细胞也明显升高。并发 DIC 者血小板减少。

2. **脑脊液检查** 脑脊液检查是明确诊断的重要方法。颅内压增高。脑脊液外观混浊;白细胞数明显升高,在$1\,000\times10^6$以上,以分叶核升高为主;蛋白增高,糖及氯化物明显降低。但病初或败血症休克型患者均无明显改变。

3. **细菌学检查**

(1) 涂片 取皮肤瘀斑内组织液或脑脊液沉淀后涂片染色镜检,阳性率为 $60\%\sim80\%$,是确诊的重要手段。标本不宜搁置太久,否则会因自溶而影响细菌的检出。

(2) 细菌培养 应在使用抗生素前进行,取患者血清或脑脊液进行细菌培养,若阳性应进行菌株分型和药敏试验。

4. **免疫学检查** 可协助诊断,多应用于已使用抗生素而细菌学检出阴性者。

(1) 特异性抗原检测 检测患者早期血液和脑脊液中的特异性抗原。可用于早期诊断。方法灵敏、特异、快速。

(2) 抗体检测 间接血凝法、杀菌抗体实验、ELISA、RIA 和固相放射免疫测定法可进行特异性抗体的检测,但敏感性和特异性均较差,且不能作为早期诊断方法,目前应用日渐减少。

5. **其他**

(1) 核酸检测 可检测早期血清和脑脊液中 A、B、C 群细菌 DNA,脑脊液的阳性率约为 92%,血清的阳性率约为 86%。本方法具有敏感性高、特异性强和快速的特点,而且不受抗生素使用与否的影响,还可对细菌进行分型。

(2) 放免法检测脑脊液 β_2 微球蛋白 流脑患者脑脊液此蛋白明显升高,并与脑脊液中的蛋白含量及白细胞数平行,甚至早期脑脊液尚正常时即已升高,恢复期降至正常。因此该项检测更敏感,有助于早期诊断、鉴别诊断、病情监测和预后判断。

(3) 鲎溶解物试验(limulus lysate test, LLT) 用来检测血清和脑脊液中的内毒素,有助于革兰阴性细菌感染的诊断。

【并发症和后遗症】

早期应用抗生素治疗,并发症和后遗症均已少见。

1. **并发症** 主要为菌血症或败血症期间细菌播散所致的继发感染,如中耳炎、化脓性关节炎、心内膜炎、心包炎和脓胸等。

2. **后遗症** 有硬膜下积液、脑积水、动眼神经麻痹、耳聋及失明等,亦可有肢体瘫痪、癫痫和精神障碍。

【诊断与鉴别诊断】

1. **诊断** 凡在流行季节发热、头痛、呕吐,伴神志改变,体格检查发现皮肤、黏膜有瘀点、瘀斑,脑膜刺激征阳性者,即可作出初步临床诊断。脑脊液检查可进一步明确诊断,确诊有赖于细菌学检查。免疫学检查有利于早期诊断。

2. **鉴别诊断**

(1) 其他感染 其他细菌引起的化脓性脑膜炎、败血症或感染性休克:①肺炎链球菌感染,多见于成年人,大多继发于肺炎、中耳炎和颅脑外伤;②流感嗜血杆菌感染,多见于婴幼儿;③金黄色葡萄球菌引起的继发皮肤感染;④铜绿假单胞菌脑膜炎,常继发于腰穿、麻醉、造影或手术后;⑤革兰阴性杆菌感染,易发生于颅脑手术后。上述细菌感染的发病均无明显季节性,以散发为主,无皮肤瘀点、瘀斑。确诊有赖于细菌学检查。

(2) 结核性脑膜炎 多有与结核病患者密切接触史,起病缓慢,病程较长。有低热、盗汗、消瘦等症状,神经系统症状出现晚,无瘀点、瘀斑,以及脑脊液白细胞数较少且以单核细胞为主,蛋白质增加,糖和氯化物减少。脑脊液涂片抗酸染色可检查抗酸染色阳性杆菌,容易与流脑鉴别。

【治疗】

(一) 普通型

1. **一般治疗** 强调早期诊断,就地住院隔离治疗,密切监护,及时发现病情变化,是本病治疗的基础。

2. **病原治疗** 尽早、足量应用细菌敏感并能透过血脑屏障的抗菌药物。

(1) 青霉素 目前为止,青霉素对脑膜炎球菌仍是一种高度敏感的杀菌药物。虽然青霉素不易透过血脑屏障,即使在脑膜炎时也仅为血中浓度的 10%～30%,但加大剂量能在脑脊液中达到治疗的有效浓度,治疗效果满意。剂量为成人 800 万 U/kg,儿童 20 万～40 万 U/kg,分次置 5%葡萄糖液内静脉滴注,疗程 5～7 d。

(2) 头孢菌素 第三代头孢菌素对脑膜炎球菌抗菌活性强,易透过血脑屏障,且毒性低。头孢曲松成人 2 g,儿童 50～100 mg/kg,每 12 h 静脉滴注 1 次。疗程 7 d。

(3) 氯霉素 易透过血脑屏障,脑脊液浓度为血浓度的 30%～50%。除对脑膜炎球菌有良好的抗菌活性外,对肺炎球菌和流感杆菌也敏感,但需警惕其对骨髓造血功能的抑制,故用于不能使用青霉素或病原不明的患者。剂量为成人 2～3 g,儿童 50 mg/kg,疗程 7 d。

3. **对症治疗** 高热时物理降温及应用退热药物。如有颅内压升高,可用 20%甘露醇 1～2g/kg,儿童每次 0.25 g/kg,脱水降颅压,每 4～6 h 给药 1 次,静脉快速滴注。

(二) 暴发型

1. **休克型**

(1) 病原治疗 应尽早使用有效抗菌药物(略)。

(2) 迅速纠正休克 在纠正血容量和酸中毒的基础上,如休克仍无明显好转,应选用血管活性药物。首选副作用较小的山莨菪碱(654-2),每次 0.3～0.5 mg/kg,重者可用 1 mg/kg。见面色转红、四肢温暖、血压上升后减少剂量,延长给药时间而逐渐停药。亦可使用多巴胺。如休克仍未纠正,且中心静脉压反有升高,或肺底出现湿啰音等淤血体征时,可考虑应用酚妥拉明(苯胺唑啉),剂量为每次 5～10 mg 以葡萄糖液 500～1 000 ml 稀释后静脉滴注,开始宜慢,以后根据治疗反应调整滴速。

(3) 肾上腺皮质激素 短期应用,可减轻毒血症、稳定溶酶体,也可解痉、增强心肌收缩力及抑制血小板凝聚,有利于抗休克。氢化可的松成人 100～500 mg,儿童 8～10 mg/(kg·d),休克纠正后停用,一般应用不超过 3 d。

(4) 抗 DIC 治疗 如皮肤瘀点、瘀斑不断增加,且融合成片,并有血小板明显减少者,应及早应用肝素治疗,剂量为每次 0.5～1 mg/kg,加入 10%葡萄糖 100 ml 内静脉滴注,4～6 h 可重复一次,多数患者应用 1～2 次即可见效而停用。

(5) 保护重要脏器功能 略。

2. **脑膜脑炎型**

(1) 病原治疗 应尽早使用有效抗菌药物(略)。

（2）减轻脑水肿及防止脑疝　本型患者治疗的关键早期发现颅内压升高,及时进行脱水治疗,防止脑疝及呼吸衰竭的发生。使用 20％甘露醇,直到颅内高压症状好转。

（3）防治呼吸衰竭　对呼吸衰竭患者,予以吸痰、保持呼吸道通畅并吸氧。在应用脱水剂同时,应用盐酸洛贝林(山梗菜碱)、二甲弗林(回苏灵)等呼吸兴奋剂。如呼吸衰竭症状仍不见好转反而加重,则应尽量进行气管切开应用人工呼吸器,并应进行血气分析监测。

（5）对症治疗　有高热及惊厥者应用物理与药物降温。并应尽早应用镇静剂,必要进行亚冬眠疗法。

【预防】

1. **隔离**　早期发现患者,就地隔离治疗至症状消失后 3 d,一般不少于病后 7 d。密切观察接触者,医学观察时间为 7 d。

2. **一般措施**　流行期间加强卫生宣教。应尽量避免大型集会或集体活动,不要携带婴儿到公共场所。外出时应戴口罩。

3. **疫苗预防**　国内多年来应用脑膜炎球菌 A 群菌苗,保护率达 90％以上,使我国流脑发病率大大降低。剂量为皮下注射一次 0.5 ml,无明显不良反应。注射后约 2 周大多数接种者的体内均可测到杀菌抗体,持续 2 年以上。

4. **药物预防**　对密切接触者,除作医学观察外,可用磺胺嘧啶或磺胺甲噁唑进行药物预防,剂量均为 2 g/d,儿童 50～100 mg/kg,连用 3 d。

【护理】

（一）主要护理诊断

1）发热:与脑膜炎双球菌感染引起的毒血症有关。

2）头痛:与颅内压增高有关。

3）组织灌注量改变:与脑膜炎双球菌内毒素引起微循环障碍有关。

4）意识障碍:与脑膜炎症、脑水肿、颅内压增高有关。

5）皮肤破损:与皮肤血管受损有关。

（二）主要护理措施

1. **隔离**　呼吸道隔离。

2. **休息**　安静卧床休息,病室内应保持空气流通、舒适、安静。

3. **饮食**　应给予高热量、高蛋白、富含维生素、易消化的流食或半流食。频繁呕吐不能进食及意识障碍者应按医嘱静脉输液,注意维持水、电解质、酸碱平衡。

4. **病情观察**　流脑发病急骤,住院 24 h 内有病情急剧恶化的可能,需密切观察病情变化。①生命体征,应早期发现循环衰竭及呼吸衰竭征象,如有面色苍白、四肢厥冷、血压下降、脉搏细速、尿少、烦躁等休克征象,应及时通知医生;②意识障碍是否加重;③瞳孔大小、形状变化;④抽搐先兆及表现;⑤皮疹是否继续增加、融合;⑥记录出入量。

5. **对症处理**

（1）高热　以物理降温为主,如冷敷头部、温水擦浴,或遵医嘱给予药物降温。注意出汗情况,避免大汗导致虚脱。

（2）头痛　保持病室内安静,限制探视,避免不必要的刺激。头痛不重者无需处理。如患者出现剧烈头痛、躁动不安、频繁抽搐或呕吐,则为颅内压增高表现,按医嘱给予脱水治疗;脱水剂要快速静脉滴注。

（3）呕吐　呕吐时患者应取侧卧位,呕吐后及进食后应清洗口腔;呕吐频繁者可给予镇静剂或脱水剂。

（4）皮疹　流脑患者皮肤可出现大片瘀斑，甚至坏死，因此应注意皮肤护理。如：①对有大片瘀斑的皮肤应注意保护。翻身时避免拖、拉、拽等动作，防止皮肤擦伤。并应防止尿液、粪便浸渍。也可用海绵垫、气垫等保护，尽量不使其发生破溃。②皮疹发生破溃后应及时处理。小面积者涂以抗菌素软膏，大面积者用消毒纱布外敷，防止继发感染。如有继发感染者应定时换药。③床褥应保持干燥、清洁、松软、平整，内衣应宽松、柔软并勤换洗。④病室内应保持整洁，定时通风，定时空气消毒。

（5）循环衰竭　见本章第五节"中毒性痢疾"的护理。

（6）呼吸衰竭　见第三章第二节"流行性乙型脑炎"的护理。

（7）惊厥、意识障碍　见第一章第八节中"惊厥"、"意识障碍"的护理。

6. 药物治疗的护理

1）青霉素为治疗本病的常用药物，应注意给药剂量、间隔时间、疗程及青霉素变态反应。应用氯霉素者应注意观察皮疹、胃肠道反应及定期查血象。

2）脑膜脑炎型流脑患者常用脱水剂治疗。应注意按规定时间输入药物（250 ml 的甘露醇液体应在 20～30 min 内注射完毕），准确记录出入量。

3）暴发型流脑并发 DIC 时常用低分子肝素进行抗凝治疗。用药前全面评估，详细询问患者家属其过敏史和疾病史，了解患者是否合并胃十二指肠溃疡、血小板减少症和血小板缺陷、严重凝血系统疾病、视网膜血管病等，用药期间及每次注射前后注意观察有无变态反应及有无自发性出血。

（三）心理护理

因暴发性流脑病情危重，病死率高，患者、家属均易产生紧张、焦虑及恐惧心理。患者的病情直接影响着家人的情绪，但家人的鼓励能给予患者强大的精神力量。患者住院初期，家人情绪比较激动，应及时发现和做好患者家属的思想工作。护理人员设想自己面对这种疾病时所产生的情绪，进行角色互换思考，使患者感受到真诚和安慰。护理人员的一句话、一个点头、一个微笑对其都是一种安慰。理解患者的痛苦，生活上给予指导和帮助，心理上理解、支持，从而让患者接受身体的变化，鼓励患者主动参与到护理中，学会自己照顾自己。使患者增强治疗信心，与医护人员合作，争取抢救获得成功。

【健康教育】

1）流脑流行期间应进行预防流脑的知识教育，介绍流脑的流行过程、传播途径、预防措施，以预防流脑进一步扩散。

2）宣传流脑的发病知识，在冬、春季节，如有高热、抽搐、意识障碍及皮肤瘀点者，应及早送至医院诊治。

3）讲述流脑的临床特点、治疗注意事项、自我护理方法及预后等。普通型流脑如果治疗及时则预后良好，暴发型流脑预后较差，病死率在 10％左右，及时治疗仍有可能痊愈。

（白贞子　吉林大学中日联谊医院；郝大林　孙成学　北华大学附属医院）

第三节　伤寒、副伤寒

一、伤寒

伤寒（typhoid fever）是由伤寒杆菌引起的急性消化道传染病。典型的临床表现以持续发热、全身中毒症状、相对缓脉、玫瑰疹、肝脾肿大及白细胞减少为特征。主要的并发症为肠出血及肠穿孔。

【病原学】

伤寒杆菌为沙门菌属,革兰染色阴性,有鞭毛,能运动。主要抗原有菌体(O)抗原、鞭毛(H)抗原和表面(Vi)抗原,人对三者均能产生相应的抗体。通过检测血清中"O"及"H"抗体可辅助伤寒的临床诊断,检测"Vi"抗体则用来发现伤寒慢性带菌者。伤寒菌体裂解时释放内毒素,为致病的主要因素。伤寒杆菌在自然环境中活力较强,耐低温,但对热及一般消毒剂较敏感,煮沸后迅速死亡。

【流行病学】

1. 传染源 主要为患者和带菌者。伤寒患者从潜伏期即排菌,起病后 2～4 周排菌量最多,传染性最强,恢复期后排菌减少。排菌在 3 个月以上者称为慢性带菌者,是引起伤寒不断传播流行的重要传染源。

2. 传播途径 可通过水、食物、日常生活接触及苍蝇、蟑螂等经消化道传播。水源污染是传播本病的重要途径,可引起暴发流行。

3. 人群易感性 人普遍易感,病后可产生持久免疫力。

4. 流行特征 本病终年可见,但以夏、秋季为多。发病以儿童及青壮年多见。

【发病机制】

伤寒杆菌进入消化道后,一般可被胃酸杀死。如侵入的病原菌数量超过 10^5 个或胃酸缺乏时,细菌则进入小肠,通过肠黏膜后经淋巴管进入肠道淋巴组织及肠系膜淋巴结进行繁殖,再经胸导管进入血流,引起第一次菌血症。此阶段属潜伏期,患者无症状。伤寒杆菌通过血流进入全身各脏器,如肝、脾、胆囊、骨髓等组织器官内继续大量繁殖,再次进入血流,引起第二次菌血症,同时释放内毒素,产生临床症状。在病程第 2～3 周,感染胆汁排入肠道,细菌经肠黏膜再度侵入肠壁淋巴组织,使原已经致敏的淋巴组织产生严重的炎症反应,导致其坏死、溃疡形成。如果累及病变部位的血管,可引起肠出血;侵入肠浆膜层可引起肠穿孔。至病程第 4 周,人体免疫力进一步加强,在血流及脏器中的细菌逐渐被消灭,肠壁溃疡逐渐愈合,病情缓解,进入恢复期。少数患者由于免疫功能低下,潜伏在体内的细菌可再度繁殖,并侵入血流而形成复发。如症状消失后,胆囊内长期有病菌存在,则成为慢性带菌者。

【病理变化】

伤寒的病理特点是全身单核-巨噬细胞系统增生性反应,其中以回肠下段的集合淋巴结及孤立淋巴滤泡病变最具有特征性。第 1 周淋巴组织高度肿胀;第 2 周淋巴滤泡坏死;第 3 周坏死组织脱落,形成溃疡,可并发肠出血和肠穿孔;第 4 周后溃疡逐渐愈合,不留痕迹。

【临床表现】

潜伏期 10 d 左右,其长短与感染细菌量有关。

(一) 典型的伤寒临床表现

1. 初期 相当于病程第 1 周,缓慢起病。发热是最早出现的症状,常伴有全身不适、食欲减退、咽痛与咳嗽等。体温呈阶梯形上升,于 5～7 d 内达 39～40℃。发热前可有畏寒而少寒战,退热时出汗不显著。

2. 极期 相当于病程第 2～3 周,常有伤寒的典型表现。

(1) 发热 持续高热,多数呈稽留热型,少数呈弛张热或不规则热型,持续 10～14 d。

(2) 消化系统症状 明显食欲不振,腹部不适、腹胀,多有便秘,少数则以腹泻为主,右下腹可有轻度压痛。

（3）**神经系统症状**　与疾病的严重程度成正比。患者表情淡漠、反应迟钝、听力减退,重者可有谵妄、昏迷、病理反射等中毒性脑病的表现。神经系统症状多数随体温下降而逐渐恢复。

（4）**循环系统症状**　常有相对缓脉,即体温增高1℃,脉搏增加少于15～20次/分,系因副交感神经兴奋性增强所致。并发中毒性心肌炎时,相对缓脉不明显。有时出现重脉,即桡动脉触诊时,每一次脉搏感觉有2次搏动,系因为末稍血管受内毒素影响而扩张所致。

（5）**皮疹**　于病程7～13 d,部分患者在胸、腹、背部及四肢的皮肤分批出现淡红色斑丘疹（玫瑰疹）,直径2～4 mm,压之褪色。一般在10个以下,2～4 d内消失。水晶形汗疹（或称白痱）多发生于出汗较多者。

（6）**肝、脾肿大**　病程第1周末开始,常可触及肝、脾肿大,通常为肋缘下1～3 cm,质软伴压痛。重者出现肝功能明显异常及黄疸。

3. **缓解期**　相当于病程第3～4周。体温出现波动并开始下降,食欲逐渐好转,腹胀逐渐消失,肿大的肝、脾脏开始回缩。但仍有发生肠出血或肠穿孔的危险。

4. **恢复期**　相当于病程第5周。体温恢复正常,食欲恢复。一般在5个月左右可完全恢复健康。

（二）临床类型

1. **普通型**　具有前述临床典型表现者。

2. **轻型**　发热38℃左右,病程短,全身毒血症状轻,1～2周内痊愈。多见于发病初期已应用过有效抗菌药物治疗者及儿童患者。

3. **迁延型**　起病初与典型伤寒相似,发热持续不退,呈弛张热型或间歇热型,热程可迁延1～2个月,甚至数月之久。肝、脾肿大明显。

4. **消遥型**　病情轻微,患者可照常工作。部分患者可因为突然出现肠出血或肠穿孔而被发现。

5. **暴发型**　起病急骤,毒血症状严重。有畏寒、高热、肠麻痹、中毒性脑病、中毒性心肌炎、中毒性肝炎、DIC等表现。如未能及时抢救,常在1～2周内死亡。

6. **小儿伤寒**　一般年龄越大,临床表现越接近于成人;年龄越小,症状越不典型。学龄期儿童症状与成人相似,但多属轻型,病程较短,肠出血、肠穿孔等并发症较少。婴幼儿伤寒常见,白细胞计数常增多,常并发支气管炎或肺炎。

7. **老年伤寒**　体温多不高,症状多不典型。常易出现虚脱,神经系统及心血管系统症状严重,易并发支气管肺炎与心功能不全,常有持续的胃肠功能紊乱和记忆力减退。病程迁延,恢复慢,病死率较高。

8. **复发与再燃**　复发是指有些病例在退热后1～2周再次出现临床症状,与初次发作相似,血培养再度阳性。再燃是指部分患者在进入恢复期前,体温尚未下降至正常时又重新升高,5～7 d后方正常,血培养呈阳性。

【并发症】

1. **肠出血**　为常见的并发症,多见于病程第2～3周。轻重不一,从大便潜血阳性至大量血便。出血量少者可无症状,大量出血时可引起出血性休克。饮食不当、腹泻等常成为肠出血的诱因。

2. **肠穿孔**　为最严重的并发症,多见于病程2～3周。穿孔部位好发于回肠末段。发生穿孔前可有腹胀、腹泻、肠出血表现,穿孔时常有急性腹膜炎的症状及体征。

3. **中毒性肝炎**　发生率可高达40%～50%,常见于病程第1～3周。有肝肿大、压痛,ALT

127

上升,少数患者可有轻度黄疸,肝损害。一般在2～3周可恢复。

【实验室检查】

1. **一般检查**

(1)血常规检查　白细胞计数大多为$(3～4)×10^9/L$,中性粒细胞可减少,嗜酸性粒细胞减少或消失,其消长情况可作为判断病情与疗效的依据。

(2)尿液检查　常出现轻度蛋白尿,偶见少量的管型。

(3)粪便检查　在肠出血时有血便或潜血试验阳性。

2. **细菌学检查**

(1)血液细菌培养　在病程第1～2周阳性率可达80％～90％,第2周后逐渐下降。对已用抗生素的患者,可取血凝块做培养,宜用含有胆汁的培养基培养。

(2)骨髓培养　阳性率比血培养高。全病程均可获较高的阳性率,较少受抗菌药物的影响。

(3)粪便培养　从潜伏期起便可获阳性,第3～4周可高达80％,病后6周阳性率迅速下降。

(4)尿培养　第3～4周培养阳性率较高,但应避免粪便污染。

(5)玫瑰疹的刮取物或活检切片　也可获阳性培养结果。

3. **肥达反应**　具有辅助诊断价值。病程第7～10天出现阳性反应,第3～4周阳性率最高,并可持续数月。

“O”抗体的凝集效价在1∶80及“H”抗体在1∶160或以上时,可确定为阳性。每周复查1次,效价逐渐上升其诊断价值更大。“Vi”抗体的检测可用于慢性带菌者的调查,效价在1∶32以上有诊断意义。肥达反应可出现假阳性或假阴性,应予以注意。

4. **分子生物学诊断方法**

(1)DNA探针　DNA探针是用DNA制备的诊断试剂,用于检测或鉴定特定的细菌,特异性高而敏感性低,一般用于菌种鉴定及分离。

(2)聚合酶链反应(PCR)　能在数小时内在体外将目标基因DNA片段扩增到数百万倍。PCR方法具有高度敏感性和特异性,但容易出现产物污染,所以控制PCR方法的假阳性及假阴性是提高准确度的关键。

【诊断与鉴别诊断】

1. **诊断**　伤寒可依据流行病学资料、临床表现及实验室检查作出临床诊断,但确诊伤寒则以检出致病菌为依据。

(1)流行病学资料　注意当地流行情况、流行季节。患者在生活中的卫生习惯,有无伤寒病史、预防接种史、与伤寒患者密切接触史。

(2)临床特征　在伤寒流行季节和地区,有持续性发热1～2周以上,并出现表情淡漠、相对缓脉、皮肤玫瑰疹和肝、脾肿大等,伴有肠出血或肠穿孔有助于诊断。实验室检查白细胞总数低下,嗜酸性粒细胞消失,骨髓象中有伤寒细胞(巨噬细胞胞质内吞噬有伤寒杆菌、细胞和细胞碎片),可临床诊断为伤寒。

(3)确诊标准　疑似病例如有以下项目之一者即可确诊:①从血、骨髓和尿、粪便和玫瑰疹刮取物任一种标本中分离到伤寒杆菌;②血清特异性抗体阳性,肥达反应“O”抗体凝集效价≥1∶80,“H”抗体凝集效价≥1∶160,或恢复期效价增高4倍以上者。

2. **鉴别诊断**

(1)病毒感染　如上呼吸道或肠道病毒感染,起病较急,多伴有上呼吸道症状,常无缓脉、肝与脾脏肿大或出现玫瑰疹。病程常在1～2周内。

(2)流行性斑疹伤寒　有虱咬史,多见于冬、春季。起病较急,脉快,体温上升迅速。多有结膜充血,伴有明显头痛等神经系统症状。皮疹的数量多且可有出血性皮疹。外斐反应阳性。

(3)钩端螺旋体病　本病的流感伤寒型在夏、秋季常见,起病急,伴畏寒发热,但此病有疫水接触史。临床表现有结膜充血,全身酸痛,尤以腓肠肌疼痛与压痛为明显,以及腹股沟淋巴结肿大等。

(4)恶性疟疾　起病急,不规则高热、寒战及出汗。病久可有贫血,脾肿大,且质地较硬,血涂片或骨髓涂片查到疟原虫。

(5)血行播散性肺结核　患者多有结核病史或有与结核病患者密切接触史。发热不规则,盗汗及呼吸道症状较突出,脉搏增快。痰涂片及培养可见结核杆菌,胸片可见大小一致对称均匀分布的"粟粒样"病变。

【治疗】

1. **一般治疗**　按消化道传染病隔离。发热期患者必须卧床休息,退热后可根据具体情况逐步恢复正常生活。密切观察体温、脉搏、血压、腹部体征和大便等变化。注意皮肤及口腔的护理,防止压疮与肺部感染。饮食应给高热量、高营养、易消化的食物。一般退热后 2 周才恢复正常饮食。

2. **对症治疗**　高热患者可适当应用物理降温,不宜用发汗退热药,以免虚脱。便秘者用开塞露或用生理盐水低压灌肠,禁用泻剂。腹泻者可用收敛药,忌用阿片制剂。有严重毒血症者,可在足量有效抗生素治疗配合下使用激素。常用氢化可的松 25~50 mg 或地塞米松 1~2 mg。

3. **抗菌治疗**

(1)喹诺酮类药物　第三代喹诺酮类药物具有口服吸收好,在血液、胆汁、肠道、尿道中浓度高,能渗入细胞内的特点,对伤寒杆菌均有良好的抗菌活性。可用诺氟沙星,每次 0.2~0.4 g,每日口服 3~4 次;左旋氧氟沙星,每次 0.2~0.4 g,每日口服 3~4 次;氧氟沙星,每次 0.2 g,每日口服 3 次;环丙沙星,0.5 g,每日口服 2 次,疗程共 14 d。

(2)头孢菌素类　第二、三代头孢菌素在体外对伤寒杆菌有强大抗菌活性,毒副反应低,尤其适用于孕妇、儿童、哺乳期妇女以及对氯霉素耐药菌所致的伤寒。可用头孢噻肟,每次 2 g,每 12 h 一次,儿童 50 mg/(kg·d),静脉滴注,疗程 14 d。其他有头孢哌酮、头孢他啶、头孢曲松等,均有令人满意的临床疗效。

(3)氯霉素　用于氯霉素敏感菌株。成人 1.5~2 g/d,儿童 25 mg/(kg·d),分 2~4 次口服或静脉滴注;体温正常后,剂量减半;疗程 14 d。新生儿、孕妇、肝功能明显损害者忌用。少数患者在治疗过程中可发生粒细胞减少,严重者可发生再生障碍性贫血,因此在疗程中应经常检查血常规。如白细胞计数低于 $2.0×10^9$/L,应停药,更换其他抗菌药物。

(4)氨苄西林　用于敏感菌株。成人 2~6 g/d,儿童 100~150 mg(kg·d),分 3~4 次口服或静脉滴注。或用阿莫西林,成人 2~4 g/d,分 3~4 次口服,疗程 14 d。

(5)复方磺胺甲噁唑(复方新诺明)　用于敏感菌株。成人每次 2 片,2 次/天;儿童 SMZ 40~50 mg/(k·d),TMP 10 mg/kg,2 次/天,疗程 14 d。

4. **慢性带菌者的治疗**

(1)氨苄西林　成人氨苄西林 4~6 g/d 或阿莫西林 6 g/d,加丙磺舒 2 g/d,分 3~4 次口服,疗程 6 周。

(2)喹诺酮类药物　氧氟沙星 0.2 g/d,2 次/天;环丙沙星 0.5 g/d,2 次/天,口服,疗程 6 周。

5. **并发症的治疗**

(1)肠出血　处理:①禁食,绝对卧床休息。严密观察血压、脉搏、神志变化及便血情况;②静脉滴注葡萄糖生理盐水,注意电解质平衡。并加用维生素 K、安络血、止血芳酸和酚磺乙胺

第二军医大学出版社

(止血敏)等止血药。③根据出血情况,酌量输血。④如患者烦躁不安,可注射镇静剂,如地西泮、苯巴比妥钠。⑤经积极治疗仍出血不止者,应考虑手术治疗。

(2)肠穿孔 禁食,胃肠减压。伴发腹膜炎的患者应及早手术治疗。同时联合用足量有效的抗生素,以控制腹膜炎。

(3)中毒性心肌炎 严格卧床休息,保护心肌,加用肾上腺皮质激素。如出现心力衰竭,应积极处理,可使用洋地黄和呋塞米(速尿),并维持至临床症状好转。

【预防】

1. **控制传染源** 肠道传染病隔离患者。体温正常后每隔 5 d 作粪便、尿培养 1 次,连续 2 次阴性则可解除隔离。密切接触者医学观察 15 d。

2. **切断传播途径** 为预防本病的关键。加强对粪便、水源、饮食卫生的管理,消灭苍蝇,养成良好的个人卫生习惯。

3. **提高人群免疫力** 口服减毒活菌苗正在研究中。

【护理】

(一)主要护理诊断

1)体温过高:与伤寒杆菌感染有关。

2)营养失调,低于机体需要量,体重减轻:与高热及摄入减少有关。

3)潜在并发症:肠穿孔或肠出血。

4)有感染的危险:与长期卧床及机体抵抗力低下有关。

5)知识缺乏:缺乏伤寒的疾病知识及消毒、隔离知识。

(二)主要护理措施

1. **一般措施** 发现疫情就地隔离,并立即上报卫生防疫部门。采取消毒、隔离措施,防止疫情蔓延。

2. **休息** 患者应绝对卧床休息至热退后 1 周才能逐渐增加活动量,因休息可减少患者能量消耗,并可减少肠蠕动,有利于预防肠道并发症。

3. **饮食** 对伤寒患者进行科学合理的饮食护理,是防治肠出血、肠穿孔等并发症的重要护理措施之一。发热期间应给予营养丰富、清淡的流质饮食,鼓励患者少量、多次饮水。入量不足者给予静脉输液,以保证水、电解质平衡。退热期间可给予高热量、无渣或少渣、少纤维素、不易产生肠胀气的半流质饮食。进入恢复期患者食欲好转,可进软饭,然后逐渐恢复至正常饮食。要保证有足够的蛋白质、糖类(碳水化合物)和维生素。注意饮食量一定要逐渐增加,切忌饮食不节制及食用生冷、粗糙、不易消化的食物。

4. **病情观察** 密切观察:①生命体征,面色,神志变化;②大便颜色、性状,有无血便,并注意检查大便潜血,如有肠出血时应注意观察有无血容量不足的体征;③观察有无腹痛及肠穿孔体征。

5. **对症护理** ①发热:临床应根据患者热型采取相应降温措施,主要以物理降温为主。在退热过程中护理人员应及时为患者擦干汗液、更换衣被;加强口腔护理,注意口腔与皮肤清洁,定期更换体位,预防压疮和肺部感染;密切观察体温波动及病情变化,防止体温骤降而发生虚脱。在降温过程中应注意补充水及电解质,补足发热期消耗的水分。②腹胀:腹胀时停止食用牛奶及糖类食物,并注意钾盐的补充。可用松节油热敷腹部及肛管排气,禁用新斯的明,以免引起剧烈肠蠕动,诱发肠穿孔或肠出血。③便秘:伤寒患者应保证至少日间大便 1 次,如有便秘则可用开塞露或温生理盐水低压灌肠。忌用泻药,并避免大便时过度用力,防止因剧烈肠蠕动或腹腔内压力过大造成不良后果。

6. 并发症处理 有并发症发生时,与医师密切配合,及时进行治疗。

(三) 心理护理

伤寒患者神经系统表现为神志淡漠、反应迟钝、情绪低落,易焦虑,加上对伤寒疾病的认识不足,易产生紧张、恐惧心理。针对伤寒患者的心理特点,患者入住科室后,护理人员即向其讲述伤寒的相关知识,消除患者的陌生恐惧感。在心理护理上,护理人员应多与患者交谈,多关心、鼓励患者,理解患者的痛苦,使患者感受到真诚和安慰。生活上给予指导和帮助,心理上理解支持。针对不同患者的心理状态,耐心地讲解伤寒的基本知识及饮食在治疗中的重要性,使患者积极配合治疗,为患者创造良好的治疗与休养环境,争取早日康复。

【健康教育】

1) 宣传、普及卫生知识,注意饮食、饮水及个人卫生,把住病从口入,以减少伤寒发病率。讲述本病的消毒、隔离知识,预防传播。

2) 向患者及家属进行有关伤寒的疾病知识教育,如疾病过程、治疗药物、疗程、药物不良反应、预后等。应重点讲述并发症知识及饮食管理的重要性,以预防或减少并发症。伤寒如不发生并发症则预后良好。

二、副伤寒

副伤寒(parayphoid fever)包括副伤寒甲、副伤寒乙、副伤寒丙 3 种,分别由副伤寒甲、副伤寒乙、副伤寒丙型沙门菌引起。

特点:副伤寒甲、乙引起肠黏膜层炎症性改变,溃疡少而表浅,肠出血、肠穿孔较少发生。但炎症病变广泛,可累及肠道较大范围,以胃肠炎或结肠炎的临床表现较多。副伤寒丙较多侵犯肠道外组织及器官,主要表现为败血症型,可引起骨、关节、脑膜、心包、软组织等处的化脓性迁徙灶,其次为胃肠炎型。

副伤寒的表现与伤寒较难鉴别,需依靠细菌培养及肥达反应才能确诊。

治疗与伤寒相同。并发脓肿病灶者,在足量有效抗生素应用的同时行外科手术治疗。

(白贞子 吉林大学中日联谊医院;郝大林 孙成学 北华大学附属医院)

第四节 细菌性食物中毒

细菌性食物中毒(bacteria food poisoning)是由进食被细菌毒素污染的食物而引起的急性感染中毒性疾病。临床上可分为胃肠型与神经型两大类,其中胃肠型多见,神经型较少见。

一、胃肠型食物中毒

胃肠型食物中毒多发生于夏、秋季。其特征为潜伏期短,常集体发病,临床表现以急性肠胃炎为主。

【病原学】

引起胃肠型食物中毒的细菌种类很多,常见的有以下几种。

1. 沙门菌属 沙门菌属为革兰阴性杆菌,是常见的病原菌之一,其中以鼠伤寒沙门菌、猪霍乱沙门菌、肠炎沙门菌较常见。沙门菌广泛存在于家畜、家禽及鼠类的肠道、内脏和肌肉中,以及肉、蛋、乳类及其制品中。该菌属在自然界的抵抗力较强,但不耐热,60℃、10～20 min 可杀死,

5%石炭酸5 min亦可将其杀死。

2. **副溶血性弧菌**　为革兰阴性嗜盐细菌,在无盐的条件下不能生存。广泛存在于海产品及含盐较高的腌制食品中。本菌存活能力强,但对酸及热敏感,普通食醋中3 min,或加热至56℃、5~10 min可将其灭活。

3. **金黄色葡萄球菌**　该菌革兰阳性,在乳类、肉类中极易繁殖,在剩饭、剩菜中易生长。此菌污染食物后,在室温下搁置5 h以上可大量繁殖,并产生耐热的肠毒素。产生的肠毒素煮沸30 min仍可保持毒性。

4. **蜡样芽孢杆菌**　革兰阳性杆菌,有芽孢,广泛存在于土壤、尘埃和腐败物中。在适宜温度(28~35℃)下可在食物中大量繁殖,形成芽孢,产生肠毒素。其繁殖型加热至80℃、20 min可被灭活。芽孢耐热,煮沸后至少20 min以上方可被灭活。

5. **变形杆菌**　革兰阴性菌,可分为普通形杆菌、奇异变形杆菌和莫根变形杆菌等。变形杆菌在食品中可产生肠毒素,其中莫根变形杆菌还能使蛋白质中组氨酸脱羧而成为组胺,引起变态反应。

【流行病学】

1. **传染源**　被上述病原体感染的动物或人为本病的主要传染源。

2. **传播途径**　通过进食被细菌或其毒素污染的食物传播。苍蝇和蟑螂可作为传播媒介。

3. **人群易感性**　人群普遍易感。感染后所产生的免疫力弱,故可重复感染、多次发病。

4. **流行特征**　多发生在有利于细菌在食物中繁殖的夏、秋季。可散发,亦可集中发病。后者的特点是:限于进食同一种被污染的食物,病情轻重常与进食量有关,停止进食被污染的食物后疫情便可控制。

【发病机制】

细菌随受污染的食物进入人体,发病与否、病情轻重与食物受细菌或其毒素污染的程度、进食量、人体的抵抗力等因素有关。最基本的致病因素是细菌的侵袭力及其释放的毒素(肠毒素或内毒素)毒力。

1. **侵袭性损害**　沙门菌、弯曲菌、侵袭性大肠埃希菌等可直接侵入肠壁,引起黏膜充血、水肿,上皮细胞变性、坏死,并形成溃疡。

2. **肠毒素**　葡萄球菌、产毒大肠埃希菌、蜡样芽孢杆菌等产生的肠毒素,可激活肠上皮细胞上的腺苷酸环化酶而引起一系列的酶反应,抑制肠上皮细胞对水和钠的吸收,促进肠液和氯离子的分泌,导致腹泻。

3. **内毒素**　沙门菌的菌体裂解后释放的内毒素可引起发热、胃肠黏膜炎症,进而导致呕吐和腹泻。

4. **消化道症状**　沙门菌、变形杆菌等细菌进入人体后,在肠道内继续繁殖,并可排出体外。故患者具有感染表现,亦可传染他人,属感染性食物中毒。金黄色葡萄球菌食物中毒主要是由细菌的肠毒素致病,无明显传染性,属毒素性食物中毒。

5. **变态反应**　变形杆菌能使蛋白质中的组氨酸脱羧而成组胺,引起变态反应。其病理改变轻微。由于细菌不侵入组织,故可无炎症改变。

【病理变化】

可有胃和小肠黏膜充血、水肿,重者可有糜烂、出血及溃疡。部分病例可有肝、肾、肺等脏器的中毒性病变。

【临床表现】

潜伏期短,常在进食后数小时发病,超过72 h的病例可基本排除食物中毒。如金黄色葡萄球菌为

1～5 h,蜡样芽孢杆菌为 1～2 h,副溶血弧菌为 6～12 h,变形杆菌为 5～18 h,沙门菌为 4～24 h。

临床表现大致相似,以急性胃肠炎为主,如恶心、呕吐、腹痛和腹泻等。金黄色葡萄球菌食物中毒呕吐较明显,呕吐物含胆汁,有时带血和黏液。腹痛以上腹部及脐周多见。腹泻频繁,多为黄色稀便和水样便。侵袭性细菌引起的食物中毒,可有发热、腹部阵发性绞痛和黏液脓血便。副溶血弧菌食物中毒的部分病例大便呈血水样。变形杆菌还可发生颜面潮红、头痛、荨麻疹等过敏症状。腹泻严重者可导致脱水、酸中毒,甚至休克。病程多在 1～3 d 内。

【实验室检查】

1. **血象** 沙门菌感染者白细胞数多在正常范围。副溶血弧菌及金黄色葡萄球菌感染者,白细胞计数可增高达 $10 \times 10^9 / L$,中性粒细胞比例增高。

2. **粪便检查** 大便可见白细胞、红细胞。

3. **血清学检查** 患病早期及病后 2 周的双份血清特异性抗体 4 倍升高者可明确诊断。

4. **分子生物学检查** 采用特异性核酸探针进行核酸杂交,特异性引物进行聚合酶链反应可检查病原菌及分型。

5. **细菌培养** 将患者的呕吐、排泄物及进食的可疑食物做细菌培养,如获得相同的病原菌有利于诊断。

【诊断与鉴别诊断】

1. **流行病学资料** 根据共餐者集体发病,结合流行季节及饮食情况(厨房卫生情况,食物质量、保管及烹调方法的缺点)等病史。

2. **临床表现** 为急性胃肠炎的临床特征。

3. **实验室检查**

(1)细菌学及血清学检查 对可疑食物、患者呕吐物及粪便进行细菌学培养,分离鉴定菌型。留取早期及病后 2 周的双份血清与培养分离所得可疑细菌作血清凝集试验。

(2)动物试验 取细菌培养液或毒素提取液喂猴(或猫),观察有无胃肠道症状,特别是呕吐反应,也可将毒素注入小白鼠腹腔观察其有无症状出现。

4. **鉴别诊断**

(1)非细菌性食物中毒 包括化学性食物中毒(砷、升汞、有机磷农药等中毒)和生物性食物中毒(发芽马铃薯、生鱼胆、苦杏仁、河豚鱼或毒蕈等中毒)。潜伏期仅数分钟至数小时,一般不发热。以多次呕吐为主,腹痛、腹泻较少,但神经症状及肝、肾功能损害较明显,病死率较高。对可疑食物、排泄物等分析可确定病因。

(2)霍乱 结合疾病流行病学特点,有无痛性泻吐,先泻后吐为多,且不发热,吐泻物呈米泔水样,多伴不同程度脱水、酸中毒、外周循环障碍。

(3)急性细菌性痢疾 本病一般呕吐较少,常有发热、里急后重,为黏液脓血便,左下腹明显压痛,大便镜检有红细胞、脓细胞,粪便培养见痢疾杆菌生长。

(4)急性坏死性出血性肠炎 本病起病急骤,突发剧烈腹痛,大便暗红色伴坏死组织,全身中毒症状严重,易出现休克、肠麻痹、腹膜炎等。

【治疗】

1. **一般治疗** 卧床休息。流食或半流食。感染型食物中毒者床旁隔离。

2. **对症治疗** 吐泻、腹痛剧烈者暂禁食,给溴丙胺太林(普鲁本辛)15～30 mg 口服,或阿托品 0.5 mg 肌内注射,或山莨菪碱 10 mg 肌内注射。高热者用物理降温或药物降温,精神紧张不安时应给镇静剂。积极纠正电解质紊乱及酸中毒。脱水严重甚至休克者,积极补充液体及抗休克处理。

133

3. 抗菌治疗 通常不用抗菌药物,可以经对症疗法治愈。感染较重且为感染性食物中毒者,应及时选用抗菌药物,如喹诺酮类药物、氨基糖苷类药物或根据细菌培养及药物敏感试验选用有效抗生素。

【预防】

1) 认真贯彻《食品卫生法》,加强饮食卫生监督及管理。对屠宰场、食品加工厂和饮食行业进行卫生监督,禁止出售变质腐败的食物;对从事饮食行业的人员和炊事人员等要定期作健康检查。

2) 做好饮食卫生的宣传教育,不吃不洁、变质或未经煮熟的食品。

3) 消灭苍蝇、鼠类、蟑螂等传播媒介。

4) 发现可疑病例,及时作传染病报告。立即终止可疑食物的食用,制定防御措施,及时控制疫情。

【护理】

(一) 主要护理诊断

1) 疼痛,腹痛:与肠道炎症及痉挛有关。

2) 体液不足(或有体液不足的危险):与呕吐、腹泻引起大量体液丢失有关。

3) 潜在并发症:酸中毒、休克。

(二) 主要护理措施

1. 隔离 感染性食物中毒患者应行消化道隔离。

2. 休息 急性期卧床休息,严重者应严格卧床。

3. 饮食 鼓励患者多饮淡盐水,以补充液体,促进毒素的排泄。呕吐停止后可给予易消化的流质或半流质食物。剧吐不能进食或腹泻频繁者,可静脉滴注葡萄糖生理盐水。恢复期后逐渐过渡到正常饮食。

4. 病情观察 包括:①呕吐及腹泻的观察,如呕吐及腹泻的次数、量及性状等;②观察伴随症状,如畏寒、发热、恶心和腹痛等;③记录 24 h 出入量;④严重者应密切监测生命体征,并注意有无口腔黏膜干燥、皮肤弹性下降,以及酸碱平衡失调及电解质紊乱的表现,以便及时发现脱水、酸中毒及休克等。

5. 对症护理

(1) 呕吐 有助于清除肠道内残留的毒素,一般不予止吐处理。但应注意及时清理呕吐物,保持口腔及床单的清洁卫生。呕吐频繁者,可遵医嘱给予氯丙嗪肌内注射,以减少呕吐次数,有利于患者休息。

(2) 腹泻 见第一章第八节中"腹泻"的护理。

(3) 腹痛者 可局部热敷,严重者遵医嘱给予解痉剂。

(4) 静脉补液者 应注意观察呼吸、脉搏,防止因输液过快引起急性左心衰竭。

(三) 心理护理

细菌性食物中毒常常有发病急、集体发作的特点,成为局部地区的突发事件,患者和周围人群中会产生紧张而恐慌心理。在抢救过程中,患者又唯恐自己被忽视,情绪很不稳定,所以护理人员在救治过程中需表现镇定、技术操作熟练、态度亲切,这对缓解患者的心理压力十分重要。注意同患者进行适当的交流,开展心理指导,关心、安慰患者,及时清除患者的呕吐物及排泄物,保持空气流通,避免吵闹,以取得患者信赖。

二、神经型食物中毒(肉毒中毒)

神经型食物中毒(clostridium botulinal food poisoning)亦称肉毒中毒(botulism),是因进食含有肉毒杆菌外毒素的食物而引起的中毒性疾病。临床上以中枢神经系统症状,如眼肌及咽肌瘫痪为主要表现。如抢救不及时,病死率较高。

【病原学】

肉毒杆菌(clostridium botulinum)属革兰阳性厌氧梭状芽孢杆菌,次极端有大形芽孢,有周鞭毛,能运动。本菌的芽孢体外抵抗力极强,干热 180℃、15 min,湿热 100℃、5 h,高压灭菌 120℃、20 min 可灭活。5％苯酚、20％甲醛 24 h 才能将其杀灭。

本菌按抗原性不同,可分 A、B、C(Ca、Cb)、D、E、F 和 G 7 种血清型,致病者以 A、B 和 E 型为主,F 型较少见。各型能产生外毒素,是一种嗜神经毒素,剧毒,对人的致死量为 0.01 mg 左右。

【流行病学】

1. **传染病**　家畜、家禽及鱼类为传染源。病菌由动物肠道排出,芽孢污染食品;在缺氧环境下肉毒杆菌大量繁殖,产生大量外毒素。

2. **传播途径**　主要通过被肉毒杆菌外毒素污染的食物传播,多见于腊肉、罐头等腌制食品或发酵的豆、面制品。

3. **易感性**　人群普遍易感,病后无免疫力。

【发病机制与病理变化】

肉毒毒素是一种嗜神经毒素,主要由上消化道吸收,胃酸及消化酶均不能将其破坏,故多数患者起病缓慢,病程较长。肉毒毒素吸收后主要作用于脑神经核,外周神经-肌肉接头处及自主神经末梢,阻断胆碱能神经纤维的传导。神经冲动在神经末梢突触前被阻断,从而抑制神经传导介质乙酰胆碱的释放,使肌肉收缩运动障碍,发生软瘫。但肌肉仍能保持对乙酰胆碱的反应性,静脉注射乙酰胆碱能使瘫痪的肌肉恢复功能。

病理变化主要是脑神经核及脊髓前角产生退行性变,使其所支配的相应肌群发生瘫痪。脑及脑膜显著充血、水肿,并有广泛的点状出血和血栓形成。

【临床表现】

潜伏期 12～36 h,最短为 2 h,长者可达 8～10 d。中毒剂量越大,潜伏期越短,病情越重。

起病急,以神经系统症状为主,胃肠道症状较轻。先有全身乏力、头痛、眩晕,继而出现视物模糊、复视,瞳孔散大、对光反射迟缓或消失,眼球固定、眼睑下垂等眼肌麻痹的表现。严重者可出现咽肌麻痹,表现为吞咽、咀嚼、发言等困难,甚至呼吸困难。患者体温一般正常,神志清楚,知觉不受影响。病程长短不一,通常于 4～10 d 后逐渐恢复,但全身乏力、眼肌麻痹可持续数月之久。危重者可在 3～6 d 内死于呼吸衰竭或继发感染。

【诊断要点】

1. **流行病学资料**　有进食变质罐头或瓶装食品、腊肠、发酵食品等可疑被污染的食物史,同食者集体发病。

2. **临床表现**　起病急,有眼肌麻痹及吞咽、发音、呼吸困难等典型的神经系统表现。

3. **实验室检查**　取可疑食物或患者粪便做厌氧菌培养可发现肉毒杆菌。也可用食物渗出液做动物试验,动物可出现外毒素所致的瘫痪表现。

【鉴别诊断】

与毒草或河豚所致食物中毒、脊髓灰质炎、流行性乙型脑炎、急性多发性神经根炎等相鉴别。

【治疗】

1. **一般及对症治疗**　患者应严格卧床休息。外毒素在碱性溶液中易被破坏,在氧化剂的作用下毒力减弱,因此食后 4 h 内可用 5％碳酸氢钠或 1∶4 000 高锰酸钾溶液洗胃,服导泻剂并作清洁灌肠,以破坏胃肠内尚未吸收的毒素。吞咽困难者用鼻饲及静脉输液。呼吸困难者吸氧,及早气管切开,人工呼吸。还应根据病情给予强心剂及防治继发细菌感染等措施。

2. **抗毒素治疗** 及早应用多价抗毒血清(A、B、E型),对本病有特效,在起病后24 h内或瘫痪发生前注射最为有效,效量为每次5万~10万U,静脉或肌内注射(先做皮肤敏感试验,过敏者先行脱敏处理),必要时6 h后重复给予同样剂量1次。在病菌型已确定者,应注射同型抗毒素,每次1万~2万U。病程已过2 d者,抗毒素效果较差,但应继续注射,以中和血液中残存的毒素。

【预防】

严格管理与检查食品,特别是腊肉、罐头等腌制食品或发酵的豆、面制品制作和保存。禁止出售与食用变质食物。遇有同食者发生肉毒素中毒时,其余人员应立即给予多价抗毒血清预防,1 000~2 000 U皮下注射。

【护理】

(一) 主要护理诊断

1) 有受伤的危险:与眼肌麻痹引起的视物不清有关。

2) 有营养失调,低于机体需要量的危险:与咽肌麻痹所致进食困难有关。

3) 潜在并发症,窒息、呼吸衰竭:与神经型食物中毒有关。

(二) 主要护理措施

1. **休息** 急性期卧床休息。

2. **饮食** 患者胃肠道症状较轻,可进普通饮食,以满足机体对营养和液体的需要。有进食困难者可鼻饲或静脉输液。

3. **病情观察** 包括:①密切观察患者眼肌麻痹的表现及进展情况,特别是视觉功能的改变;②注意有无咽肌麻痹的表现,如吞咽困难、咀嚼困难、发音困难等;③监测生命体征的变化,注意有无呼吸困难或继发感染的表现;④注意有无胃肠道症状,如恶心、便秘或腹胀等。

4. **对症护理**

(1) 洗胃和导泻 应在进食或可疑食物后4 h内进行,以清除肠道内尚未吸收的毒素。

(2) 眼肌麻痹 患者可因眼肌麻痹而影响视觉功能,应注意环境安全,并协助患者进行日常活动,以防受伤。

(3) 咽肌麻痹 ①咽肌麻痹易致口腔分泌物积聚于咽喉部而引起吸入性肺炎,应及时吸出;②呼吸困难者予以吸氧;③做好气管切开等抢救准备。

5. **药物治疗的护理** 多价抗毒血清宜尽快早期应用,注射前应做过敏试验,阴性者可静脉注射,但速度不宜过快;阳性者采取脱敏疗法。为防止过敏性休克的发生,注射前应备好抢救物品,注射后应密切观察有无呼吸急促、脉搏加快等变态反应的表现,一旦出现,应立即给予肾上腺素、吸氧等抢救处理。

(三) 心理护理

患者及家属易产生恐惧感和焦虑心理,需要我们增强同情心,耐心解释,详细讲解神经型食物中毒的护理要点,消除恐惧心理,积极配合治疗,早日康复。

【健康教育】

1) 宣传预防食物中毒的有关知识,重点是加强饮食卫生,严把"病从口入"关。

2) 进行有关细菌性食物中毒的知识教育。神经型食物中毒的预后与摄入毒素的量及治疗早晚有关,早期应用多价抗毒血清可有效降低神经型食物中毒的病死率。与神经型食物中毒同食可疑食物尚未发病者,可肌内注射抗毒血清,以防发病。

3) 沙门菌食物中毒患者的呕吐物和排泄物可携带病菌,有传染性,应注意消毒处理。

(白贞子 吉林大学中日联谊医院;郝大林 孙成学 北华大学附属医院)

第五节 细菌性痢疾

细菌性痢疾(bacillary dysentery)简称菌痢,是由志贺菌属(genus shigellae)细菌引起的肠道传染病,故亦称志贺菌病(shigellosis)。以直肠、乙状结肠的炎症与溃疡为主要的病理变化。主要临床表现为畏寒、高热、腹痛、腹泻、排黏液脓血便以及里急后重等。严重者可出现感染性休克和(或)中毒性脑病。

【病原学】

志贺菌属细菌亦称为痢疾杆菌,属肠杆菌科,为革兰阴性杆菌,有菌毛,无鞭毛及荚膜。营养要求不高,在普通培养基上即可生长。根据抗原结构和生化反应不同可将志贺菌属分为4群及43个血清型(不包括亚型;表5-1)。

表5-1 志贺菌属的分型

菌 名	群	甘露糖	鸟氨酸脱羧酶	血清型
痢疾志贺菌(S. dysenteriae)	A	-	-	1~15
福氏志贺菌(S. flexneri)	B	+	-	1~6
鲍氏志贺菌(S boydii)	C	+	-	1~18
宋内志贺菌(S. sonnei)	D	+	+	1

目前,我国多数地区仍以福氏志贺菌和宋内志贺菌占据首位。志贺菌死亡后均可释放内毒素,是引起发热、毒血症、休克等全身反应的重要因素。A群痢疾志贺菌还可产生外毒素,该毒素亦称为志贺毒素(Shiga toxin,ST),具有肠毒性、神经毒性、细胞毒活性,可导致相应的临床表现。

志贺菌在体外生存力弱,加热60℃、10 min可被杀死,对酸和一般消毒剂敏感,可在瓜果、蔬菜以及污染物上生存10~20 d。

【流行病学】

1. 传染源 包括急、慢性菌痢患者和带菌者。

2. 传播途径 经粪-口途径传播。志贺菌随患者粪便排出体外,污染食物、水、生活用品或手,经口感染。苍蝇可通过食物引起传播。

3. 易感人群 人群普遍易感。患病后可获得一定的免疫力,但持续时间短,且不同菌群和血清型之间无交叉免疫,故易于反复感染。

4. 流行特征 菌痢主要集中发生在医疗条件差且水源不安全的地区。终年散发,但有明显季节性。通常5月份开始上升,8~9月份达高峰,10月以后逐渐减少。患者年龄分布有2个高峰,第一个高峰为学龄前儿童,第二个高峰为青壮年期,可能与他们日常活动中接触病原菌机会较多有关。

【发病机制】

痢疾杆菌致病力主要取决于对肠黏膜上皮细胞的吸附和侵袭力。细菌经口侵入人体,借菌毛作用黏附于肠黏膜上皮细胞,侵入并在其中繁殖,而后侵入固有层继续繁殖,引起肠黏膜的炎症反应,出现坏死、溃疡而发生腹痛、腹泻和脓血便。

痢疾杆菌可释放内、外毒素,其外毒素与引起肠道症状及神经系统症状有关,特异体质对内毒素呈现强烈的变态反应,可能是中毒性痢疾的发病机制。此时血中儿茶酚胺等各种血管活性

第二军医大学出版社

物质增加,致全身小血管痉挛而引起急性微循环障碍,出现感染性休克、播散性血管内凝血(DIC)、脑水肿甚至脑疝,引起昏迷、抽搐及呼吸衰竭。

【病理变化】

菌痢的肠道病变主要是累及结肠,以乙状结肠和直肠最为显著,但重症者可累及整个结肠,甚至回肠下段。急性期肠黏膜基本病变是弥漫性纤维蛋白渗出性炎症。肠黏膜表面有大量黏液脓性渗出物覆盖。严重者肠黏膜上皮细胞大片坏死,与黏液脓性渗出物共同形成灰白色假膜,脱落后可形成黏膜溃疡,但由于病变通常局限于固有层,故肠穿孔少见。慢性期可有肠黏膜水肿和肠壁增厚,肠黏膜溃疡不断形成与修复,导致瘢痕与息肉形成,少数病例可引起肠腔狭窄。中毒性菌痢肠道病变轻微,突出病变为全身多脏器的微血管痉挛和(或)通透性增加;大脑及脑干水肿,可见点状出血与神经细胞变性。部分病例有肾上腺充血,肾上腺皮质出血和萎缩。

【临床表现】

潜伏期1~4 d(数小时至7 d)。临床表现轻重取决于患者的年龄、抵抗力、感染细菌数量、毒力及菌型等因素。

(一)急性菌痢

1. 普通型(典型) 起病急,有畏寒、发热,体温可达39℃。可伴头痛、乏力,继而出现腹痛、腹泻及里急后重,每天排便10余次至数十次。初为稀便或水样便,1~2 d后可转为黏液脓血便,里急后重更为明显,可出现左下腹压痛和肠鸣音亢进,由于便量少,出现水、电解质紊乱及酸中毒者少见。多数患者1周左右痊愈,少数患者可转为慢性。

2. 轻型(非典型) 全身毒血症状轻微,可无发热或仅有低热。表现为急性腹泻,通常每日便不超过10次。稀便有黏液但无脓血,里急后重较轻或缺如。有轻微腹痛及左下腹压痛,易误诊为肠炎。大便培养有志贺菌生长则可确诊。3~6 d后可自愈,少数患者亦可转为慢性。

3. 重型 起病急骤,突起畏寒、高热,体温可达40℃以上,伴精神萎靡、面色青灰、四肢厥冷、烦躁、反复惊厥和昏迷等,可迅速发生循环衰竭和(或)呼吸衰竭。临床上以严重全身症状、休克和(或)中毒性脑病为主要表现,而消化道症状多不明显。患者起初腹痛、腹泻,可于发病数小时后出现痢疾病样大便。按其临床表现可分为3型。

(1)休克型(周围循环衰竭型) 较为多见,以感染性休克为主要表现。由于全身微血管痉挛,微循环障碍,可出现面色苍白、四肢厥冷、脉搏细速、血压下降、皮肤花斑和发绀,并可出现心、肾功能不全的症状。

(2)脑型(呼吸衰竭型) 中枢神经系统症状为其主要临床表现。由于脑血管痉挛导致脑缺氧、脑水肿甚至脑疝,患者可出现烦躁不安、惊厥、昏迷、瞳孔不等大和对光反射消失等。严重者可出现中枢性呼吸衰竭变化,此型较为严重,病死率高。

(3)混合型 具有以上两型的临床表现。通常先出现高热、惊厥,迅速发展为呼吸衰竭、循环衰竭及中枢神经系统等多脏器功能损害与衰竭。此型最为凶险,病死率极高。

(二)慢性菌痢

菌痢反复发作或迁延不愈,病程超过2个月以上者,即为慢性菌痢。根据临床表现可分为以下3型。

1. 慢性迁延型 急性菌痢发作后迁延不愈,常有腹痛、腹泻、黏液便或脓血便。有便秘和腹泻交替出现者,左下腹部压痛。部分患者可扪及因增生呈条索状的乙状结肠。长期腹泻者可有营养不良、贫血及乏力等症状。

2. 急性发作型 有慢性菌痢病史,常因进食生冷食物、受惊或劳累等因素,而诱发急性菌痢样症状,但发热等全身毒血症症状不明显。

3. 慢性隐匿型 有菌痢病史,无明显临床症状,但乙状结肠镜检查有肠黏膜炎症甚至溃疡等病变,大便培养可检出志贺菌。

【实验室检查】

1. **一般检查**

(1) 血常规检查　急性期血白细胞总数增高,多为(10～20)×10⁹/L,以中性粒细胞增高为主,慢性患者可有轻度贫血。

(2) 粪便检查　粪便量少,外观多为黏液脓血便,常无粪质。镜检可见少量红细胞、大量成堆的白细胞(≥15 个/高倍视野)、脓细胞和少量巨噬细胞。

2. **病原学检测**　粪便培养检出志贺菌有助于菌痢的确诊及抗菌药物的选用。在抗菌药物使用前采集新鲜标本,及时取脓血部分送检以及早期多次送检均有助于提高细菌培养阳性率。

3. **免疫学检测**　采用免疫学方法检测细菌或抗原具有早期、快速的优点,对诊断有一定帮助。但由于粪便中抗原成分复杂,易出现假阳性,故目前尚未推广应用。

4. **乙状结肠镜或纤维结肠镜检查**　适用于慢性菌痢患者,有助于诊断。

【诊断与鉴别诊断】

(一) 诊断

通常需依据流行病学资料,临床表现及实验室检查进行诊断。确诊则需依赖于病原学的检查。菌痢多发于春、夏季,患者有不洁饮食或与菌痢患者接触史。急性菌痢临床表现为急起发热、腹泻、腹痛、脓血便或黏液便及里急后重,左下腹部压痛。慢性菌痢患者有急性菌痢病史,病情迁延不愈,病程超过 2 个月。中毒性菌痢有高热、惊厥、意识障碍及呼吸、循环衰竭,起病时可无明显腹痛、腹泻症状,常需盐水灌肠或胆试子行粪便检查方可诊断。确诊有赖于粪便培养检出志贺菌。

(二) 鉴别诊断

1. **急性菌痢需须与下列疾病相鉴别**

(1) 急性阿米巴痢疾　见表 5-2。

表 5-2　急性菌痢与急性阿米巴痢疾的鉴别

	急性菌痢	急性阿米巴痢疾
病原及流行病学	志贺菌,可引起流行	阿米巴原虫;散发
全身症状	较重,多有发热,毒血症状明显	多不发热,毒血症状少见
胃肠道症状	腹痛重,有里急后重,腹泻每日 10 多次或数 10 次	腹痛轻,无里急后重,腹泻每日数次
腹部压痛部位	左下腹多见	右下腹多见
粪便检查	量少,为黏液脓血便,镜检可见满视野散红细胞以及大量成堆的白细胞和少量吞噬细胞,培养有志贺菌	量多,暗红或果酱色血便,有腥臭。镜检可见少量白细胞,成串陈旧红细胞,常有夏-雷晶体,有阿米巴滋养体,培养志贺菌阴性
乙状结肠镜检查	肠黏膜弥漫性充血、水肿及浅表溃疡	肠黏膜大多正常,有散在溃疡,边缘隆起,周围有红晕

(2) 其他细菌引起的肠道感染　侵袭性大肠埃希菌、空肠弯曲菌以及产气单胞菌等细菌引起的肠道感染亦可出现菌痢样症状,鉴别有赖于粪便培养检出不同的病原菌。

(3) 细菌性胃肠型食物中毒　因进食被沙门菌、金黄色葡萄球菌、副溶血性弧菌、大肠埃希菌等病原菌或它们产生的毒素污染的不洁食物引起。有进食同一食物集体发病病史。潜伏期短,呕吐明显,有腹痛、腹泻,便多为黄色水样便,黏液脓血便及里急后重少见,腹部压痛多在脐周。确诊有赖于从可疑食物及患者呕吐物、粪便中检出同一细菌或毒素。

(4) 其他 急性菌痢尚须与肠套叠及急性坏死性小肠炎相鉴别。

2. 慢性菌痢需与以下疾病相鉴别

(1) 结肠癌及直肠癌 此类患者反复继发肠道感染亦可出现腹痛、腹泻及脓血便,伴进行性消瘦。乙状结肠镜及病理检查等有助于鉴别。

(2) 慢性血吸虫病 部分患者亦可出现腹泻及脓血便,但有血吸虫病区疫水接触史,肝、脾肿大,血常规中嗜酸性粒细胞增多。病原学检查可确诊。

(3) 克罗恩病 即慢性非特异性溃疡性结肠炎,为自身免疫性疾病。病程长,有腹痛及脓血便。大便培养无致病菌生长,抗菌药物治疗无效。乙状结肠镜检可见肠黏膜充血、水肿及溃疡形成,黏膜松脆易出血。

3. 中毒性菌痢

(1) 休克型 由于其他细菌引起感染性休克亦可有发热及休克表现,故需与本型鉴别。血及大便培养检出致病菌有助于鉴别。

(2) 脑型 乙脑多发于夏、秋季,且均有高热、惊厥、昏迷,需与本型鉴别。乙脑起病后进展较缓,循环衰竭少见,意识障碍及脑膜刺激征明显,脑脊液有蛋白及白细胞增高;乙脑特异性抗体IgM阳性可资鉴别。

【治疗】

(一) 急性菌痢

1. 一般治疗 消化道隔离至临床症状消失,大便培养连续2次阴性。毒血症状重者必须卧床休息。饮食以少渣易消化的流质或半流质为宜,忌食生冷、油腻及刺激性食物。

2. 病原治疗 轻型菌痢在充分休息、对症处理和医学观察的条件下,可不用抗菌药物。其他各型菌痢通常需给予病原治疗。但由于抗菌药物的广泛应用,志贺菌耐药日趋严重,部分地区耐药菌株已呈多重耐药,故需根据所在地区当前细菌耐药情况选用抗菌药物。

(1) 喹诺酮类 抗菌活性强,口服吸收好,耐药菌株相对较少,毒副作用少,可作为首选药物。环丙沙星:成人0.5 g,疗程3~5 d。其他喹诺酮类,如左氧氟沙星、加替沙星等亦可酌情选用,不能口服者尚可静脉滴注。但动物实验显示本药可影响骨髓发育,故有学者认为儿童、孕妇及哺乳期妇女非必要则不宜使用。

(2) 小檗碱(黄连素) 有减少肠道分泌的作用,使用抗生素时可同时使用,每次0.1~0.3 g,3次/天,7 d为1个疗程。

(3) 其他 匹美西林、阿奇霉素、多西环素、硫酸庆大霉素、氨苄西林及第三代头孢菌素等药物亦可根据药敏结果选用。

3. 对症治疗 高热者以物理降温为主,必要时适当使用退热药;腹痛剧烈者可用颠茄浸膏片或硫酸阿托品;毒血症状严重者可给予小剂量肾上腺皮质激素。

(二) 中毒性菌痢

病情凶险、变化迅速,故必须密切观察病情变化,采取对症治疗为主的综合救治措施。

1. 病原治疗 应用有效药物静脉滴注,成人可选用环丙沙星、左氧氟沙星及加替沙星等喹诺酮类;儿童可选用头孢噻肟钠等第三代头孢菌素类药物。

2. 对症治疗

(1) 降温止惊 高热可引起惊厥而加重脑缺氧及脑水肿,故应积极给予物理降温,必要时给予退热药,将体温降至 38.5℃以下;高热伴烦躁、惊厥者,可采用亚冬眠疗法,给予氯丙嗪和异丙嗪各 1～2 mg/kg 肌内注射;反复惊厥者可给予地西泮、苯巴比妥肌内注射和水合氯醛灌肠。

(2) 休克型　①迅速扩充血容量、纠正酸中毒。快速给予葡萄糖盐水、5％碳酸氢钠(3～5 ml/kg)及右旋糖酐 40 等液体。补液量及成分视脱水情况而定,休克好转后则继续静脉输液维持。②改善微循环障碍。本病主要为高阻低排性休克,可给予抗胆碱类药物山莨菪碱(654-2),成人每次 20～60 mg,儿童 0.5～2 mg/kg,每 5～15 min 静脉注射 1 次,至面色红润、肢体转暖、尿量增多及血压回升后,即可减量渐停。如经上述治疗效果不佳,可改用酚妥拉明、盐酸多巴胺或重酒石酸间羟胺(阿拉明)等,以改善重要脏器的血流灌流。③保护重要器官功能。有心力衰竭者可给予去乙酸毛花苷(西地兰)。④其他:短期使用肾上腺皮质激素。有 DIC 早期表现者可给予肝素抗凝治疗。

(3) 脑型　①给予 20％甘露醇,每次 1～2 g/kg,快速静脉注射,每 4～6 h 注射 1 次,以减轻脑水肿。应用血管活性药物以改善脑部微循环,同时给予肾上腺皮质激素有助于改善病情。②防治呼吸衰竭。保持呼吸道通畅、吸氧,如出现呼吸衰竭可使用盐酸洛贝林(山梗菜碱),必要时可应用人工呼吸机辅助呼吸。

(三) 慢性菌痢

由于慢性菌痢病因复杂,可采用全身与局部相结合的治疗原则。

1. **一般治疗**　注意生活节律,进食易消化、吸收的饮食,忌食生冷、油腻及刺激性食物。积极治疗并存的慢性消化道疾病或肠道寄生虫病。

2. **病因治疗**　根据药敏结果选用有效抗菌药物。通常宜联用 2 种不同类型药物,疗程须适当延长,必要时可给予多个疗程治疗。亦可给予药物保留灌肠疗法,选用 0.3％小檗碱(黄连素)液、5％大蒜素液或 2％磺胺嘧啶等灌肠液中的 1 种,每次 100～200 ml,每晚 1 次,10～14 d 为 1 个疗程。灌肠液中添加小剂量肾上腺皮质激素可提高疗效。

3. **对症治疗**　有肠道功能紊乱者可用镇静或解痉药物。抗菌药物使用后,菌群失调引起的慢性腹泻可给予微生态制剂服用。

【预防】　采用以切断传播途径为主的综合预防措施。

1. **管理传染源**　急、慢性患者和带菌者应隔离或定期进行随访管理,并给予彻底治疗,直到大便培养阴性。对饮食服务人员、托幼机构保教人员等重点行业人群中的患者,应立即调离工作岗位,并给予彻底治疗。慢性菌痢和带菌者一律不得从事上述重点行业的工作。

2. **切断传播途径**　搞好个人及环境卫生,注意饮食及饮水卫生。

3. **保护易感人群**　口服含福氏和宋内志贺菌"依链"株的 FS 双价活疫苗,刺激肠黏膜产生特异性分泌型 IgA。对同型志贺菌保护率约为 80％,免疫力可维持 6～12 个月。

【护理】

(一) 急性菌痢

1. **主要护理诊断**

1) 体温过高:与痢疾杆菌感染有关。

2) 腹泻:与痢疾杆菌引起的肠道病变有关。

3) 有体液不足的危险:与高热、腹泻、摄入减少有关。

2. **主要护理措施**

(1) 消化道隔离　略。

(2) 高热的护理　见第一章第八节中"发热"的护理。

141

（3）腹泻的护理　见第一章第八节中"腹泻"的护理。

（二）中毒性菌痢

1. 主要护理诊断

1）体温过高：与痢疾杆菌感染有关。

2）有窒息的危险：与惊厥有关。

3）意识障碍：与颅内压增高有关。

4）组织灌注量改变：与痢疾杆菌内毒素作用有关。

5）气体交换受损：与呼吸衰竭有关。

6）潜在并发症，脑水肿、脑疝：与中毒性菌痢有关。

2. 主要护理措施

（1）病情观察　①监测生命体征；②神志状态、面色；③抽搐先兆、抽搐发作次数、抽搐部位及间隔时间；④瞳孔大小、形状、两侧是否对称、对光反射；⑤准确记录出入量。

（2）对症护理

1）高热：见第一章第八节中"发热"的护理。

2）惊厥、意识障碍：见第一章第八节中"惊厥"、"意识障碍"的护理。

3）循环衰竭：①体位：休克患者应采取头部与下肢均抬高 30°的体位。因抬高头部有利于膈肌活动，增加肺活量，使呼吸运动更接近于生理状态。②氧气吸入：一般采用鼻导管给氧，氧流量为 2～4 L/min，必要时 4～6 L/min。③立即开放静脉通路，按医嘱输入扩容液体及碱性液体，以尽快补充血容量，纠正酸中毒。注意按输液原则安排好输液次序，根据病情调整滴速，密切观察循环衰竭的改善情况。在快速扩容阶段，还应注意观察脉率、呼吸次数、肺底啰音等，以便早期发现急性肺水肿。④应用血管活性药的护理：在扩充血容量及纠正酸中毒的基础上应用血管活性药。循环衰竭早期常应用扩张血管药，如升压效果不满意则改用收缩血管的药物。应用时注意药物浓度、滴速及不良反应。⑤循环衰竭患者的末梢循环不良，应注意保暖，尽量减少暴露部分，必要时可用热水袋，但要防止烫伤。

4）呼吸衰竭：见第三章第二节"流行性乙型脑炎"呼吸衰竭的护理。

（3）病原治疗的护理　中毒型菌痢的抗菌治疗常需静脉滴注喹诺酮类药物，护士应注意给药剂量、用法、间隔时间及观察不良反应，如环丙沙星可引起头痛、腹痛、呕吐、皮疹等，应注意观察。

3. 心理护理
中毒型菌痢起病急，病情危重，常使患者及家属感到恐惧、焦虑、紧张等。若家属的心理承受能力和应变能力不足，可严重影响抢救工作，所以应稳定患者和家属的情绪，及时做好安慰和解释工作，指导患者和家属配合抢救，树立战胜疾病的信心。

【健康教育】

1）广泛宣传菌痢的病因与传播方式，使群众了解切断传播途径是预防细菌性痢菌的主要措施。

2）进行急性菌痢有关的知识教育。讲解患病时对休息、饮食、饮水的要求；教给患者做肛门周围皮肤护理的方法，留取粪便标本的方法；还应告知患者遵医嘱及时、按时、按量、按疗程坚持服药。一定要在急性期彻底治愈，以防转变成慢性菌痢，影响今后的生活及工作。

3）患者出院后仍应避免过度劳累、受凉、暴饮暴食，以防菌痢再次发作。

4）向慢性菌痢患者介绍急性发作的诱因，如进食生冷食物、暴饮暴食、过度紧张、劳累、受凉和情绪波动等均可诱发慢性菌痢急性发作。

（白贞子　吉林大学中日联谊医院；郝大林　马振华　北华大学附属医院）

第六节 霍 乱

霍乱(cholera)是由霍乱弧菌引起的烈性肠道传染病,是非洲、亚洲和拉丁美洲等地区腹泻的重要原因,属国际检疫传染病。在《中华人民共和国传染病防治法》中列为甲类传染病。典型的临床表现为:起病急,剧烈的腹泻、呕吐,以及由此引起的循环衰竭和急性肾衰竭。

【病原学】

霍乱的病原体为霍乱弧菌(vibrio cholerae)。

1. **形态** 霍乱弧菌属弧菌科弧菌属,革兰染色阴性。呈弧形或逗点状,一般长 $1.5\sim3.0~\mu m$宽 $0.3\sim0.4~\mu m$。菌体末端有鞭毛,借此能活泼运动。

2. **培养特性** 霍乱弧菌在普通培养基中生长良好,属兼性厌氧菌。在碱性环境中生长繁殖快,一般增菌培养常用 pH $8.4\sim8.6$ 的 1‰碱性蛋白胨水,这种条件可抑制其他细菌生长。O_{139}霍乱弧菌能在无氯化钠或 30 g/L 氯化钠蛋白胨水中长生,但不能在 80 g/L 氯化钠浓度下生长。

3. **抗原结构** 霍乱弧菌具有耐热的菌体(O)抗原和不耐热的鞭毛(H)抗原。各群霍乱弧菌的 H 抗原大多相同,而 O 抗原特异性高,有群特异性和型特异性两种抗原,是霍乱弧菌分群和分型的基础。

4. **致病力** 霍乱弧菌致病力包括:鞭毛运动、黏蛋白溶解酶、霍乱肠毒素、内毒素及其他毒素。霍乱肠毒素,是霍乱弧菌在体内繁殖时产生的代谢产物,霍乱的剧烈腹泻就是由这种毒素引起的,有抗原性,可使机体产生中和抗体。

5. **分类** WHO 腹泻控制中心根据霍乱弧菌的 O 抗原特异性、生化性状、致病性等不同将其分为以下几类。

(1) O_1 群霍乱弧菌 本群是霍乱的主要致病菌,可进一步分为 2 个生物型:古典生物型(classical biotype)和埃尔托生物型(EL–Tor biotype)。

(2) 非 O_1 群霍乱弧菌 不能被 O_1 群霍乱弧菌的多价血清所凝集,故统称为不凝集弧菌。目前非 O_1 群霍乱弧菌已从 O_2 编排至 O_{200} 以上血清型,一般无致病性,少数血清型可引散发性腹泻。但是,其中的 O_{139} 霍乱弧菌具有特殊性,它是 1992 年孟加拉霍乱流行时发现的新血清型,不被 O_1 群和非 O_1 群的 $O_1\sim O_{138}$ 血清型霍乱弧菌诊断血清所凝集,它含有与 O_1 群霍乱相同的毒素基因,能引起流行性腹泻。世界卫生组织确定 O_{139} 群霍乱弧菌所引起的腹泻与 O_1 群霍乱弧菌引起的腹泻同样对待。

(3) 不典型 O_1 群霍乱弧菌 可被多价 O_1 群血清凝集,但不产生肠毒素,因此无致病性。

6. **抵抗力** 霍乱弧菌对热、干燥、酸及一般消毒剂均甚敏感,煮沸后立即被杀死,在正常胃酸中仅能存活 5 分钟,但在自然环境中存活时间较长。一般在河水、海水和井水中,埃尔托生物型可存活 $1\sim3$ 周。当霍乱弧菌黏附于藻类或甲壳类动物时,其存活期还可延长,在合适的外环境中甚至可存活 5 年以上。

【流行病学】

霍乱有两个发源地:印度恒河三角洲是古典生物型的发源地;印度尼西亚的苏拉威西岛则是埃尔托生物型的发源地。从 1817 年迄今曾有过 7 次大流行。目前认为霍乱的前 6 次大流行与古典生物型有关;始于 1961 年的第 7 次霍乱大流行由埃尔托生物型所引发,迄今已逾 40 年,其持续时间长,波及范围广。1991 年美洲即报道了近 40 万霍乱病例。同年全球病例达 60 万,是第 7 次霍乱大流行中病例报告最多的一年。1992 年在印度、孟加拉等地由 O_{139} 血清型引起霍乱的爆发流行,并逐渐波及周边国家和地区。专家警告 O_{139} 血清型有可能引起新的世界大流行,应

143

给予高度重视。

自从 1820 年霍乱传入我国后,每次霍乱的世界性大流行均波及我国。新中国成立后由于我国医疗工作者对该病的流行特征有了全面系统的了解,提出了富有针对性的防治措施,使霍乱在我国的流行态势得到了有效的控制。

1. **传染源** 患者和带菌者是霍乱的主要传染源。患者在发病期间可连续排菌,时间一般为 5~14 d,尤其是中、重型患者,排菌量较大,每毫升粪便含有弧菌 10^7~10^9 个,是重要的传染源。轻型患者易被忽视,常得不到及时隔离和治疗;健康带菌者多不易检出,所以两者在散播疾病上也起着重要的传染源作用。

2. **传播途径** 霍乱是胃肠道传染病,患者及带菌者的粪便或排泄物污染水源或食物后引起传播,其中被污染水源的作用最为突出。日常的生活接触和苍蝇也起着传播作用。

3. **人群易感性** 人群对霍乱弧菌普遍易感。由于胃酸具有强大的杀菌作用,只有在大量进水、饮食或胃酸缺乏,并有足够量的霍乱弧菌进入人体内时,才引起发病。患霍乱后,可获一定程度的免疫力,但持续时间短,可再次感染。

4. **流行特征** 霍乱在热带地区全年均可发病,但在我国仍以夏、秋季为流行季节。最早发病在 4 月份,最迟可到 12 月份,高峰期在 7~9 月。霍乱有分布在沿江、沿海为主的地理特点。

【发病机制】

霍乱弧菌经口进入胃后,在正常情况下一般可被胃酸杀灭。但当胃酸分泌减少或因入侵的细菌数量较多时,未被胃酸杀死的弧菌进入小肠,黏附于小肠上皮细胞,作用于腺苷酸环化酶使之活化。腺苷酸环化酶使三磷酸腺苷变成环磷酸腺苷(cAMP),繁殖产生肠毒素抑制肠黏膜绒毛细胞对钠的正常吸收,并且刺激隐窝细胞分泌氯化物、水和碳酸氢盐的功能增强,以致使大量水分与电解质聚集在肠腔内,超过了肠道正常的吸收功能,因而出现本病具有特征性的剧烈水样腹泻及呕吐。剧烈泻吐可致脱水和电解质紊乱、代谢性酸中毒、周围循环衰竭及肾衰竭。由于胆汁分泌减少,肠液中大量水分、电解质及黏液聚集,吐泻物呈“米泔水”样。

【病理变化】

1. **病理生理** 霍乱患者的粪便为等渗性,钠为 135 mmol/L、氯为 100 mmol/L、钾为 15 mmol/L,碳酸氢盐为 45 mmol/L,其中钾和碳酸氢盐浓度为血浓度的 2~5 倍。霍乱引起的剧烈吐泻可导致电解质、酸碱失衡。

(1) 水和电解质紊乱 霍乱患者由于剧烈的呕吐与腹泻,体内水和电解质大量丧失,因而导致脱水和电解质紊乱。严重脱水者可出现循环衰竭,若不及时纠正,进一步发展则可引起急性肾衰竭。

(2) 代谢性酸中毒 由于腹泻丢失大量碳酸氢根离子。失水导致周围循环衰竭,组织因缺氧进行无氧代谢,因而乳酸产生过多可加重代谢性酸中毒。急性肾衰竭不能排泄代谢的酸性物质,也是引起酸中毒的原因之一。

2. **病理解剖** 本病病理特点主要是严重脱水引起的一系列改变。皮肤因脱水而干燥。心、肝、脾等实质性脏器缩小。肾脏往往肿大,肾小球及间质毛细血管扩张,肾小管上皮有浊肿、变性及坏死,死于尿毒症者更为明显。

【临床表现】

潜伏期 1~3 d(数小时至 7 d),大多为突然起病。古典生物型和 O_{139} 型霍乱弧菌引起的霍乱,症状较重;埃尔托生物型所致者常为轻型,隐性感染较多。典型霍乱的病程可分 3 期。

1. **泻吐期** 本期持续数小时或 1~2 d,先泻后吐,一般无发热。

(1) 腹泻 腹泻是发病的第一个症状,多数不伴腹痛(O_{139} 型除外),少数患者腹部隐痛,亦无里急后重。起初大便含粪质,后为黄色水样便或"米泔水"样便,有肠道出血者排出"洗肉水"样便,无粪臭。大便量多次频,每日可达 10 余次,甚至排便失禁。O_{139} 血清型霍乱的特征以发热、腹痛比较常见(达 40%～50%),而且可以并发菌血症、肠道外感染等。

(2)呕吐 一般发生在腹泻后,多为喷射状,次数不多。呕吐物初为胃内容物,后为水样。严重者可呕出"米泔水"样液体,少有恶心。

2. **脱水期** 频繁的泻吐使患者迅速出现失水和电解质紊乱,严重者出现循环衰竭,此期一般为数小时至 2～3 d。

(1)脱水 轻度脱水可见皮肤、黏膜稍干燥,皮肤弹性略差,一般失水 1 000 ml。中度脱水可见皮肤弹性差,眼窝凹陷,声音轻度嘶哑,血压下降及尿量减少,丧失水分 3 000～3 500 ml。重度脱水出现皮肤干瘪,声音嘶哑,两颊深凹,腹呈舟状,神志淡漠或不清,患者极度无力,尿量减少,失水约 4 000 ml。

(2)代谢性酸中毒 临床表现为呼吸增快,严重者除出现库斯莫尔(Kussmoul)呼吸外,还可有意识障碍。

(3)肌肉痉挛 由于呕吐、腹泻使钠盐大量丢失,低钠可引起腓肠肌和腹直肌痉挛。临床表现为痉挛部位的疼痛和肌肉呈强直状态。

(4)低血钾 频繁的腹泻使钾盐大量丧失,引起低血钾。低血钾可引起肌张力减低、腱反射消失、鼓肠,甚至心律失常。

(5)循环衰竭 是严重失水所致的低血容量性休克。出现四肢厥冷,脉搏细速甚至不能触及,血压下降不能测出。继而由于脑部供血不足,脑缺氧而出现意识障碍,开始为烦躁不安,继而呆滞、嗜睡甚至昏迷。

3. **恢复期或反应期** 脱水纠正后,症状逐渐消失,体温、脉搏、血压恢复正常。少数患者可有反应性低热,可能是循环状况改善后肠毒素吸收增加所致。

【实验室检查】

1. **血常规及生化检查** 失水引起血液浓缩,红细胞及血红蛋白增高。白细胞可达 $10×10^9$ 以上,分类计数中性粒细胞和单核细胞增多。失水期间,血清钾、钠、氯正常或降低,碳酸氢钠下降,尿素氮、肌酐升高。

2. **尿液检查** 可见少量蛋白,镜检有少许红细胞、白细胞和管型。

3. **粪便检查**

(1)常规检查 可见黏液和少许红细胞、白细胞。

(2)涂片染色 粪便涂片并作革兰染色,显微镜下可见革兰染色阴性的弧菌,呈鱼群样排列。

(3)动力试验和制动试验 将新鲜粪便作悬滴或暗视野显微镜检,可见穿梭状运动的弧菌,即为动力试验阳性。随后加上 1 滴 O_1 群抗血清,细菌如停止活动,证明标本有 O_1 群霍乱弧菌;如细菌仍活动,再加入 1 滴 O_{139} 抗血清,细菌活动消失,则证明为 O_{139} 霍乱弧菌。当标本中细菌数量少,动力试验不明显,亦不能排除本病的可能。

4. **细菌培养** 所有怀疑霍乱患者的粪便除作显微镜检查外,均应进行细菌培养。用碱性蛋白胨水(pH 值 8.4～8.6)增菌 6～8 h 后,转种到霍乱弧菌能生长的选择性培养基,如庆大霉素培养基、亚硝酸盐琼脂培养基等,数小时后有菌落生长,再与特异性的抗血清作玻片凝集试验,确定致病菌型。

5. **血清学检查** 霍乱弧菌的感染者,能产生抗菌抗体和抗肠毒素抗体。血清免疫学检查

145

主要用于流行病学的追溯诊断和粪便培养阴性的可疑患者的诊断。若抗凝集素抗体双份血清滴度4倍以上升高,有诊断意义。

6. 分子生物学检查 采用PCR技术,从患者泻吐物或已初步增菌的标本中检出霍乱弧菌编码肠毒素的基因序列。本法快速,敏感性与特异性均较高。

【并发症】

1. 急性肾衰竭 发病初期由于剧烈呕吐、腹泻导致脱水,出现少尿。此为肾前性少尿,经及时补液能迅速增加尿量。若补液不及时,脱水加重引起休克。可由于肾供血不足、肾小管缺血性坏死,出现脱水、无尿。此为最常见的严重并发症。

2. 急性肺水肿 本病脱水严重时,往往需要快速补液,若不注意同时纠正酸中毒,容易发生肺水肿。

【诊断与鉴别诊断】

1. 确定诊断 符合以下3项中1项者:①有泻吐症状,粪便培养有霍乱弧菌生长者;②流行区人群,有典型症状,但粪便培养无霍乱菌生长,经血清凝集抗体测定效价呈4倍或4倍以上增长者;③虽无症状但粪便培养阳性,且粪检前后5 d内曾有腹泻表现,并有密切接触史者。

2. 疑似诊断 符合以下2项中1项者:①有典型症状,但病原学检查未明确者;②流行期间有明显接触史,且出现吐泻的症状,不能用其他原因解释者。对疑似病例应填写疑似霍乱报告、隔离、消毒,并每日作粪便培养,如3次阴性,且血清学检查2次阴性,可否定诊断,并作更正报告。

3. 鉴别诊断 应与其他弧菌门(O_1、非O_{139}群)性感染、大肠埃希菌肠炎、沙门菌肠炎、病毒性肠炎、急性菌痢等感染性腹泻相鉴别。

【治疗】

(一)严格隔离

患者应按甲类传染病进行严格隔离,及时上报疫情。确认患者和疑似病例应分别隔离。患者排泄物应彻底消毒。患者症状消失后,隔日粪便培养1次,连续3次粪便培养阴性方可解除隔离。

(二)补液

补液是治疗的关键。包括静脉补液和口服补液。

1. 静脉补液 适用于重度脱水、不能口服的中度脱水及极少数轻度脱水患者。补液原则:早期、迅速、足量,先盐后糖,先快后慢,纠酸补钙,见尿补钾。对老人、婴幼儿及心、肺功能不全的患者补液不可过快。边补液边观察治疗反应。

静脉补液的种类有541液、2:1溶液和林格乳酸钠溶液等。通常选择与患者丧失电解质浓度相似的541溶液(每升含氯化钠5 g,碳酸氢钠4 g和氯化钾1 g),其配制组合为:0.9%氯化钠550 ml,1.4%碳酸氢钠300 ml,10%氯化钾10 ml,以及10%葡萄糖140 ml。输液量应根据失水程度决定。最初24 h,轻型者为3 000~4 000 ml儿童为120~150 ml/kg,含钠液量为60~80 ml/kg;中型者为4 000~8 000 ml,儿童为150~200 ml/kg,含钠液量为80~100 ml/kg;重型者为8 000~12 000 ml,儿童为200~250 ml/kg,含钠液量为100~120 ml/kg。输液速度中型者为5~10 ml/min;重型者开始为40~80 ml/min,以后按20~30 ml/min速度滴入,为此需使用多条输液管和(或)加压输液装置,以保证输入量及速度,并视情况改善,逐步减慢速度。在脱水纠正且有排尿时,应注意补充氯化钾,剂量按0.1~0.3 g/kg计算,浓度不超过0.3%。及时补充钾盐对儿童病例尤为重要,因其粪便含钾量高,腹泻时易出现低钾血症。

2. 口服补液　霍乱患者肠道对葡萄糖的吸收能力仍然完好,葡萄糖的吸收能带动水的吸收,水的吸收又带动等量的 Na^+、K^+ 等电解质的吸收。口服补液不仅适用于轻、中度脱水患者,重度脱水患者在纠正低血容量性休克后,也可给予口服补液。补液治疗的现代观点是:只有当休克已经持续很长时间,各内脏器官已受到损伤甚至已处于昏迷状态时,才完全依靠静脉补液。一旦血压恢复、病情好转时,尽快以口服补液来纠正部分累积丢失量、全部继续丢失量和生理需要量,而静脉补液只起辅助作用,以维持血管的开放。这对年老体弱患者、心肺功能不良患者,以及需要及时补钾的患者尤为重要,因为口服补液能防止补液量不足或者过多而引起的心肺功能紊乱以及医源性低血钾。

世界卫生组织推荐的口服补液盐(ORS)配方为葡萄糖 20 g(可用蔗糖 40 g 或米粉 40~60 g代替)、氯化钠 3.5 g、碳酸氢钠 2.5 g(可用枸橼酸钠 2.9 g 代替)、氯化钾 1.5 g,溶于 1 000 ml 可饮用水内。配方中各电解质浓度均与患者排泄液的浓度相当。对轻、中度脱水患者,ORS 用量在最初 6 h,成人 750 ml/h,儿童(<20 kg)250 ml/h,以后的用量约为腹泻量的 1.5 倍。呕吐不一定是口服补液的禁忌,只是速度要慢一些,特别是儿童病例。

(三) 抗菌药物及抑制肠黏膜分泌药

两者均为辅助治疗。抗菌药物能减少腹泻量,并可缩短泻吐期及排菌期,但不能替代补液措施。常用药物有环丙沙星(0.25~0.5 g,2 次/天)、诺氟沙星(0.2~0.4 g,3 次/天)、复方磺胺甲基异噁唑(成人 2 片,2 次/天)。可选择其中 1 种,连续 3 d。近年已报道有耐药菌株出现,且 O_{139} 血清型霍乱弧菌常对复方磺胺甲基异噁唑及链霉素耐药,有必要根据药物敏感试验选择用药。

抗分泌药有氯丙嗪、盐酸小檗碱(黄连素)、吲哚美辛(消炎痛)及肾上腺皮质激素等。

(四) 对症治疗

重症患者补足液体后,血压仍较低时,可加用肾上腺皮质激素及血管活性药物。出现急性肺水肿及心力衰竭时应暂停输液,给予镇静剂、利尿剂及强心剂。严重低钾血症者应静脉滴注氯化钾。对急性肾功能衰竭者应纠正酸中毒及电解质紊乱,如出现高血容量、高血钾、严重酸中毒,必要时可采用透析治疗。

【预防】

1. 控制传染源　建立、健全腹泻病门诊,对腹泻患者进行登记和采便培养是发现霍乱患者的重要方法。对患者应隔离治疗,直至症状消失后 6 d,并隔日粪便培养 1 次,连续 3 次阴性为止。对接触者应严密检疫 5 d,留粪培养并服药预防。

2. 切断传播途径　改善环境卫生,加强饮水消毒和食品管理。对患者或带菌者的粪便与排泄物均严格消毒。杀蛆、灭蝇。

3. 提高人群免疫力　霍乱疫苗可用来保护地方性流行区的高危人群。

【护理】

(一) 护理诊断

1) 腹泻:与细菌毒素作用致肠腺细胞分泌功能增强有关。

2) 体液不足:与大量腹泻、呕吐有关。

3) 潜在并发症:与休克、电解质紊乱、急性肾功能衰竭有关。

(二) 护理措施

1. 一般措施　发现疫情就地隔离,并立即上报卫生防疫部门。采取消毒、隔离措施,防止疫情蔓延。

2. 隔离　严密隔离。

3. 休息　应严格卧床休息,最好卧于带孔的床上,床下对孔放置便器,便于病人排便,减少

147

搬动。并应注意保持床铺清洁、平整、干燥。

4. 饮食 有剧烈泻、吐者应禁食。泻、吐不剧烈者要给予流质饮食。恢复期给予易消化半流质饮食。应注意少食多餐，并应缓慢增加食量。

5. 病情观察 包括：①每1～2 h测生命体征1次，以便及时发现休克。②密切观察腹泻和呕吐物的量、颜色、性状。③严格记录24 h出入量。④观察有无水、电解质平衡紊乱症状。特别是低血钾表现，如肌张力减低、鼓肠、心律失常等。追询血清钾、钠、氯、钙、CO_2CP和尿素氮等化验结果，发现异常及时报告医师。

6. 液体治疗的护理 迅速补充液体和电解质是治疗霍乱的关键。因此对于严重脱水的患者应迅速建立静脉通道，大量、快速输入液体，以便尽快纠正脱水。输液种类、先后次序及速度应严格按医嘱执行。做好输液计划，分秒必争，使患者迅速得到救治。大量、快速输入的溶液应适当加温至37～38℃，以免发生输液反应。还应注意观察脱水改善情况及有无急性肺水肿表现，如呼吸困难、发绀、咳粉红色泡沫样痰及肺底啰音等。一旦出现上述症状应酌情减慢输液速度或暂停输液，并立即通知医师，配合医师采取急救措施。

对于口服补液者应注意补液量及观察脱水纠正情况。

7. 对症护理

(1) 腹泻 参见第一章第八节中"腹泻"的护理。

(2) 有腹直肌及腓肠肌痉挛者 可用局部热敷、按摩、针灸的方法止痛或按医嘱给予药物治疗。

(3) 做好口腔护理 每次呕吐后协助患者用温水漱口，预防口腔炎。

(4) 体温降低者、年老体弱者及有循环衰竭者 应注意保暖。

（三）心理护理

霍乱一旦被确诊需要马上隔离治疗，故对患者的心理产生许多不良影响，甚至产生危机心理。对霍乱患者开展综合性的心理干预措施，降低其孤独感、焦虑、抑郁、恐惧，帮助患者对诊断的适应，增加其对疾病的理解和控制，让患者了解霍乱是可防可治的，只要积极配合治疗很快就会治愈。

【健康教育】

1. 宣传霍乱的预防措施 宣传霍乱的预防措施，改善环境，杀蛆、灭蝇。保护水源，防止粪便污染水源。养成良好个人卫生习惯，不吃生或半熟水产品，不喝生水，饭前便后要洗手。加强食品管理。说明霍乱是烈性肠道传染病，起病急、传播快、重症者死亡率高，故对疫点、疫区需进行封锁，并进行严密的消毒、隔离措施，以防止霍乱的传播。

2. 有关霍乱的知识教育 介绍霍乱的早期症状，开设肠道门诊，及时发现病人，尽早隔离治疗。讲述本病的临床过程及治疗方法，使患者配合治疗，以尽快控制病情发展。本病如经及时诊断及处理，病死率可控制在1‰～2‰，但老幼、孕妇及有并发症者预后差。霍乱流行期间，疫区人群可接种霍乱菌苗。密切接触者应严格检疫，并给予预防性服药。

（白贞子 吉林大学中日联谊医院；郝大林 孙成学 北华大学附属医院）

第七节 白 喉

白喉（diphtheria）是由白喉棒状杆菌引起的急性呼吸道传染病。临床特征为咽、喉、鼻等处假膜形成和全身中毒症状，如发热、乏力、恶心、呕吐和头痛等。严重者可并发心肌炎和神经瘫痪。

【病原学】

白喉棒状杆菌（corynebacterium diphtheria）呈杆状或稍弯曲，一端或两端稍肥大，两端常见异染颗粒,革兰染色阳性。白喉棒状杆菌对热、化学药品抵抗力弱,对干燥、寒冷的抵抗力较强。在各种物品、食品、衣服上可存活数日,在干燥的假膜中可生存 3 个月。加热 58℃、10 min,直射阳光下数小时可灭菌。

白喉棒状杆菌侵袭力较弱,但能生产强烈外毒素,是致病主要因素。外毒素为不耐热的多肽,含有 A、B 两个片段。B 片段与黏膜上皮细胞表面的受体结合后,输送有毒性的 A 片段进入细胞内,A 片段可灭活 tRNA 移位因子(转位酶Ⅱ,EF-2)及延长因子,从而抑制蛋白质合成,导致细胞死亡。

【流行病学】

世界各地均有白喉发生,温带地区较多见,热带地区较少见。通常散发,偶可形成流行或爆发。全年均可有发病,以秋、冬季和初春多见。

1. **传染源**　患者和带菌者都为传染源。潜伏期末即有传染性,鼻白喉症状轻而带菌时间长。不典型和轻症患者常漏诊,延误诊断,在白喉的传播中有很重要的意义。

2. **传播途径**　飞沫传播为主,亦可经玩具、衣物、用具间接传播,或通过污染的牛奶和食物引起爆发流行。偶可经破损的皮肤、黏膜感染。

3. **易感人群**　人对白喉普遍易感,但不同年龄组差异较大。6 个月以下婴儿的免疫力来自母体的抗体,较少发病。2～10 岁发病率高,但近年因计划免疫使发病年龄推迟,成人发病明显增多。我国白喉已少见,在少数地区性流行中,病后有较持久免疫力。

【发病机制与病理解剖】

白喉杆菌侵入上呼吸道,在黏膜表层组织内繁殖,分泌特殊的外毒素,使局部和周围组织坏死,形成急性假膜性炎症。渗出液富含易凝固的纤维蛋白,将炎症细胞、坏死黏膜组织和白喉杆菌凝固在一起,形成本病的特征性损害——假膜。假膜呈灰白色,有混合感染时呈黄色,伴出血时呈黑色。假膜质地致密,与黏膜下组织紧密粘连,难拭去,勉强剥离可致出血。假膜多见于扁桃体、咽、喉、鼻腔,可下延至气管和支气管,引起不同程度的呼吸道阻塞。假膜脱落亦能使气管、支气管发生梗阻。

白喉外毒素自局部吸收后,经淋巴和血液到达全身各组织并与组织细胞结合,引起多脏器病理变化。其中以心肌、末梢神经最敏感,肾及肾上腺等处病变也较显著。心肌早期呈水肿、混浊肿胀及脂肪变性,继而发生多发性灶性坏死、炎性细胞浸润及肌纤维断裂,心肌传导组织亦可受累。末梢神经呈中毒性神经炎改变,神经髓鞘脂肪变性,随之神经轴断裂,以眼、腭、咽、喉及心脏等神经受损为最常见。肾脏呈混浊肿胀等间质性肾炎改变;肾上腺混浊肿胀、充血、退行性变,偶可见小出血点。肝脏可呈脂肪浸润及肝细胞坏死。外毒素的吸收量与假膜部位和广泛程度有关。

【临床表现】

潜伏期 1～7 d,多为 2～4 d。根据假膜部位不同,白喉分为 4 种类型,发病率依次为咽白喉、喉白喉、鼻白喉和其他部位白喉。

1. **咽白喉**　为最常见类型,占 80%。毒血症轻重与假膜大小、治疗早晚及人体的免疫状态密切相关。

(1) 轻型　发热及全身症状轻微,局部仅有轻度咽痛。扁桃体稍红,假膜呈点状和小片状,有时无假膜形成,但白喉杆菌培养阳性。流行时此型多见,易漏诊或误诊,应加以注意。

(2) 普通型　起病缓慢,有乏力、纳差、恶心、呕吐、头痛和咽痛,轻至中度发热,婴幼儿可出现烦躁、哭闹及流泪。扁桃体中度红肿,其上可见乳白色或灰色片状假膜,可伴有颌下淋巴结肿大及压痛。

第二军医大学出版社

(3) 重型　全身症状严重,有高热、面色苍白、极度乏力、恶心、呕吐和脉搏增快,严重者出现血压下降。局部假膜迅速扩大,延及腭弓、上腭、腭垂、咽后壁及鼻咽部,甚至口腔黏膜。假膜呈大片状,厚,呈灰色、黄色、污秽灰色,甚至因出血而呈黑色。口有腐臭味,颈淋巴结肿大。

(4) 极重型　起病急,假膜范围广泛,多呈黑色;扁桃体和咽部高度肿胀,影响呼吸和吞咽。口有腐臭味,颈淋巴结肿大,出现淋巴结周围炎,颈部到锁骨上窝软组织明显水肿,呈现所谓的"牛颈"。全身中毒症状严重,高热或体温不升,烦躁不安,呼吸急促,面色苍白,唇、指发绀,脉快细弱,血压下降,可有心脏扩大、心律失常或奔马律,亦可见出血及血小板减少等危重表现。

2. 喉白喉　多为咽白喉向下扩散所致,少数为原发性。原发者毒素吸收少,中毒症状轻。起病时呈犬吠咳嗽,声音嘶哑,甚至失音。吸气性呼吸困难进行性加重,可见鼻翼扇动、"三凹"征,口唇发绀,烦躁不安。

3. 鼻白喉　继发者多,由咽白喉扩展而来,原发性鼻白喉少见。因外毒素吸收少而全身症状轻,可有张口呼吸、哺乳困难等。局部表现为鼻塞、流浆液血性鼻涕,鼻孔周围皮肤受侵而发红、糜烂或结痂,鼻前庭处可见假膜。

4. 其他部位白喉　少见。皮肤白喉多见于热带地区。眼结膜、耳、口腔、外阴、新生儿脐带、食管等处偶可发生白喉,均有局部炎症、假膜形成,但全身症状轻。

【实验室检查】

1. 血常规检查　白细胞总数多为$(10\sim20)\times10^9/L$,中性粒细胞增加。

2. 细菌学检查　于假膜与黏膜交界处取材,涂片染色后镜检可查获白喉棒状杆菌,但与非致病的类白喉杆菌鉴别需行细菌培养和毒力试验。用荧光素标记白喉抗体染色,荧光显微镜下检出白喉棒状杆菌即可作出诊断,特异性强,阳性率高,可作为早期诊断手段。

3. 尿常规　可有蛋白尿,中毒症状重者可有红细胞、白细胞及管型。

【并发症】

多为白喉杆菌外毒素引起。最常见的为中毒性心肌炎,为本病的主要死亡原因。可分为早期和晚期2型。早期(第3~5天)为严重毒血症引起,可于数分钟或数小时内突然死亡;晚期(第5~14天)为心肌病变,继而影响周围循环,表现为极度苍白后出现发绀、腹痛,多见脉搏细弱、脉率减慢、第一心音不清楚甚至消失,心律可完全不规则,血压下降等。周围神经麻痹多发于病程第3~4周,以软腭麻痹最为常见,其次为眼肌、颜面肌、四肢肌麻痹。

【诊断与鉴别诊断】

依据流行病学资料和临床典型表现,可作出临床诊断,经病原学检测可确诊。咽白喉应与急性扁桃体炎、奋森(Vincent)咽峡炎、鹅口疮及传染性单核细胞增多症时的扁桃体白膜相鉴别。喉白喉应与急性喉炎、变态反应性喉水肿及气管异物鉴别。

【治疗】

使用抗毒素和抗生素治疗后,病死率迅速降低,近年在5%以下。

1. 一般治疗　必须卧床休息3周以上,重者需4~6周。合并心肌炎者绝对卧床,过早活动极易猝死。供给足够热量,保持水、电解质平衡,注意口腔护理、室内通气,相对湿度以60%为宜。

2. 病原治疗　可有效缩短带菌时间,控制病情,减少并发症,应合用抗毒素和抗生素。

(1) 抗毒素　为本病特异治疗手段。白喉抗毒素只能中和血清中游离外毒素,对已与细胞结合的外毒素无效,更不能改变外毒素已造成的损害。故应早期应用,用量不受年龄、体重限制,而按假膜范围大小、中毒症轻重及治疗早晚而定。轻、中型患者用$(3\sim5)\times10^4$ U,重型者$(6\sim10)\times$

10^4 U。病后 3～4 d 为治疗早晚分界,治疗晚者剂量相应加大。喉白喉时剂量应当减少,并应注意抗毒素治疗后假膜很快脱落,有堵塞气道而发生窒息的危险。

(2) 抗生素　可抑制白喉棒状杆菌生长,缩短病程和带菌时间,首选青霉素 G 肌内注射,80万～160 万 U,2～4 次/天,疗程 7～10 d。红霉素 40～50 mg/(kg·d)也有效。头孢菌素亦可用于治疗本病。

3. 对症治疗　中毒症状重或并发心肌炎者可给予肾上腺皮质激素,必要时使用镇痛剂。喉白喉有梗阻或抗毒素应用后假膜脱落堵塞气道者,应行气管切开。

【预防】

1. 管理传染源　隔离患者,病愈后 2 次咽拭子培养阴性的方可解除隔离。接触者检疫 7 d。带菌者可用青霉素或红霉素隔离治疗 7 天,无效者可考虑切除扁桃体。

2. 切断传播途径　患者的鼻、咽分泌物及所用物品应进行消毒。

3. 保护易感人群　是最重要的环节。按计划免疫程序,3、5、6 月龄注射百白破混合三联疫苗。7 岁以上儿童首次免疫或保护流行时的易感人群时,可用吸附精制白喉和破伤风类毒素。密切接触的易感者可应用抗毒素 1 000～2 000 U,儿童 1 000 U 肌内注射进行被动免疫,有效预防期为 2～3 周,1 个月后再行类毒素全程免疫。

【护理】

(一) 主要护理诊断

1) 疼痛,咽痛:与白喉杆菌所致局部炎症有关。

2) 有窒息的危险:与喉白喉假膜脱落有关。

3) 潜在并发症:中毒性休克、中毒性心肌炎。

(二) 护理措施

1. 隔离　呼吸道隔离。

2. 休息　轻者卧床休息 2～3 周,重者及合并心肌炎时应严格卧床休息 4 周以上。病情好转后应逐渐恢复日常活动,但避免劳累,因白喉局部病变好转后如不注意休息,仍有猝死的可能。

3. 饮食　急性期给予高热量和易消化的流食、半流食,供给大量的维生素 B 和维生素 C;不能进食者给予鼻饲或静脉输液。恢复期应增加蛋白质和热量的供给。

4. 病情观察　包括:①监测生命体征;②观察中毒症状的变化;③观察假膜的增减情况;④对喉白喉患者应严密观察有无喉梗阻的表现;⑤中毒性心肌炎的观察:主要通过脉搏、心律、心电图的监测及时发现心肌炎,为及时治疗提供依据。

5. 对症护理

(1) 保持口腔清洁　每日用双氧水或生理盐水清洗口腔,但动作要轻,忌擦抹假膜,防止出血。

(2) 咽痛者　可用蒸气吸入或用中药喷咽。

(3) 喉梗阻患者的护理　轻度梗阻者应保持安静,必要时给予镇静剂、吸氧,严密观察病情进展,做好气管切开准备。严重喉梗阻时应立即施行气管切开,切开后按气管切开常规护理。

6. 并发症的护理　心肌炎患者除严格卧床休息外,还应注意饮食不可过饱,保持大便通畅。有心功能不全者按心功能不全常规护理。对合并软腭麻痹、吞咽困难者应给予鼻饲。消除呼吸道分泌物,防止吸入性肺炎。

7. 药物治疗的护理　白喉患者使用抗毒素治疗时,应注意以下事项:①因注射抗毒素后假膜很快脱落,有阻塞气道造成窒息的危险,故应密切观察用药后假膜脱落的情况。②注射抗毒素前应询问过敏史,并必须做皮肤过敏试验,如过敏试验阳性,应按脱敏法注射。③备好抢救药品,如肾上腺素等。④注射抗毒素 2～3 周后注意观察有无血清病症状。

8. **准确、及时地收集咽拭标本**　一般在清晨用咽拭子采集标本,沿假膜边缘采集阳性率高;采集的标本应及时送检。

(三) 心理护理

患者及家属经常焦虑是因缺乏本病的知识,对治疗效果担忧所致,所以护理人员要加强与患者沟通,宣讲白喉的防治知识及药物治疗效果,对患者的疑问和担忧给予适当的解释和安慰,消除顾虑,稳定情绪,使患者树立战胜疾病的信心,积极主动配合。

【健康教育】

1) 进行预防白喉的健康教育,特别应说明接种白喉疫苗对预防白喉的重要作用。

2) 讲解白喉的疾病知识,强调并发症与预后的关系,指导患者实施治疗与预防并发症的措施。

3) 患者出院后,应对其营养及活动安排给予具体指导,并说明理由。对心肌炎患者应特别强调休养的重要性;严重心肌炎患者在 1 年内禁止剧烈活动,以防发生意外,并应定期复查。

(白贞子　吉林大学中日联谊医院;马振华　孙成学　北华大学附属医院)

第八节　百　日　咳

百日咳(pertussis,whooping cough)是由百日咳杆菌所引起的急性呼吸道传染病,以阵发性痉挛性咳嗽,咳嗽终止时伴有鸡鸣吸气吼声为特征。多发生于儿童。咳嗽症状可持续 2～3 个月,故名"百日咳"。

【病原学】

病原体是鲍特菌属(Bordetella)的百日咳杆菌,为革兰染色阴性和两端着色较深的短杆菌。

百日咳杆菌具有以下物质:凝集抗原(丝状血凝素,FHA)、百日咳杆菌黏附素。其他毒性物质还包括百日咳外毒素、不耐热毒素、内毒素、腺苷酸环化酶毒素等。目前认为外膜蛋白中的凝聚抗原、黏附素和外毒素具有诱导产生保护性抗体的作用。

本菌对理化因素抵抗力弱,56℃、30 min 或干燥 3～5 h 可死亡。对紫外线和一般消毒剂敏感。

【流行病学】

百日咳是世界性疾病,多见于温带和寒带。一般为散发,亦可引起流行。

1. **传染源**　本病传染源为患者、隐性感染者、带菌者。

2. **传播途径**　为呼吸道飞沫传播,咳嗽、打喷嚏时分泌物在空气中形成气溶胶传染。间接传染的可能性很小。

3. **人群易感性**　人群对百日咳普遍易感,但以幼儿易感性最强。百日咳病后可获较持久的免疫力,但不能获得终生免疫,目前有不少儿童时期曾患百日咳的患者发生第二次感染,但症状较轻。

【发病机制与病理解剖】

百日咳杆菌侵入易感者呼吸道后,首先黏附于呼吸道上皮细胞纤毛上,不侵入细胞中。细菌在纤毛上繁殖并产生毒素和毒素性物质,引起上皮细胞纤毛麻痹和细胞坏死,以及全身反应。外毒素在致细胞病变中起重要作用。由于上呼吸道上皮细胞纤毛的麻痹和细胞的坏死,使呼吸道炎症所生产的黏稠分泌物排出障碍,储留的分泌物不断刺激呼吸道神经末梢,通过咳嗽中枢引起痉挛性咳嗽,直至分泌物被排出为止。由于长期咳嗽刺激,使咳嗽中枢形成持续的兴奋灶,所以其他刺激，如检查咽部、进食等，亦可引起痉挛性咳嗽。

百日咳杆菌主要引起支气管和细支气管黏膜的损害，但鼻咽部、喉和气管亦可有病变，主要是黏膜上皮细胞基底部有中性粒细胞和单核细胞浸润，并可见细胞坏死。支气管和肺泡周围间质炎性细胞浸润明显。气管和支气管旁淋巴结常肿大。并发脑病者脑组织可有水肿、充血或弥散性出血点、神经细胞变性等。

【临床表现】

潜伏期 2～20 d，平均 7～10 d。临床过程可分 3 期。

1. **卡他期**　从起病至阵发性痉咳的出现时间为 7～10 d。此期可有低热、咳嗽、喷嚏、流泪和乏力等。咳嗽开始为单声干咳，2～3 d 后热退，咳嗽加剧，尤以夜晚为甚。此期传染性最强，若能及时治疗，效果也最好。

2. **痉挛性咳嗽期**　病期为 2～6 周或更长。此期已不发热，但有特征性的阵发性、痉挛性咳嗽。阵咳发作时连续 10 余声至 20～30 声短促的咳嗽，继而是深长的吸气；吸气时由于声带仍处于紧张状态，空气通过狭窄的声带而发出"鸡鸣样"吸气声。紧接着又是一连串阵咳。如此反复，直至排出大量黏稠痰液及吐出胃内容物为止。痉挛性咳嗽一般以夜间为多，进食、检查咽部等均可诱发。痉挛性咳嗽发作前可有喉痒、胸闷等不适。

痉挛性咳嗽频繁者可出现颜面水肿；因毛细血管压力增高破裂可引起球结膜下出血或鼻出血。由于痉挛性咳嗽时舌向外伸，舌系带与下门齿摩擦引起系带溃疡。无并发症者，肺部无阳性体征。

3. **恢复期**　阵发性痉挛性咳嗽次数减少，鸡鸣样吸气声消失，咳嗽终止时不伴呕吐。一般持续 2～3 周后咳嗽好转。若有并发症，病程相应延长。

【实验室检查】

1. **血常规检查**　发病第一周末白细胞计数和淋巴细胞计数开始升高。痉挛性咳嗽期白细胞一般为 $(20～40)×10^9/L$，最高可达 $100×10^9/L$。淋巴细胞比例一般在 60% 以上，亦有高达 90% 以上。继发感染者中性粒细胞增高。

2. **血清学检查**　ELISA 检测特异性抗体 IgM，可用于早期诊断。

3. **细菌学检查**　目前常用鼻咽试子培养法。卡他期培养阳性率可达 80%～90%，痉挛性咳嗽期则降为 50% 或更低。

4. **分子杂交与 PCR 检查**　特异性和敏感性均很高，且可用于快速诊断。其检查阳性率明显高于细菌培养。

【并发症】

1. **支气管肺炎**　是最常见的并发症，为继发感染所致。

2. **肺不张**　常发生在病情较重的患者，诊断主要依靠 X 线检查。

3. **百日咳脑病**　为最严重的并发症，主要发生于痉挛性咳嗽期。表现为惊厥或反复抽搐，亦可出现高热、昏迷或脑水肿。

【诊断与鉴别论断】

注意询问接触史。若体温下降后咳嗽反而加剧，尤以夜间为甚且无明显肺部体征者，应考虑百日咳的诊断。结合白细胞计数和淋巴细胞明显增高可以作出临床诊断。须与以下疾病鉴别。

1. **百日咳综合征**　由副百日咳杆菌、腺病毒、呼吸道合胞病毒和沙眼衣原体等引起，主要依靠病原体分离或血清学进行鉴别。

2. **气管受压所致咳嗽**　胸腺肥大等压迫气管或支气管引起的阵咳，鉴别依靠 X 线摄片。

第二军医大学出版社

3. **支气管炎及异物所致咳嗽**　痉挛性支气管炎和喉、气管异物等可发生阵咳,需注意鉴别。

【治疗】

1. **一般治疗和对症治疗**　按呼吸道传染病隔离。保持室内安静、空气新鲜和适当温度、湿度。痉挛性咳嗽剧烈者可给镇静剂,如苯巴比妥纳、地西泮(安定)等。

2. **抗菌治疗**　首选为红霉素,30~50 mg/(k·d)。新一代大环内酯类抗生素如罗红霉素、阿奇霉素等亦已用于治疗百日咳。

3. **肾上腺皮质激素与高价免疫球蛋白治疗**　重症幼婴儿患者可应用泼尼龙(强的松龙)1~2 mg/(k·d),能减轻症状,疗程3~5 d。亦可应用高价免疫球蛋白,能减少痉挛性咳嗽次数和缩短痉咳期。

4. **并发症治疗**　肺不张并发感染给予抗生素治疗。百日咳脑病发生惊厥时可应用苯巴比妥,每次5 mg/kg肌内注射,或地西泮每次0.1~0.3 mg/kg静脉注射。出现脑水肿时静脉注射甘露醇,每次1~2 g/kg。

【预防】

1. **控制传染源**　在流行季节,确诊的患者隔离至病后40 d,对密切接触者应观察至少3周。

2. **切断传播途径**　保持室内通风,定期消毒。

3. **保护易感人群**　目前常用白喉、百日咳、破伤风三联制剂疫苗,每月注射1次,共3次。若百日咳流行时,可提前至出生后1个月接种。

【护理】

(一) 主要护理诊断

营养失调:与痉挛性咳嗽引起呕吐或拒食有关。

(二) 主要护理措施

1. **隔离**　呼吸道隔离。

2. **休息**　如痉挛性咳嗽次数不多,无并发症时,可不必严格限制活动。病室应清洁、温暖、空气流通。

3. **饮食**　应选择浓稠、不需长时间咀嚼,不久留胃内的营养丰富、富含维生素、易消化饮食,少量多餐。如摄入量不足、呕吐次数多者可给予静脉输液,并注意水、电解质平衡。

4. **病情观察**　应注意:①痉挛性咳嗽次数,发作表现及严重程度;②发作诱因;③呕吐次数、量;④体重变化。

5. **对症护理**

(1) 痉挛性咳嗽　①减少诱发因素,如进食、寒冷、劳累。情绪激动及吸入烟尘等亦可诱发,应予避免;要使患儿保持精神愉快;②痰液黏稠者按医嘱应用祛痰剂、雾化吸入等,以稀释痰液,便于咳出;③必要时按医嘱给以镇静剂。

(2) 口腔护理　做好口腔护理,避免口腔并发症。有舌系带溃疡时常引起疼痛,注意饮食及饮水不宜过热。

6. **药物治疗的护理**　应向患者及家属说明药物名称、剂量和用法等。

(三) 心理护理

本病为急性呼吸道传染病,起病急,病情较重,临床上以阵发性痉挛性咳嗽,伴有"鸡鸣样"吸气性吼声为主要表现。痉挛性咳嗽期可发生百日咳脑病等严重并发症。患儿、家属对该病知识缺乏,以及对治疗效果担忧等可产生恐惧、焦虑的心理,护理人员要加强与患者沟通,宣讲百日咳的防治知识及药物治疗效果,对患者的疑问和担忧给予适当的解释和安慰,消除其顾虑,稳定情绪,使患者树立战胜疾病的信心,积极主动配合。

【健康教育】

1) 进行预防本病的健康教育,以避免传播。本病的预防重点是对 3 个月至 7 岁易感儿童进行预防接种,以提高特异性免疫力。在百日咳流行期间,对托幼机构加强预检,如发现有可疑者,也应行呼吸道传染病隔离观察,对患儿的居室经常通风换气,对被污染的衣物等要进行日晒或洗涤。

2) 讲解痉挛性咳嗽发作的表现,治疗药物及疗程,本病对患儿的危害,饮食要求及发作诱因等,避免诱因,减少发作次数。

(白贞子　吉林大学中日联谊医院;孙成学　孙亚臣　北华大学附属医院)

第九节　布氏杆菌病

布氏杆菌病(brucellosis)又称波浪热、地中海弛张热、马耳他热或波状热等,是布氏杆菌引起的,以长期发热、多汗、关节疼痛、肝脾肿大和慢性化为特征的急性或慢性传染病,属自然疫源性人畜共患疾病。

【病原学】

布氏杆菌是一组球杆状的革兰阴性菌,没有鞭毛,不形成芽孢和荚膜。电镜下可见 3 层外膜,外层为脂多糖,中层为膜蛋白,内层为细胞质膜,其中脂多糖(内毒素)在致病中起重要作用。根据储存宿主和生化反应的不同,布氏菌属可分为 6 个种 19 个生物型,其中羊种菌(Br. Melitensis)、牛种菌(Br. Abortus)、猪种菌(Br. suis)、犬种菌(Br. Canis)对人类致病。这其中又以羊种菌致病力最强,感染后临床症状重;猪种菌次之。

布氏菌属生长繁殖时营养要求高,需要多种氨基酸及维生素,少数菌种培养时需加入 $5\% \sim 10\% CO_2$。一般生长缓慢,从人体内分离出细菌时常需 1 周以上,有时需 1 个月。由于各型之间具有共同抗原,因此可用毒力弱的菌株制备弱毒活菌苗。

本菌属对紫外线、热和常用消毒剂敏感,3% 漂白粉和来苏儿数分钟内能将其杀灭。但在自然环境中活力强,在奶及乳制品、皮毛、冻肉等中能长时间生存。

【流行病学】

本病为全球性疾病。我国主要流行于内蒙古、吉林、黑龙江和新疆、西藏等牧区。其他各省均有病例发生。我国流行的布氏菌属主要为羊种菌,次为牛种菌,猪种菌仅见于广西和广东个别地区。

1. **传染源**　目前已知有 60 多种家畜、家禽、野生动物是布鲁氏菌的宿主。与人类相关的传染源主要为病畜,包括绵羊、山羊、黄牛、水牛、奶牛及猪。其他动物如狗、鹿、马、和骆驼等亦可为传染源。

2. **传播途径**　病原菌主要通过体表皮肤黏膜的接触进入人体,如接产羊羔、屠宰病畜剥皮和挤奶等接触;此外亦可经消化道,如进食含布氏杆菌的生奶、奶制品或被污染的饮水和肉类而感染;吸入被布氏杆菌污染的尘埃亦为传播途径之一。

3. **人群易感性**　人群普遍易感,病后有一定的免疫力。

【发病机制与病理解剖】

本病发病机制较为复杂,细菌、毒素以及变态反应均不同程度地在发病中起作用。

病菌自皮肤或黏膜侵入人体,经淋巴管进入局部淋巴结,在此大量繁殖成为原发病灶。当大量病原菌冲破淋巴屏障进入血流则成为菌血症。在血流中生长繁殖的布氏杆菌菌体破坏释放出内毒素和其他物质,导致毒血症的出现。部分病原菌被单核-巨噬细胞吞噬后可在其中繁殖,并随血流播散至全身各部位(主要是肝、脾、骨髓和肾等处)进一步繁殖,引起组织细胞的变性、坏死。病原菌可以多次进入血流引起临床症状反复加重。当病灶部位的T淋巴细胞被细菌致敏并再次接触抗原后,能释放细胞因子,趋化和激活巨噬细胞聚集于布氏菌周围,不断吞噬和杀灭布氏杆菌,形成包裹感染灶的肉芽肿。未被巨噬细胞清除的布氏杆菌,可以寄生于单核-巨噬细胞内,在特定情况下大量繁殖,并再次冲破所寄生细胞,引起复发。如此反复成为慢性感染。

本病所累及的组织器官很广泛,包括肝、脾、骨髓、淋巴结、骨、关节、血管、神经、内分泌及生殖系统等。初期为炎性渗出,组织细胞变性、坏死。亚急性和慢性期为组织增生,肝、脾、淋巴结等处能见到增殖性结节和肉芽肿。慢性期部分患者肉芽组织发生纤维硬化性变,临床则出现后遗症。

【临床表现】

潜伏期一般1~3周(3 d至数月)。临床上可分为急性期,患病3个月内;亚急性期,3个月到1年;慢性期,1年以上。

(一)急性和亚临床感染

症状缺乏特异性,多缓慢起病,少数突然发病。

1. **发热** 热型不一,以不规则热多见,典型的波浪热已不多见。患者高热时无明显不适,但体温下降后自觉症状加重,这种发热与其他症状相矛盾的现象,有一定诊断意义。

2. **多汗** 是本病主要症状之一。患者发热或不发热,都可有多汗。

3. **关节疼痛** 70%以上患者伴有游走性关节痛,多发生于大关节如膝、肩、髋等关节。关节炎可分两类:一类为感染性,常累及一个关节,滑囊液中可以分离出布氏杆菌;另一类为反应性,常为多关节炎、腱鞘炎和关节周围组织炎。

4. **神经系统症状** 以神经痛多见,常有坐骨神经痛和腰骶神经痛。少数可发生脑膜脑炎、脊髓炎等。

5. **泌尿生殖系统症状** 可发生睾丸炎、附睾炎、前列腺炎、卵巢炎、输卵管炎及子宫内膜炎等。

6. **肝、脾及淋巴结肿大** 约半数患者可出现肝肿大和肝区疼痛。

急性期布氏杆菌病患者经抗菌治疗后,约有10%以上复发。复发常发生在急性感染后数月,亦有发生于治疗后2年者。

(二)慢性期

本期可因急性期没有适当治疗发展而来,也可无明显急性病史在发现时已为慢性。主要表现为疲乏无力,有固定的或反复发作的关节和肌肉疼痛,可存在骨和关节的器质性损害。此外,常有精神抑郁、失眠、注意力不集中等精神症状。

【实验室检查】

1. **血常规检查** 白细胞计数正常或减少,淋巴或单核细胞增多。红细胞沉降率在各期均增速。

2. **病原菌培养** 主要取血、骨髓、组织及脑脊液作培养。细菌生长缓慢,需10 d以上方可获阳性结果。

3. **血清学检查**

(1)凝集试验 主要检测特异性抗体IgM,效价>1∶160为阳性,若双份血清效价4倍或以上升高,提示近期感染。

(2) ELISA 法 检查各类特异性抗体,敏感性强。

(3) 其他免疫学试验 包括免疫荧光抗体检测、2-疏基乙醇试验、抗人球蛋白试验等。

4. PCR 技术 PCR 检测布氏杆菌 DNA,能快速、准确地作出诊断。

【诊断与鉴别诊断】

急性典型病例诊断较容易,慢性患者诊断较为困难。

1. **流行病学** 包括流行地区有接触羊、猪、牛等家畜或其皮毛,饮用未消毒的羊奶、牛奶等流行病史。

2. **临床表现** 急性期有发热、多汗、关节疼痛、神经痛和肝、脾、淋巴结肿大等。慢性期有神经、精神症状,以及骨和关节系统损害等症状。

3. **实验室检查** 血、骨髓或其他体液等培养阳性或 PCR 阳性可以确诊。血清特异性抗体检测对诊断有重要意义。

急性期需与风湿热、伤寒、痢疾、败血症和结核等鉴别。慢性期主要与骨、关节损害疾病及神经官能症等鉴别。

【治疗】

1. **急性和亚临床感染**

(1) 一般治疗和对症治疗 包括卧床休息、补充维生素和水分。高热患者应用物理降温。头痛、关节疼痛剧烈者应用镇痛剂。中毒症状明显和睾丸炎严重者,可适当地应用肾上腺皮质激素。

(2) 病原治疗 布氏杆菌为细胞内细菌,因此病原治疗的抗菌药物应选择能进入细胞内的药物。为提高疗效,减少复发和防止耐药菌株的产生,一般采取联合用药和多疗程疗法。

世界卫生组织推荐多西环素 200 mg/d 和利福平 600～900 mg/d 联用,疗程 6 周作为首选方案。亦可选用四环素与利福平联合治疗。有神经系统受累者选用四环素 2 g/d、6 周,加氨基糖苷类如硫酸链霉素 1 g/d 肌内注射 3 周,效果亦佳。

2. **慢性感染** 治疗较复杂,应包括病原治疗、脱敏治疗及对症治疗。

(1) 病原治疗 方法同前文所述。

(2) 脱敏疗法 目前认为被布氏杆菌致敏的 T 淋巴细胞是引起机体损害的基础。少量多次注射布氏杆菌抗原使致敏 T 细胞少量多次释放细胞因子,既可以避免激烈的组织损伤又消耗了致敏的 T 细胞。

(3) 对症治疗 包括理疗和中医中药治疗等。

【预防】

预防措施包括隔离患者、治疗病畜。加强畜产品的卫生监督,做好个人防护和职业人群防护。对有可能感染本病的易感者进行菌苗预防接种。家畜亦可进行菌苗免疫。目前国外已进行DNA 菌苗的研究。

【护理】

(一) 主要护理诊断

有体液不足的危险:与出汗过多有关。

(二) 主要护理措施

1. **隔离** 做好个人防护,以免接触病菌。

2. **休息** 急性期卧床休息。

3. **饮食** 给予营养丰富、易消化的饮食,并保证足够水分,每日入量 3 000 ml,出汗多或入量不足者应给予静脉补液。

4. 病情观察包括 ①体温变化；②关节有无红肿、疼痛表现；③男性患者注意有无睾丸肿大及疼痛；④淋巴结和肝脏、脾脏变化；⑤治疗后病情变化等。

5. 对症护理

(1) 发热　参阅第一章第八节中"发热"的护理。

(2) 多汗　患者出汗较多，应给予温水擦浴，及时更换内衣裤及寝具，保持皮肤清洁、干燥。

(3) 关节痛　急性期关节疼痛者，可服用镇痛剂，也可用5%～10%硫酸镁局部湿热敷，每日2～3次，或应用理疗等。同时应采用支架保护损伤关节，防止受压。协助患者翻身、按摩。肢体被动运动，防止关节强直与肌肉挛缩。

(4) 有睾丸炎或肿大者　可用"十"字吊带托扶。

6. 药物治疗的护理　本病常采用多西环素、利福平、四环素及硫酸链霉素等进行病原治疗。护士应了解药物作用、疗程、用法及药物不良反应等，并告知患者。如利福平可引起肝脏损害，应定期检查肝功能。本药还可使分泌物、排泄物变成橘黄色，服药前应告诉患者，以免引起恐惧。四环素族抗生素可引起胃肠反应及皮疹。硫酸链霉毒可引起听神经损害，引起耳鸣、耳聋。还应该告诉患者预防药物不良反应的方法。

(三) 心理护理

急性期患者由于发热、多汗、关节和肌肉疼痛、睾丸肿痛等症状，预感重病在身，常有恐惧、焦虑表现。尤其在一时不能确诊时，更会使上述心理障碍加重。慢性期患者由于疾病反复发作，迁延不愈，常有抑郁表现，加之病情反复，有些治疗引起患者身体的强烈反应，因此应多关心和巡视患者，解释病因、临床表现及主要治疗方案和预后。鼓励患者说出自身的感受，理解和同情患者，耐心听取患者的诉说，建立良好的护患关系，使患者有安全感、信任感，解除患者思想顾虑。帮助患者树立战胜疾病的信心，给予心理护理，进行心理疏导，以利于疾病早日康复。

【健康教育】

1) 进行预防布氏杆菌病的知识教育，特别是对牧民则更显重要。讲述管理传染及切断传播途径的措施，特别要加强个人防护及进行预防接种，以防止发病。

2) 介绍本病有关知识，如临床表现、治疗方法等。说明本病复发率较高，急性期常采用联合用药和多疗程疗法，以避免复发及慢性化，说服患者安心住院治疗。

3) 本病一般预后良好，但复发率较高，出院后仍应避免过度劳累及注意增加营养，并应于出院后1年内定期复查。

（白贞子　吉林大学中日联谊医院；李　宁　西安交通大学医学院护理学院）

第十节　鼠　疫

鼠疫(plague)是鼠疫耶尔森菌引起的自然疫源性疾病。主要通过带菌的鼠蚤为传播媒介，经人的皮肤侵入人体，引起腺鼠疫；经呼吸道侵入人体，发生肺鼠疫，二者均可发展为败血症。本病传染性强，病死率高，是危害人类最严重的烈性传染病之一，属国际检疫传染病。我国将其列为法定甲类传染病之首。

在世界历史上，鼠疫曾发生3次大流行，死亡人数以万计。直至20世纪80年代的10年中，全世界报告的人间鼠疫病例仍达8 544例，病死率最高达11.55%。我国鼠疫疫源地分布广，面积大(17 省区 216 个县),但控制人间鼠疫卓有成效。

【病原学】

鼠疫耶尔森菌亦称鼠疫杆菌,革兰染色阴性,无鞭毛、无芽孢,不活动。在动物体内或在弱酸性含血的湿润培养基上可形成荚膜。在普通培养基上生长缓慢。

鼠疫杆菌产生 2 种毒素:一种是内毒素,为一种类脂多糖,其所致的病理变化主要是末梢血管损伤、肾小管损伤和肝脂肪变性。另一种是鼠毒素或外毒素,为一种可溶性蛋白质,对小鼠和大鼠均有较强的毒力,而对豚鼠、家兔、猴等则无毒性,故称之谓"鼠毒素";所致的病理变化主要在末梢血管,导致血液浓缩和休克,肝出现脂肪变性和局部的出血坏死性病变。

该菌对外界抵抗力较弱,对干燥、热和一般消毒剂均敏感。阳光直射,100℃、1 min,5%甲酚皂溶液,5%~10%氯氨等均可致细菌死亡。但在潮湿、低温环境及有机物内存活时间则较久。在痰和脓液中可存活 10~20 d,在蚤粪中可存活 1 个月,在尸体中可存活数周至数月。

【流行病学】

1. 传染源　主要是鼠类和其他啮齿动物,如猫、羊、兔、骆驼、狐等也可能成为传染源。肺鼠疫患者是人间鼠疫的重要传染源。带菌者可作为传染源在流行病方面意义较大。

2. 传播途径

(1) 动物和人间鼠疫的传播　通过鼠蚤为媒介,构成"啮齿动物→蚤→人"的传播方式。鼠蚤叮咬是主要的传播途径。

(2) 经皮肤传播　剥食患病啮齿动物的皮、肉或直接接触患者的脓血或痰,经皮肤伤口而感染。

(3) 呼吸道飞沫传播　肺鼠疫患者痰中的鼠疫耶尔森菌可借飞沫构成"人→人"的传播,并引起人间的大流行。

3. 易感性　人对鼠疫耶尔森菌普遍易感,并可发生隐性感染。病后可获得持久免疫力。

4. 流行特征

(1) 流行情况　人间鼠疫耶尔森菌感染以非洲、亚洲、美洲发病最多。我国主要发生在云南、青藏高原地区。

(2) 鼠疫自然疫源地　世界各地尚存在许多鼠疫的自然疫源地。鼠疫感染长期持续存在,呈反复的流行与静止交替,随时对人类构成威胁。

(3) 人间鼠疫与鼠间鼠疫的关系　人间鼠疫流行,均发生于动物间鼠疫之后。首先是野鼠间鼠疫流行,再由野鼠传至家鼠,家鼠患病后大批死亡,鼠蚤离开死鼠寻找新的宿主,人被叮咬而被感染。

(4) 季节性　人间鼠疫多发生在夏、秋季。

(5) 职业性　人间鼠疫首发病例常与职业有关,如狩猎者等。

【发病机制与病理解剖】

鼠疫耶尔森病菌经皮肤侵入后,经淋巴管至局部淋巴结引起出血坏死性炎症反应,即"腺鼠疫"。鼠疫耶尔森菌经血液循环进入肺组织,则引起"继发性肺鼠疫"。由呼吸道排出的鼠疫耶尔森菌通过飞沫传入他人体内,则可引起"原发性肺鼠疫"。各型鼠疫均可发生鼠疫败血症。

鼠疫的基本病理改变为淋巴管、血管内皮细胞损害和急性出血坏死性炎症。腺鼠疫表现为淋巴结的出血性炎症和凝固性坏死;肺鼠疫肺部病变以充血、水肿、出血为主;鼠疫败血症则全身各组织、脏器均可有充血、水肿、出血及坏死改变。

【临床表现】

潜伏期:腺鼠疫多为 2~5 d(1~8 d);原发性肺鼠疫为数小时至 3 d。

第二军医大学出版社

临床分为腺鼠疫、肺鼠疫和败血症鼠疫等。各型初期的全身中毒症状表现为起病急骤,畏寒、发热,体温迅速升至 39～40℃,伴恶心、呕吐、头痛及四肢痛,颜面潮红,结膜充血、皮肤黏膜出血等,继而可出现意识模糊、言语不清、步态蹒跚、腔道出血及多脏器功能衰竭和血压下降等。

1. **腺鼠疫** 最为常见,好发部位依次为腹股沟淋巴结(约占 70%)、腋下淋巴结(约占 20%)和颈部淋巴结(约占 10%),多为单侧。病初即有淋巴结肿大且发展迅速,淋巴结及其周围组织显著红、肿、热、痛,病后 2～3 d 最重。若治疗及时,淋巴结肿大可逐渐消退,如治疗不及时,1 周后淋巴结很快化脓、破溃,常可发展为败血症或肺鼠疫。

2. **肺鼠疫** 肺鼠疫既可是原发性,亦可为继发于腺鼠疫患者。原发肺鼠疫起病急,在起病 24～36 h 内出现寒战、高热,剧烈胸痛,呼吸急促,发绀,咳痰。痰为黏液或血性泡沫状。肺部仅可闻及散在湿啰音或轻微的胸膜摩擦音。较少的肺部体征与严重的全身症状常不相称。X 线胸片检查呈支气管肺炎样改变。如抢救不及时,多于 2～3 d 内,常因心力衰竭、出血、休克而危及生命。

3. **败血症型鼠疫** 亦称暴发型鼠疫,为最凶险的一型,多继发于肺鼠疫或腺鼠疫。原发鼠疫败血症较少见。继发性者病初有肺鼠疫或腺鼠疫的相应表现而病情进一步加重。主要表现为寒战、高热、谵妄或昏迷,进而发生感染性休克、DIC 及广泛皮肤出血和坏死等。肺鼠疫与败血症型鼠疫患者因发绀和皮肤出血坏死,死亡后皮肤呈黑色,故有"黑死病"之称。

4. **其他类型鼠疫** 均少见,如皮肤鼠疫、肠鼠疫、眼鼠疫、脑膜型鼠疫和扁桃体鼠疫等。

【实验室检查】

1. **血常规** 白细胞总数大多升高,常达$(20～30)×10^9$/L 以上,初为淋巴细胞增高,以后中性粒细胞显著增高,红细胞、血红蛋白、血小板减少。

2. **细菌学检查**

(1) 细菌培养 取材于动物的脾、肝等脏器或患者淋巴结穿刺液、脓汁、痰、血和脑脊液等,用血琼脂平板、肉汤等培养基均可分离出鼠疫耶尔森菌。进一步鉴定用生化反应、噬菌体裂解试验或血清试验。

(2) 动物接种 以前述所取材料,用生理盐水调成乳剂,注射于豚鼠或小鼠皮下或腹腔,对 24～72 h 内死亡的动物进行解剖,作细菌学检查。

3. **血清学检查**

(1) 间接血凝法(PHA) 常用于回顾性诊断和流行病学调查。

(2) 酶联免疫吸附试验(ELISA) 较 PHA 更为敏感。

(3) 放射免疫沉淀试验(RIP) 可用于追溯诊断及免疫学研究。

(4) 荧光抗体法(FA) 用荧光标记的特异性抗血清检测可疑标本,可快速准确诊断。

4. **分子生物学检测** 有快速、敏感和特异性高的优点,近来应用较多。

【诊断】

1. **流行病学资料** 在起病前 10 d 内曾到过鼠疫流行区,有鼠疫动物或患者接触史。

2. **临床表现** 突然发病,严重的全身中毒症状及早期衰竭、出血倾向,并有淋巴结肿大、肺部受累或出现败血症等。

3. **实验室检查** 从淋巴结穿刺液、脓、血等标本中检出鼠疫耶尔森菌,血清学、分子生物学检测阳性。

【预后】

以往的病死率极高,鼠疫败血症与肺鼠疫几乎无幸存者,腺鼠疫病死率亦达 50%～90%,近年来,由于抗生素的及时应用,病死率降至 5%～10%。

【治疗】

患者应严格隔离于传染病医院的单间病房内,病室内应无鼠、无蚤。

1. 病原治疗　早期应用抗生素治疗是降低病死率的关键。原发性肺鼠疫于 15 h 内应用有效抗生素,亦可取得较好的疗效,可选用下列抗生素联合应用。

(1) 硫酸庆大霉素　每次 8 万 U,2～3 次/天,肌内注射,亦可静脉滴注,疗程 7～10 d。

(2) 四环素　剂量为 2 g/d,分 4 次口服或静脉滴注,好转后减量,疗程 7～10 d。

(3) 氯霉素　成人每日剂量 3～4 g,分次口服或静脉滴注。对脑膜型鼠疫尤为适宜。

(4) 硫酸链霉素　成人首次剂量为 1 g,以后每次 0.5 g,每 4 h 一次肌内注射,1～2 d 后 6 h 一次,疗程 7～10 d。宜与其他抗生素如四环素等合用。

2. 对症治疗　急性期应卧床,进流质饮食,保证热量供应,补给充足的液体。烦躁及局部疼痛者给镇静剂及止痛剂。中毒症状重者可给予肾上腺皮质激素。肺鼠疫、鼠疫败血症者应予吸氧,休克者及时行抗休克治疗等。

3. 局部治疗

(1) 腺鼠疫淋巴结　切忌挤压,以防导致败血症发生,可予以湿敷至确已软化后可切开引流。亦可用 0.1% 雷佛奴尔等外敷。早期在淋巴结周围注射链霉素 0.5～1.0 g 亦有一定疗效。

(2) 皮肤病灶　可涂 0.5%～1.0% 链霉素软膏或四环素软膏。

(3) 眼鼠疫　可用 0.25% 氯霉素眼药水。

【预防】

1. 管理传染源

1) 灭鼠、灭蚤,监测和控制鼠间鼠疫。

2) 加强疫情报告。严格隔离患者,患者和疑似患者应分别隔离。患者的分泌物与排泄物彻底消毒或焚烧。死于鼠疫者的尸体应用尸袋严密包扎后焚烧。

2. 切断传播途径　加强国际检疫与交通工具检疫。

3. 保护易感者

(1) 加强个人防护　参与治疗或进入疫区的医护人员必须穿防护服、高筒靴,戴面罩、厚口罩、防护眼镜和橡皮手套等。

(2) 预防性服药　可口服磺胺嘧啶,每次 1.0 g,每日 2 次。亦可用四环素口服,每次 0.5 g,每日 4 次,均连用 6 d。

(3) 预防接种　主要对象是疫区及周围的人群,参加防疫工作人员及进入疫区的医务工作者。使用鼠疫菌苗皮下 1 次注射,6 岁以下 0.3 ml,7～14 岁 0.5 ml,15 岁以上 1 ml。亦可用划痕法:6 岁以下 1 滴菌苗,7～14 岁 2 滴(菌苗液浓度与注射者不同),在每滴菌苗上各划"♯"字痕。通常于接种后 10 d 产生抗体,1 个月后达高峰,免疫期 1 年,需每年加强接种 1 次。

【护理】

(一) 主要护理诊断

1) 体温过高:与鼠疫杆菌感染有关。

2) 淋巴结疼痛:与淋巴结急性出血性炎症有关。

3) 潜在并发症:出血、感染中毒性休克、DIC 等。

4) 社交孤独感:与严密隔离有关。

(二) 主要护理措施

1. 隔离　严密隔离,并做到病区及病室无鼠、无蚤。

161

2. **休息** 严格卧床休息。

3. **饮食** 给予高热量、易消化、营养丰富的流质或半流质饮食,注意液体的补充。

4. **病情观察** 包括:①监测生命体征及神志变化;②密切观察局部淋巴结病变及其程度;③有无支气管肺炎的表现,如呼吸困难、发绀、胸痛、咳嗽、咯血或血性泡沫痰,以及肺部体征等;④有无皮肤、黏膜、脏器和腔道出血现象;⑤记录24 h出入量;⑥及时进行血常规、尿常规、细菌学及血清学等实验室检查并追询检查结果,以便及时发现病情变化。

5. **对症护理**

(1) 高热 参见第一章第八节中"发热"的护理。

(2) 淋巴结炎 ①患者因局部淋巴结剧烈疼痛,多采取强迫体位,应给予软垫或毛毯等适当衬护垫,加以保护。②局部热敷或鱼石脂酒精外敷,可缓解疼痛。③切忌挤压。④肿大淋巴结化脓时应切开引流,破溃者应及时清创,做好创口护理及消毒、隔离处理。

(3) 肺鼠疫 ①应注意保持呼吸道通畅,及时清除口咽部的分泌物及痰液,必要时可行气管切开。②有呼吸困难者可取半坐位或坐位,并给予吸氧。

(4) 皮肤、黏膜的护理 参见第一章第八节中"黏膜"的护理。

6. **药物治疗的护理** 熟悉鼠疫治疗的用药原则、常用药物及使用注意事项等,特别要注意其不良反应的观察,以便及时处理。如链霉素应注意观察有无耳鸣及听力下降,若出现耳鸣,则应立即停用,并通知医师。氯霉素主要是引起粒细胞减少,应定期做血常规检查,监测血象的变化。

(三) 心理护理

患者因严密隔离而与外界隔绝,特别是不能与家人、朋友交流,应向患者及家属说明隔离的重要性,并与患者进行有效沟通,了解患者的顾虑、困难,满足其合理的需要;帮助患者及时清除排泄物,及时更换污染的床单,创造清洁舒适的环境;不可有躲避嫌弃之表情,应热情关心、鼓励、帮助患者,消除恐惧心理,使其树立信心和增强安全感。

【健康教育】

1) 开展鼠疫预防知识宣传,深入开展以"三不"、"三报"("三不"即不捕猎、不接触、不剥食疫源动物;"三报"即报告病死鼠,报告疑似鼠疫病人,报告不明原因的高热和急死病人)为主要内容的鼠疫防治知识宣传教育活动。

2) 进行有关鼠疫的知识教育,开展防病、治病为主的群众灭鼠、灭蚤运动,将鼠密度、蚤指数降至不足危害水平。开展鼠疫防治知识宣传,增强群众的疫情观念和自我保护意识,培养良好的卫生习惯。在疫区发现高热及意识不清者,无外伤感染而淋巴结肿大并伴剧烈疼痛高热者,高热伴咳嗽、胸痛、咯血者,高热伴皮肤水疱及溃疡者,以及在鼠疫流行季节出现病程极短、急速死亡的患者要及时上报。

(白贞子 吉林大学中日联谊医院;孙成学 郝 锐 北华大学附属医院)

第十一节 炭 疽

炭疽(anthrax)是炭疽杆菌引起的动物源性传染病,牛、羊、马等家畜极易受染。通过受染的动物及污染的畜产品而感染人类。经接触、吸入、食入等方式发生皮肤炭疽、肺炭疽和肠炭疽。

【病原学】

炭疽杆菌为粗大的革兰染色阳性杆菌,长为5~10 μm,宽为1~3 μm,无鞭毛,可形成荚膜,呈竹节状。在体外环境下形成芽孢,并可在土壤及畜产品中存活数年,如形成芽孢则具有很强的抵抗力,一般消毒方法均不能将其杀灭。炭疽杆菌具有毒力很强的外毒素,可引起组织水肿和出血,亦可导致全身毒血症。本菌在体内形成荚膜后,亦可受保护而不被机体的吞噬细胞所吞噬。

【流行病学】

1. **传染源** 主要为患病的草食动物,如牛、羊、马等,其次是猪和狗。人与人间的传播极少见。

2. **传播途径** 直接或间接接触病畜和污染的皮、毛、肉等畜产品,可引起皮肤炭疽。肺炭疽多为吸入含芽孢尘埃所致。进食未充分烹饪的带菌肉食可引起肠炭疽。

3. **人群易感性** 人群普遍易感,感染后可获较持久的免疫力。感染多发生于牧民、农民、兽医、屠宰工及皮毛加工者等特定职业人群。

【发病机制与病理解剖】

炭疽杆菌的毒力取决于其产生的外毒素和其形成的抗吞噬作用的多聚二谷氨酸荚膜。炭疽杆菌不能侵入完整的皮肤。当炭疽杆菌侵入伤口及破损皮肤后,芽孢即复苏繁殖,产生外毒素和形成抗吞噬的荚膜。外毒素直接引起局部组织水肿、出血、坏死,并可同时引起全身毒血症状。抗吞噬的荚膜亦使细菌更易于扩散,引起邻近淋巴结炎,甚至侵入血流发生败血症。侵入肺部及肠道的炭疽杆菌,引起严重的肺炎和急性肠炎。细菌经血循环扩散到全身,引起各组织器官的炎症,其中最重要的为脑膜炎、血源性肺炎、出血性心包炎及胸膜炎,严重者可并发感染性休克。

炭疽感染的组织病理特征为出血性浸润、坏死和周围水肿。血性渗出物与坏死组织在局部形成特征性的焦痂。肺炭疽的病理改变为出血性小叶性肺炎。肠炭疽的病变多发生于回盲部,肠壁发生出血性炎症,极度水肿,最终形成溃疡。

【临床表现】

潜伏期因侵入途径不同而有差异,皮肤炭疽为 1~5 d,肺炭疽可短至 12 h,肠炭疽可于 24 h 内发病。

1. **皮肤炭疽** 约占炭疽病例的 95%。多发生于暴露的皮肤,如面、颈、肩、四肢等。起始时在皮肤破损处出现小的斑丘疹,数日后发展为含有血性液体的水疱,内含大量的炭疽杆菌。周围组织明显肿胀。水疱破溃后形成溃疡。在坏死溃疡周围有水疱围绕,血性分泌物在溃疡表面形成黑色结痂。除感觉微痒外,无明显疼痛及触痛。黑痂经 1~2 周后脱落,留下肉芽组织形成瘢痕。全身症状有发热、周身不适、肌痛、头痛。局部淋巴结常肿大。重症病例可并发败血症,进而侵犯脑膜引起脑膜炎。

2. **肺炭疽** 通常起病较急,出现低热、干咳、全身酸痛、乏力等流感样症状。经 2~4 d 后症状加重,出现高热,咳嗽加重,痰呈血性,同时伴胸痛、呼吸困难、发绀和大汗。肺部出现啰音及喘鸣。X 线胸片显示纵隔增宽、支气管肺炎和胸腔积液表现。患者常并发败血症、休克、脑膜炎。常在出现呼吸困难后 1~2 d 内死亡。

3. **肠炭疽** 起病为剧烈腹痛、腹泻、呕吐,大便为水样。严重病例继之高热,血性大便,可出现腹膜刺激征及腹水。本型亦常并发败血症,常因中毒性休克死亡。

4. **口咽部感染** 口咽部感染炭疽,可出现严重的咽喉部疼痛,颈部明显水肿,局部淋巴结肿大。水肿可压迫食管引起吞咽困难,压迫气道可出现呼吸困难。

肺炭疽、肠炭疽及严重皮肤炭疽常侵入血循环引起败血症。患者全身中毒症状加重,并因细菌全身扩散,引起血源性炭疽肺炎、炭疽脑膜炎等严重并发症。

163

【诊断】

1. **接触史**　患者的职业和新近有接触病畜及畜产品的接触史。

2. **临床表现**　特征性典型临床表现。

3. **实验室检查**　外周血白细胞明显增高,可高达(60~80)×10⁹/L,分类中中性粒细胞增高。确诊炭疽依靠从临床标本中直接涂片查炭疽杆菌或直接培养分离炭疽杆菌。亦可采用针对炭疽杆菌外膜抗原的酶联免疫吸附试验,或针对外毒素蛋白抗原的蛋白吸印免疫电泳试验协助诊断。

【治疗】

1. **病原治疗**　炭疽杆菌仍对青霉素敏感,临床常作为首选药物应用,疗程5~7 d。还可选用头孢菌素、氨基糖苷类及喹诺酮类。对严重炭疽(包括肺炭疽、肠炭疽、炭疽败血症),青霉素应加大到400万~800万U,每6 h一次,静脉滴注,疗程需延至2周以上。

2. **对症治疗**　患者应严密隔离,卧床休息,多饮水,给予流食或半流食。严重炭疽病例,可用皮质激素缓解其中毒症状。常用为氢化可的松100~300 mg静脉滴注。皮肤炭疽的局部处理可用1∶2 000的高锰酸钾湿敷,涂以1‰甲紫等。处理时应注意严禁抚摸、挤压及切开,以避免感染可能扩散。

【预防】

1. **严格管理传染源**　炭疽的预防应首先做好动物炭疽的预防,以减少传染源。病畜应及时焚毁后深埋。虽未确定人间的传播,炭疽患者仍应严格隔离,尤其肺炭疽等严重病例,隔离应直至临床痊愈。

2. **切断传播途径**　对从事可疑污染物接触人群加强劳动保护,染菌的皮毛可用甲醛消毒处理,加强水源、乳制品的监督管理。

3. **保护易感人群**　个人的卫生防护,对职业性接触家畜及畜产品者十分重要。炭疽菌苗有一定预防效果。此种减毒活菌苗不能注射,用0.1 ml皮肤划痕接种,每年接种1次,主要对易感的有关职业人员。

【护理】

(一) 主要护理诊断

1) 体温过高:与炭疽杆菌感染有关。

2) 皮肤损害、咽痛、颈部水肿、淋巴结肿大、呼吸困难、腹痛、腹泻等:均与炭疽杆菌感染与临床不同症型有关。

(二) 主要护理措施

1. **进行消化道、呼吸道和皮肤接触隔离**　虽未确定人与人之间的传播,炭疽患者仍应严格隔离,直至临床痊愈。

2. **休息**　虽炭疽患者临床表现不同、症型各异,但由于组织损伤重,均应严格卧床休息。

3. **饮食**　应给予高热量、高蛋白和富含维生素饮食,保证足够水分。必要时静脉输液。

4. **病情观察**　密切注意观察体温、脉搏、血压、神态、精神状态,以及皮肤的变化等,记录出入量。

5. **对症护理**

(1) **发热**　炭疽患者发热可用冰袋及适量退热剂。

(2) **头痛**　注意是否存在脑膜刺激征。可按医嘱用药,注意用药效果及药物不良反应。

(3) **呼吸困难**　及时给予吸氧,并告知医师予以积极救治。

（4）皮疹 参见第一章第八节中"皮疹"的护理。

6. **药物治疗的护理** 应用青霉素或头孢类药物之前必须做过敏试验。对青霉素过敏者用四环素或氯霉素治疗期间,应向患者说明用药的必要性,说明用法、疗程及副作用等。本药不良反应主要是胃肠道反应,如恶心、呕吐、食欲减退和腹泻等。饭后服用可减轻不良反应。定期检查血常规。

（三）心理护理

在护理操作和交流时,始终面带微笑,认真倾听患者的叙述,仔细解答,使患者感到被尊重和爱护,以取得患者最大程度的信任。观察病情时,随时注意患者的情绪问题,而且针对不同情绪障碍患者的性格特点,及时发现问题,有的放矢地进行心理护理,使患者保持稳定的情绪,主动积极地配合治疗和护理,树立战胜疾病的信心。

【健康教育】

1）做好动物炭疽的预防,病畜应及时焚毁后深埋。在可能有恐怖主义进行生物武器袭击的特殊情况下,邮政工作人员分理邮件时要求穿工作服及戴口罩、手套。

2）宣讲炭疽这一疾病的知识,使患者配合治疗。

3）告诉患者在恢复期及出院后均注意休息,避免劳累,逐渐恢复体力。

（白贞子 吉林大学中日联谊医院；马振华 北华大学附属医院）

第十二节 $O_{157}:H_7$ 出血性肠炎

$O_{157}:H_7$ 出血性肠炎是由 $O_{157}:H_7$ 大肠埃希菌（enterohemorrhagic escherichia coli, EHEC）感染后引起的出血性肠炎、血栓性血小板减少性紫癜(TTP)和溶血性尿毒综合征（HUS）为特征的,目前已引起国际社会广泛关注的肠道传染性疾病。

【病原学】

$O_{157}:H_7$ 大肠埃希菌为革兰染色阴性,属肠杆菌科埃希菌属,在 pH 值 2.5～3.0、温度为 37℃时能耐受 5 h,在冰箱里可以长期生存。不耐热,75℃以上 1 min 即被杀死。

目前已经比较清楚的 $O_{157}:H_7$ 大肠埃希菌的毒力因子有：志贺样毒素、溶血素、eae 基因和对上皮细胞的黏附力等。

【流行病学】

1982 年首次 $O_{157}:H_7$ 大肠埃希菌感染暴发时,在美国被分离并确认为致病菌。曾在世界范围内流行,造成严重危害。1999 年,在美国发生了一起由 $O_{157}:H_7$ 大肠埃希菌引起的 116 人食物中毒,其中 65 人住院治疗,11 名儿童出现 HUS,2 人死亡。1 名 3 岁女患儿死于 HUS,1 名 79 岁男性患者死于 HUS 及 TTP。在我国,2001 年江苏、安徽等地有 2 万余人发生 $O_{157}:H_7$ 食物中毒,177 人死亡。所以该病是一种比较严重的致病性大肠埃希菌感染,已引起卫生部门的重视。

1. **传染源** 牛、鸡、猪、羊等动物是可能的宿主。$O_{157}:H_7$ 出血性肠炎是人畜共患疾病。被 $O_{157}:H_7$ 大肠埃希菌感染的人和动物是主要传染源,无症状携带者流行病学意义更大。

2. **传播途径** 该菌主要是通过消化道传播,食入被污染的食品、蔬菜、调料、饮料和水等均可被感染。与患者的亲密接触也可传播病原菌。潜伏期为 3～4 d。

3. **易感人群** 人群普遍易感,男、女均可发病,病后无持久免疫力。儿童和老人比较易感,且容易发生溶血性尿毒综合征。暴发往往发生在幼儿园、托儿所、敬老院和学校等。

第二军医大学出版社

4. **流行特征** 全年散发,有明显的季节性,多发生于6~9月份,7~8月份为发病高峰。夏、秋季气候较热,有利于细菌在食物中传播,是肠道传染病的高发季节。美国和日本的一些调查资料显示,12月份和1月份 $O_{157}:H_7$ 大肠埃希菌感染的病例也明显多,尚不清楚是否与圣诞节消费肉类食品较多有关。

【发病机制与病理解剖】

关于 $O_{157}:H_7$ 大肠埃希菌的致病机制还不十分清楚,根据有关资料认为:①当细菌侵入机体肠腔,主要依靠质粒介导的黏附因子黏附在盲肠和结肠上皮细胞的刷状缘上并损害微绒毛,同时紧密地结合在肠上皮细胞的顶端,将绒毛抹平,称之为"黏附和消除"作用。②腹泻可能与志贺样毒素对肠道的作用有关。

$O_{157}:H_7$ 大肠埃希菌主要侵犯小肠远端、结肠、肾脏、肺脏、脾脏和大脑,可引起肠黏膜水肿、出血、液体蓄积、肠黏膜脱落、肠细胞水肿和坏死,以及肾脏、脾脏和大脑的病变。

【临床表现】

$O_{157}:H_7$ 大肠埃希菌感染包括无症状感染、轻度腹泻、出血性肠炎、溶血性尿毒症综合征和血栓性血小板减少性紫癜。出血性肠炎是最常见的症状,部分患者可发生溶血性尿毒症综合征,对肾脏可造成不可逆性损伤。

1. **出血性肠炎** 典型出血性肠炎的临床表现为腹部剧烈疼痛,先期水样便,继而有类似下消化道出血的血性粪便;低热或不发热。低热或不发热是与其他炎症性结肠炎的区别。粪便中无炎性排出物,且钡餐检查有特征性的拇指印状或假肿瘤状缺损区。血性腹泻时病原菌的分离率可达40%左右。

2. **溶血性尿毒综合征** 主要包括3个症状:急性肾衰竭、血小板减少症和微血管异常溶血性贫血。前驱症状是血性腹泻或腹痛,每日腹泻2~5次,无脓血便和里急后重症状,严重者可发热。

3. **血栓性血小板减少性紫癜** 40%的患者具有6种表现:发热、血小板减少、微血管异常、溶血性贫血、肾功能异常(血尿、蛋白尿、急性肾衰)和神经系统症状(头痛、轻瘫、昏迷、间歇性谵妄)。多发生于20~30岁的青年人,病情发展迅速,90 d内有70%的患者死亡。病理特征是动脉透明血栓,与一般的血栓性血小板减少性紫癜(TTP)的区别是:此前有血性腹泻。

【实验室检查】

1. **生化反应** $O_{157}:H_7$ 大肠埃希菌不发酵山梨醇,而绝大多数其他血清型大肠埃希菌和肠道菌群发酵山梨醇。但目前已经发现 $O_{157}:H_7$ 大肠埃希菌的一些菌株可发生变异,变成能发酵山梨醇的菌株。

2. **血清学方法** 血清学方法主要是检查菌体抗原 O_{157} 和鞭毛抗原 H_7,包括试管凝集、玻片凝集和针对 O_{157} 抗原而发展起来的一些其他方法。此类方法同样不能诊断非 O_{157} 血清型的出血性大肠埃希菌。

3. **DNA探针技术** $O_{157}:H_7$ 大肠埃希菌特异性DNA探针已被国际公认,成为确认 $O_{157}:H_7$ 大肠埃希菌株的关键指标,敏感性和特异性可达99%以上。

4. **PCR技术** PCR方法特异、敏感、快速,可以检测少到1个细菌的基因组。

5. **毒素的检测** 检测到志贺样毒素(SLT)有助于诊断。

【诊断】

1. **临床表现** 腹部痉挛性疼痛、血性腹泻、低热或不发热,以及HUS的症状。

2. **实验室检查** 从粪便中分离到 $O_{157}:H_7$ 大肠埃希菌,患者血清中有针对 $O_{157}:H_7$ 大肠埃希菌或志贺样毒素的特异性抗体。

3. 流行病学资料 本地有 $O_{157}:H_7$ 大肠埃希菌感染的病例或流行,有食用不洁食物、蔬菜和饮料等病史。

有实验室证据的血性腹泻和溶血性尿毒综合征,可诊断为 $O_{157}:H_7$ 大肠埃希菌感染。对溶血性尿素综合征患者,粪便培养 $O_{157}:H_7$ 大肠埃希菌可以是阴性的。

$O_{157}:H_7$ 大肠埃希菌感染的典型特征是血性(鲜血)粪便,有时几乎全是血,很少有粪质。但很多病例往往没有血性粪便。大多数患者不发热。首例患者一定要分离到病原菌。

【治疗】

对出血性肠炎的治疗主要是根据腹泻病的一般治疗原则,强调纠正脱水和支持疗法的重要性。大多数患者有自限性。是否需要使用抗生素尚无定论。但是,在周围发生了 $O_{157}:H_7$ 大肠埃希菌感染后,对易感人群使用抗生素进行预防是必要的。

【预防】

自 1982 年在美国发生了首次 $O_{157}:H_7$ 大肠埃希菌引起的小型暴发以来,我国也于 1987 年从出血性肠炎患者中发现 $O_{157}:H_7$ 大肠埃希菌。预防时应特别注意食品卫生和个人卫生,避免食用烹调温度不足的牛肉等肉类,不喝生牛奶,不吃不干净及变质的食品,不吃来源不可靠的食物,生冷食品尽量少吃或不吃,水果应洗干净再吃,不喝不干净的水和饮料,食物应充分加热后再吃。避免与患者密切接触,或者在接触时应特别注意个人卫生。

【护理】

(一)主要护理诊断

1)血性腹泻:主要是与小肠广泛或节段出血、坏死有关。

2)肾脏损伤:出现血尿、蛋白尿、急性肾衰。

3)紫癜:与血小板减少有关

(二)主要护理措施

1. 病情观察 患者应卧床休息。监测患者的神志、生命体征、尿量、尿常规和肾功能;观察大便的性状、颜色和量;观察皮肤、面色等变化;有无头晕、乏力、心悸、胸闷、气促等高血压或急性左心衰的征象;有无出现水中毒或稀释性低钠血症的症状,如头痛、嗜睡、意识障碍、共济失调、昏迷和抽搐等。

应注意出血部位和出血量。监测血小板计数、出血时间。预防或避免加重出血,预防抓伤皮肤,避免扑打;禁用牙签剔牙或用硬牙刷刷牙等;不要使用可能引起血小板减少或抑制其功能的药物如阿司匹林、双嘧达莫、吲哚美辛、保泰松和右旋糖酐等。需减少活动。

2. 维持患者的水平衡 少尿期应严格计算 24 h 的出入量,按照"量出为入"的原则补充液体量。补液量的计算一般以 500 ml 为基础补液量,加前一日的排液量。

3. 根据病情施用药物护理 让患者了解药物的作用及不良反应,主动配合治疗。定期观察血压、尿糖和白细胞计数,并观察药物的疗效。发现可疑药物不良反应时,应及时配合医生处理。

4. 潜在并发症 急性左心衰、心律失常、心包炎、DIC 和多脏器功能衰竭等。

(三)心理治疗

血小板过低、肾功能急骤变化以及随时有出血的危险,所以患者表现为极度恐惧。要利用一切治疗、护理的机会,主动与患者和其家属沟通,讲解治疗的必要性,了解患者的感受,建立良好的护患关系;关心爱护患者,操作轻柔、准确、熟练,增强患者对医护人员的信任感,减轻焦虑。

第二军医大学出版社

【健康指导】

1. **宣教**　给患者讲述本病的有关知识,使其能正确认识疾病,避免情绪紧张及波动,保持乐观态度,积极配合治疗。

2. **用药指导**　不要滥用药物,特别是对血小板有损伤作用的药物。服药期间,注意个人卫生,防止感染;低盐饮食,每周测体重,防止水、钠潴留,加重肾脏负担;注意观察其他不良反应。

(白贞子　吉林大学中日联谊医院;孙成学　北华大学附属医院)

第六章　螺旋体感染性疾病

钩端螺旋体病

钩端螺旋体病(leptospirosis)简称钩体病,是由致病性钩端螺旋体引起的急性动物源性传染病。鼠类及猪是主要传染源,经皮肤和黏膜接触含钩端螺旋体的疫水而感染。临床以早期钩端螺旋体败血症,中期的各器官损害和功能障碍,以及后期的各种变态反应并发症为特点。重症患者可发生肝、肾、中枢神经系统损害和肺弥漫性出血,常危及患者生命。

【病原学】

钩端螺旋体(简称钩体)菌体纤细,其一端或两端弯曲成钩状,能做活跃的旋转式运动,有较强的穿透力。钩体由菌体、轴丝及外膜组成。轴丝为钩体运动器官,亦为其支持结构。外膜位于菌体的最外层,具有较强的抗原性。钩体革兰染色阴性,镀银染色被染成黑色或褐色。

钩体在含兔血清的培养基内,pH值为7.2及28～30℃有氧条件下生长,但速度缓慢,需1周以上。在体外适宜的条件下,如在水或湿土中,钩体可存活1～3个月。但在干燥及寒冷条件下易死亡,对一般常用的消毒剂极为敏感。

钩体的抗原结构极为复杂,采用显微镜下凝集试验或凝集素吸收试验,对菌株之间进行双相抗血清交叉吸收凝集反应。经异株菌交叉吸收后,抗血清对同株菌的凝集抗体仍在原效价的10%以上时,判为不同的血清型(serovar)。不同的血清型而有部分共同抗原者,合并为同一血清群(serogroup)。全世界已发现和确定的钩体有24群共223型。国内证实有19群74型,常见的有黄疸出血群、七日热群、波摩那群、犬群、澳洲群和秋季热群等。我国雨水洪水型主要由波摩那群(型)引起,而稻田型流行株则以黄疸出血群(型)为代表。

【流行病学】

1. **传染源**　野鼠和猪为主要储存宿主和传染源。黑线姬鼠为我国南方稻田型钩体病的最重要的传染源,而猪是我国北方钩体病的主要传染源,主要携带波摩那群,易引起洪水型或雨水型钩体病流行。人带菌时间短,排菌量小;人尿为酸性不宜钩体生存,故一般认为人作为传染源的意义不大。

2. **传播途径**　直接接触病原体是主要的途径,多数因接触受染动物排出到环境中的钩体而感染。在秋收季节,野鼠群集田间觅食,其中病鼠将带钩体的尿液排出,污染田水和土壤,农民赤足下田劳作,钩体即经手、足皮肤细微破损处侵入而造成感染。在雨季和洪水季节,由猪粪便外溢广泛污染环境,人接触疫水后,常引起感染流行。

3. **人群易感性**　人群对钩体普遍易感。感染后可获较持久的同型免疫力,但不同型别间无交叉免疫。新入疫区的人易感性高,且易于发展为重型。

4. **流行特征**　由于钩体在外界存活需适当温度及湿度,其感染的方式需在特定的条件和环境下发生,使本病的流行具有明显的季节性、地区性和一定的职业性。我国多数地区钩体病发生和流行集中于多雨温暖的夏、秋季节。在南方产稻区,常在收割季节短期内突发大量病例,成为局部流行或大流行。洪水型的发生亦集中在暴雨发生洪水后,短期出现成批病例。在非流行时期则多为散发病例。农民、军人、牧民、屠宰工人、下水道工人和猎人等为易感人群。

第二军医大学出版社

【发病机制和病理解剖】

钩体自皮肤破损处或各种黏膜如口腔、鼻、肠道、眼结膜等侵入人体内,经淋巴管或小血管至血循环和全身各脏器(包括脑脊液和眼部),迅速繁殖引起菌血症。钩体因具特殊的螺旋状运动,且分泌透明质酸酶,因而穿透能力极强,可在起病1周内引起严重的感染中毒症状,以及肝、肾、肺、肌肉和中枢神经系统等病变。其病变基础是全身毛细血管感染中毒性损伤,轻者常无明显内脏器官损伤,病理改变轻微,而感染中毒性微血管功能的改变较为显著。各脏器损害的严重程度因钩体菌型、毒力及人体的反应不同。钩体病的表现复杂多样,病变程度不一,临床往往由于某个脏器病变突出,而出现不同的临床类型,如肺弥漫性出血型、黄疸出血型、肾衰竭型和脑膜脑炎型等。但钩体存在数量与器官受损的程度并不一致。严重的血管损伤可致相应的组织脏器发生出血、坏死及炎症反应。病变区镜下可见钩体存在。钩体病的突出特点是功能障碍严重,组织结构损害轻微,故患者经治疗后均不留后遗症。

【临床表现】

潜伏期7～14 d,长至28 d,短至2 d。临床表现较为复杂多样。同型钩体可以引起完全不同的临床表现,而不同型的钩体又可引起极为相似的综合征。临床根据其表现的主要特点,分为以下几型。

1. **感染中毒型(又称流感伤寒型)** 此型即钩体病早期的败血症,约90%以上病例无明显器官损害,经1～3 d后即恢复。少数病例经此感染中毒阶段后,即发展为以不同器官损害为主的其他临床类型。钩体败血症的临床症状有发病急、发热、头痛、肌痛、全身乏力、结膜充血和浅表淋巴结肿大、触痛等,酷似流行性感冒。因上述感染中毒症状缺乏特异性,常致诊断有一定困难。钩体病的眼结膜充血,还伴有明显的畏光及分泌物。其肌肉疼痛以腓肠肌特别明显,伴有明显触痛。表浅淋巴结主要为引流上、下肢的腋窝及腹股沟处肿大,质软、活动,伴有触痛。

2. **黄疸出血型** 病初仍为一般感染中毒症状,于病程4～8 d出现进行性加重的黄疸、出血倾向和肾功能损害。轻型病例以轻度黄疸为主,无明显出血倾向及肾功能损害,一般在短期内痊愈恢复。严重病例可迅速因肾衰竭、肝衰竭、大出血而死亡。

3. **肺出血型** 经早期败血症后3～4 d,患者出现肺出血的临床表现。根据病情轻重又分为一般肺出血和肺弥漫性出血。一般肺出血型可有咳嗽,痰中带血,肺部有少量湿啰音。X线检查肺部有散在小片状阴影。但患者无明显呼吸及循环功能障碍,经适当治疗常迅速痊愈。肺弥漫性出血以迅速发展的广泛肺微血管出血为特点,临床可有或无咯血,但随着出血的迅速扩大和发展,患者出现进行性呼吸、循环功能障碍。早期患者有气促、心悸、呼吸与脉搏加快,双肺可闻及散在啰音,X线检查可见肺部有散在点片影;极期患者极度烦躁,气促、发绀,心率及呼吸更快,满肺可闻及湿啰音,X线肺部检查示肺部阴影融合成片。如未能获得适当诊治,患者即进入肺弥漫性出血垂危期。患者神志不清,极度发绀,双肺可闻及粗大的湿啰音,亦可闻及喉间痰响;最终因肺泡迅速充满血液而窒息死亡。

4. **肾衰竭型** 钩体病发生肾损害十分普遍,主要表现蛋白尿及尿中有少量细胞和管型。仅严重病例可出现氮质血症,少尿或无尿,甚至肾衰竭。多数肾功能不全均并发于重型黄疸出血型患者,并为其致死的主要原因。单独的肾衰竭型较为少见。

5. **脑膜脑炎型** 亦为流行中少见的类型。患者发热3～4 d后,出现头痛、呕吐、颈强直等脑膜炎症状,或神志障碍、瘫痪、昏迷等脑炎的临床表现。对钩体病患者作脑脊液检查时,约70%的病例有轻度蛋白增加及少量白细胞,约半数病例可培养分离出钩体。

部分钩体病患者在发热消退的恢复期可再次出现发热、眼部症状和中枢神经系统症状。一般认为是由机体感染钩体后诱发的变态反应引起,称为钩体病后发症。

【实验室检查】

1. **血、尿常规检查**　白细胞总数及中性粒细胞常轻度增高。尿常规可检出轻度蛋白尿，镜下有少量细胞及管型。

2. **特异性检查**

(1) 血培养　采用柯氏培养基，接种血标本后，至少需培养2周钩体才能生长。培养4周无钩体生长即为阴性。阳性率为20%～70%。

(2) 血清学试验　常用显微镜下凝集试验(microscopic agglutination test,MAT)，简称显凝试验。抗体效价＞1∶400，或早期及恢复期双份血清抗体效价上升4倍以上，可确定诊断。此法是目前国内最常用钩体血清学诊断方法。

【诊断与鉴别诊断】

钩体病的诊断主要依靠流行病学资料，临床上钩体败血症有发热中毒症状，以及特殊的器官损害表现。当已确定有本病的流行存在，一般临床诊断不难。但对散发病例，尤其感染途径及方式不明确时，极易误诊。确诊需血培养出钩体或血清学试验阳性。

感染中毒型钩体临床表现极似普通感冒和流行性感冒。确切的流行病学资料和上呼吸道卡他症状，可能有助于两者的鉴别。黄疸出血型钩体病临床亦很像急性黄疸型肝炎，但钩体病黄疸出现较早，常与发热同时存在。肺出血型钩体病极易与大叶性肺炎相混淆。肺弥漫性出血型钩体病可被误诊为中毒性或休克性肺炎。

【治疗】

钩体病的治疗包括抗菌治疗、对症治疗及后发症的治疗。

1. **抗菌治疗**　杀灭病原菌是治疗本病的关键和根本措施。青霉素是首选抗菌药物。钩体对青霉素高度敏感，迄今尚无耐药株出现。常用剂量为40万U，每6～8 h肌内注射1次，疗程7 d，或至退热后3 d。对青霉素过敏者，临床应用硫酸庆大霉素、四环素、多西环素和吉他霉化(白霉素)均有很好疗效。钩体病患者在接受首剂青霉素或其他抗菌药物后，可因短时间内大量钩体被杀死而释放毒素引起临床症状的加重反应，常见为高热、寒战、血压下降，称为赫克斯海默尔反应。为了避免赫克斯海默尔反应出现，有人主张青霉素从小剂量肌内注射开始，或者在应用青霉素的同时静脉滴注氢化可的松200 mg。

2. **对症治疗**　主要针对各种类型的重型钩体病患者。黄疸出血型患者常有肝、肾功能障碍及出血倾向，可给予维生素K注射，40 mg/d。输入足够的热量及液体。重型患者可加用肾上腺皮质激素短程治疗，如泼尼松龙，30～40 mg/d，疗程2～4周，逐渐撤停。肾功能不全者除注意水、电解质及酸碱平衡外，还应及时采用腹膜透析或血液透析治疗挽救患者的生命。肺弥漫性出血型患者需给予适当镇静剂控制烦躁，大剂量氢化可的松配合抗菌药物控制病情。开始静脉推注氢化可的松100～200 mg，继用200 mg置等渗葡萄糖溶液100～200 ml中静脉滴注维持。心率＞120次/分者，可酌情应用西地兰0.2 mg缓慢静脉推注。

3. **后发症的治疗**　钩体病后发症状为机体免疫反应所致，故无需抗菌药物。轻症者常可自行缓解。对影响较大的眼葡萄膜炎、脑动脉炎等，可酌情应用肾上腺皮质激素以缓解病情。

【预防】

1. **控制传染源**　一般以加强田间灭鼠、家畜(主要为猪)粪尿的管理为主要措施。

2. **切断传播途径**　主要措施包括个人防护用具的应用，流行环境的改造，以及减少和防止不必要的疫水接触。

3. **预防接种及化学预防**　钩体菌苗在每年流行季节前半月到1月开始接种，前后注射2

次,相隔半月。第一次皮下注射 1 ml,第二次 2 ml,当年保护率可达 95%。化学预防采用多西环素 200 mg 口服,保护率达 80%。

【护理】

（一）护理评估

护理病史：①起病的急缓及主要症状,如有无发热、头痛、肌肉痛、乏力等;②有无咯血先兆及咯血表现;③有无黄疸及全身各部位出血表现,如鼻出血、呕血、便血及血尿等;④排尿次数及量,有无尿少、尿闭等肾功能受损表现;⑤有无剧烈头痛、恶心、呕吐、偏瘫等脑膜炎及脑炎的表现。

（二）主要护理诊断及其护理措施

1）疼痛——肌肉酸痛：与钩端螺旋体感染引起钩体毒血症和肌肉损伤有关。

向病人解释疼痛的原因,指导病人深呼吸或分散注意力。严重头痛伴全身肌肉酸痛者,可遵医嘱给予哌替啶等镇痛剂。局部肌肉疼痛严重者,可以给予热敷。

2）躯身移动障碍,肌肉软弱无力：与钩端螺旋体感染引起钩体毒血症有关。

休息与卧位：各型钩体患者均应卧床休息,危重患者专人看护。不宜搬动患者,以免加重疼痛,同时避免诱发大出血、休克。病情重者恢复期亦不宜过早活动。直至临床症状、体征完全消失后方可下床活动,活动量的增加和活动时间的延长应有一个渐进的过程。

供给充足营养：急性期给予易消化的高热量、富含维生素、低脂、适量蛋白质的饮食。每日水分摄入量保持 2 500～3 000 ml,入量不足者可静脉输液。

生活护理：患者卧床期间做好生活护理,如口腔护理、皮肤护理等,以减少患者的体力消耗、缓解不适。

（三）护理计划

以"潜在并发症：出血"为例,制定护理计划如下。

1. 潜在并发症 出血。

2. 目标 及时发现和处理出血。

3. 主要护理措施

（1）观察病情 ①注意观察患者的生命体征变化,有无高热、寒战、呼吸与心率加快、血压下降等出血性休克的表现;②观察皮肤、黏膜有无出血点、瘀斑,如有出血,观察出血范围、分布情况;③观察有无鼻咽出血、咯血、呕血、便血及血尿等腔道出血表现,观察发生频率及出血量;④观察有无肺大出血先兆,如突发面色苍白、烦躁不安、呼吸急促、心率加快、肺部出现干湿啰音、咳血丝痰等,应即时通知医生。

（2）休息 急性期应严格卧床休息,恢复期应逐渐增加活动量。

（3）饮食 给予高热量、低脂、适量蛋白质、少渣易消化的流食或半流食,鼓励多饮水,以补充足够的液体。

（4）皮肤、黏膜的护理 应加强口腔护理,及时清理口腔中残留的血液及呕吐物,保持口腔黏膜清洁、湿润。避免剔牙或用硬毛刷刷牙,以免引起或加重牙龈出血。

（5）肺出血的护理 肺弥漫性出血为本病常见的死亡原因之一,须特别重视,一旦出现,应注意：①确保患者身心得到良好休息,保持病房环境安静,尽量集中操作。做好患者心理护理,减轻紧张、焦虑情绪,以利于患者安静休息。②遵医嘱给予镇静剂、氢化可的松及止血药物。③给予氧气吸入,并做好相应的护理。④保持呼吸道通畅,防止窒息。当有大量血液或血块阻塞呼吸道时,应立即使患者取头低脚高 45° 的俯卧位,轻拍背部以迅速排除气道内及口咽部的血块。⑤患者可因肺大出血而出现失血性休克、呼吸或循环衰竭,或因大量咯血阻塞呼吸道而窒息,必须事先做好急救准备,包括及时输血、抢救药物、吸引器、气管切开包、人工呼吸器等抢救器械的准备。

(6) 心理护理 本病起病急、病情重、变化快,对本病认识不足可使患者产生焦虑、紧张不安、恐惧心理,对病情的恢复是极为不利的。我们通过及时医患沟通,加强健康教育,帮助患者了解本病的有关知识,关心、体贴患者,消除患者紧张、恐惧心理,给予患者以支持和鼓励,使其树立战胜疾病的信心。同时,应告知家属焦虑、紧张的情绪可影响患者的治疗效果和预后,在患者面前不仅要保持良好的心理状态,而且给予患者以支持和鼓励。护理人员除应具有熟练的专业技能外,还应体谅、同情、关心、安慰患者,消除患者的心理顾虑。

【健康教育】

1) 宣传钩体病的预防措施。疫区内应大力灭鼠,加强对各种家畜及疫水的管理。宣传个人预防及预防接种的措施及其重要性。

2) 做好钩体病的发生、病情进展、治疗及预后等知识的教育,讲解本病的重症表现,指导患者及家属配合观察治疗的方法。

3) 患者出院后仍需避免过劳,要加强营养。如有视力障碍、发音不清、肢体运动障碍,可能是钩体病的"后遗症",应及时就诊。

(金恩鸿 朴红心 延边大学医院;孙成学 马振华 北华大学附属医院)

第七章 原虫感染性疾病

第一节 阿米巴病

寄生人体肠道的阿米巴有 3 种,分别是溶组织内阿米巴(Entamoeba histolytica)、哈氏内阿米巴(Entamoeba hartmanni)和结肠内阿米巴(Entamoeba coli),其中以引起阿米巴病的溶组织内阿米巴最为重要。溶组织内阿米巴感染所引起的疾病统称阿米巴病(amebiasis)。

按其病变部位及临床表现可分为:①肠阿米巴病(intesfinal amebiasis),病变部位在结肠,表现为痢疾样症状;②肠外阿米巴病,病变部位在肝、肺或脑,表现为各脏器的脓肿,其中阿米巴肝脓肿最常见。

一、肠阿米巴病

肠阿米巴病又称阿米巴痢疾,是溶组织内阿米巴所致的肠道感染,主要病变部位在近端结肠和盲肠。临床表现轻重悬殊,典型表现有黏液血便等痢疾样症状。非典型表现有阿米巴肠炎、阿米巴瘤、阿米巴性阑尾炎,以及暴发性结肠炎等。本病易复发,易转为慢性。

【病原学】

溶组织内阿米巴生活史有滋养体和包囊 2 个期。生活史中仅需 1 种哺乳类宿主,人是主要的合适宿主。

1. **滋养体**(trophozoite) 是阿米巴在人体生活史中的主要阶段,是溶组织内阿米巴的致病形态。通常在结肠腔内或组织内以 2 分裂增殖。滋养体按其形态可分为小滋养体和大滋养体。

(1)小滋养体 是肠腔共栖型滋养体,大小 10～20 μm,不侵袭组织而以宿主肠内容物为营养,伪足不明显,运动缓慢,内质含较多细菌而无红细胞。

(2)大滋养体 是组织致病型滋养体,大小 20～60 μm,内、外质分明。外质透明,内质呈颗粒状,可见被吞噬红细胞和食物。其吞噬的红细胞数,一至数个不等。其吞噬红细胞的特征也是它与其他肠内阿米巴滋养体鉴别时的重要依据。

2. **包囊**(cyst) 是溶组织内阿米巴的感染型,由肠腔内小滋养体形成,能起传播作用。包囊对外环境抵抗力强,对常用化学消毒剂耐受,可污染外环境,传播本病。如果感染人体后,包囊在小肠下端受碱性消化液的作用,囊壁变薄,虫体活动,并从囊壁小泡逸出而形成滋养体。在回盲部黏膜皱褶或肠腺窝处分裂繁殖,重复其生活过程。

【流行病学】

1. **传染源** 主要传染源为粪便中持续排出包囊的人群,包括慢性患者、恢复期患者及无症状包囊携带者为主要传染源。

2. **传播途径** 经口感染是主要传播途径。阿米巴包囊污染食物和水,人摄入被包囊污染的食物和水而感染。水污染引起地方性流行。生食污染包囊的瓜果、蔬菜亦可致病。苍蝇、蟑螂也可起传播作用。

3. **人群易感性** 人群普遍易感。无性别差异,婴儿与儿童发病机会相对较少,营养不良、免疫低下及接受免疫抑制剂治疗者,发病机会较多,病情较重。人群感染后特异性抗体滴度虽高,但不具保护作用,故可重复感染。

4. **流行特征** 分布遍及全球,以热带与亚热带地区为高发,感染率高低与卫生情况及生活习惯有关。近年来我国仅个别地区有散发病例。

【发病机制】

包囊随食物与肠蠕动推进至小肠下段,经胰蛋白酶作用脱囊而逸出小滋养体,寄生于结肠肠腔内,此时宿主成为无症状带虫者。小滋养体在人体免疫力下降时即侵入肠壁组织并转变为大滋养体,吞噬红细胞及组织细胞,损伤肠壁,形成病灶。

【病理解剖】

病变在结肠,依次多见于盲肠、升结肠、直肠、乙状结肠、阑尾和回肠末端。典型的病变为口小底大的烧瓶样溃疡,基底为黏膜肌层、腔内充满棕黄色坏死物质,内含溶解的细胞碎片、黏液和滋养体。溃疡自针帽大小至直径 3～4 cm 不等,呈圆形或不规则,溃疡间肠黏膜正常。

【临床表现】

潜伏期一般为 3 周,亦可短至数日或长达年余。

1. **无症状型(包囊携带者)** 此型临床常不出现症状,多次粪检时发现阿米巴包囊。当被感染者的免疫力低下时此型可转变为急性阿米巴痢疾。

2. **急性阿米巴痢疾**

(1) 轻型 临床症状不明显,间歇出现腹痛、腹泻,粪便中有包囊。常为致病性与非致病性虫株混合感染。肠道病变轻微,有抗体形成。当肌体抵抗力下降时,可发生痢疾或肝脓肿症状。

(2) 普通型 全身症状轻,无发热,起病缓慢,呈间歇性腹泻,又称阿米巴痢疾。典型急性表现为黏液血便,呈果酱样,每日 10 余次,便量中等,粪质较多,有腥臭,伴有腹胀及轻、中度腹痛。体征有盲肠与升结肠部位轻度压痛。典型急性表现,历时数日或几周后自发缓解,未经治疗或治疗不彻底者易复发或转入慢性。

(3) 重型 此型少见,多发生在感染严重、体弱、营养不良、孕妇或接受激素治疗者。起病突然,高热,先有较长时间的剧烈肠绞痛,随之排出黏液血性或血水样大便,每日 10 余次,伴里急后重,粪便量多,伴有呕吐、失水,甚至虚脱,或肠出血、肠穿孔或腹膜炎。

3. **慢性阿米巴痢疾** 急性期临床表现持续 2 个月以上,则为慢性。主要表现为食欲不振、乏力、贫血、腹胀、腹泻、右下肢压痛。

【并发症】

1. **肠道并发症** 包括:①肠出血;②肠穿孔;③阑尾炎;④结肠病变:阿米巴瘤、肉芽肿及纤维性狭窄;⑤直肠-肛周瘘管。

2. **肠外并发症** 包括阿米巴肝脓肿、阿米巴肺脓肿、阿米巴脑脓肿、阿米巴腹膜炎、阿米巴胸膜炎、泌尿道或生殖道阿米巴病等,其中最常见的是阿米巴肝脓肿。

【实验室检查】

1. **血常规检查** 除暴发型与普通型伴细菌感染时,周围血的白细胞总数和中性粒细胞比例增高,其余患者周围血白细胞总数和分类均正常。

2. **粪便检查** 粪便呈暗红色果酱状,腥臭,粪质多,含血及黏液。生理盐水涂片镜检见大量聚团状红细胞,少量白细胞和夏科-雷登(Charcot-Leyden)结晶。检到伸展伪足活动、吞噬红细胞的阿米巴滋养体具有确诊意义。慢性患者的成形粪便可直接涂片查找包囊。

3. **血清学检查** ①酶联免疫吸附试验(ELISA)、间接血凝试验(IHA)、间接荧光抗体试验(IFAT)等,检测肠阿米巴病阳性率为 80%～90%;②单克隆抗体、DNA 探针杂交技术、多聚酶链反应可应用于检测或鉴定患者粪便、脓液或血液中病原物质与虫种,也是特异和灵敏的诊断方法。

4. 纤维肠镜检查 约2/3有症状的病例镜检时见有大小不等、散在性溃疡,中心区有渗出,边缘整齐,周边围有一圈红晕;溃疡间黏膜正常。取溃疡边缘部分涂片及活检可查到滋养体。

【诊断要点】

1) 询问发病前是否有不洁食物或与慢性腹泻患者密切接触史。

2) 慢性腹泻或肠功能紊乱者,应疑为肠阿米巴病。

3) 典型的痢疾样黏液血便,中毒症状轻,有反复发作倾向,粪便镜检找到吞噬红细胞的溶组织内阿米巴滋养体,可确诊为肠阿米巴病。

4) 典型症状但粪便未发现病原体时,可借助血清学检查或在谨慎观察下应用特效、窄谱杀阿米巴药,如有效可作出临床诊断。

【治疗】

1. 一般治疗 急性患者应卧床休息,给流质或少渣饮食。慢性患者应加强营养,注意避免刺激性食物。腹泻严重时可适当补液及纠正水与电解质紊乱。暴发型应给输液、输血等支持治疗。

2. 病原治疗 抗阿米巴药按其作用分3类:①组织内杀阿米巴药,对侵入组织的阿米巴滋养体有杀灭作用,如依米丁、氯喹;②肠内抗阿米巴药对肠腔内阿米巴有作用,主要对包囊有杀灭作用,如双碘喹啉、泛喹酮(安痢平)、二氯尼特等;③硝基咪唑类如甲硝唑、替硝唑、氯硝唑、二甲硝咪唑对肠内和组织内阿米巴滋养体均有杀灭作用。

(1) 急性肠阿米巴病 首选甲硝唑口服,剂量为每次0.4 g,3次/天,10 d为一疗程。儿童常规剂量为35 mg/(kg·d),分3次服,疗程10 d。

(2) 慢性阿米巴病及无症状的带虫者 选用双碘喹啉,成人每次0.6 g,3次/天,15～20 d为一疗程;或喹碘方,成人每次0.5～1.0 g,3次/天,8～10 d为一疗程。以上两药在肠腔内浓度高,螯合亚铁离子,阻断原虫代谢。应注意对碘过敏或患有甲状腺疾病、严重肝病及视神经病变者、孕妇等均属禁忌使用。

【预防】

注意饮食卫生。对慢性腹泻者应及时检查,如为肠阿米巴病患者或带包囊者必须进行彻底治疗,并予肠道隔离。如为餐饮业人员应暂调离工作。大力消灭苍蝇和蟑螂,加强粪便管理亦很重要。

【护理】

(一) 主要护理诊断

1) 腹泻:与溶组织阿米巴感染所致肠道病变有关。

2) 疼痛,腹痛:与阿米巴原虫所致肠道病变有关。

(二) 护理措施

(1) 隔离 消化道隔离。

(2) 病情观察 包括:①注意观察每日大便的性状、量和次数,是否伴有出血;②对暴发型患者还应密切观察生命体征及脱水表现;③严密监测有无突然发生的腹痛、腹肌紧张、腹部压痛等肠穿孔表现;④严密观察有无阵发性腹部绞痛,伴呕吐、腹胀、肠鸣音亢进等肠梗阻表现,如发现异常应及时通知医生。

(3) 腹泻、腹痛的护理 见第一章第八节"腹泻"的护理。

(4) 药物治疗的护理 本病常用药物为甲硝唑,应告诉患者药物名称、用法、疗程及不良反等。本药不良反应轻,以胃肠道反应为主,可有恶心、腹痛、腹泻和皮炎等,应注意观察。另外动物实验研究还发现本药有致畸性,因而妊娠3个月以内和哺乳妇女忌用。服用本药前后不能饮酒。

(5)粪便标本采集的注意事项 为提高粪便检查阳性率,即时协助粪便标本采集,应注意:①阿米巴滋养体排出体外2 h即趋于死亡,因而宜及时采集新鲜大便标本,挑选血、黏液部分,立即送检。②留取标本的容器应清洁,不混有尿液及消毒液。天冷时,让患者便于用温水冲洗过的便盆中,以防滋养体死亡。③如遇有镜检阴性时,需反复多次检查。

【健康教育】

1)广泛宣传加强饮食管理和注意个人卫生对预防阿米巴病的重要意义。

2)宣讲肠阿米巴病的疾病知识,如传播途径、主要症状以及饮食、用药与留取粪便标本的注意事项。

3)出院后每月复查大便1次,连续留检3次,以决定是否需要重复治疗。

二、肝阿米巴病

肝阿米巴病是由溶组织内阿米巴通过门静脉到肝脏,引起肝细胞溶化坏死,形成脓肿,是肠外阿米巴病中最常见的感染,又称阿米巴肝脓肿。大多数来源于肠阿米巴病的并发症,部分也可无肠阿米巴病的临床表现而单独发生。

【发病机制与病理解剖】

阿米巴肝脓肿一般发生在腹泻症状后,短者月余,长则数年。期间由于机体免疫力下降或饮食、营养、肝外伤等而诱发。寄生在肠壁的溶组织内阿米巴大滋养体经门静脉、淋巴管或直接蔓延侵入肝内,大部分被机体消灭,少数存活的原虫继续繁殖,引起小静脉炎和静脉周围炎。在门静脉分支内,由原虫引起的栓塞、溶解组织及原虫分裂作用,局部液化性坏死,形成微小脓肿并逐渐融合成肝脓肿。自原虫入侵到脓肿形成平均需时1个月以上。肝脓肿通常为单个大脓肿。肝脓肿大多位于肝右叶顶部。脓肿的中央为坏死灶,呈巧克力色,含红细胞、白细胞、脂肪、坏死组织及夏科-雷登结晶;脓肿有薄壁,壁上附着阿米巴大滋养体,但未发现过包囊。

【临床表现】

起病多缓慢,发热呈间歇型或弛张型,热退而大汗,食欲减退、恶心、呕吐、腹胀、腹泻及突出的肝区疼痛症状。当脓肿向肝顶部发展时,刺激右侧膈肌,疼痛向右肩反射。如压迫右肺下部可有右侧反应性胸膜炎或胸腔积液。

【并发症】

脓肿穿破引起的并发症中,向肺实质和胸腔穿破为多见。肝脓肿也可向腹腔穿破。继发感染时细菌有大肠埃希菌、葡萄球菌、变形杆菌、肠球菌、产气杆菌和产碱杆菌等。寒战、高热、严重毒血症,外周血中白细胞总数及中性粒细胞均显著增多。脓液黄绿色,有臭味,虽镜检见大量脓细胞,但细菌培养阳性者不多。

【诊断】

1. **临床表现** 发热、右上腹痛或肝肿大,伴压痛、局部叩痛。病前曾有腹泻或大便不规则病史。

2. **实验室及辅助检查**

(1)血常规检查 急性感染者白细胞总数及中性粒细胞均增高,病程较长者白细胞总数近于正常,贫血明显,红细胞沉降率(血沉)增快。

(2)粪便检查 阿米巴原虫阳性率约30%,以包囊为主。

(3)脓肿穿刺液检查 典型脓液为棕褐色如巧克力糊状,黏稠带腥味。当合并感染时,可见

第二军医大学出版社

黄白色脓液伴恶臭。

（4）影像学检查　①X线检查：右侧横膈抬高或伴右肺底云雾状阴影、胸膜反应或同侧胸腔积液；②超声波检查：尤以B超检查，易见液性病灶。③其他：CT、肝动脉造影、放射性核素肝扫描及磁共振检查，均可发现肝内占位性病变。

5. **血清学检查**　凡应用于肠阿米巴病的血清学检查均有助于诊断，其阳性率达90％以上。血清学检查抗体阴性者，一般可排除本病。

【治疗】

阿米巴肝脓肿治疗多主张以内科治疗为主。

1. **抗阿米巴治疗**　应选组织内杀阿米巴药物为主，并辅以肠内抗阿米巴药，以达根治。首选甲硝唑。

2. **肝穿刺引流**　B型超声显示肝脓肿直径3 cm以上，靠近体表者，可行肝穿刺引流，但应于抗阿米巴药物治疗2～4 d后进行。

3. **抗生素治疗**　继发细菌感染时可选用敏感的抗生素。

4. **外科治疗**　外科手术引流的指征：①肝脓肿穿破引起化脓性腹膜炎者；②内科治疗疗效欠佳者。

【护理】

（一）主要护理诊断

1）体温过高：与肝脓肿形成大量坏死物质等致热原释放入血有关。

2）疼痛（肝区痛）：与肝脏液化、坏死、脓肿形成有关。

（二）主要护理措施

（1）隔离　消化道隔离。

（2）病情观察　包括：①观察生命体征，尤其注意体温的变化；②观察肝脏肿大的进展情况，有无压痛及叩击痛；③观察是否伴有其他部位的疼痛，及其性质、时间、放射情况、进展情况；④观察有无脓肿向周围组织穿破征兆；⑤注意观察体温、肝区疼痛等症状变化；⑥观察营养状态，定时测量体重，注意血红蛋白的变化。

（3）休息和体位　发热及其他症状明显时应卧床休息。一般左侧卧位能减低肝包膜张力，而避免肝区受压，也可取其他舒适的体位，以缓解肝区疼痛。如疼痛剧烈时可按医嘱给予止痛剂以减轻疼痛。

（4）饮食　应给予高糖类、高蛋白、高维生素和易消化饮食。贫血者给予含铁丰富的饮食，以补充营养需要。

（5）药物治疗的护理　见"肠阿米巴病"。

（6）肝穿刺抽脓的护理　协助医师进行穿刺抽脓。术前应向患者说明手术目的、方法及术中配合的注意事项，取得患者的合作以减轻其紧张、焦虑。抽脓过程中应注意观察患者的反应，并记录脓液性质、颜色、气味及数量。抽取脓液标本后应立即送检。术后8 h内应严密观察患者症状及血压、脉搏、呼吸等变化，发现异常要及时通知医师。嘱患者术后卧床休息24 h。

【健康教育】

1）进行预防措施的教育。患肠阿米巴病后进行彻底治疗可预防肝阿米巴病。

2）讲述肝阿米巴病的疾病过程、检查及治疗措施，特别是肝穿刺抽脓是治疗措施之一，讲解此手术的有关事项，以使患者配合治疗。

（金恩鸿　朴红心　延边大学医院；马振华　孙成学　北华大学附属医院）

第二节　疟　疾

疟疾(malaria)是由人类疟原虫感染引起的寄生虫病,主要由雌性按蚊叮咬传播。临床特点为间歇性定时发作的寒战、高热、大汗,继之缓解,可有脾肿大及贫血等体征。间日疟及卵形疟常出现复发,恶性疟发热不规则,并可引起脑型疟等凶险发作。

【病原学】

疟疾的病原体为寄生于红细胞的疟原虫。感染人类的疟原虫共有4种,即间日疟原虫、三日疟原虫、恶性疟原虫和卵形疟原虫。4种疟原虫的生活史相似(图7-1)。疟原虫的生活史包括在人体内和在按蚊体内2个阶段。有2个宿主,蚊为终宿主,人为中间宿主。

(一) 疟原虫在人体内阶段

1. **肝细胞内的发育**　当蚊叮咬人时,子孢子随按蚊唾液入人体,30 min后在肝细胞内进行裂体增殖而成为裂体体,使被寄生的肝细胞肿胀破裂,释放出大量裂殖子,称红细胞外期。一部分裂殖子被吞噬细胞吞噬而消灭,另一部分进入血流并侵入红细胞内,形成红细胞内期。疟原虫子孢子多型性假说认为,子孢子在遗传上有速发型和迟发型2种表现。速发型潜伏期短(12～20 d);迟发型要经过一段"休眠状态"后才发育成熟,引起发作,其潜伏期长(6个月以上)。

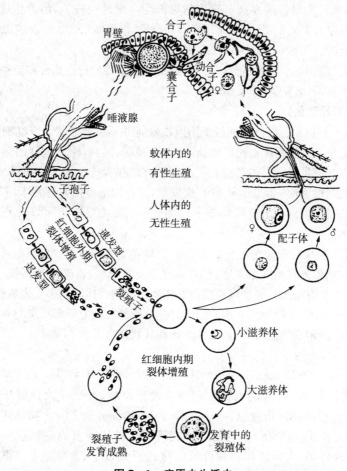

图7-1　疟原虫生活史

179

2. 红细胞内的发育

(1)裂体增殖　裂殖子在红细胞内先后发育成小滋养体(环状体)、大滋养体、裂殖子,使被寄生的红细胞胀破而释放裂殖子、疟色素和代谢产物。大部分裂殖子被吞噬细胞消灭,小部分侵入其他红细胞重复上述裂体增殖而引起临床上周期性发作症状。此周期间日疟和卵形疟为48 h,三日疟为72 h,恶性疟为36~48 h。

(2)配子体形成　裂殖体增殖3~4代后,部分裂殖子分别发育成雌、雄配子体。被雌性按蚊吸入胃内的配子体,在蚊体内进行有性生殖,其余的配子体被吞噬细胞消灭或退变。

(二)疟原虫在按蚊体内阶段

1. 有性生殖　雌、雄配子体被雌按蚊吸入胃内,进行交配后,发育成合子,继之成为动合子,动合子穿过蚊胃壁发育成囊合子。

2. 孢子增殖　囊合子发育成孢子囊,其中含有成千上万个子孢子,子孢子进入蚊唾液腺内。当蚊叮咬人时,子孢子随唾液侵入人体。

【流行病学】

1. 传染源　疟疾患者和无症状带疟原虫者。

2. 传播途径　疟疾的自然传播媒介是雌性按蚊,经蚊虫叮咬皮肤为主要传播途径。我国主要为中华按蚊。极少数病例可因输入带疟原虫的血液后而发病。

3. 人群易感性　人群普遍易感。感染后可产生一定的免疫力,但产生缓慢,维持时间不长。各型疟疾之间亦无交叉免疫性,经反复多次感染后,再感染则症状较轻或无症状。在高度流行区,成人发病率较低,儿童和外来人口发病率较高。

4. 流行特征　我国除少数地区外,均有疟疾流行。主要流行在热带和亚热带,其次为温带。恶性疟主要见于南方,一般夏、秋季发病较多。

【发病机制与病理变化】

1. 发病机制　疟原虫在肝细胞和红细胞内增殖时并不引起症状。当红细胞被裂殖体胀破后,大量裂殖子、疟色素和代谢产物进入血流,才引起寒战、高热,继之大汗的典型症状。一部分裂殖子侵入其他红细胞再进行裂体增殖而引起间歇性疟疾发作。由于裂殖体成熟的时间不同,故各型疟疾发作时间也不同。反复多次的疟疾发作,使红细胞遭到大量破坏,可产生贫血。反复发作或重复感染使机体获得一定免疫力,故血中虽仍有疟原虫增殖,但可不出现间歇性疟疾发作而成为带疟原虫者。

2. 病理变化　疟疾的病理变化主要是单核-巨噬细胞系统增生。间日疟原虫和三日疟原虫的红细胞内期裂体增殖多在周围血中进行,其病变主要在单核-巨噬细胞系统,引起肝、脾肿大,以脾肿大为主,骨髓也有增生。恶性疟原虫的红细胞内期的裂体增殖多在内脏微血管内进行,易致内脏损害。肝、脾可肿大,脑组织有水肿、充血,微血管管腔内充满疟原虫与疟色素。含疟原虫的红细胞呈凝聚现象,阻塞微血管,引起灶性坏死和环状出血等。

【临床表现】

潜伏期:间日疟13~15 d,三日疟24~30 d,恶性疟7~12 d,卵形疟13~15 d。

1. 疟疾的典型表现　疟疾的典型症状为突发性寒战、高热和大量出汗。①寒战期:突起畏寒、寒战,面色苍白,唇、指发绀,四肢发凉,持续10 min至2 h;②高热期:体温迅速上升至40℃或更高,头痛、周身酸痛,面色潮红,皮肤干热,脉快而有力,持续2~6 h;③大汗期:高热后期全身大汗淋漓,大汗后体温骤降至正常或正常以下,自觉症状明显缓解,但仍感疲乏,持续2~3 h。

寒热发作后有缓解间歇期,此期间一般无明显症状。初发时,发热可以不规则,数日后才呈典型的发作。间日疟:常呈间日发作。三日疟:寒热为 3 d 发作 1 次,每次发作时间较间日疟略长,周期常较规则。卵形疟:与间日疟相似,症状多较轻。恶性疟:临床表现多样化,起病急缓不一。发热前可仅有畏寒、头痛等症状,其热型多不规则,但常无明显的间歇,严重者可致凶险发作。

2. 其他表现

(1) 脾肿大 为轻度肿大,质软;反复多次发作后明显肿大,质较硬。

(2) 肝肿大 为轻度肿大,质软,有压痛,血清 ALT 可增高。

(3) 贫血 反复发作后常有贫血,恶性疟疾贫血较明显。

3. 凶险发作 为疟原虫引起的严重而危险的临床表现,主要见于恶性疟。

(1) 脑型 急起高热,有剧烈头痛、呕吐、谵妄和抽搐等。严重者可发生脑水肿、呼吸衰竭而死亡。

(2) 过高热型 持续高热可达 42℃,谵妄,继之昏迷、抽搐,可在数小时内死亡。

4. 再燃和复发 迟发型子孢子在体内经一阶段休眠后延迟发育成熟,由肝细胞释出裂殖子,再次侵入红细胞内引起的发作,称为复发或远期复发。其发作与初发相似,时间距初发后半年以上。三日疟与恶性疟无远期复发。再燃(recrudescence)是由血液中残存的疟原虫引起的。因此,4 种疟疾都有发生再燃的可能性。再燃多见于病愈后的 1~4 周,可多次出现。

5. 输血疟疾 由输入带疟原虫的血液而引起,潜伏期 7~10 d,长者 1 个月左右。症状与蚊传疟疾相似,因只有红细胞内期疟原虫,故治疗后一般无复发。

【并发症】

主要为黑尿热,是疟疾患者的一种急性血管内溶血,是恶性疟疾的严重并发症之一,其他如三日疟、间日疟少见。主要表现为急起寒战、高热、腰痛、酱油样尿(血红蛋白尿)、急性贫血与黄疸。严重者可发生急性肾功能不全。并发急性溶血的原因可能由于:①患者红细胞中缺乏 6 - 磷酸葡萄糖脱氢酶;②疟原虫释放出的毒素;③应用抗疟药物,尤其是奎宁和伯氨喹啉;④人体变态反应。

【实验室及其他检查】

1. 血常规检查 白细胞正常或减少,大单核细胞增多。多次发作后红细胞和血红蛋白可下降。

2. 疟原虫检查 ①血涂片染色查疟原虫,是确诊的最可靠方法;②骨髓穿刺涂片染色检查疟原虫。

3. 血清学检查 检测血清特异性抗体,对疟疾作回顾性诊断、献血员检查、流行病学调查、防治效果考核等有一定的辅助价值。

【诊断要点】

1. 流行病学 发病前是否到过疟疾流行地区;新近有无输血史。

2. 临床表现 典型的周期性寒热发作,间日或 3 d 发作 1 次。发作时有明显的寒战、高热和大汗,继之缓解,也可有不规则发热,并有脾肿大与贫血。脑型疟疾有急起高热、寒战、昏迷与抽搐。

3. 实验室检查 ①血常规检查:白细胞正常或减少、大单核细胞增加、贫血表现。②疟原虫检查:是确定诊断的主要依据。如临床上高度疑似本病而血涂片检查阴性者,可做骨髓穿刺涂片染色检查疟原虫。

第二军医大学出版社

【治疗要点】

（一）抗疟原虫治疗

1. 控制临床发作的药物

（1）磷酸氯喹　是最常用和最有效的控制临床发作的首选药物，对红细胞内滋养体和裂殖体有迅速杀灭作用。服药后24～48 h退热，48～72 h血中疟原虫消失。口服吸收快、排泄慢、作用持久。适用于间日疟、三日疟及无抗药性的恶性疟患者。一般成人首次口服1 g，6～8 h后再服0.5 g。第2、3日再各服0.5 g。3 d总剂量为2.5 g。副作用轻，可有食欲减退、恶心、呕吐、腹痛等，若过量可引起心动过缓、心律失常与血压下降。老年人与心脏病患者慎用。

（2）青蒿素　从中药青蒿中提取，对抗氯喹的恶性疟和各种疟原虫的红细胞内期均有显著作用，其优点为速效与低毒。剂量：口服首次1 g，6～8 h后服0.5 g，第2、3日各服0.5 g。

此外还有哌喹（常用磷酸哌喹）、奎宁、磺胺类加甲氧苄氨嘧啶等也用于抗疟治疗。

2. 防止复发、中断传播的药物　常用的为磷酸伯氨喹（伯氨喹啉），作用为杀灭肝细胞内速发型和迟发型的疟原虫，有病因预防和防止复发的作用。还能杀灭各种疟原虫的配子体，有防止传播的作用。剂量：每片13.2 mg，常用4 d疗法，4片/天，共4 d；8 d疗法，3片/天，共8 d。

3. 主要用于预防的药物　乙胺嘧啶，能杀灭各种疟原虫红细胞外期，故有预防作用。剂量：每片6.25 mg，成人每日顿服8片，连服2 d。

（二）一般疟疾与凶险疟疾的治疗

1. 一般疟疾　常首选氯喹与伯氨喹啉合用（剂量同前）。

2. 凶险型疟疾　需快速、足量应用有效的抗疟药物，尽快经静脉滴注给予，如用磷酸氯喹或二盐酸奎宁滴注。

（三）对症治疗

1. 一般疟疾　高热以物理降温为主；入量不足且不能进食者予静脉输液；贫血者应给铁剂治疗。

2. 凶险型疟疾　措施为：①体温过高者给予物理降温，将体温控制在38℃以下，此外可用肾上腺皮质激素，如地塞米松等。②应用低分子右旋糖酐，可防止血管内红细胞凝聚，有利于DIC的治疗与预防。③抽搐者用镇静剂。④有脑水肿时，用20%甘露醇250 ml快速静脉滴注，每日2～3次。

【预防】

1. 管理传染源　根治现症患者和带疟原虫者。急性期患者症状消失后可解除隔离。根治带虫者常在春季或流行高峰前1个月进行，常采用乙胺嘧啶与伯氨喹啉联合治疗。

2. 切断传播途径　消灭按蚊孳生地及杀灭蚊虫。

3. 保护易感人群　措施为：①采取防蚊措施，个人防护可使用驱避剂或蚊帐等工具避蚊；②药物预防：对高疟区及暴发流行区的人群和流行地区的外来人群给予预防性服药，可用氯喹或乙胺嘧啶。

【护理】

（一）主要护理诊断

1）体温过高：与疟原虫感染有关、大量致热原释放入血有关。

2）疼痛（头痛、全身痛）：与疟疾导致高热有关。

3）活动无耐力：与红细胞大量破坏导致贫血有关。

4）潜在并发症：颅内高压症、惊厥发作、呼吸衰竭。

（二）主要护理措施

1. **虫媒隔离**　应用防护工具防蚊叮咬,阻断传播途径。

2. **休息**　急性发作期应卧床休息,以减轻患者体力消耗。

3. **饮食**　注意给予高营养饮食,发作期进流食、半流食,缓解期可进普食,有呕吐、不能进食者,静脉补充液体。贫血患者应给予高铁质、高维生素和高蛋白质饮食,以补充消耗、纠正贫血。

4. **病情观察**　包括:①对典型发作的患者主要观察体温,随时记录体温的变化,尤其注意热型、体温的升降方式;观察面色,出汗情况,注意有无贫血表现。②对恶性疟患者尤其注意观察神志的改变、意识障碍、头痛、呕吐、抽搐等表现。

5. **对症护理**

（1）典型发作寒战期　应注意保温,如加盖棉被、放热水袋、服热饮料等。发热期由于高热可导致抽搐,故应积极地给予物理降温或药物降温,体温控制在 38℃ 以下较为合理。大汗期后给温水擦浴,及时更换衣服及床单,避免着凉,并应多饮水,防止虚脱。寒战期和抽搐的患者更要注意安全。缓解间歇期应保证患者安静休息以恢复体力。

（2）凶险发作有惊厥、昏迷　应注意保持呼吸道通畅,并按惊厥、昏迷常规护理。如发生脑水肿、呼吸衰竭时,协助医师进行抢救并作好相应护理,防止患者突然死亡。

（3）黑尿热　护理:①应严格卧床到急性症状消失。②保证每日液体入量 3 000～4 000 ml,不能饮用者需静脉输液,每日尿量不得少于 1 500 ml。发生少尿或无尿等急性肾衰竭者按急性肾衰竭护理。③贫血严重者给予配血、输血。④准确记录出入量。

6. **药物治疗的护理**　①使用氯喹者,除应观察胃肠道反应外,应特别注意观察循环系统的变化,因氯喹可引起心动过缓、心律失常及血压下降。②服用伯氨喹啉 3～4 d 后可发生发绀或溶血反应,应注意观察。出现上述反应时需及时通知医师并停药。③凶险发作静脉点滴氯喹及奎宁时,应严格掌握药物浓度与滴速,严禁高浓度、快速静脉推入,以每分钟 40～50 滴为宜。抗疟药物加入液体后应轻轻摇匀。在滴注过程中应有专人守护在床边,如发生严重反应应立即停止滴注,因上述两种药物均可致心律失常,严重者可致死。

【健康教育】

1）进行预防疟疾的知识教育,宣传防蚊、灭蚊及对某些人群进行预防性服药的重要性。

2）讲述疟疾的疾病知识,如传染过程、主要症状、治疗方法、药物副作用和疟疾容易复发的原因,应特别强调除服用控制发作药物外,还应服用抗复发药,进行彻底根治。

（金恩鸿　朴红心　延边大学医院;郝大林　马振华　北华大学附属医院）

第八章　蠕虫感染性疾病

第一节　日本血吸虫病

日本血吸虫病(schistosomiasis japonica)是日本血吸虫寄生在门静脉系统所引起的疾病。由皮肤接触含尾蚴的疫水而感染，主要病变是由虫卵引起的肝与结肠肉芽肿。急性期患者有发热、肝肿大与压痛，腹泻或脓血便，血中嗜酸性粒细胞显著增多。慢性期以肝、脾肿大或慢性腹泻为主。晚期则以门静脉周围纤维化病变为主，可发生门静脉高压症、巨脾与腹水。

【病原学】

日本血吸虫成虫寄生于人或其他哺乳类动物的肠系膜静脉中，雌、雄异体。成虫在血管内交配产卵，1条雌虫每日可产卵1 000个左右。虫卵随粪便排至体外，入水后在25～30℃下孵出毛蚴，毛蚴又侵入中间宿主钉螺体内，经过母胞蚴和子胞蚴二代发育繁殖，7～8周后即有尾蚴不断逸出，每日数十条至百余条不等。当人、畜接触疫水时，尾蚴在极短时间内(约10 s)从皮肤或黏膜侵入，然后随血液循环流经肺而终达肝，约30 d在肝内发育为成虫，又逆血流移行至肠系膜下静脉中产卵，重复其生活史。

日本血吸虫生活史中，人是终宿主，钉螺是必需的惟一中间宿主。日本血吸虫在自然界除人以外，尚有41种哺乳动物可以作为它的储存宿主。家畜如牛、猪、羊、狗、猫等一方面受日本血吸虫感染的危害，另一方面排出虫卵，污染水源，增加血吸虫病的传播和防治工作的困难。

【流行病学】

1. 传染源　日本血吸虫病是人畜共患病，其传染源是患者和保虫宿主。保虫宿主种类较多，主要有牛、猪、羊、马、狗、猫及鼠类。传染源视流行地区而异。在水网地区是以患者为主，湖沼地区除患者外，感染的牛与猪也是重要传染源。而山丘地区野生动物，如鼠类也是本病的传染源。在流行病学上患者和病牛是重要传染源。

2. 传播途径　造成传播必须具备下述3个条件：①带虫卵的粪便入水；②钉螺的存在、孳生；③人畜接触疫水。

3. 易感人群　人群普遍易感，患者的年龄、性别、职业分布均随接触疫水的机会而异，以男性青壮年农民和渔民感染率最高，男多于女，夏、秋季感染机会最多。感染后可获得一定免疫力，但免疫力不持久，故可多次重复感染。

4. 流行特征　在我国流行的血吸虫病为日本血吸虫病。血吸虫病流行于我国长江流域及其以南地区。发病季节以夏、秋季多发。

【发病机制】

虫卵肉芽肿反应是本病的基本病理改变。但自尾蚴钻入皮肤至成虫产卵，每个发育阶段均可造成人体损害。

1. 第一阶段　尾蚴钻入皮肤，可引起组织局部水肿，毛细血管扩张、充血，白细胞、嗜酸性粒细胞浸润和局部发生红色丘疹，称"尾蚴性皮炎"，持续1～3 d消退。

2. 第二阶段　幼虫随血流入右心房、右心室而达肺，部分经肺毛细血管可穿破血管引起组织点状出血及白细胞浸润，严重时可发生"出血性肺炎"。引起患者咳嗽、痰中带血等。在感染后1～2周出现，但很快消失。

3. **第三阶段**　成虫及其代谢产物仅产生局部轻微静脉内膜炎,轻度贫血,嗜酸性粒细胞增多。虫体死后可引起血管壁坏死和肝内门静脉分支栓塞性脉管炎,但较轻微,不造成严重病理损害。

4. **第四阶段**　虫卵是引起宿主免疫反应的主要因素,由含有毛蚴的虫卵,通过卵壳上微孔释放可溶性虫卵抗原,使 T 淋巴细胞致敏,释放各种淋巴因子,吸引大量的大单核细胞、嗜酸性粒细胞等,形成虫卵肉芽肿。在日本血吸虫卵肉芽肿中可检测出高浓度可溶性虫卵抗原。急性血吸虫病患者血清中检出循环免疫复合物与嗜异抗体的阳性率甚高,故急性血吸虫病是体液与细胞免疫反应的混合表现;而慢性与晚期血吸虫病的免疫病理变化则属于迟发型变态反应。

【病理改变】

日本血吸虫主要寄生在肠系膜下静脉与直肠痔上静脉内。虫卵沉积于肠壁黏膜下层,顺门静脉血流至肝内分支,故病变以肝与结肠最显著。

1. **结肠**　病变以直肠、乙状结肠、降结肠为最重,横结肠、阑尾次之。早期为黏膜充血、水肿、片状出血,后期黏膜有浅表溃疡等,可排出脓血便。慢性患者可引起肠息肉和结肠狭窄。虫卵沉积于阑尾,易诱发阑尾炎。

2. **肝脏**　早期肝明显充血、肿胀,表面光滑,有黄褐色粟粒样虫卵结节;晚期肝内门静脉分支的虫卵结节形成纤维组织,呈典型的干线状纤维化,形成肝硬化。继而引起门静脉高压,致使腹壁、食管、胃底静脉曲张,易破裂引起上消化道出血。

3. **脾脏**　早期轻度充血、水肿,质软;晚期肝硬化引起门静脉高压,可出现巨脾,继发脾功能亢进。

4. **异位损害**　指虫卵或(和)成虫寄生在门静脉系统之外所引起的器官病变。以肺部与脑部较为多见。肺部病变为间质性虫卵肉芽肿伴周围肺泡炎性浸润。脑部病变以顶叶与颞叶的虫卵肉芽肿为多,多发生在感染后 6 个月至 1 年内。

【临床表现】

血吸虫病临床表现复杂多样,轻重不一。由于感染的程度、时间、部位和病程的不同,临床表现各异。我国现将血吸虫病分以下 4 型。

1. **急性血吸虫病**　发生于夏、秋季,以 7～9 月份为常见。男性青壮年与儿童居多。患者常有明确疫水接触史,常为初次重度感染。约半数患者在尾蚴侵入部位出现蚤咬样红色皮损,2～3 d 自行消退。从尾蚴侵入至出现临床症状的潜伏期长短不一,80％患者为 30～60 d,平均 40 d。感染重则潜伏期短,感染轻则潜伏期长。

(1) 发热　患者均有发热。热度高低及期限与感染程度成正比,轻症发热数天,一般 2～3 周,重症可迁延数月。热型以间歇型、弛张型多见,一般无明显毒血症症状。重症者可有缓脉,出现消瘦、贫血、营养不良和恶病质,甚至死亡。

(2) 变态反应　除皮炎外还可出现荨麻疹、血管神经性水肿、淋巴结肿大、出血性紫癜、支气管哮喘等。血中嗜酸性粒细胞显著增多,具有重要诊断价值。

(3) 消化系统症状　发热期间,多伴有食欲减退,腹部不适,轻微腹痛、腹泻、呕吐等。腹泻一般每日 3～5 次,个别可达 10 余次,少数患者可有脓血便。危重患者可出现高度腹胀、腹水、腹膜刺激征。

(4) 肝、脾肿大　90％以上患者肝肿大伴压痛,左叶肝肿大较显著,半数患者轻度脾肿大。

(5) 其他　半数以上患者有咳嗽、气喘、胸痛。危重患者咳嗽较重、咳血痰,并有胸闷、气促等。另外重症患者可出现神志淡漠、心肌受损、重度贫血、消瘦及恶病质等严重毒血症表现。亦可迅速发展为肝硬化。

2. 慢性血吸虫病 在流行区占绝大多数。在急性症状消退而未经治疗或疫区反复轻度感染而获得部分免疫力者,病程经过半年以上,称慢性血吸虫病。

(1)无症状型 轻型感染者大多无症状,仅粪便检查中发现虫卵,或体检时发现肝肿大。

(2)有症状型 主要表现为血吸虫性肉芽肿肝病和结肠炎。最常见症状为慢性腹泻、脓血黏液便,这些症状时轻时重,时发时愈,病程长者可出现肠梗阻、贫血、消瘦、体力下降等。重者可有内分泌紊乱、性欲减退,女性有月经紊乱、不孕等。

3. 晚期血吸虫病 晚期血吸虫病主要造成血吸虫性肝硬化,有门静脉高压、脾显著肿大和临床并发症。根据患者受累脏器病变程度的不同,又可分为以下 4 型。同一患者可具有 2 个或 3 个以上型的主要表现。

(1)巨脾型 是晚期血吸虫病肝硬化门静脉高压的主要表现,约占 70%。脾下缘可达盆腔,经常伴有脾功能亢进。

(2)腹水型 是严重肝硬化的重要标志,约占 25%。腹水可长期停留在中等量以下,但大都进行性加剧,以致腹部极度膨隆,呼吸困难,脐疝。可因并发上消化道出血,促使肝衰竭、肝性脑病或感染败血症死亡。

(3)结肠肉芽肿型 以结肠病变为突出表现。患者经常腹痛,腹泻、便秘或二者交替出现,有时为水样便、血便、黏液脓血便,有时出现腹胀、肠梗阻,较易发生癌变。

(4)侏儒型 极少见。表现为身材矮小,面容苍老,生长发育低于同龄人,无第二性征,但智力正常。X 线摄片骨骼生长成熟迟缓等为其主要特征。

4. 异位血吸虫病

(1)肺型血吸虫病 多见于急性血吸虫病患者,为虫卵沉积引起的肺间质性病变。表现为轻度咳嗽与胸部隐痛,痰少,咯血罕见。

(2)脑型血吸虫病 临床表现酷似脑膜脑炎,症状为意识障碍、脑膜刺激征、瘫痪、抽搐、腱反射亢进和锥体束征阳性等。慢性型的主要症状为癫痫发作,尤以局限性癫痫为多见。

(3)其他 以肾、睾丸、卵巢、子宫、心包、腮腺、皮肤为多见,临床上出现相应症状。

【实验室检查】

1. 血常规检查 急性血吸虫病患者的外周血中以嗜酸性粒细胞显著增多为其主要特点,一般白细胞总数在 $10\times10^9/L$ 以上。慢性血吸虫病患者一般嗜酸性粒细胞轻度增多在 20% 以内,而极重型急性血吸虫病患者常不增多,甚至消失。晚期患者常因脾功能亢进引起红细胞、白细胞及血小板减少。

2. 肝功能试验 急性血吸虫病患者血清中球蛋白增高,血清 ALT、AST 轻度增高。晚期患者由于肝纤维化,出现血清清蛋白减少,常出现清蛋白与球蛋白比例倒置现象。

3. 粪便检查 粪便内检查虫卵和孵出毛蚴是确诊血吸虫病的直接依据。但一般急性期检出率较高,而慢性期和晚期患者的阳性率不高。常用改良加藤厚涂片法或虫卵透明法检查虫卵。

4. 直肠活检 通过直肠或乙状结肠镜,自病变处取米粒大小黏膜,置光镜下压片检查有无虫卵。以距肛门 8~10 cm 背侧黏膜处取材阳性率最高。

5. 免疫学检查 可采用皮内试验、环卵沉淀试验、间接血凝试验和酶联免疫吸附试验等,测定体内特异性抗体。用单克隆抗体酶联吸附试验可测定循环抗原。

6. 肝影像学检查

(1)B 型超声波检查 可判断肝纤维化的程度,并可定位行肝穿刺活检。

（2）CT 扫描 可显示肝包膜增厚、钙化等特异图像。

【并发症】

1. **上消化道出血** 为晚期患者重要的并发症，表现为呕血和黑便，出血量一般较大。

2. **肝性脑病** 多由于大出血、大量放腹水和过度利尿等诱发。

3. **感染** 如病毒性肝炎、伤寒、腹膜炎、沙门菌感染和阑尾炎等。

4. **肠道并发症** 血吸虫病引起严重结肠病变所致肠腔狭窄，可并发不完全性肠梗阻。血吸虫病患者结肠肉芽肿可并发结肠癌。大多为腺癌，恶性程度较低。

【诊断】

1. **流行病史** 有血吸虫疫水接触史是诊断的必要条件，应仔细追问。

2. **临床特点** 具有急性或慢性、晚期血吸虫病的症状和体征，如发热、皮炎、荨麻疹、腹痛、腹泻以及肝、脾肿大等。

3. **实验室检查** 血吸虫病诊断主要依赖实验室检查，粪便检出活卵或孵出毛蚴是重要的诊断依据。一般粪便检查的诊断方法有一定局限性。肠黏膜活检压片检查虫卵有助于诊断。免疫学方法特异性、敏感性较高，血液循环抗原检测阳性均提示体内有活的成虫寄生。

【治疗】

1. **一般治疗** 应住院治疗，补充营养及加强支持疗法，改善全身情况。

2. **病原治疗** 动物及临床实验证明吡喹酮的毒性小、疗效好、给药方便、适应证广，可用于各期、各型血吸虫病患者。

（1）急性血吸虫病 成人总量为 120 mg/kg，6 d 分次服完，其中 50% 的药物必须在前 2 d 内服完。体重超过 60 kg 者仍按 60 kg 计。

（2）慢性血吸虫病 成人总量为 60 mg/kg，2 d 内分 4 次服完。儿童体重在 30 kg 以内者总量可按 70 mg/kg 计算，30 kg 以上者与成人相同剂量。

（3）晚期血吸虫病 如患者一般情况较好，肝功能代偿尚佳，总量可按 40～60 mg/kg 计算，2 d 分次服完，每天量分 2～3 次服完。年老、体弱、有其他并发症者可按总量 60 mg/kg，3 d 内分次服完。

（4）预防性服药 在下疫水前 1～2 h 和接触疫水后 4～5 周内，每次服药总量按 40 mg/kg 计算，1 d 内一次顿服或分 2 次服完。

3. **对症治疗**

（1）急性血吸虫病 高热、中毒症状严重者给予补液，保证水和电解质平衡，加强营养及全身支持疗法。

（2）慢性和晚期血吸虫病 巨脾、门静脉高压、上消化道出血等患者可考虑选择适当时机进行手术治疗。有侏儒症者可短期、间隙、少量给予性激素和甲状腺素制剂。

【预防】

1. **控制传染源** 在流行区每年对患者、病畜进行普查、普治。

2. **切断传播途径** 消灭钉螺是预防本病的关键。粪便须经无害处理后方可使用。保护水源，改善用水。

3. **保护易感人群** 严禁在疫水中游泳、戏水。接触疫水时应穿着防护衣裤和使用防尾蚴剂等。

【护理】

（一）主要护理诊断

1）体温过高：与血吸虫感染有关。

2) 腹泻：与结肠、直肠病变有关。

3) 体液过多、腹水：与血吸虫性肝硬化有关。

4) 活动无耐力：与长期发热、肝脏病变使体力降低有关。

5) 营养失调：与血吸虫病引起结肠、肝脏病变有关。

6) 潜在并发症：上消化道出血、肝性脑病、感染等。

（二）主要护理措施

1. 采取接触隔离方式　略。

2. 休息与活动　急性血吸虫病有明显腹痛、腹泻、发热者,应卧床休息。晚期血吸虫病肝硬化失代偿期患者也需卧床休息。慢性期患者可以适当活动,但要避免劳累。

3. 饮食　急性血吸虫病患者应给予高热量、高蛋白质和富含维生素的饮食。有腹泻者饮食要求同痢疾患者。晚期血吸虫病肝硬化有腹水者应给予低盐饮食,发生肝性脑病者暂停蛋白质饮食。

4. 病情观察

（1）急性血吸虫病　应观察体温变化,每日腹泻次数,大便性状,皮疹形态、部位,肝、脾大小等。

（2）晚期血吸虫病　主要表现为肝硬化,应观察腹围、体重、下肢水肿表现、肝与脾大小、肝功能变化,有无上消化道出血、肝性脑病及感染等并发症表现。

5. 对症护理

（1）急性血吸虫病

1) 发热、腹泻：参阅第一章第八节中"发热"、"腹泻"的护理。

2) 皮肤护理：对皮肤有变态反应,反复出现皮疹者,可按医嘱给抗组胺类药物口服,局部涂止痒剂。

（2）晚期血吸虫病　肝硬化伴有腹水,食管静脉曲张并发上消化道出血,或并发肝性脑病者给予相应护理。

6. 药物治疗的护理　目前应用吡喹酮治疗。本药不良反应小,个别患者服用后有头晕、头痛、腹痛、腹泻、恶心、呕吐和乏力等,于服药后 $0.5\sim1\,h$ 出现,不需处理,数小时内便可消失。但晚期血吸虫病患者如服用剂量偏大或过量,可引起严重心律失常。护士应指导患者按时、按量坚持服药,并观察可能出现的不良反应。

【健康教育】

1) 进行宣传教育,讲解血吸虫病的感染过程,对人体的危害及预防措施。向流行区居民宣传普查、普治的意义,重点是消灭钉螺,并做好个人防护。

2) 讲述疾病的知识及预后,确立诊断后鼓励其积极治疗。对晚期血吸虫病患者,应指导和帮助患者、家属掌握肝硬化的一般知识,提高自我护理能力,预防和减少肝硬化并发症的反复发作。

（金恩鸿　延边大学医院;毕清泉　安徽医科大学护理学院）

第二节　钩　虫　病

钩虫病(ancylostomiasis, hookworm disease)是由十二指肠钩虫和(或)美洲钩虫寄生于人体小肠所致的疾病。主要临床表现为贫血、营养不良、胃肠功能失调和劳动能力下降,严重时致心功能不全或儿童发育障碍。

【病原学】

寄生于人体的钩虫主要有十二指肠钩口线虫(简称十二指肠钩虫)和美洲板口线虫(简称美洲钩虫)。钩虫成虫为灰白色,雌虫粗长,雄虫细短,大小如绣花针。十二指肠钩虫呈"C"形;美洲钩虫呈"S"形。

钩虫成虫寄生于小肠上段,卵随粪便排出体外。在温暖、潮湿的环境中,于 24～48 h 内发育为杆状蚴。杆状蚴在 5～7 d 内经 2 次蜕皮发育为具有感染力的丝状蚴。其活动力强,可生存数周,当与人体皮肤或黏膜接触时可侵入人体内。幼虫随淋巴液和血液回流到右心房、右心室和肺部,在肺部穿破肺毛细血管到达肺泡,循气道上升至咽部,随吞咽活动经食管进入小肠。经 3～4 周后在小肠内发育为成虫,并附着于肠黏膜。从感染至粪便中排出钩虫卵所需的时间为 4～7 周。

【流行病学】

钩虫感染遍及全球,有 10 亿以上人口有钩虫感染。我国广大的农村,除西藏等少数高寒地区外,几乎均有钩虫病流行。我国华东、华北地区以十二指肠钩虫为主,华南、西南地区以美洲钩虫为主。钩虫感染率一般为 5%～30%。农村感染率为 30%～40%。

1. **传染源**　患者及带虫者为传染源。农田为重要的感染场所。

2. **传播途径**　丝状蚴从皮肤或黏膜侵入人体。农田作业是感染的重要来源。生食污染蔬菜可自口腔黏膜侵入。

3. **易感人群**　任何性别和年龄段人群均可被感染。在一般流行区,青壮年农民感染率较高,而且是多次重复感染。在高流行区,儿童感染率高于成人。夏、秋季为感染季节。

【发病机制与病理改变】

1. **皮肤损害**　丝状蚴侵入皮肤 1 h 内局部可出现小的红色丘疹,1～2 d 内出现水疱,局部有充血、水肿和细胞浸润等炎性反应表现。

2. **肺部病变**　幼虫穿过肺血管到达肺泡时,引起肺间质和肺泡出血和炎症,有时诱发过敏性哮喘或发生支气管炎。

3. **小肠病变**　钩虫借口囊和切齿吸附于小肠黏膜,吸食血液,且不断变换吸附部位,并产生抗凝血物质,引起黏膜伤口渗血。因此,在小肠黏膜常有点、片状出血,严重者黏膜下层也可出现大片出血性瘀斑。严重失血可引起低蛋白血症、缺铁性贫血和营养不良。长期严重缺铁性贫血可致心肌脂肪变性和心脏扩大。胃肠黏膜萎缩致胃肠功能紊乱。快速发育期儿童引起生长发育和智力发育障碍。

【临床表现】

大多数为轻度感染者,无临床症状,约 10% 较重感染者可出现较大差异的临床症状。

1. **幼虫引起的临床表现**　主要是钩蚴性皮炎和呼吸系统症状。皮炎多发生在手指或足趾间、足背、踝部位。钩蚴钻入时,局部有烧灼或针刺感,继而出现充血性斑点或丘疹,有奇痒,于1～2 d 后变成水疱,一般 4～10 d 症状消失,皮损愈合。如继发细菌感染,可形成脓疱。

感染后 1 周内可出现咽部发痒、咳嗽、咳痰等症状。严重者可有剧烈干咳、哮喘、畏寒、发热、痰中带血等,持续数日至 1 个月症状消失。肺部检查可听到干啰音或哮鸣音。

2. **成虫寄生引起的临床表现**　主要包括慢性失血所致的贫血症状和肠黏膜创口引起多种消化道症状。

贫血是钩虫病的主要特征。表现为面色苍白、四肢乏力、精神不振、头昏和劳动能力减退等。

第二军医大学出版社

严重者出现心慌、气促、面部及下肢水肿、贫血性心脏病和心功能不全的表现。一般而言,十二指肠钩虫的危害性比美洲钩虫为重。

消化道症状可有上腹疼痛不适、食欲减退、消化不良、腹泻和消瘦。个别严重病例出现消化道出血。儿童可有食生米、泥土等嗜异食症。

【实验室检查】

1. **血常规检查** 常有程度不等的血红蛋白降低,呈低色素、小细胞性贫血。血清铁浓度降低,多在 9 μmol/L 以下。网织红细胞和嗜酸性粒细胞轻度增高,严重贫血患者常不升高。白细胞数量多在正常范围。

2. **骨髓涂片检查** 红细胞系统增生活跃,红细胞发育多停滞于幼红细胞阶段,中幼红细胞显著增多。

3. **粪便检查** 粪便潜血试验可为阳性。

(1) 病原检查 直接涂片或饱和盐水漂浮法检查见钩虫卵可明确诊断。

(2) 虫卵计数法 用于测定钩虫感染程度、流行病学调查和疗效评价。

【诊断】

在流行区有赤足下田和接触"粪毒"史,并有贫血等表现,应疑诊钩虫病。通过粪便检查可以明确诊断。

【治疗】

治疗措施包括病原治疗和对症治疗,加强营养和补充铁剂以纠正贫血。

1. **钩蚴性皮炎** 钩蚴感染 24 h 内可用左旋咪唑涂搽剂或 15% 噻苯咪唑软膏涂擦患处,3 次/天,连用 2 d。可快速消肿、止痒,还能预防呼吸道症状的发生。皮炎广泛者口服阿苯达唑,10~15 mg/(kg·d),分 2 次服,连续 3 d,有止痒、消炎及杀死皮内钩虫幼虫的作用,也可阻止或预防呼吸道症状的发生。

2. **驱虫治疗** 药物有阿苯达唑(肠虫清)或甲苯咪唑。阿苯达唑,2 岁以上儿童及成人的剂量为 400 mg 顿服,隔 10 d 重复一次。1~2 岁儿童剂量减半,服法同成人。此外还有氟苯咪唑、左旋咪唑和丙氯咪唑等用于钩虫病的治疗。

【预防】

1. **控制传染源** 在钩虫感染率高的地区开展大规模普查、普治患者及钩虫感染者,以控制传染源。

2. **切断传播途径** 加强粪便管理,推广粪便无害化处理,改革施肥与耕作方法,尽量采用机械操作耕种,防止皮肤接触土壤。

3. **加强个人防护** 尽量避免赤足与污染土壤密切接触,如下田劳动尽可能穿鞋或局部涂擦防护药物,防止钩虫幼虫从皮肤侵入。

【护理】

(一) 主要护理诊断

1) 营养失调,低于机体需要量:与长期慢性失血、胃肠功能紊乱有关。

2) 贫血:与钩虫在肠道寄生引起慢性失血有关。

3) 活动无耐力:与钩虫病慢性失血所致贫血有关。

4) 皮肤完整性受损:与钩虫引起局部皮肤损伤有关。

5) 潜在并发症:与心力衰竭、儿童生长发育障碍、肺炎有关。

6) 有感染的危险:与严重贫血、缺氧导致机体抵抗力下降有关。

（二）主要护理措施

1. 休息　根据贫血程度决定其活动量，严重贫血者需卧床休息。

2. 饮食　应给予高蛋白、高热量、富含维生素、易消化及含铁丰富的饮食。驱虫期间给予半流质饮食，忌用油类及粗纤维食物。

3. 病情观察　观察患者皮疹及皮肤瘙痒情况、呼吸系统症状、消化系统症状、贫血所引起的症状及体征、治疗反应如血红蛋白增长情况。

4. 心理疏导　钩虫病患者多是农村男性青年，病后出现不同程度的营养不良、贫血，常导致劳动力下降，加之患者缺乏相应的防治知识、担心预后等，可导致不同程度的焦虑。应向患者及其家属解释本病的传染过程、出现贫血的原因，说明治疗方法和效果，以解除患者思想顾虑，积极配合治疗。

5. 对症护理

1）重度贫血患者生活不能自理，应加强生活护理，满足患者基本需要。因患者机体抵抗力差，特别应注意口腔、皮肤护理，以防感染。

2）皮肤瘙痒者，可给予涂护肤剂止痒，并应嘱患者避免搔抓，预防继发感染。

6. 药物治疗的护理　临床应用苯咪唑类药物治疗钩虫病。本类药物不良反应轻微，少数患者可出现头晕、腹部不适、腹泻等症状。应告知患者上述症状不影响治疗，可自行缓解。

应用铁剂治疗贫血时，加服维生素 C 有利于铁剂吸收，应禁饮茶，并需注意胃肠道反应。于饭后 30～40 min 服用，可避免铁剂对消化道的刺激，减轻胃肠道反应。还需告诉患者，贫血纠正后，仍需坚持服药 2～3 个月，以彻底治疗贫血。

【健康教育】

1）进行钩虫感染过程及预防措施的知识教育，宣传普查、普治及加强粪便管理的意义，并做好个人防护，防止钩虫幼虫从皮肤侵入，以预防钩虫病。

2）介绍钩虫病的症状、贫血原因、服用抗钩虫药的注意事项，嘱患者坚持服药，并请家属监督。如感染较重者应按医嘱进行重复治疗。纠正贫血后患者症状可减轻或消失，预后良好。

3）驱虫后 1 个月左右应复查粪便虫卵，以判定疗效。

（金恩鸿　延边大学医院；黄淑梅　北华大学附属医院）

第三节　囊尾蚴病

囊尾蚴病（cysticercosis）俗称囊虫病，是猪带绦虫的幼虫（即囊尾蚴）寄生于人体各组织器官所致的疾病，为较常见的人兽共患病。人因误食猪带绦虫卵而感染，亦可因身体内有猪带绦虫寄生而产生自体感染。囊尾蚴主要寄生在皮下组织、肌肉和中枢神经系统，并以寄生在脑组织者最为严重。

【病原学】

猪带绦虫呈乳白色链带状，体长 2～4 m，由头节、颈节与链节三部分组成。人作为猪带绦虫的唯一终宿主，又是中间宿主。绦虫在人体内发育为成虫，致人患绦虫病；人也可成为猪带绦虫的中间宿主，患囊尾蚴病。人经口感染猪带绦虫卵后，在胃与小肠经消化液作用，六钩蚴脱囊而出，穿破肠壁血管，随血液循环散布至全身，经 9～10 周发育为囊尾蚴。囊尾蚴结节因寄生部位不同而形态各异，在肌肉内呈椭圆形，在脑实质内呈圆形；位于颅底脑室处的囊尾蚴较大，可达4 cm 以上，并呈葡萄状，称为葡萄状囊尾蚴。

【流行病学】

1. **传染源** 患者是囊尾蚴病的传染源。患者粪便排出的虫卵对其自身和周围人群均具有传染性。感染有囊尾蚴的猪亦为传染源。

2. **传播途径** ①外源性异体感染：系由于个人卫生和饮食卫生不好而经口感染；②外源性自身感染：因体内有猪带绦虫寄生而发生自体感染，即通过不洁的手把自体排出粪便中的虫卵带入口内而感染；③内源性自身感染：因呕吐反胃，致使肠内容物返入胃或十二指肠中，绦虫卵经消化液消化后，孵出六钩蚴随血流侵入组织。近来发现异体感染为主要方式。

3. **人群易感性** 任何性别、年龄都可患本病。男女之比约为2∶1。青壮年多见。农民居多，这与环境卫生和个人卫生习惯有关。

4. **流行情况** 为我国北方主要的人兽共患的寄生虫病，以东北、内蒙古、华北和河南等省、自治区较多。

【发病机制与病理解剖】

囊虫病的临床表现和病理变化因囊尾蚴寄生的部位、数目、死活及局部组织的反应程度不同而不同。寄生在中枢神经系统的囊尾蚴以大脑皮质处为多，是临床上癫痫发作的病理基础。寄生于第四脑室或侧脑室带蒂的囊尾蚴结节可致脑室活瓣性阻塞，引起脑积水。寄生于软脑膜者可引起蛛网膜炎。寄生于颅底的葡萄状囊尾蚴容易破裂引起囊尾蚴性脑膜炎，炎症性脑膜粘连造成第四脑室正中孔与侧孔阻塞，发生脑积水，亦可产生交通性脑积水。颅内大量囊尾蚴寄生或脑积水，均可引起颅内压增高。囊尾蚴裂解后释放的产物可导致明显的炎症反应，引起局部组织反应性水肿，炎症细胞浸润。研究发现肿瘤坏死因子(TNF)等参与了发病过程。

颅内有囊尾蚴寄生，破坏了脑组织防御功能的完整性，而对乙型脑炎易感。位于皮下、肌肉的囊尾蚴，在局部形成囊尾蚴结节。位于眼部的囊尾蚴常寄生在玻璃体，引起相应症状，而寄生在视网膜者常为视网膜剥离的原因。

【临床表现】

潜伏期约3个月至数年，5年内居多。依囊尾蚴寄生的部位、感染的程度、寄生时间的久暂、是否存活以及人体的反应不同，其临床表现也各不相同。

1. **脑囊尾蚴病** 约占囊尾蚴病患者总数的60%～90%。临床表现轻重不一，以癫痫发作最为常见。根据病变不同可分为以下4型。

(1) 脑实质型 占脑囊尾蚴病的80%以上。囊尾蚴常位于大脑皮质表面临近运动中枢区，临床表现以癫痫最为常见。约半数患者表现为单纯大发作，且为惟一的首发症状。发作频度较低，多在3个月以上才发作1次。弥漫性脑实质受累者常引起颅内压增高或器质性精神病，甚至因脑组织破坏和皮质萎缩导致痴呆。

(2) 脑室型 约占脑囊尾蚴病的10%。囊尾蚴寄生在脑室孔附近，则可出现脑脊液循环梗阻、颅内高压等表现。有时可表现为活瓣综合征，即反复出现突发性、体位性剧烈头痛、呕吐，甚至发生脑疝。

(3) 软脑膜炎型 约占脑囊尾蚴病的10%。囊尾蚴寄生于软脑膜可引起慢性脑膜炎，表现有头痛、呕吐、颈强直和共济失调等症状。粘连性蛛网膜炎患者多有颅内压增高、视力减退症状，第四脑室正中孔或侧孔阻塞时产生脑积水。

(4) 脊髓型 表现有截瘫、感觉障碍、大小便潴留等。

此外，兼具前述各型症状，以脑实质型与脑室型混合为多见，会使症状更为复杂。亦有幻觉、迫害妄想等精神症状的表现。

2. **皮下及肌肉囊尾蚴病** 约2/3的囊尾蚴病患者有皮下囊尾蚴结节。在皮下可触及直径

0.5～1.0 cm 大小的圆或椭圆形结节,多在头部、躯干及大腿上端内侧,数个至数百个不等,质坚韧似软骨,具弹性感,无痛,本皮色,与周围组织无粘连。结节可分批出现,时间久者结节变小、变硬。若大量囊尾蚴寄生于躯干及四肢肌肉内,可引起假性肌肥大症。表现为四肢肌肉肥大,但却软弱无力,甚至行动困难。

3. **眼囊尾蚴病** 占囊尾蚴病 2％以上。多为单眼感染。最常寄生的部位在玻璃体和视网膜下。可引起视力减退,自觉眼前有黑影飘动,可导致色素膜炎、视网膜脉络膜炎。

【实验室检查】

1. **粪便检查** 粪便中发现绦虫卵或妊娠节片可作为诊断本病的重要参考。

2. **血常规检查** 大多在正常范围,嗜酸性粒细胞大多无明显增多。

3. **脑脊液检查** 软脑膜型及弥漫性病变者,脑脊液压力可增高。囊尾蚴性脑膜炎的脑脊液改变为细胞数和蛋白质轻度增加,糖和氯化物正常或略低。

4. **免疫学检查** 用酶联免疫吸附试验(ELISA)或间接血凝法(IHA)检测血清或脑脊液中的特异性 IgG 抗体,有较高的特异性和敏感性。

5. **影像学检查**

(1) X 线检查 囊尾蚴病患者病程在 10 年以上者,X 线平片检查可发现头部及肢体软组织内椭圆形囊尾蚴钙化阴影。

(2) 颅脑 CT 扫描及 MRI 对脑囊尾蚴病有重要的诊断价值。

6. **病原检查** 取皮下结节做活体组织检查,对脑囊尾蚴病诊断亦是重要的佐证。

【诊断】

1. **流行病学** 有绦虫病史或有与猪肉绦虫病患者密切接触史。若当地有猪肉绦虫病存在而个人饮食卫生习惯差,则有可能食入猪肉绦虫卵,应仔细检查。

2. **临床表现** 皮下有可活动的实性结节或出现无其他原因可解释的癫痫发作、颅内压增高者应考虑囊尾蚴病的可能。

3. **特殊检查** 对疑似病例应行免疫学、影像学、病原学等检查。其中皮下结节组织活检或脑手术病理组织检查可作为确诊依据。

【治疗】

1. **病原治疗**

(1) 阿苯达唑 由于其疗效确切,疗程中不良反应轻,故目前为治疗囊尾蚴病的首选药物。按 18～20 mg/(kg·d),2 次分服,疗程 10 d。脑型患者需 2～3 个疗程,每疗程间隔 14～21 d。

(2) 吡喹酮 治疗囊尾蚴病有良好的效果。剂量为 40～60 mg/(kg·d),分 3 次口服,连续 3 d,总剂量为 120～180 mg/kg。必要时 2～3 个月重复 1 疗程。副作用发生率高且严重,故目前多应用阿苯达唑。

2. **对症治疗** 对有颅内压增高者,宜先每日静滴 20％甘露醇 250 ml,内加地塞米松 5～10 mg,连续 3 d 后再开始病原治疗。疗程中亦可常规应用地塞米松和甘露醇,以防止不良反应的发生或加重。癫痫发作频繁者,除上述处理外,可酌情选用地西泮、异戊巴比妥钠及苯妥英钠等药物。发生过敏性休克者用 0.1％肾上腺素 1 mg(小儿酌减)皮下注射,同时用氢化可的松 200～300 mg 加入葡萄糖中静脉滴注。

对疑有囊尾蚴致脑室孔堵塞者,药物治疗时,局部的炎症反应会加重脑室孔堵塞,故宜手术治疗。

眼囊尾蚴病禁止杀虫治疗,因活虫被杀死后引起的炎症反应会加重视力障碍,甚至失明,必须手术摘除。同时应注意存在其他器官囊尾蚴病的可能性。

193

【预防】

1. **控制传染源** 彻底根治囊尾蚴病患者。加强粪便管理;提倡生猪圈养;做好猪肉的检疫工作;禁止出售"米猪肉"。

2. **切断传播途径** 注意养成良好的饮食卫生习惯,如生吃的蔬菜、水果等要洗净、消毒,饭前、便后要洗手等。

【主要护理措施】

1. **解释及指导** 向患者及家属解释颅内压升高原因,指导患者配合治疗。如囊尾蚴病患者必须住院治疗,驱虫治疗期间不得外出。有癫痫、颅内高压、精神异常者,应卧床休息。

2. **病情观察** 包括:①对脑囊尾蚴病患者应注意有无癫痫先兆及癫痫发作的情况;有无颅压增高的表现。②皮下及肌肉囊虫病患者应观察皮下结节的部位、数目及其局部表现;有无肌肉软弱无力等。

3. **对症护理** 包括:①有癫痫发作者,可遵医嘱酌情给予镇静剂,并做好患者的安全护理(详见第一章第八节"惊厥"的护理)。②有颅内压增高者,应按医嘱给予脱水治疗,并做好相应护理。

4. **药物治疗的护理**

(1) **病原治疗的护理** 用药前向患者说明病原治疗药物的用法、疗程及可能出现的不良反应。脑型患者首选药物为阿苯达唑,其不良反应可有头痛、皮疹、低热、视力障碍及癫痫等。个别患者可出现过敏性休克及脑疝等严重反应,应加强监护,并做好抢救准备工作,及时发现病情变化并及时处理。

(2) **脱水治疗的护理** 有颅内压增高者,病原治疗前需进行脱水治疗。为防止虫体死亡后产生炎症性脑水肿而引起颅内压升高,治疗中及治疗后也需进行脱水治疗。应注意脱水药物治疗原则及不良反应。

【健康教育】

1) 宣传预防猪带绦虫病及囊尾蚴病的知识。主要宣传积极根治囊尾蚴病患者,加强家畜及其粪便管理,注意饮食卫生的重要性。

2) 进行猪带绦虫病及囊尾蚴病的知识教育,如囊尾蚴病患者彻底治疗的重要性,不同部位囊尾蚴病的治疗原则、有关检查的必要性等。

(金恩鸿 延边大学医院;安秋月 牡丹江医学院护理学院)

第四节 蛔 虫 病

蛔虫病(ascariasis)是由似蚓蛔蛔线虫寄生于人体小肠或其他器官所引起的慢性传染病。临床上常无明显症状,部分患者可有不同程度的临床表现。除肠蛔虫症外,还可引起胆道蛔虫症、蛔虫性肠梗阻等严重并发症。

【病原学】

蛔虫是人体最大的寄生线虫,寄生于小肠上段,活体为乳白色或粉红色。雌虫每日产卵约20万个,虫卵分受精卵和未受精卵,后者不能发育。受精卵随粪便排出,在适宜的环境下发育为含杆状蚴虫卵(感染性虫卵),此时被人吞食即受感染。其幼虫在小肠内孵出,经第一次蜕皮后,侵入肠壁静脉→门静脉→肝→右心→肺,在肺泡与支气管经2次蜕皮逐渐发育成长。感染后8~10 d向上移行,随唾液或食物吞入,在空肠经第三次蜕皮发育为童虫,再经数周发育为成虫。整个发育过程需10~11周。宿主体内的成虫数目一般为一至数十条,最多可寄生1 000多条。蛔虫的寿命为10~12个月。

【流行病学】

1. **传染源** 人是蛔虫的惟一终宿主,蛔虫感染者和患者是惟一传染源。

2. **传播途径** 感染性虫卵经口进入人体,污染的土壤、蔬菜、瓜果等是主要媒介。

3. **易感人群** 人对蛔虫普遍易感。3～10岁年龄组感染率最高。在使用未经无害化处理人粪施肥的农村地区,人口感染率可在50%以上。感染率无性别差异。有生食蔬菜习惯者容易被感染。

4. **流行情况** 蛔虫病是最常见的蠕虫病,分布于世界各地,发展中国家及农村发病率尤高。我国大部分农村地区属重度流行区(感染率超过60%)和中度流行区(感染率为20%～60%)。常为散发,也可发生集体性感染。

【发病机制与病理改变】

蛔虫幼虫经过肺部时,由于其代谢产物和幼虫死亡可产生局部炎性反应。幼虫可损伤肺毛细血管引起出血与细胞浸润,严重感染者肺部病变可融合成片状病灶。支气管黏膜也有嗜酸性粒细胞浸润、炎性渗出与分泌物增多,致支气管痉挛与哮喘的发生。

成虫寄生于空肠与回肠上段,大量成虫可缠结成团,引起不完全性肠梗阻。蛔虫有钻孔习性,可发生有胆道蛔虫症、胰管蛔虫症及阑尾蛔虫症。部分胆石症患者结石核心见虫卵与蛔虫碎片,可能与胆石成因有关。

【临床表现】

本病临床表现与蛔虫发育不同阶段引起的病理生理改变有关。

1. **蛔虫蚴移行症** 短期内食入大量感染性虫卵污染的食物,蛔虫蚴经肺移行时可引起发热、乏力、咳嗽或哮喘样发作,肺部可闻及干啰音,胸片示肺门阴影增粗、肺纹增多与点状、絮状浸润影。病程持续7～10 d。

2. **肠蛔虫症** 蛔虫主要寄生于空肠和回肠,大多无症状。少数患者出现腹痛与脐周压痛,有时呈绞痛,个别严重感染者出现食欲减退和体重下降、贫血等营养不良表现。部分患者以大便中排出蛔虫或呕吐出蛔虫而就诊。

3. **异位蛔虫症** 蛔虫离开寄生的部位至其他器官引起相应的病变与临床表现称为异位蛔虫症。常见的有胆道蛔虫症、胰管蛔虫症及阑尾蛔虫症。

4. **蛔虫性脑病** 幼儿多见。蛔虫的某些分泌物可作用于神经系统,引起头痛、失眠、智力发育障碍,严重时可出现癫痫、脑膜刺激症,甚至昏迷。

5. **变态反应** 蛔虫的代谢产物可引起宿主肺、皮肤、结膜和肠黏膜的变态反应,表现为哮喘、荨麻疹、结膜炎和腹泻等。

【实验室检查】

1. **病原学检查** 粪便涂片法或盐水浮聚法可较容易查到虫卵。近年来常用改良加藤法,该法虫卵检出率较高。B超和逆行胰胆管造影有助于异位蛔虫症的诊断。

2. **血常规检查** 幼虫移行时引起的异位蛔虫症及并发感染时血液中白细胞与嗜酸性粒细胞增多。

【并发症】

大量蛔虫在小肠内缠绕成团引起机械性肠梗阻。蛔虫自小肠及阑尾穿孔进入腹腔引起蛔虫性腹膜炎。此外还有急性胰腺炎、肝脓肿、胆管炎和胆囊炎等并发症。

【诊断】

根据流行病学史,出现乏力、咳嗽或哮喘样发作、肺部炎症浸润、嗜酸性粒细胞增多、厌食、腹痛和体重下降等,应注意患蛔虫病的可能性。

粪便检查发现蛔虫卵,胃肠钡餐透视发现蛔虫阴影,或有粪便排出或吐出蛔虫史者,可明确蛔虫病的诊断。

在出现胆绞痛、胆管炎、胰腺炎时应考虑蛔虫异位症的可能性,并通过B超、逆行胰胆管造影进行诊断。蛔虫性肠梗阻以儿童多见,腹部的条索状肿块,结合放射学检查有助于诊断。

【治疗】

蛔虫病的治疗可分为驱蛔虫治疗及并发症处理,但最根本的是驱虫治疗。

1. 驱虫治疗　可选用甲苯咪唑和阿苯达唑。甲苯咪唑,200毫克/次,1～2次/天,共1～2 d。阿苯达唑,400 mg,顿服,虫卵阴转率达90%以上。

2. 异位蛔虫症及并发症的治疗　①胆道蛔虫症,主要采用内科治疗,应予镇静、解痉、止痛、控制合并的感染。内科治疗无效者则需手术治疗。②阑尾蛔虫病,应及早给予手术治疗。③蛔虫性肠梗阻,应服用适量豆油或花生油,可使蛔虫团松解,再给予驱虫治疗。上述治疗措施无效时,及早给予手术治疗。

【预防】

1. 控制传染源　发现蛔虫感染率高的地区,开展大规模普查、普治患者。

2. 切断传播途径　加强粪便管理,推广粪便无害化处理。

3. 注意个人卫生　做到饭前便后洗手,不吃不清洁的食物。

【主要护理措施】

1. 休息和饮食　增进患儿食欲,供给含高热量、大量蛋白质和丰富维生素的食物。当合并有急性胰腺炎及个别严重感染者出现贫血时应适当休息。

2. 病情观察　观察患者呼吸系统症状、消化系统症状。对于蛔虫性脑病患者注意观察是否有癫痫先兆,以及颅内压增高的表现。

3. 对症护理　①胆道蛔虫症患者,为了减轻疼痛可采用腹部按揉或热敷,也可遵医嘱给予解痉、止痛药如颠茄或阿托品。②有癫痫发作者,可遵医嘱酌情给予镇静剂,并做好患者的安全护理。③有颅内压增高者,应按医嘱给以脱水治疗,并做好相应护理。

4. 药物治疗的护理

1) 用药前向患者说明病原治疗药物的用法、疗程及可能出现的不良反应。

2) 服驱虫药后,应注意观察有无排出蛔虫情况。

【健康教育】

加强卫生宣传教育,指导家长和患儿掌握疾病防治知识,注意个人卫生,培养小儿良好饮食习惯和餐前便后洗手的卫生习惯。每年秋、冬季对幼儿园、中小学生进行普查、普治1～2次。由于蛔虫病的感染率极高,应隔3～6个月再给药。改善环境卫生,尤其是对人类粪便进行无害化处理后再当肥料使用和提供对污水处理的卫生设施,才是长期预防蛔虫病的最有效措施。

（金恩鸿　延边大学医院;郝大林　孙成学　北华大学附属医院）

第五节　蛲　虫　病

蛲虫病(enterobiasis)是由蠕形住肠线虫寄生于人体肠道而引起的传染病。该病分布于世界各地,儿童是主要的感染人群。主要症状为肛门周围和会阴部瘙痒。

【病原学】

蛲虫成虫细小,呈乳白色。雌虫长 8～13 mm,体直,尾部尖细;雄虫大小约是雌虫的 1/3,尾部向腹部卷曲,有一交合刺。虫卵为椭圆形,不对称,一侧扁平,一侧稍凸,无色透明。在刚排出的虫卵内常有蝌蚪期胚胎,在适宜环境下发育为含幼虫的虫卵,即感染性虫卵。

蛲虫的生活史简单,无外界土壤发育阶段。成虫主要寄生于回盲部,头部附着在肠黏膜或刺入黏膜深层,吸取营养,并可吞食肠内容物。雄虫交配后死亡,雌虫在盲肠发育成熟后沿结肠向下移行,在宿主入睡后爬出肛门产卵,每次产卵约 10 000 个。刚排出的虫卵在宿主体温条件下,6 h 即发育为感染性虫卵。虫卵经手、食物和水等进入人体消化道,幼虫孵出并沿小肠下行,经 2 次蜕皮至结肠部位发育为成虫。这种自身感染是蛲虫病的特征。

【流行病学】

蛲虫病为世界性疾病,发展中国家的发病率高于经济发达的国家。随着我国农村、郊区幼儿园等集体生活场所的增多,蛲虫感染率有增高趋势。本病有明显的家庭聚集现象。

1. **传染源** 人是蛲虫惟一的终宿主,患者是惟一传染源,排出体外的虫卵即具有传染性。

2. **传播途径** 蛲虫病主要经消化道传播。①直接感染:患者手指及指甲缝中均有虫卵,虫卵多经手从肛门至口入而感染,为自身感染的一种类型;②间接感染:虫卵通过内衣裤、被褥、玩具及其他污染的物品及食物而感染;③通过呼吸道感染:虫卵可漂浮于空气尘埃中,从口、鼻吸入而咽下引起感染;④逆行感染:虫卵在肛门附近孵化,幼虫可从肛门逆行进入肠内,引起逆行感染。

3. **易感人群** 人对本病普遍易感,并可反复多次感染,儿童为主要易感人群。卫生条件差和不良卫生习惯者常呈家庭聚集现象。

【发病机制与病理改变】

蛲虫头部可刺入肠黏膜,偶尔深达黏膜下层,引起炎症及微小溃疡。也可穿破肠壁,侵入腹腔,诱发急性或亚急性炎症反应。极少数女性患者可发生异位寄生,如侵入阴道、子宫、输卵管,甚至腹腔,引起相应部位的炎症。雌虫在肛门周围爬行、产卵导致局部瘙痒,长期慢性刺激和搔抓产生局部皮肤损伤、出血和继发感染。

【临床表现】

蛲虫病的主要症状为肛门周围和会阴部奇痒,夜间尤甚。儿童患者常有睡眠不安、夜惊、磨牙等表现,有时可有食欲不振、腹痛等消化道症状。侵入尿道可出现尿急、尿频、尿痛与遗尿。侵入生殖道可引起阴道分泌物增多和下腹部疼痛不适。蛲虫引起阑尾炎者与细菌所致者症状相似。侵入腹腔可致腹膜炎表现,往往形成肉芽肿,有时误诊为肿瘤。轻度感染者一般无症状。卫生习惯良好者可自愈。

【实验室检查】

1. **成虫检查** 于患者入睡后 1～3 h,可在其肛门、会阴、内衣等处查找成虫,反复检查大多可以明确诊断。

2. **虫卵检查** 最常用的是棉签拭子法及透明胶纸粘贴法。一般于清晨便前检查。

【诊断】

凡有肛门周围及会阴部瘙痒者均应考虑蛲虫病的诊断。家庭内曾有蛲虫感染病例的异位损害患者,应想到蛲虫引起的可能性。检见成虫或虫卵的即可明确诊断。

【治疗】

1. **病原治疗** 甲苯咪唑和阿苯达唑为驱蛲虫的首选药物。甲苯咪唑 200 mg/d,成人与儿童剂量相同,连服 3 d,治愈率可达 100%。阿苯达唑 100 mg 或 200 mg 顿服,2 周后重复一次,可全部治愈。

2. **外用药物**　如蛲虫膏、2%白降汞软膏涂于肛门周围,有杀虫和止痒的双重作用。

【预防】

1. **控制传染源**　发现集体性儿童机构或家庭内感染者,应进行蛲虫感染普查,非单个病例应进行普治,7~10 d后重复治疗一次,以消除传染源。

2. **切断传播途径**　是防治的基本环节之一。感染者要剪短指甲,饭前、便后洗手,勤换内衣裤并行煮沸消毒处理。对污染物品要进行煮沸或高温高压处理。加强卫生宣传教育,让群众了解蛲虫病的防治知识。

【主要护理措施】

1. **病情观察**　观察患者是否有泌尿系症状,是否引起阑尾炎,是否有腹部肿块。

2. **对症护理**　肛周奇痒者,每晚临睡前用热水清洗肛门,并涂以白降汞软膏或甲紫,既可止痒,又可减少重新感染的机会。

3. **药物治疗的护理**

1) 用药前向患者说明病原治疗药物的用法、疗程及可能出现的不良反应。

2) 服驱虫药疗程满后,可每天清晨用透明胶纸从肛门周围采取标本,检查虫卵,直至虫卵消失后再连查7 d。

【健康教育】

讲述蛲虫感染过程及预防措施的知识,向居民宣传要注意玩具消毒,注意个人卫生、家庭卫生、公共卫生。患儿剪短指甲或睡时戴上手套以防抓破肛门处皮肤引起感染,勤换内衣裤,换下的内衣裤、被单均要用开水烫洗以杀灭虫卵。指导家长夜间检查成虫和收集虫卵的方法,并按医嘱定期驱虫治疗,注意药物副作用。为防止自身感染,患儿睡觉时应穿睡裤、戴手套。患儿内衣裤、被褥等需煮沸,或用开水浸泡后在日光下曝晒,连续10 d。集体、儿童机构中应定期进行普查、普治。对密切接触患儿者应同时进行治疗,以杜绝再感染。宣传正确的个人卫生、饮食习惯,搞好环境卫生,做到饭前便后洗手、勤剪指甲、不吮手指、婴幼儿尽早穿满裆裤。

(金恩鸿　延边大学医院;吴永琴　温州医学院护理学院)

第六节　华支睾吸虫病

华支睾吸虫病(clonorchiasis sinensis)是由华支睾吸虫寄生在人体肝内胆管所引起寄生虫病,亦称肝吸虫病。因进食未煮熟的淡水鱼、虾而感染。临床表现主要有肝肿大、上腹隐痛、疲乏及精神不振等。严重感染可导致胆管炎、胆囊炎、胆石症以及肝硬化等并发症。

【病原学】

华支睾吸虫成虫雌雄同体,虫体扁平,状似葵花子仁,褐红色,有吸盘。大小为(10~25)mm×(3~5)mm。虫卵是人体寄生虫卵中最小的一种,略似电灯泡形,壳厚,呈褐黄色,卵内有一成熟的毛蚴。

成虫寄生在肝内的中、小胆管,有时移居于较大胆管或胆总管。成虫产卵后,虫卵随胆汁进入肠道,与粪便一起排出体外,在池塘或溪沟水中被淡水螺所吞食,虫卵在螺体内孵化为毛蚴,经胞蚴和雷蚴阶段发育成尾蚴,然后逸出螺体,侵入淡水鱼或小虾体内形成囊蚴。人或哺乳动物进食含有囊蚴而未经煮熟的鱼和虾后,囊蚴外壳被胃酸及胰蛋白溶化,在十二指肠内幼虫脱囊逸出,经胆道进入肝脏,在肝内的中、小胆管寄生。从感染囊蚴至成虫成熟排出需1个月左右。成虫寿命可达10~30年。

【流行病学】

本病主要分布在亚洲,我国有 24 个省、市、自治区有本病的发生和流行。

1. **传染源**　已感染华支睾吸虫的人和哺乳动物为主要传染源。

2. **传播途径**　由于进食未经煮熟含有华支睾吸虫囊蚴的淡水鱼或虾而感染。饮用被囊蚴污染的生水也可被感染。

3. **人群易感性**　人普遍易感,并可重复感染。各地感染率高低与生活习惯、饮食嗜好有密切关系。

【发病机制与病理变化】

发病与否及病变程度取决于感染的轻重和病程的长短。感染轻者,无临床症状。感染较严重者,肝内胆管及其分支均充满虫体。由于成虫长期的机械刺激及其分泌物和代谢产物的作用,胆管上皮细胞脱落,继而呈腺瘤样增生,胆管壁增厚,胆管周围淋巴细胞浸润和纤维组织增生,使管腔变窄,以及虫体堵塞胆管,可引起胆汁淤滞,胆管呈圆柱状或囊状扩张。可继发胆管炎、胆囊炎、胆石症。部分肝、胆肿瘤可能与感染华支睾吸虫有一定关系。

【临床表现】

本病一般起病缓慢。潜伏期一般为 1～2 个月。

轻度感染者常无症状或仅在食后上腹部有重压感、饱胀、食欲减低或有轻度腹痛,容易疲劳或精神欠佳。感染较重者多缓慢起病,有食欲不振、上腹隐痛与腹胀,轻度腹泻、肝区隐痛和肝肿大(尤以左叶肿大明显)等表现,并有头晕、失眠、疲乏、精神不振、心悸和记忆力减退等神经衰弱症状。偶因成虫堵塞胆总管,而出现胆绞痛及阻塞性黄疸。

慢性反复感染可有肝硬化及门脉高压症。严重感染的儿童可出现营养不良和生长发育障碍,甚至可引起侏儒症。

非流行区居民初次大量感染时亦可急性发病,有寒战、高热、轻度黄疸、肝肿大伴压痛,少数出现脾肿大。

【并发症】

以急、慢性胆囊炎、胆管炎和胆石症最常见。或因成虫长期堵塞胆管而导致胆汁性肝硬化。成虫阻塞胰管可引起胰管炎及胰腺炎。

【实验室及其他检查】

1. **血常规检查**　嗜酸性粒细胞增多。

2. **虫卵检查**　粪便直接涂片阳性率较低,用浓缩法检查阳性率较高。可作虫卵计数,以了解感染程度和治疗效果。从十二指肠引流液中检出虫卵的机会较大。

3. **皮肤试验**　以成虫盐水浸液为抗原作皮内试验,有普查初筛和辅助诊断价值。

4. **免疫学检查**　检测血清中特异性抗体,可协助诊断。

【诊断】

1. **流行病学**　居住或到过流行区,有进食未煮熟的淡水鱼或虾的病史。

2. **临床表现**　有消化道症状及肝肿大为主的表现,或伴有神经衰弱症状、胆道系统症状时应考虑本病。

3. **实验室检查**　粪便或胆汁中查到该虫卵即可确诊。

【治疗】

1. **一般治疗**　重度感染伴营养不良者,应先予以支持疗法,如加强营养、纠正贫血等,待全身情况改善后再行驱虫治疗。

第二军医大学出版社

2. **病原治疗** 吡喹酮是治疗本病的首选药,具有疗程短、疗效高、毒性低、反应轻以及在肝内吸收、代谢、排泄快等优点。用法是:10~20 mg/kg,3 次/天,连服 2~3 d,3 个月后粪便虫卵阴转率达 97%。不良反应偶有头痛、头昏、乏力、恶心、腹痛和腹泻等。

3. **对症治疗** 在及时进行驱虫治疗的同时,应针对各种临床表现进行对症支持治疗,必要时手术治疗。

【预防】

1. **控制传染源** 对流行区居民进行普查、普治。彻底治疗患者,对猫、狗等家畜不喂生鱼、虾,有条件者可进行驱虫治疗。

2. **切断传播途径** 进行卫生宣传。不吃未经煮熟的鱼、虾,并防止粪便污染水源。

【护理】

（一）主要护理诊断

1) 营养失调:低于机体需要量。

2) 活动无耐力:与营养低于机体需要量有关。

3) 体温过高:与继发感染有关。

4) 疼痛:与继发感染有关。

（二）主要护理措施

1. **病情观察** ①注意观察体温及疼痛情况;②观察营养状态,定时监测体重;③观察有无黄疸及有无门静脉高压的症状。

2. **休息和饮食** 急性华支睾吸虫患者常合并胆道细菌感染,多有较明显的急性胆管炎、胆囊炎症状,患者应卧床休息,给予低脂流质或半流质食物,补足热量和多种维生素。轻度和中度慢性华支睾吸虫患者诊断明确后,在调节饮食、适当休息的同时,立即给予驱虫治疗。

3. **对症护理** ①发热:应严格卧床休息,给予"三高"饮食,多饮水。给予乙醇擦浴、冰袋、温水擦浴等物理降温,对持续高热者可按医嘱采用药物降温。并注意观察降温过程中有无不良反应。②疼痛:按医嘱给予解痉剂或止痛剂。

4. **药物治疗的护理** 应用吡喹酮治疗时应注意胃肠不良反应及肝功能的变化,少数有皮疹及心电图的改变。

（三）健康教育

1) 开展宣传教育华支睾吸虫病主要是通过食物传播,做好卫生宣教,不吃生或半生鱼、虾;吃火锅或过桥米线时,生鱼片需煮熟、煮透。

2) 普查与普治。在流行区实行计划驱虫,以及采取以大量人口为对象的驱虫治疗,可使本病感染率明显下降。其他预防措施,如粪管、保虫宿主的管制与灭螺等均需加强。

（金恩鸿　延边大学医院;许礼发　安徽理工大学医学院）

第九章　医院获得性感染

医院获得性感染（hospital acquried infection）又称医院感染或院内感染（nosoco mial infection），是指发生在医院内的一切感染。其对象是一切在医院内活动的人群，包括门诊患者、住院患者、陪护人员、探视者及医院工作人员，但实际上医院感染主要发生在住院患者。为此，我国卫生部在制定医院感染标准时特将其定义为：患者在入院时既不存在、亦不处于潜伏期，而在医院内发生的感染，包括在医院获得而于出院后发病的感染。

医院感染的病原体包括细菌、病毒、真菌等，其中细菌占绝大多数，且多为条件致病菌，有些是人体的正常菌群。就其感染的来源可分为外源性感染（交叉感染）和内源性感染（自身感染）。发病率因医院的类型和等级而异，一般三级医院和教学医院的医院感染率相对较高。国内调查显示，医院感染率为 8.4%～9.7%。其临床表现复杂，诊断和治疗难度较大，病死率极高。医院感染不仅增加了患者的痛苦和经济负担，同时对医务人员生命也是较大的威胁，因此已成为当今医学发展中一个重要的问题。

【病原学】

（一）常见病原体的种类

1. 细菌　是医院感染的主要病原体，约占 90%。其中革兰阴性杆菌占 50%～70%。

（1）葡萄球菌属　包括金黄色葡萄球菌和表皮葡萄球菌。其中金黄色葡萄球菌在 20 世纪 50 年代是医院感染的重要致病菌之一，常引起多系统感染。近几年，表皮葡萄球菌引起的医院感染在增多，尤其是在接受心脏瓣膜置换或患其他心脏疾病患者可引起严重感染。

（2）链球菌属　包括溶血链球菌、肺炎链球菌、草绿色链球菌等。其中肺炎链球菌仅少数菌株有致病力，多数不致病或致病力较弱。儿童和老年患者易蒙受此菌感染。

（3）肠球菌属　是人体正常菌群之一，一般不致病。但随着大量头孢菌素和其他广谱抗生素的应用，肠球菌成为医院感染的重要病原菌之一。国内部分资料显示，肠球菌感染已居医院感染病原菌的第五位。

（4）埃希菌属　大肠埃希菌是最常见的医院感染病原菌。在宿主抵抗力下降或防御机制遭到破坏时，或由于各种原因引起的肠道缺血，大肠埃希菌可发生易位，突破解剖或生理屏障而侵入邻近组织或肠道外的组织和器官，形成内源性感染；在医院内还可以通过接触或各种侵入性诊治操作（如尿道插管、静脉导管）而引起外源性感染。据统计，50%～70%的尿路感染由该菌引起。此外，该菌还可引起败血症、腹膜炎、胆道感染等。

（5）克雷伯菌属　已成为医源性感染的重要细菌，是重症监护病房最常见的机会性致病菌。

（6）肠杆菌属　主要包括阴沟肠杆菌、产气肠杆菌等。近几年来，肠杆菌属引起的医院内感染发生率有明显逐年上升趋势。

（7）假单胞菌属　常见的为铜绿假单胞菌，俗称绿脓杆菌。该菌分布广泛，除存在于外界环境中外，常可在正常人皮肤、肠道和呼吸道中检出。该菌为条件致病菌，但有较强的致病力，常在人体抵抗力下降时引起严重感染。

（8）沙雷菌属　代表菌株为黏质沙雷菌。它们是免疫缺陷者发生医院感染的常见菌。使用肾上腺皮质激素及化疗后的患者较易发生此属菌所致的感染。

（9）厌氧菌　绝大多数厌氧菌为人体正常菌群。脆弱杆菌是临床最常见、致病力最强的厌氧菌。

201

(10) 不动杆菌属　不动杆菌属基本上为腐生菌,广泛存在于自然界。医院的湿化瓶、吸痰器、呼吸机、空调机、输液系统常被该菌污染成为传染源而传染患者。

(11) 军团菌　军团菌广泛存在于自然水与自来水等自然环境中。污染的水经冷却塔雾化为微小雾粒,经由空调系统播散至室内,吸入后引起感染。常见的医院感染类型为肺炎,约10%的医院内肺炎由军团菌引起。

2. **病毒**　能引起医院感染的病毒以乙型肝炎病毒(HBV)、丙型肝炎病毒(HCV)、人类免疫缺陷病毒(HIV)、巨细胞病毒(CMV)等较常见。SARS冠状病毒为新近发现的可引起医院感染的病毒,可引起传染性较强的肺炎,尤其是对与患者密切接触的医务人员威胁较大。其他病毒,如流感病毒、麻疹病毒、柯萨奇病毒、埃可病毒、水痘带状疱疹病毒,亦可引起医院感染。它们可经飞沫传播,也可经血液、体液传播,还可经器官移植传播(如CMV)。

3. **真菌**　与医院感染密切相关的真菌主要包括白色念珠菌、放线菌、新型隐球菌等。近年来,真菌感染在医院感染中占有越来越重要的地位。其原因可能为广谱抗生素的滥用所致。

4. **寄生虫**　弓形虫、隐孢子虫等,亦能引起医院内感染。多见于存在免疫缺陷的患者。

(二) 医院感染病原体的特点

1. **主要是条件致病菌**　条件致病菌常存在于外界环境和人体的皮肤和黏膜上,通常情况下不致病,仅在机体抵抗力下降或在抗生素等因素的影响下可发生菌群失调,使部分细菌过度生长成为优势菌时才致病。

2. **构成的多样性**　引起医院感染的病原微生物多种多样,包括细菌、真菌、病毒、衣原体、支原体、螺旋体和立克次体。一种致病菌可引起多部位感染或一个部位可有多种细菌感染。

3. **耐药株增多**　由于抗生素的广泛应用,迫使某些细菌产生了耐药性。其产生与耐药质粒形成有关,且这种耐药质粒可在不同菌株间传递,造成耐药株日渐增多。

4. **病原体变迁**　医院细菌感染的病原体过去以革兰阳性菌为主渐转为以革兰阴性菌为主。此外还出现了一些新的病原体,如引起军团病的军团菌,引起传染性非典型肺炎的SARS冠状病毒、H1N1甲型流感病毒等。

【流行病学】

(一) 传染源

1. **有感染的患者**　是医院感染最重要的传染源。因大量病原微生物不断从感染部位的脓液和分泌物中排出,其致病力较强,且易产生耐药菌株,故极易传染其他人。

2. **健康带菌者**　包括医院工作人员及病员陪护。尤其是医务人员,由于他们在医院的特殊地位,接触传染源的机会多,因而其带菌率高。同时又穿梭于抵抗力较低的患者中间,故作为传染源的意义更大。

3. **环境储源**　医院环境所处的特殊位置,常易被大量病原微生物污染。这些污染的医院环境及医疗设备常成为病原微生物的储存所,极易传染患者或医务人员,如SARS冠状病毒可引起特定环境中大量医务人员感染。环境储源还可成为不同菌株间耐药质粒传递的场所,久居此环境的菌株,不仅可发展为多重耐药株,而且还可增强细菌的毒力。

4. **动物传染源**　鼠类是沙门菌特别是鼠伤寒沙门菌的重要宿主。

5. **自身菌源**　即感染源就是患者自身。引起感染的微生物来自患者的正常菌群或身体其他部位感染的微生物,或入院后从医院获得并已在体内定植的微生物。常引起自身感染(又称内源性感染)。

(二) 传播途径

1. 接触传播

(1) 直接接触传播　即传染源直接将病原体传染给易感者。患者或医护人员在医院里相互直接接触含微生物的物品机会很多,因此易发生医院感染。如肠道感染、金黄色葡萄球菌感染可在彼此交往中引起交叉感染(cross infection)。此外患者可通过自身不同部位的接触,将病原体从已感染的伤口传染至其他未感染的伤口,或将自身排泄物、分泌物中的病原体,通过接触传染到另一易感部位而发生感染。母婴间也可直接传播疱疹病毒、沙眼衣原体、淋球菌或链球菌等。

(2) 间接接触传播　即借助媒介物参与的传播方式。主要是经医务人员的手、医疗器械(尤其是反复使用的、消毒不易彻底的用物,如牙科器械、内镜)、患者的生活用具等传播。尤其是医务人员的手如果未清洗、未彻底消毒,将为间接接触传播提供媒介。间接接触传播是当前发生医院感染的主要传播方式。

2. 空气传播

(1) 飞沫传播　患者呼吸、咳嗽、打喷嚏形成的带菌飞沫可直接被处于这一环境中患者或医务人员吸入而感染。传染性非典型肺炎在院内引起的传播就是近距离飞沫传播的一个典型例子。

(2) 尘埃传播　含有细菌的各种尘埃可经机械摩擦、震动或气流流动而引起传播。多见于一些耐干燥的病原体,如结核杆菌、布氏杆菌、球孢子菌、金黄色葡萄球菌、真菌等。

(3) 医源性气溶胶　医院的气体加湿器、超声雾化器、高速牙钻修补或超声波洁牙、空调系统及微生物实验室一些操作均可产生气溶胶。如果这些气溶胶含有致病微生物极易被呼吸吸入而致感染。

3. 医源性传播　输血相关性感染是一种特殊的传播方式引起的典型的医源性感染(iatrogenic infection)。已知输血可传播丙型肝炎、乙型肝炎、获得性免疫缺陷综合征与巨细胞病毒感染,还可传播梅毒、疟疾与弓形虫病等。此外医院内的药品、输液制剂及医疗设备(如内镜、血液透析装置、呼吸机、麻醉机等)一旦被微生物污染,常可引起医院感染的暴发。

4. 消化道传播　一些微生物可通过污染医院饮水、食物、餐具等引起院内感染。如伤寒沙门菌属、鼠伤寒沙门菌、志贺菌属及甲肝病毒等均见有引起院内感染的报道。

5. 经吸血媒介　昆虫传播的传染病在住院患者中也有发生过,不过当前已极少见。

(三) 易感人群

易感人群主要是患者,尤其是老年人、婴幼儿、营养不良者。易感的原因主要是因为患者有不同程度的疾病,使他们的免疫功能多不健全;一些患者应用了抑制免疫疗法;在院期间长期应用抗生素或进行过侵入性医疗操作。此外与病原体密切接触的医务人员受感染的机会也较多。

【发病机制】

外源性感染发病机制同传染病,内源性感染多与生态平衡有关。

1. 机体的防御机制下降　局部皮肤、黏膜屏障破坏或患有癌症、糖尿病或结核病、肝硬化、艾滋病等原发病使机体的免疫功能低下时,机体内外的致病微生物或机会性致病微生物可引起医院感染。

2. 抗生素使用不当　全身性广谱抗生素的使用不当,常使机体微生态平衡遭到破坏,出现菌群失调,使一些耐药的有毒力的菌株被选择而得以定植、繁殖和引起医院感染。

3. 侵袭性操作　如导尿、内置导管、气管插管、呼吸机应用、内镜等检查都为病原体提供了侵入患者体内而感染的机会。

4. **免疫抑制剂的应用**　可促使机体抗感染能力降低,增加了感染的机会。有报道使用该组药发生院内感染者占53%,发生肺炎的危险增加了5.3倍,菌血症增加10.3倍,尿路感染增加2.7倍。

5. **肠道菌群移位**　严重感染、多发性创伤、出血性休克等诱因可使肠道黏膜缺血和局部生态平衡失调,肠道细菌可吸附于肠壁,被吞噬细胞吞噬后穿过肠壁,并随血流迁移到身体其他部位引起感染。

【临床表现】

医院感染的表现依感染部位和病原体不同而不同。感染的常见部位国内以肺部感染最多,其次为泌尿系统感染、术后伤口感染、胃肠道感染和败血症。

1. **肺部感染**　在医院感染中,肺部感染占23.3%～42%。病原体中革兰阴性杆菌占50%以上,常见的为大肠埃希菌、克雷伯菌、肠杆菌、铜绿假单胞菌等。革兰阳性菌占1/4,常见的为金黄色葡萄球菌、表皮葡萄球菌。近年病毒和厌氧菌引起的感染比例逐渐增多。如在2003年春季,SARS冠状病毒引起的传染性非典型肺炎成为我国医院感染肺炎的主要病原微生物。

一般微生物引起的医院感染肺炎,其临床表现常为咳嗽、咳黏稠痰、发热、呼吸增快。肺部有湿啰音,可有发绀。确诊有赖于X线胸片与痰的细菌培养。

老年人患医院感染性肺炎时症状常不典型,要注意客观体征,及时做痰细菌培养及X线检查。

2. **尿路感染**　引起尿路感染的细菌主要是患者肠道、会阴及泌尿生殖道的正常菌群,如大肠埃希菌、铜绿假单胞菌、肠球菌、表皮葡萄球菌、变形杆菌等。导尿、留置导尿管是发生医院尿路感染的主要危险因素之一。尿路感染75%～80%与导尿有关。研究发现,反复多次导尿约有50%发生菌尿症。放置导尿管2周以上约有60%发生尿路感染。尿路梗阻亦是引起感染的重要诱因。

尿路感染大多数为无症状性菌尿,仅少数患者出现典型的尿频、尿急、排尿困难等尿路刺激症状及血尿。

尿液检查对尿路感染诊断有意义。未离心的尿液标本,若每高倍视野的白细胞数超过10个,而入院时尿常规检查正常者,有诊断价值。无尿路感染史者,如中段尿培养细菌数≥105CFU/ml;或有尿路感染史,除细菌数≥105CFU/ml外,鉴定出新病原菌者,均有诊断意义。

3. **手术部位感染**　尽管手术室条件、手术技术、无菌操作和相关的预防措施越来越完善,但手术部位感染仍占医院感染的10%左右。引起手术部位感染的病原菌以革兰阳性球菌为主,其次为革兰阴性杆菌,少数为厌氧菌。多为单一菌感染,少数为复数菌的混合感染。

目前将手术部位感染分为3类:表浅手术切口感染(仅涉及皮肤与皮下组织)、深部手术切口感染(涉及深筋膜和肌肉组织)和器官/腔隙手术部位感染。

手术部位感染的临床表现为切口红、肿、疼痛或压痛。分泌物涂片或细菌培养可找到病原。

4. **消化系统感染**

(1)感染性腹泻　为常见的医院感染类型。可散发也可流行。主要与饮用水或食物被污染有关。病原菌中夏季常为沙门菌属、志贺菌属、大肠埃希菌、葡萄球菌、空肠弯曲菌、小肠结肠耶尔森菌等;秋、冬季以病毒常见,如轮状病毒等。

(2)抗菌药物相关性肠炎　为抗生素导致的菌群失调所致。其病原菌为难辨梭状芽孢杆菌。典型病例多在使用抗生素4～10 d后发生。典型症状为腹泻,大便呈蛋花汤样,有伪膜和血便,常伴发热、腹痛。

胃肠道手术后,有肠梗阻、糖尿病、尿毒症、再生障碍性贫血患者或老年患者,在应用抗生素后尤易发生此种腹泻。

5. 败血症　败血症可根据细菌来源分为原发性与继发性两类,我国原发性败血症仅占25％。原发性败血症多找不到感染灶,常由静脉输液、血管内检查及血液透析等引起;继发性败血症多由明确的原发感染灶引起,如肺部感染、泌尿系统感染、胆道系统感染、伤口感染等。

病原菌主要是革兰阳性球菌,尤其是金黄色葡萄球菌、表皮葡萄球菌与肠球菌;其次是革兰阴性杆菌,如大肠埃希菌、克雷伯菌、肠杆菌属以及铜绿假单胞菌、沙雷菌等;再次为真菌,少数为厌氧菌。

多散发,也可呈聚集性,后者常见于供静脉输注的液体、血液,或有关器械的污染。散发多为继发性败血症,暴发多为原发性败血症。

败血症的症状因原发病及感染的病原菌而异,常由发热、外周血常规白细胞及中性粒细胞升高,全身中毒症状显著,血常规白细胞增高多在 $15 \times 10^9/L$ 以上。血培养可有病原菌生长。老年患者或婴幼儿症状可不典型,诊断主要依靠血培养结果。

6. 其他部位感染

(1) 细菌性脑膜炎、脑室炎　多与颅脑手术、腰椎穿刺术等有关,少数为败血症所致。其病原菌种类多,因人而异,主要是革兰阴性杆菌,也可为革兰阳性球菌、真菌等。主要表现为细菌性脑膜炎、颅内脓肿和椎管内感染。

(2) 皮肤软组织感染　病种繁多,其病原菌以革兰阳性球菌为主。金黄色葡萄球菌引起的皮肤感染,可造成医院病区内感染流行。

(3) 其他　可见输血后感染、器官移植术后感染等。

【诊断】

因医院感染患者多数存在严重基础疾病,医院感染疾病的症状常被掩盖或忽视,易漏诊或误诊。但若有下列因素存在时应考虑医院感染的可能:患有严重基础疾病、应用免疫抑制剂或接受过侵袭性医疗操作者,若出现发热、毒血症、白细胞升高不能以原有疾病解释。对疑似医院感染患者应详细询问其病史和仔细进行体格检查,并立即采取血、尿、痰、渗出液、脑脊液等送培养查找病原体。也可用免疫学方法测定血清或体液中的特异性抗原或抗体。或用分子生物学技术检测病原体 DNA 或 RNA。必要时可行活检、X 线、B 超、CT、MRI 等检查。

1. 确诊医院感染　凡属下列情况之一者可确诊为医院感染:

1) 患者在入院时不存在,也不处于潜伏期,而在医院内发生的感染,包括在医院内感染而出院后才发病。

2) 对于有明确潜伏期的疾病,自入院第一天起,超过平均潜伏期后所发生的感染;对无明显潜伏期的疾病,发生在入院 48 h 后发生的感染。

3) 医务人员在医院工作期间获得的感染

4) 患者发生的感染直接与上次住院有关。

5) 在原有感染基础上,又培养出新的病原体,或出现新的不同部位的感染。

6) 新生儿经产道获得感染。

2. 非医院感染　下列情况不属于医院感染:

1) 皮肤、黏膜开放伤口或分泌物中培养出细菌,但无任何感染的临床表现,只能认为有细菌定植。

2) 损伤或由化学、物理性刺激引起的炎症反应。

3) 新生儿经胎盘所致的感染,如单纯疱疹病毒、弓形虫、巨细胞病毒等。

第二军医大学出版社

4) 全身感染的迁徙性病灶或原有的慢性感染复发,不能证明确系医院内获得者。

【治疗】

对医院感染的治疗因感染部位和病原体不同而不同,基本同相应疾病的治疗,但应注意下列原则。

1. 积极治疗原发疾病　原发病常是导致机体抵抗力下降的主要因素,只有原发病得到了很好控制,医院感染才有控制的可能。

2. 合理应用抗生素　抗生素的选择应本着高效、安全、节约的原则。在没有细菌培养结果时,要先根据临床诊断及感染部位及临床经验来选择抗生素。但应根据培养出的病原菌与药敏试验结果调整用药。避免使用可能使免疫受损的抗菌药物。对免疫功能低下者(如白细胞减少者等),应尽早使用抗菌活性强的杀菌剂,兼顾抗革兰阳性菌和革兰阴性菌,疗程酌情延长。如果应用抗生素1周后症状无改善,应考虑真菌感染或耐药菌株的可能。抗感染治疗不能替代无菌技术、消毒技术,也不能代替某些感染灶的外科引流。

3. 提高人体免疫功能　可应用血清免疫球蛋白、粒细胞集落刺激因子、胸腺素及少量多次输新鲜血浆等。此外应尽量少用侵入性操作或免疫抑制剂。长期应用抗生素者应注意稳定患者体内的微生态环境,必要时可应用微生态制剂。目的是改善黏膜表面的微生物群平衡,或刺激宿主特异性或非特异性免疫机制,提高其定植抵抗力或免疫力。国内有双歧杆菌活菌制剂和含有双歧杆菌的复方、地衣芽孢杆菌活菌制剂、枯草杆菌活菌制剂、乳酸杆菌活菌制剂等可供选用。

【预防与管理】

1. 医院感染的监测　加强对医院感染的管理对提高医疗质量至关重要。为此我国卫生部制定了《医院感染管理规范》,并规定各级医院应建立相应的管理委员会和管理小组,具体负责医院感染的监测和管理。并负责医院感染的预防和控制。

监测的任务:①对全院及各科室医院感染的发病率监测;②病原学特点及病原耐药谱分析;③抗生素使用的监测;④消毒、灭菌的监测;⑤环境微生物学监测。并对感染因素进行分析,及时掌握医院感染的动态及趋势,以便有目的地预防和控制医院感染的发生。

2. 医院感染的管理、预防与控制

1) 成立管理委员会,建立、健全规章制度,并认真执行卫生部下达的《消毒管理办法》《医院消毒供应室验收标准》《关于合理使用抗生素的意见》《关于一次性医疗器具使用管理通知》等文件。

2) 加强医务人员的继续教育与培训,增强医务人员对医院感染的防治意识。因为医院感染涉及医院各科室,所以要求医院全体工作人员学习和掌握有关医院感染的知识,严格执行消毒、隔离制度。

3) 抓好重点科室的医院感染控制,如手术室、传染科、供应室、新生儿室、CCU、ICU等;管理好重点人群,如对老年患者、新生儿、有免疫功能缺陷的人群应采取保护性隔离措施,置于具有良好的空气消毒设施的单人房间。对已经发生医院感染的患者应根据其感染的部位及性质采取相应的隔离措施。如医院收治传染性非典型肺炎时,必须严格消毒隔离措施。具体应按卫生部下达的《传染性非典型肺炎防治管理办法》执行。

4) 合理使用抗生素。细菌对抗生素的耐药性是医院感染的主要问题,而不合理应用抗生素是促使细菌耐药性产生的重要原因。医院感染管理委员会或小组应定期对医院内细菌耐药性进行分析,及时提供给临床医师参考。临床医师应严格掌握使用抗生素的指征,避免滥用,尽可能根据细菌培养及药敏试验结果选用抗生素。

5) 做好医院感染的流行病学调查工作。当医院或病区在较短时间内出现某病较多医院感染时,应迅速查明原因,了解其流行病学特征、传播途径、传染源的来源及接触人群;及时报告疫情,果断采取应急措施,以便尽早控制其发生蔓延。

（高　波　云南高等医学专科学校;马振华　孙成学　李若伦　北华大学附属医院）

第十章 医疗废物管理及医疗利器伤的防护

第一节 分类收集、运送与暂存

医疗废物(medical waste),是指医疗卫生机构在医疗、预防、保健以及其他相关活动中产生的具有直接或者间接感染性、毒性以及其他危害性的废物。

一、医疗废物的分类收集

(1) 分类管理 根据《医疗废物分类目录》(表 10-1),对医疗废物实施分类管理。医疗卫生机构应当按照以下要求,及时分类收集医疗废物。

1) 根据医疗废物的类别,将医疗废物分置于符合《医疗废物专用包装物、容器的标准和警示标识的规定》的包装物或者容器内。

2) 在盛装医疗废物前,应当对医疗废物包装物或者容器进行认真检查,确保无破损、渗漏和其他缺陷。

3) 感染性废物、病理性废物、损伤性废物、药物性废物及化学性废物不能混合收集。少量的药物性废物可以混入感染性废物,但应当在标签上注明。

4) 废弃的麻醉、精神、放射性、毒性等药品及其相关的废物的管理,依照有关法律、行政法规和国家有关规定、标准执行。

5) 化学性废物中批量的废化学试剂、废消毒剂应当交由专门机构处置。

6) 批量的含有汞的体温计、血压计等医疗器具报废时,应当交由专门机构处置。

7) 医疗废物中病原体的培养基、标本和菌种、毒种保存液等高危险废物,应当首先在产生地点进行压力蒸汽灭菌或者化学消毒处理,然后按感染性废物收集处理。

8) 隔离的传染病患者或者疑似传染病患者产生的具有传染性的排泄物,应当按照国家规定严格消毒,达到国家规定的排放标准后方可排入污水处理系统。

9) 隔离的传染病患者或者疑似传染病患者产生的医疗废物应当使用双层包装物,并及时密封。

10) 放入包装物或者容器内的感染性废物、病理性废物、损伤性废物不得取出。

(2) 医疗卫生机构内 医疗废物产生地点应当有医疗废物分类收集方法的示意图或者文字说明。

(3) 封装 盛装的医疗废物达到包装物或者容器的 3/4 时,应当使用有效的封口方式,使包装物或者容器的封口紧实、严密。

包装物或者容器的外表面被感染性废物污染时,应当对被污染处进行消毒处理或者增加一层包装。

(4) 标识 盛装医疗废物的每个包装物、容器外表面应当有警示标识,在每个包装物、容器上应当贴上中文标签。中文标签的内容应当包括:医疗废物产生单位、产生日期、类别及需要的特别说明等。

表 10‑1 医疗废物分类目录

类 别	特 征	常见组分或者废物名称
感染性废物	携带病原微生物具有引发感染性疾病传播危险的医疗废物	1. 被患者血液、体液、排泄物污染的物品： ①棉球、棉签、引流棉条、纱布及其他各种敷料。 ②一次性使用卫生用品、一次性使用医疗用品及一次性医疗器械。 ③废弃的被服。 ④其他被患者血液、体液、排泄物污染的物品。 2. 医疗机构收治的隔离传染病患者或者疑似传染病患者产生的生活垃圾。 3. 病原体的培养基、标本和菌种、毒种保存液。 4. 各种废弃的医学标本。 5. 废弃的血液、血清。 6. 使用后的一次性使用医疗用品及一次性医疗器械视为感染性废物
病理性废物	诊疗过程中产生的人体废弃物和医学实验动物尸体等	1. 手术及其他诊疗过程中产生的废弃的人体组织、器官等。 2. 医学实验动物的组织、尸体。 3. 病理切片后废弃的人体组织、病理蜡块等
损伤性废物	能够刺伤或者割伤人体的废弃的医用锐器	1. 医用针头、缝合针。 2. 各类医用锐器，包括：解剖刀、手术刀、备皮刀、手术锯及穿刺针等。 3. 载玻片、玻璃试管、玻璃安瓿等
药物性废物	过期、淘汰、变质或者被污染的废弃药品	1. 废弃的一般性药品，如：抗生素、非处方类药品等。 2. 废弃的细胞毒性药物和遗传毒性药物： ①致癌性药物，如硫唑嘌呤、苯丁酸氮芥、萘氮芥、环孢霉素、环磷酰胺、苯丙胺酸氮芥、司莫司汀、三苯氧氨、硫替哌等。 ②可疑致癌性药物，如顺铂、丝裂霉素、阿霉素、苯巴比妥等。 ③免疫抑制剂。 3. 废弃的疫苗、血液制品等
化学性废物	具有毒性、腐蚀性、易燃易爆性的废弃的化学物品	1. 医学影像室、实验室废弃的化学试剂。 2. 废弃的过氧乙酸、戊二醛等化学消毒剂。 3. 废弃的汞血压计、汞温度计

二、医疗废物的运送

1）运送人员每天从医疗废物产生地点将分类包装的医疗废物按照规定的时间和路线运送至内部指定的暂存地点。

2）运送人员在运送医疗废物前，应当检查包装物或者容器的标识、标签及封口是否符合要求，不得将不符合要求的医疗废物运送至暂存地点。

3）运送人员在运送医疗废物时，应当防止造成包装物或容器破损和医疗废物的流失、泄漏和扩散，并防止医疗废物直接接触身体。

4）运送医疗废物应当使用防渗漏、防遗撒、无锐利边角、易于装卸和清洁的专用运送工具。每天运送工作结束后，应当对运送工具及时进行清洁和消毒。

三、医疗废物的暂存

1）医疗卫生机构应当建立医疗废物暂存设施、设备，不得露天存放医疗废物；医疗废物暂存的时间不得超过 2 d。

2) 医疗卫生机构建立的医疗废物暂存设施、设备应当达到以下要求：

a. 远离医疗区、食品加工区、人员活动区和生活垃圾存放场所，方便医疗废物运送人员及运送工具、车辆的出入。

b. 有严密的封闭措施，设专(兼)职人员管理，防止非工作人员接触医疗废物。

c. 有防鼠、防蚊蝇、防蟑螂的安全措施；防止渗漏和雨水冲刷；易于清洁和消毒；避免阳光直射。

d. 设有明显的医疗废物警示标识和"禁止吸烟、饮食"的警示标识。

3) 暂存病理性废物应当具备低温贮存或者防腐条件。

4) 依照危险废物转移联单制度填写和保存转移联单。医疗卫生机构应当将医疗废物交由取得县级以上人民政府环境保护行政主管部门许可的医疗废物集中处置单位处置。

5) 医疗卫生机构应当对医疗废物进行登记，登记内容应当包括医疗废物的来源、种类、重量或者数量、交接时间、最终去向以及经办人签名等项目。登记资料至少保存 3 年。

6) 医疗废物转交出去后，应当对暂存地点、设施及时进行清洁和消毒处理。

7) 禁止医疗卫生机构及其工作人员转让、买卖医疗废物。禁止在非收集、非暂存地点倾倒、堆放医疗废物，禁止将医疗废物混入其他废物和生活垃圾。

8) 不具备集中处置医疗废物条件的农村地区，医疗卫生机构应当按照当地卫生行政主管部门和环境保护主管部门的要求，自行就地处置其产生的医疗废物。自行处置医疗废物的，应当符合以下基本要求：

a. 使用后的一次性医疗器具和容易致人损伤的医疗废物应当消毒并作毁形处理。

b. 能够焚烧的，应当及时焚烧；不能焚烧的，应当消毒后集中填埋。

9) 医疗卫生机构发生医疗废物流失、泄漏、扩散和意外事故时，应当按照以下要求及时采取紧急处理措施：

a. 确定流失、泄漏、扩散的医疗废物的类别、数量、发生时间、影响范围及严重程度。

b. 组织有关人员尽快按照应急方案，对发生医疗废物泄漏、扩散的现场进行处理。

c. 对被医疗废物污染的区域进行处理时，应当尽可能减少对患者、医务人员、其他现场人员及环境的影响。

d. 采取适当的安全处置措施，对泄漏物及受污染的区域、物品进行消毒或者其他无害化处置，必要时封锁污染区域，以防扩大污染。

e. 对感染性废物污染区域进行消毒时，消毒工作从污染最轻区域向污染最严重区域进行，对可能被污染的所有使用过的工具也应当进行消毒。

f. 工作人员应当做好卫生安全防护后进行工作。处理工作结束后，医疗卫生机构应当对事件的起因进行调查，并采取有效的防范措施预防类似事件的发生。

第二节 专用包装、容器标准和警示标识

一、包装袋标准

(一) 基本要求

1) 包装袋不得使用聚氯乙烯(PVC)塑料为制造原料。

2) 聚乙烯(PE)包装袋正常使用时不得渗漏、破裂、穿孔。

3) 最大容积为 0.1 m^3，大小和形状适中，便于搬运和配合周转箱(桶)盛装。

4）如果使用线型低密度聚乙烯（LLDPE）或低密度聚乙烯与线型低密度聚乙烯共混（LDPE＋LLDPE）为原料，其最小公称厚度应为 150 μm；如果使用中密度或高密度聚乙烯（MDPE，HDPE），其最小公称厚度应为 80 μm。

5）包装袋的颜色为黄色，并有盛装医疗废物类型的文字说明，如盛装感染性废物，应在包装袋上加注"感染性废物"字样。

6）包装袋上应印制医疗废物警示标识。

（二）技术性能要求

1. 包装袋外观标准　应符合表 10-2 要求。

表 10-2　包装袋外观标准

项　目	指　标
划痕、气泡、穿孔、破裂	不允许
晶点、僵块＞2 mm	不允许
＜2 mm 分散度	≤5 个/10×10 cm²
杂质　＞0.6 mm	不允许
＜0.6 mm 分散度	≤2 个/10×10 cm²

2. 包装袋物理机械性能　应符合表 10-3 要求。

表 10-3　包装袋物理机械性能

项　目	指　标	
	LLDPE(LDPE＋LLDPE)	HDPE(MDPE)
拉伸强度(纵、横向)(MPa)	≥20	≥25
断裂伸长率(纵、横向)(%)	≥450	≥250
落膘冲击质量(g)	190	270
热封强度(N/15 mm)	≥10	≥10

3. 包装袋规格

1）推荐采用筒状包装袋：折径×长×厚(mm)：

450 mm×500 mm×0.15 mm(LLDPE；LDPE＋LLDPE)

450 mm×500 mm×0.08 mm(HDPE；MDPE)

2）当包装袋容积在 0.1 m³ 范围内，包装袋规格可以根据用户要求确定。

3）当用户有特殊要求，并且包装袋容积超过 0.1 m³ 时，包装袋厚度应根据试验确定，保证包装袋防渗漏、防破裂、防穿孔，整体物理机械性能不低于表 10-3 要求。

二、利器盒标准

1）利器盒整体为硬制材料制成，密封，以保证利器盒在正常使用的情况下，盒内盛装的锐利器具不撒漏，利器盒一旦被封口，则无法在不破坏的情况下被再次打开。

2）利器盒能防刺穿,其盛装的注射器针头、破碎玻璃片等锐利器具不能刺穿利器盒。

3）满盛装量的利器盒从1.5 m高处垂直跌落至水泥地面,连续3次,利器盒不会出现破裂、被刺穿等情况。

4）利器盒易于焚烧,不得使用聚氯乙烯(PVC)塑料作为制造原材料。

5）利器盒整体颜色为黄色,在盒体侧面注明"损伤性废物"。

6）利器盒上应印制医疗废物警示标识。

7）利器盒规格尺寸可根据用户要求确定。

三、利器盒放置架及挂框

(一) 可移动、能调节的利器盒放置架

1. 材料与制作 (图 10-1)

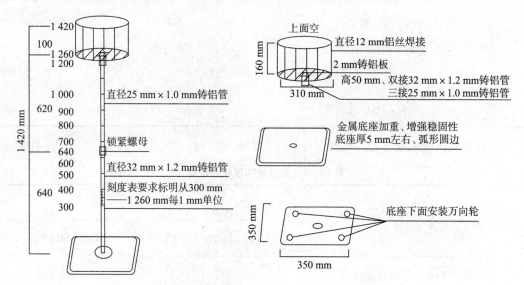

图 10-1 利器收集盒放置架

1）用直径12 mm铅丝制成直径250 mm、高160 mm的圆柱形利器收集盒放置筐,筐底中央采用2 mm铅板与高50 mm、直径32 mm的铸铅管焊接,且该管下端与架身对接。

2）直径25 mm和32 mm的铸铅管各一根连接成1 280 mm架身,架身中段两管连接处安装锁紧螺母,锁紧螺母用于调节利器收集盒放置筐放置高度。

3）用350 mm×350 mm的正方形铸铅板制作底座,加重50 mm厚弧形圆边,增加放置架稳定性,在底座安装4个万向轮,以便调节放置位置。

2. 使用方法

1）按本病房护士平均身高,用锁紧螺母调节利器收集盒高度,使之达到能看到收集盒装满状态最佳可视性(visibility)的位置。

2）根据工作时操作者所在位置,调节操作者与利器收集盒之间的有效臂距,保证丢弃利器废物到利器收集盒内的易接性(accessibility)特征。

3）使用完毕将放置架连同利器收集盒放置到相应固定位置,并对整个架身及放置筐进行清洁处理,盒内利器废物装到3/4即给予更换,2 d内仍未装到3/4时也应按《医疗废物管理条例》第十七条规定进行处理。

（二）治疗车利器盒挂框

在治疗车的一侧安装利器盒挂框（图10-2），为在病人床边处置的利器物能得到及时、有效的处理提供方便。

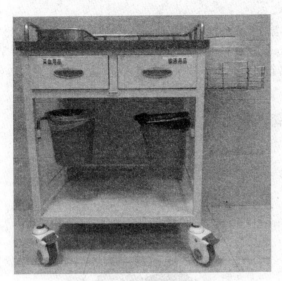

图 10-2　治疗车利器盒挂框

四、周转箱(桶)标准

（一）基本要求

1）周转箱整体为硬制材料，防液体渗漏，可一次性或多次重复使用。

2）多次重复使用的周转箱(桶)应能被快速消毒或清洗，并参照周转箱性能要求制造。

3）周转箱(桶)整体为黄色，外表面应印(喷)制医疗废物警示标识和文字说明。

（二）技术性能要求

周转箱的规格及性能应满足如下要求。

1. 原料要求　周转箱箱体应选用高密度聚乙烯（HDPE）为原料，采用注射工艺生产；箱体盖选用高密度聚乙烯与聚丙烯(PP)共混或专用料，采用注射工艺生产。

2. 外观要求

1）箱体箱盖设密封槽，整体装配密闭。箱体与箱盖能牢固扣紧，扣紧后不分离。

2）表面光滑平整，无裂损，不允许明显凹陷，边缘及端手无毛刺。浇口处不影响箱子平置。不允许≥2 mm杂质存在。

3）箱底、顶部有配合牙槽，具有防滑功能。

3. 规格要求

推荐采用长方体周转箱：

长×宽×高(mm)＝600 mm×500 mm×400 mm

周转箱(桶)规格也可根据用户要求制造。

4. 物理机械性能

(1) 箱底承重　变形量下弯不超过 10 mm。

(2) 收缩变形率　箱体对角线变化率不大于 1.0%。

213

（3）跌落强度　常温下负重 20 kg 的试样从 1.5 m 高度垂直跌落至水泥地面,连续 3 次,不允许产生裂纹。

（4）堆码强度　空箱口部向上平置,加载平板与重物的总质量为 250 kg,承压 72 h,箱体高度变化率不大于 2.0%。

（5）悬挂强度　常温下钓钩钩住箱体端手部位,钓绳夹角为 60°±30°,箱体均匀负重 60 kg,平稳吊起离开地面 10 min 后放下,试样不允许产生裂纹。

一次性使用的周转箱可以不遵守技术性能要求,但其防破裂、挤压等性能指标应能满足医疗废物周转运送的要求。

五、医疗废物专用警示标识

图 10-1。

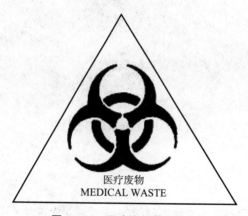

图 10-1　医疗废物警示标识

第三节　医疗利器伤的防护

一、医疗利器伤的定义

医疗利器伤是指在工作时间内由医疗利器如注射器针头、缝针、各种穿刺针、手术刀、剪刀、安瓿碎片等所造成的使皮肤出血的意外伤害。医疗利器伤的种类包括:针刺伤、玻璃割伤、刀割伤及其他利器伤。

二、医疗利器伤的防护

(一)临床常见利器伤的不规范操作

1) 用过的利器或注射器直接用手进行分离、浸泡、清洁;用过的针头用手回套针帽。

2) 将血液或体液污染的利器从一个利器收集盒转到另一个收集盒。

3) 将利器遗弃在不耐刺的收集容器中。

4) 用过的注射器未及时处理针头。

(二)医疗利器伤的预防措施

1. 使用性能安全的利器收集盒　利器盒设计有一个分离注射器针头的卡口(水滴形孔)和一个大的投放口方便投放整副带血的注射器或输液器等。

2. 合理有效地使用利器收集盒

1) 安装利器盒：将盒体与盒盖对接用力下压安装成整体。

2) 左右旋转顶盖上的红色旋转盘，可开启或闭合利器盒，逆时针旋转为开启，顺时针旋转为闭合。

3) 将利器盒放置于利器盒放置架、挂框或治疗室的污物台上。锐器盒放置的位置应符合节力原则和减少意外针刺伤的原则。

4) 注射器针头的收集：将针头伸入水滴形孔中，在注射器乳头与针头的接口处卡住，轻轻向外下压针筒，注射器针头就自动掉入利器盒内（图 10-2）。

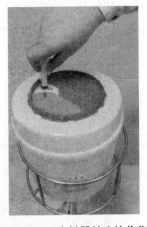

图 10-2　注射器针头的收集

5) 缝针、各种穿刺针、手术刀、安瓿碎片等锐器，以及抽输血用的注射器、输液器等带血的污染物品可直接放入顶部大开孔中。

6) 当利器盒被盛满至容积的 3/4 时封闭利器盒：顺时针旋转顶盖上的红色旋转盘，听到"咯"的声响后，在红色顶盖的翘起处用力按一下，整个利器盒即被安全锁定。

3. 严格执行各项操作规程

（三）医疗利器伤的应急处理

1) 在进行医疗护理操作时，若被污染的利器刺破、划伤皮肤，立即在伤口旁端轻轻挤压，尽可能挤出损伤处的血液，用肥皂液和流动水进行冲洗，禁止伤口的局部挤压。

2) 受伤部位的伤口冲洗后，用 75% 乙醇和 0.5% 碘伏进行消毒，包扎伤口；被暴露的黏膜，应当反复用生理盐水冲洗干净。

3) 被乙肝、丙肝患者血液、体液污染的利器刺伤后，除按常规处理外，应在伤后 24 h 内抽血查乙肝病毒抗体和丙肝病毒抗体，必要时抽取患者血液对比，同时注射乙肝免疫高价球蛋白。在受伤后 1、3、6 个月时对病毒抗体进行检测。

4) 被 HIV 患者血液、体液污染的利器刺伤后，除按常规处理外，应尽早进行预防性用药，最好在 4 h 内实施，最迟不得超过 24 h，即使超过 24 h，也应当实施预防性用药；同时应在伤后 24 h 内抽血查 HIV 抗体，必要时抽取患者血液对比。在受伤后 1、3、6 个月时对病毒抗体进行检测。

5) 根据血源性传播疾病检查，上报预防保健科，对处理结果进行随访，做好登记工作。

（四）医疗利器伤的处理报告程序（图 10-3）

医疗利器伤的处理报告程序见图 10-3。

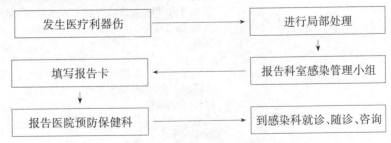

图 10-3　医疗利器伤的处理报告程序

（江智霞　遵义医学院；孙成学　马振华　北华大学附属医院）

第二军医大学出版社

附　录

附录一　传染病的潜伏期、隔离期与观察期

	潜伏期		隔离期	接触者观察期及处理
	常见	最短至最长		
病毒性肝炎甲型	30 d 左右	5～45 d	自发病之日起 3 周	密切接触者检疫 45 d,每周检查 ALT 1 次,以便早期发现,观察期间可用丙种球蛋白注射:接触后 1 周内应用有效
病毒性肝炎乙型	60～90 d	30～180 d	急性期最好隔离至 HBsAg 阴转。恢复期不阴转者按 HBsAg 携带者处理。有 HBV 复制标志的患者,应调离接触食品、自来水或幼托工作,不能献血及捐献器官	急性肝炎密切接触者应医学观察 45 d,并进行乙肝疫苗注射,幼托机构发现患者后的观察期间,不办理入托、转托手续。疑诊肝炎的幼托和饮食行业人员,应暂停原工作
病毒性肝炎丙型	40 d 左右	15～180 d	急性期隔离至病情稳定。饮食行业与幼托人员病愈后需 HCVRNA 阴转方能恢复工作,不能献血及捐献器官	同乙型肝炎
病毒性肝炎丁型	重叠感染 混合感染	3～4 周 6～12 周	同乙型肝炎	同乙型肝炎
病毒性肝炎戊型	40 d 左右	10～75 d	自发病之日起 3 周	密切接触者应医学观察 60 d。丙种球蛋白注射无预防效果
脊髓灰质炎	5～14 d	3～35 d	自发病之日起隔离 40 d。第 1 周为呼吸道及消化道隔离,第 2 周以后为消化道隔离	密切接触者医学观察 20 d。观察期可用活疫苗进行快速免疫
霍乱	1～3 d	数小时至 6 d	腹泻停止后 2 d,隔日送大便培养 1 次,连续 3 次阴性即可解除隔离	密切接触者或疑似患者应医学观察 5 d,并连续送粪便培养 3 次,若阴性可解除隔离观察
细菌性痢疾	1～3 d	数小时至 7 d	急性期症状消失,粪检阴性后,连续 2 次粪培养阴性可解除隔离	医学观察 7 d。饮食行业人员观察期间应送粪便培养 1 次。阴性者解除观察
耶尔森菌肠炎	4～10 d		症状消失后解除隔离	不检疫

（续表）

	潜伏期		隔离期	接触者观察期及处理
	常见	最短至最长		
伤寒	8～14 d	3～60 d	临床症状消失后 5 d 起间歇送粪培养，2 次阴性解除隔离。无培养条件时体温正常 15 d 解除隔离	密切接触者医学观察：伤寒 23 d，副伤寒 15 d。饮食行业人员观察期间应送粪便培养 1 次，阴性方能工作
副伤寒甲、乙	6～10 d	2～15 d		
副伤寒丙	1～3 d	2～15 d		
沙门菌食物中毒	2～24 h	数小时至3 d	症状消失后连续 2～3 次粪便培养阴性解除隔离	同食者医学观察 1～2 d
阿米巴痢疾	7～14 d	4 d至1年	症状消失后连续 3 次粪检未找到滋养体或包囊，可解除隔离	接触者不隔离，但从事饮食工作者发现本病时，其他人员应作粪检，发现溶组织阿米巴滋养体或包囊者应调离饮食工作
病毒性肠炎	1～3 d	1～10 d	症状消失后解除隔离	不检疫
流行性感冒	1～3 d	数小时至4 d	热退后 2 d 解除隔离	大流行时集体单位应进行医学观察，出现发热等症状时应早期隔离
麻疹	8～12 d	6～18 d	隔离期自发病之日起至退疹时或出疹后 5 d	密切接触而未进行疫苗接种的儿童医学观察 21 d，并应用丙种球蛋白。曾接受被动免疫者医学观察 28 d
风疹	18 d	14～21 d	出疹后 5 d 解除隔离。	不检疫
水痘	14～16 d	10～24 d	隔离至水痘疱疹完全结痂为止，但不得少于发病后 14 d	医学观察 3 周，免疫力低者可应用丙种球蛋白
猩红热	2～5 d	1～12 d	发病后 6 d	接触儿童作咽拭培养，可疑者隔离治疗
流行性腮腺炎	14～21 d	8～30 d	隔离至腮腺肿大完全消退，约 3 周	成人一般不检疫，但幼儿园、托儿所及部队密切接触者应医学观察 3 周
流行性脑脊髓膜炎	2～3 d	1～10 d	症状消失后 3 d，但不少于发病后 1 周	医学观察 7 d，密切接触的儿童可服磺胺或利福平预防
白喉	2～4 d	1～7 d	隔离至症状消失后 2 次鼻咽分泌物培养阴性	医学观察 7 d
百日咳	7～10 d	2～20 d	痉咳发生后 30 d 或发病后 40 d 解除隔离	医学观察 21 d，观察期间幼儿可用红霉素等预防
严重急性呼吸窘迫综合征（SARS）	4～7 d	2～21 d	隔离期 3～4 周（待定）	接触者隔离 3 周、流行期来自疫区人员医学观察 2 周
手足口病	4 d	2～5 d		未见明确文献记载
流行性乙型脑炎	10～14 d	4～21 d	隔离至体温正常	接触者不检疫
流行性出血热	7～14 d	4～46 d	急性期症状消失	不检疫
登革热	5～8 d	3～19 d	隔离至起病后 7 d	不检疫

第二军医大学出版社

(续表)

	潜伏期		隔离期	接触者观察期及处理
	常见	最短至最长		
钩端螺旋体病	10 d 左右	2～28 d	隔离至治愈	密切接触者不检疫,但有疫水接触者医学观察 2 周,观察期间可注射青霉素作预防性治疗
艾滋病	15～60 d	9d 至 10 年以上	HIV 感染者及患者均应隔离至病毒或 P24 核心蛋白从血液中消失。不能献血及捐献器官	密切接触者或性伴侣应医学观察 2 年
狂犬病	4～8 周	5 d 至 10 年以上	病程中隔离治疗	被狂犬或狼咬伤者应进行医学观察,观察期间应注射免疫血清及狂犬疫苗
布氏杆菌病	2 周	7 d 至 1 年以上	急性期临床症状消失后解除隔离	不检疫
鼠疫	腺鼠疫 2～4 d 肺鼠疫 1～3 d	1～8 d 数小时至 3 d	腺鼠疫隔离至淋巴结肿大完全消退。肺鼠疫在临床症状消失后,痰连续培养 6 次阴性,方能解除隔离	密切接触者医学观察9 d
炭疽	1～5 d	12 h 至 12 d	皮肤炭疽隔离至创口痊愈,痂皮脱落。其他类型患者症状消失后分泌物或排泄物连续培养 2 次阴性方能解除隔离	密切接触者医学观察 8 d
流行性斑疹伤寒	10～12 d	5～23 d	彻底灭虱后隔离至体温正常后 12 d	密切接触者灭虱后医学观察 15 d
地方性斑疹伤寒	1～2 周	4～18 d	隔离至症状消失	不检疫,进入疫区被蜱叮咬者可口服多西环素预防
淋病	2～10 d		患病期间性接触隔离	对性伴侣进行检查,阳性者进行治疗
梅毒	2～4 周	10～90 d	不隔离	对性伴侣定期检查观察
急性出血性结膜炎	2～3 d	14 h 至 6 d	隔离至症状消失	不检疫
破伤风	7～14 d	2 d 至数月	不隔离	不检疫
疟疾				
间日疟	13～15 d	2 d 至 1 年	病愈后原虫检查阴性解除隔离	不检疫
三日疟	21～30 d	14～45 d	同间日疟	不检疫
恶性疟	7～12 d	14～45 d	同间日疟	不检疫
卵形疟	13～15 d	7～15 d	同间日疟	不检疫
黑热病	3～5 月	10 d 至 9 年	隔离至症状消失,原虫检查阴性	不检疫

(孙成学　石　宏　马振华　郝大林　北华大学附属医院)

附录二　常用的消毒方法

消毒(disinfection)是指用化学、物理、生物的方法杀灭或消除环境中的致病微生物,达到无害化。消毒是传染病防治工作中的重要环节,是切断传染病传播途径的有效措施之一。做好消毒工作能有效阻断和控制传染病的发生。

一、消毒的种类

(一)疫源地消毒

疫源地消毒指对目前存在或曾经存在传染源的地区进行消毒。其目的是杀灭由传染源排到外界环境中的病原体。可分为:①终末消毒:当患者痊愈或死亡后,对其原居地进行的最后一次彻底的消毒。消毒范围除对患者所处环境,接触物品和排泄物消毒外还包括病人治愈后出院前的一次自身消毒或患者死后的尸体消毒处理;②随时消毒:指对传染源的排泄物、分泌物及其所污染的物品及时进行消毒。

(二)预防性消毒

预防性消毒指未发现传染源,对可能受病原体污染的场所、物品和人体所进行的消毒措施。如饮水消毒、餐具消毒、手术室和医护人员手的消毒等。

二、消毒的方法

(一)消毒方法的分类

根据消毒杀灭微生物的种类的作用强弱,可将各种物理和化学消毒方法分为灭菌、高效、中效、低效 4 种消毒方法。具有不同消毒效果的化学消毒剂也分为高效、中效和低效消毒剂。

1. **灭菌法**　可杀灭外界环境中的一切微生物。该类消毒方法有热力、电离辐射、微波等物理消毒法,应用高效消毒剂,如醛类(甲醛、戊二醛)、环氧乙烷、过氧化氢等的消毒方法。

2. **高效消毒法**　可以杀灭一切致病性微生物的消毒方法。主要消毒方法有紫外线消毒法。应用臭氧、含氯消毒剂等进行消毒的方法。

3. **中效消毒法**　可杀灭除细胞芽孢以外的各种微生物。主要消毒方法有超声波消毒法。应用中效消毒剂,如碘类消毒剂(包括碘伏、碘酊、洗必泰碘等)、磺类、醇类、酚类和某些含氯消毒剂的消毒。

4. **低效消毒法**　只能消灭细菌繁殖体和亲脂病毒。此类物理消毒方法有通风换气、冲洗等。低效消毒剂有季胺盐类(如新洁尔灭)、胍类(如洗必泰)消毒剂等。

(二)常用消毒方法

1. **物理消毒法**　包括机械、热、光、电、微波、辐射等。在医疗工作中常用方法如下所述。

(1)**热力灭菌法**　包括煮沸消毒、高压蒸汽灭菌、预真空型压力蒸汽灭菌和脉动真空压力蒸汽灭菌、巴氏消毒法和干热灭菌法等。

1)煮沸消毒:该法简单易行,可杀死细菌繁殖体,但细菌芽孢耐热力较强,不易杀灭。本法可用于处理传染病患者的剩余食物、污染的棉织品、食具及金属、玻璃等制品。煮沸 10 min 即可,但对乙型肝炎病毒污染的物品,应延长至 15~20 min。

2)高压蒸汽灭菌:效果较可靠,是医院采用的最常用的消毒灭菌方法。用于耐高温、高湿的医用器械和物品的灭菌。通常压力为 98 kPa,温度为 121~126℃,15~20 min 即能彻底杀灭细菌芽孢,达到灭菌的效果。

3)预真空型压力蒸汽灭菌和脉动真空压力蒸汽灭菌方法:这是新型灭菌法,利用机械抽真空,使灭菌柜室内形成负压,蒸汽得以迅速穿透到物品内部进行灭菌。蒸汽压力达 205.8 kPa(2.1 kg/cm²),温度达 132℃,到达灭菌时间后,抽真空使灭菌物品迅速干燥。根据一次性或多次抽真空的不同,分为预真空和脉动真空 2 种,后者空气排除更彻底,效果更可靠。

4) 巴氏消毒法：方法有 2 种，一种利用热水灭菌，一种利用蒸汽进行消毒。温度一般为 65～75℃，10～15 min，能杀灭细菌繁殖体，但不能杀死芽孢。

此外，尚有流动蒸汽消毒、干热灭菌法、火烧等也用于某些物品的灭菌。

(2) 辐射消毒法　可分为非电离辐射和电离辐射消毒灭菌技术。

1) 非电离辐射：包括紫外线、红外线和微波。紫外线为低能量电磁波辐射，光波波长为 250～265 nm，杀菌作用最强，有广谱杀菌作用，可以杀灭各种微生物，包括细菌繁殖体、芽孢、分支杆菌、病毒、真菌、立克次体和支原体等，但对真菌孢子效果最差，细菌芽孢次之，对乙型肝炎病毒无效。直接照射人体能发生皮肤红斑、紫外线眼炎和臭氧中毒等。主要用于室内空气、水和一般物品的表面消毒。可采用间接照射法(高强度紫外线空气消毒器)或直接照射法(紫外线灯悬吊式或移动式)进行消毒。红外线和微波主要依靠产热杀菌。由于其穿透能力差，只适用于小件物品的消毒，对有机物品，避免高温(>170℃)，以免有机物炭化。

2) 电离辐射：有 γ 射线和高能电子束 2 种。可在常温下对不耐热物品灭菌，又称"冷灭菌"，有广谱杀菌作用，剂量易控制，灭菌效果可靠。主要用于精密医疗器械、生物医学制品(人工器官、移植器官等)和一次性医用品的灭菌。

2. 化学消毒法

(1) 常用的化学消毒剂　①含氯消毒剂：其常用有漂白粉、次氯酸钠、氯胺及二氯异氰尿酸钠等；②氧化消毒剂：如过氧乙酸、过氧化氢、臭氧、高锰酸钾等；③醛类消毒剂：常用的有甲醛和戊二醛；④杂环类气体消毒剂：主要有环氧乙烷、环氧丙烷等；⑤碘类消毒剂：常用有 2.5%碘酊及 0.5%碘伏；⑥醇类消毒剂：主要有 75%乙醇及异丙醇；⑦其他消毒剂：有酚类，如石炭酸、来苏等；季胺盐类，为阳离子表面活性剂，如新洁尔灭、消毒净和洗必泰等。

(2) 气体消毒剂的使用

1) 甲醛气体消毒和灭菌：甲醛是一种灭菌剂，对所有的微生物都有杀灭作用，包括细菌繁殖体、芽孢、真菌和病毒。甲醛气体灭菌效果可靠，使用方便，对消毒、灭菌物品无损害。可用于对湿热敏感、易腐蚀的医疗用品的灭菌。消毒和灭菌应在甲醛消毒、灭菌箱中进行。被消毒物品在箱内分开摊放或挂起，调节温度达 54±2℃，相对湿度为 70%～90%，加热甲醛使其产生气体(甲醛用量按消毒，100 mg/L；灭菌，500 mg/L 计算)，密闭消毒箱，作用 3 h 以上。

2) 环氧乙烷气体灭菌：环氧乙烷穿透力强、不损害消毒的物品、且具有杀菌力强、杀菌谱广等特点。故大多数不宜用一般方法消毒的物品均可用环氧乙烷消毒和灭菌。例如，电子仪器、光学仪器、医疗器械、书籍、文件、皮毛、棉、化纤、塑料制品、木制品、陶瓷及金属制品、橡胶制品、内窥镜、透析器和一次性使用的诊疗用品等。由于环氧乙烷易燃、易爆，对人有毒，必须在密闭的环氧乙烷灭菌器内进行。其灭菌条件为：环氧乙烷气体浓度，800～1 000 mg/L，温度，55～60℃，相对湿度 60%～80%，作用时间 6 h。消毒时环氧乙烷气体浓度 450 mg/L，温度为 55～60℃，相对湿度 60%～80%，作用时间 6 h。

3) 臭氧消毒：臭氧是一种广谱杀菌剂，可杀灭细菌繁殖体和芽孢、病毒、真菌等，并可破坏肉毒杆菌毒素。臭氧主要用于水、物品表面(饮食用具、理发工具、食品加工用具、衣物等放密闭箱内，使用臭氧 60 mg/m³，在相对湿度≥70%时，作用 60～120 min)和空气消毒(臭氧 30 mg/m³，作用 15 min)。

(3) 液体化学消毒剂使用

1) 戊二醛：为高效消毒剂。具有广谱、高效杀菌作用。对金属腐蚀性小，受有机物影响小等特点。其灭菌浓度为 2%以上。常用剂型有：2%碱性戊二醛，2%强化酸性戊二醛和 2%中性戊二醛。适用于不耐热的医疗器械和精密仪器等消毒与灭菌。灭菌处理常用浸泡法(浸泡 10 h 以上)。消毒处理可采用浸泡法(一般细菌繁殖体消毒浸泡 10 min，肝炎病毒消毒浸泡 30 min)和擦拭法。

2) 过氧乙酸：为高效消毒剂。具有广谱、低毒、对金属及织物有腐蚀性，稳定性差等特点。适用于耐腐蚀物品、环境及皮肤等的消毒与灭菌。常用消毒方法有浸泡(0.1%～0.5%)、擦拭(0.1%～0.5%)、喷洒(0.2%～0.4%)等。由于过氧乙酸不稳定，应贮存于通风阴凉处，用前应测定有效含量，原液浓度低于 12%时禁止使用。使用液需临用前配制。

3) 过氧化氢：为高效消毒剂。具有广谱、速效、无毒、对金属及织物有腐蚀性，纯品稳定性好，稀释液不稳定等特点。适用于丙烯酸树脂制成的外科埋植物、隐形眼镜、不耐热的塑料制品、餐具、服装、饮水等消毒和口腔含漱、外科伤口清洗。常用消毒液浓度为 3%。

4）二氧化氯：为高效消毒剂。具有广谱、速效杀菌作用。有腐蚀性和漂白作用，二氧化氯活化液和稀释液不稳定。适用于医疗卫生、食品加工、餐（茶）具、饮水及环境表面等消毒。消毒液需在使用前配制，其浓度一般选用 100～1 000 mg/L。常用浸泡、擦拭、喷洒等方法进行消毒。

5）含氯消毒剂：为高效消毒剂。具有广谱、速效、低毒或无毒、有腐蚀性和漂白作用，粉剂稳定而水剂不稳定等特点。常用的含氯消毒剂有：液氯，含氯量＞99.5%（V/V）；漂白粉，含有效氯 25%（W/W）；漂白粉精，含有效氯 80%（W/W）；三合二，含有效氯 56%（W/W）；次氯酸钠，工业制备的含有效氯 10%（W/W）；二氯异氰尿酸钠，含有效氯 60%（W/W）；三氯异氰尿酸，含有效氯 85%～90%（W/W）；氯化磷酸三钠，含有效氯 26%（W/W）。适用于餐（茶）具、环境、水、疫源地等消毒。常用的消毒方法有浸泡、擦拭、喷洒与干粉消毒等方法。

6）乙醇：为中效消毒剂。具有速效、无毒、对皮肤黏膜有刺激性、对金属无腐蚀性、易挥发、不稳定等特点。适用于皮肤、环境表面及医疗器械的消毒等。常用浸泡和擦拭等方法进行消毒。消毒用乙醇溶液浓度为 75%。

7）碘伏：为中效消毒剂。具有速效、低毒、对皮肤黏膜无刺激并无黄染，对铜、铝、碳钢等二价金属有腐蚀性，稳定性好等特点。适用于皮肤、黏膜等的消毒。常用浸泡、擦拭等方法进行消毒。消毒液应含有效碘 250～5 000 mg/L。

8）洗必泰（氯己定）：为低效消毒剂。具有速效、对皮肤黏膜无刺激性、对金属和织物无腐蚀性，稳定性好等特点。适用于外科洗手消毒、手术部位皮肤消毒、黏膜消毒等。常用浸泡、擦拭和冲洗等方法进行消毒。常用消毒剂浓度 500～5 000 mg/L。

三、消毒效果的监测

消毒效果的监测是评价其消毒方法是否合理、消毒效果是否可靠的手段，因而在消毒工作中至关重要。主要方法有物理测试法、化学指示剂测试法、生物指示剂测试法、自然菌采样测定法和无菌检查法。

1. **物理测试法**　是通过仪表来测试消毒时的温度、压力及强度等是否达到消毒灭菌的要求。

2. **化学指示剂测试法**　用化学试纸，通过观察化学试纸经消毒、灭菌后颜色变化来判断灭菌时所达到的温度。

3. **生物指示剂测试法**　利用非致病菌芽孢，如高压灭菌时使用嗜热脂肪杆菌芽孢（ATCC7953 或 SSIK31 株）作为指示菌；干热灭菌时使用枯草杆菌黑色变种芽孢（ATCC9372）作为指示菌。消毒灭菌的同时，将载有指示菌的适当载体置于消毒器内，消毒灭菌结束后，根据指示菌培养的结果来测定灭菌效果。

4. **自然菌采样测定法**　用于空气、表面消毒效果检查。自然采集消毒后空间的标本，通过细菌培养，观察细菌种类和菌落数是否达到消毒的要求。

5. **无菌检查法**　通过细菌培养检查消毒灭菌后样品中的需氧菌、厌氧菌及霉菌是否阳性，同时设立相应的阳性对照。除阳性对照外，从消毒灭菌后的物品上采取的样品培养应无菌生长。

（石　宏　马振华　孙成学　郝大林　北华大学附属医院）

第二军医大学出版社

附录三 预防接种

种类	性质	接种对象	初种剂量与方法	免疫期与复种	保存与有效期
麻疹活疫苗	活/自/病毒	主要为8个月以上的易感儿童	三角肌附着处皮下注射0.2 ml,注射丙种球蛋白后,至少1~3个月才能注射	免疫期4~6年,7岁加强1次	2~10℃暗处保存,冻干疫苗有效期1年,液体疫苗2个月,开封后1 h内用完
水痘减毒活疫苗	活/自/病毒	1~2岁儿童和免疫功能低下的高危人群	上臂皮下注射0.5 ml,可与其他儿童期疫苗同时使用,但须在不同部位。15岁以上间隔6~10周2次注射	随接种时间而降低	2~8℃保存,有效期2年
风疹减毒活疫苗	活/自/病毒	12个月至14岁及青春期少女、育龄期妇女,接种3个月内避免妊娠	三角肌处皮下注射0.5 ml,可与其他儿童期疫苗同时使用但须在不同部位	10~28 d产生抗体,维持10~20年	2~8℃或0℃以下保存,有效期1.5年
腮腺炎减毒活疫苗	活/自/病毒	8月龄以上的易感者	三角肌处皮下注射0.5 ml	免疫期10年	2~8℃或0℃以下保存,有效期1.5年
麻疹、腮腺炎、风疹减毒活疫苗	活/自/病毒	8月龄以上的易感儿童	三角肌处皮下注射0.5 ml	免疫期11年,11~12岁复种	2~8℃避光保存
脊髓灰质炎糖丸活疫苗	活/自/病毒	3个月至4岁	生后3个月始口服三联混合疫苗,连服3次,间隔1个月,冬春季服用,温开水送服	免疫期3~5年,4岁加强1次	-20℃保存有效期2年,2~10℃保存5个月 20~22℃保存12 d,30~32℃保存2 d
甲型肝炎减毒活疫苗	活/自/病毒	1岁以上儿童/成人	上臂皮下注射,一次1.0 ml,注射过丙种球蛋白者,需8周后注射	保护期4年以上	2~8℃暗处保存,有效期3个月,-20℃以下有效期1年
甲型肝炎灭活疫苗	死/自/病毒	1岁以上儿童,成人	1~18岁0.5 ml,19岁以上1.0 ml三角肌	14 d产生保护性抗体,维持1年,在6~12个月加强免疫,可保护20年	2~8℃保存,有效期3年,严禁冻结内注射

（续表）

种类	性质	接种对象	初种剂量与方法	免疫期与复种	保存与有效期
乙型肝炎疫苗（重组酵母疫苗）	自/抗原	新生儿及易感者	全程免疫：5～10μg 按0、1、6个月各肌内注射1次，新生儿首次应在生后24 h内注射，部位以三角肌为宜。HBsAg、阳性母亲的新生儿生后12小时内注射 HBIG≥100 U，同时不同部位注射乙肝疫苗10 μg，共3次	全程免疫后抗体生成不佳者可再加强免疫1次，免疫期5～9年	2～8℃暗处保存，有效期2年，严防冻结
甲型流感疫苗	活/自/病毒	主要为健康成人	疫苗按1：5生理盐水稀释后，每侧鼻孔喷入0.25 ml，稀释后4 h内用完	免疫期6～10个月	2～10℃，暗处保存，冻干疫苗有效期1年。液体3个月
甲型H1N1流感疫苗	死灭活疫苗	关键岗位的公共服务人员、学生及教师、慢性病患者等	肌内注射，15 μg/0.5 ml	免疫期6～10个月	2～10℃暗处保存，冻干疫苗有效期1年，液体3个月
流行性乙型脑炎疫苗	死/自/病毒	6个月至10岁	皮下注射2次，间隔7～10 d，6～12月龄每次0.25 ml，1～6岁每次0.5 ml，7～15岁每次1.0 ml，16岁以上每次2.0 ml	免疫期1年，以后每年加强注射1次	2～10℃暗处保存，冻干疫苗有效期1年，液体3个月
流行性出血热双价疫苗	死/自/病毒	流行区易感人群及其他高危人群	0、7、28 d注射3次每次1 ml，高危人群6～12个月加强1针	3～6个月后免疫下降，1年后需加强接种	4℃保存，有效期28个月
森林脑炎疫苗	死/自/病毒	流行区的人群及来自非流行区的人员	间隔7～10 d皮下注射2次，2～6岁、7～9岁、10～15岁、16岁以上每次分别为0.5 ml、1.0 ml、1.5 ml和2.0 ml	免疫期1年，以后每年加强注射1次，剂量同初种	2～10℃暗处保存，有效期9个月，25℃以下有效期1个月
人用狂犬病疫苗（地鼠肾组织培养人用疫苗）	死/自/病毒	被狂犬或其他患狂犬病动物咬、抓伤及被患者唾液污染伤口者	于咬伤当日和3、7、14、30 d各注射2ml，5岁以下1 ml，2岁以下0.5 ml，严重咬伤者可在注射疫苗前先注射抗狂犬病血清	免疫期3个月，全程免疫后3～6个月，再次被咬伤需加强注射2次，间隔1周，剂量同左，若超过6个月再被咬伤则需全程免疫	2～10℃暗处保存，有效期液体疫苗6个月，冻干疫苗1年

223

（续表）

种类	性质	接种对象	初种剂量与方法	免疫期与复种	保存与有效期
冻干黄热病疫苗	活/自/病毒	出国到黄热病流行区或从事黄热病研究人员	以无菌生理盐水5 ml,溶解冻干疫苗。皮下注射1次0.5 ml,水溶液保持低温,1 h内用完	免疫期10年	-20℃保存有效期1.5年,2~10℃有效期6个月
流行性斑疹伤寒疫苗	死/自/立克次体	流行地区的人群	皮下注射3次,每次间隔5~10 d,14岁以下分别为0.3~0.4 ml、0.6~0.8 ml、0.6~0.8 ml,15岁以上分别为0.5、1.0、1.0 ml	免疫期1年,以后每年加强免疫1次,剂量同第3次	2~10℃暗处保存,有效期1年,不得冻结
Q热疫苗	死/自/立克次体	畜牧、屠宰、制革、肉、乳加工及实验室、医院工作人员	皮下注射3次,每次间隔7 d,剂量分别为0.25、0.5、1.0 ml		2~10℃暗处保存
卡介苗	活/自/细菌	初生儿及结核菌素试验阴性的儿童	于出生后24~48 h内皮内注射0.1 ml	免疫期5~10年	2~10℃保存液体疫苗有效期6个月,冻干疫苗有效期1年
伤寒、副伤寒甲、乙三联菌苗	死/自/细菌	用于水陆口岸及沿线的人员及部队、环卫、饮食业人员	皮下注射3次,间隔7~10 d,1~6岁0.2、0.3、0.3 ml,7~14岁0.3、0.5、0.5 ml,15岁以上0.5、1.0、1.0 ml	免疫期1年,以后每年加强注射1次,剂量同第3针	2~10℃暗处保存,有效期1年
霍乱、伤寒、副伤寒甲、乙四联菌苗	死/自/细菌	同上"三联菌苗"	同上"三联菌苗"	同上"三联菌苗"	同上"三联菌苗"
流脑A群多糖菌苗	死/自/细菌	15岁以下儿童及少年,流行区成人	皮下注射1次25~50 μg	免疫期0.5~1年	2~10℃保存,有效期1年
布氏杆菌苗	活/自/细菌	畜牧、兽医、屠宰、皮毛加工、疫区防疫及有关实验人员	儿童:上臂外侧皮肤上滴1滴菌苗,其上皮肤划成"井"字痕,划痕长1cm,成人划2个"井"字,间距2~3 cm。严禁注射	免疫期1年,需每年接种1次	2~10℃保存,有效期1年
鼠疫菌苗	活/自/细菌	重点用于流行区的人群,非流行区人群接种10 d后才可进入疫区	皮下法:一次注射,15岁以上1 ml,7~14岁0.5 ml,6岁以下0.3 ml;划痕法:(菌液浓度与上不同)15岁以上3滴,7~14岁2滴,6岁以下1滴,在每滴处各划1个"井"字两滴之间隔,2~3 cm。皮下法难以形成对空气感染的免疫	免疫期1年,需每年接种1次	2~10℃保存,有效期1年

（续表）

种类	性质	接种对象	初种剂量与方法	免疫期与复种	保存与有效期
炭疽菌苗	活/自/细菌	牧民、屠宰、兽医和皮毛加工人员	皮肤划痕法：滴2滴菌苗于上臂外侧，间距3～4 cm，于其上划"井"字，痕长1～1.5 cm 严禁注射	免疫期1年，需每年接种1次	2～10℃暗处保存，有效期2年，25℃以下有效期1年
钩端螺旋体菌苗（单价或多价）	死/自/螺旋体	流行区人群	间隔7～10 d 三角肌皮下注射2次，14～60 岁 0.5、1.0 ml，7～13岁减半，1年后加强1针，剂量同第2针	接种后1个月产生免疫，维持1年	2～8℃保存，有效期1年
吸附精制破伤风血清	自/类毒素	发生创伤机会较多的人群	全程免疫：第1年间隔4～8周肌内注射2次，第2年1次，剂量均为0.5 ml	免疫期5～10年，每10年加强注射1次0.5 ml	25℃以下暗处保存，有效期3.5年，不可冻结
百、白、破混合制剂（百日咳菌苗、白喉、破伤风类毒素）	死/自/细菌和毒素	3个月至7岁	全程免疫；第1年间隔4～8周肌内注射2次，第2年1次，剂量均为0.5 ml	免疫期同单价制品，全程免疫后不再用百白破混合制剂，加强免疫用白破或百白二联制剂	2～10℃保存，有效期1.5年
吸附精制白喉类毒素	自/类毒素	6～12岁	皮下注射2次，每次0.5 ml，间隔4～8周	免疫期3～5年，翌年加强1次0.5 ml，以后每3～5年注射1次0.5 ml	25℃以下暗处保存，有效期3～5年，不可冻结
精制白喉抗毒素	被/抗毒素	白喉患者，密切接触又未受过白喉类毒素免疫者	治疗：依病情决定，3万～10万 U肌内或静脉（滴）注射；预防：皮下或肌内注射1次1 000～2 000 U亦可同时与白喉类毒素0.5 ml分两处注射	免疫期3周	2～10℃保存，液状制品有效期2～3年，冻干制品3～5年
精制破伤风抗毒素	被/抗毒素	破伤风患者及创伤后有患破伤风危险的人	治疗：新生儿24 h内1次或分次肌注2万～10万 U，余者不分年龄均为5万～20万 U，肌内或静脉注射，以后视病情决定追加用量及间隔时间；预防：不分年龄均为1500～3 000 U/次皮下或肌内注射，伤势严重者剂量加倍	免疫期3周	2～10℃暗处保存，液状制品有效期3～4年，冻干制品5年

第二军医大学出版社

（续表）

种类	性质	接种对象	初种剂量与方法	免疫期与复种	保存与有效期
多价精制气性坏疽抗毒素	被/抗毒素	受伤后有发生气性坏疽的可能者及气性坏疽患者	预防：皮下或肌内注射。1次1万U；治疗：3万～5万U静脉注射。同时，适量注于伤口周围组织内，以后依病情而定	免疫期3周	同精制破伤风抗毒素
精制肉毒抗毒素	被/抗毒素	肉毒中毒或可疑有肉毒中毒者	治疗：1万～2万U肌内或静脉注射，以后视病情决定；预防：1 000～2 000 U皮下或肌内注射1次	免疫期3周	同精制破伤风抗毒素
精制抗狂犬病血清	被/免疫血清	被患狂犬病的动物咬伤者	成人0.5～1.0 ml/kg，儿童0.5～1.5 ml/kg半量肌注，半量伤口局部注射，愈早应用愈好	免疫期3周	同精制破伤风抗毒素
乙型肝炎免疫球蛋白（HBIG）	被/免疫球蛋白	HbsAg阳性母亲（尤其HBeAg阳性）所产新生儿，医源性或意、外受HBsAg阳性血污染者	新生儿生后12 h内和2个月龄各肌内注射1次，每次1 ml（100U）医源性污染后立即肌内注射200～400 U。	免疫期2个月	2～10℃保存，有效期2年
人丙种球蛋白	被/球蛋白	丙种球蛋白缺乏症患者，麻疹或甲型肝炎密切接触者	治疗：丙种球蛋白缺乏症，每次肌内注射0.5 ml/kg；预防麻疹0.05～0.15 ml/kg 1次肌注（不超过6 ml）；预防甲型肝炎：儿童0.05～0.1 ml/kg 1次肌内注射，成人为3 ml	免疫期3周	2～10℃保存，有效期2年

注：活：活疫（菌）苗；自：自动免疫；被：被动免疫。

（孙成学　郝大林　马振华　北华大学附属医院）

儿童预防接种

起始免疫月(年)龄	疫　苗
出生	卡介苗、乙肝疫苗
1 月龄	乙肝疫苗
2 月龄	脊髓灰质炎三价混合疫苗
3 月龄	脊髓灰质炎三价混合疫苗、百白破混合制剂
4 月龄	脊髓灰质炎三价混合疫苗、百白破混合制剂
5 月龄	百白破混合制剂
6 月龄	乙肝疫苗
8 月龄	麻疹疫苗
1.5～2 岁	百白破混合制剂
4 岁	脊髓灰质炎三价混合疫苗
7 岁	麻疹疫苗,吸附精制白喉、破伤风二联类毒素

（石　宏　马振华　郝大林　北华大学附属医院）

第二军医大学出版社

附录四 中华人民共和国传染病防治法

(1989年2月21日第七届全国人民代表大会常务委员会第六次会议通过,2004年8月28日第十届全国人民代表大会常务委员会第十一次会议修订)

2004年8月28日中华人民共和国主席令第十七号公布,自2004年12月1日起施行。

第一章 总 则

第一条 为了预防、控制和消除传染病的发生与流行,保障人体健康和公共卫生,制定本法。

第二条 国家对传染病防治实行预防为主的方针,防治结合、分类管理、依靠科学、依靠群众。

第三条 本法规定的传染病分为甲类、乙类和丙类。

甲类传染病是指:鼠疫、霍乱。

乙类传染病是指:传染性非典型肺炎、艾滋病、病毒性肝炎、脊髓灰质炎、人感染高致病性禽流感、麻疹、流行性出血热、狂犬病、流行性乙型脑炎、登革热、炭疽、细菌性和阿米巴性痢疾、肺结核、伤寒和副伤寒、流行性脑脊髓膜炎、百日咳、白喉、新生儿破伤风、猩红热、布鲁氏菌病、淋病、梅毒、钩端螺旋体病、血吸虫病、疟疾。

丙类传染病是指:流行性感冒、流行性腮腺炎、风疹、急性出血性结膜炎、麻风病、流行性和地方性斑疹伤寒、黑热病、包虫病、丝虫病、除霍乱、细菌性和阿米巴性痢疾、伤寒和副伤寒以外的感染性腹泻病。

上述规定以外的其他传染病,根据其暴发、流行情况和危害程度,需要列入乙类、丙类传染病的,由国务院卫生行政部门决定并予以公布。

第四条 对乙类传染病中传染性非典型肺炎、炭疽中的肺炭疽和人感染高致病性禽流感,采取本法所称甲类传染病的预防、控制措施。其他乙类传染病和突发原因不明的传染病需要采取本法所称甲类传染病的预防、控制措施的,由国务院卫生行政部门及时报经国务院批准后予以公布、实施。

省、自治区、直辖市人民政府对本行政区域内常见、多发的其他地方性传染病,可以根据情况决定按照乙类或者丙类传染病管理并予以公布,报国务院卫生行政部门备案。

第五条 各级人民政府领导传染病防治工作。

县级以上人民政府制定传染病防治规划并组织实施,建立健全传染病防治的疾病预防控制、医疗救治和监督管理体系。

第六条 国务院卫生行政部门主管全国传染病防治及其监督管理工作。县级以上地方人民政府卫生行政部门负责本行政区域内的传染病防治及其监督管理工作。

县级以上人民政府其他部门在各自的职责范围内负责传染病防治工作。

军队的传染病防治工作,依照本法和国家有关规定办理,由中国人民解放军卫生主管部门实施监督管理。

第七条 各级疾病预防控制机构承担传染病监测、预测、流行病学调查、疫情报告以及其他预防、控制工作。

医疗机构承担与医疗救治有关的传染病防治工作和责任区域内的传染病预防工作。城市社区和农村基层医疗机构在疾病预防控制机构的指导下,承担城市社区、农村基层相应的传染病防治工作。

第八条 国家发展现代医学和中医药等传统医学,支持和鼓励开展传染病防治的科学研究,提高传染病防治的科学技术水平。

国家支持和鼓励开展传染病防治的国际合作。

第九条 国家支持和鼓励单位和个人参与传染病防治工作。各级人民政府应当完善有关制度,方便单位和个人参与防治传染病的宣传教育、疫情报告、志愿服务和捐赠活动。

居民委员会、村民委员会应当组织居民、村民参与社区、农村的传染病预防与控制活动。

第十条　国家开展预防传染病的健康教育。新闻媒体应当无偿开展传染病防治和公共卫生教育的公益宣传。

各级各类学校应当对学生进行健康知识和传染病预防知识的教育。

医学院校应当加强预防医学教育和科学研究，对在校学生以及其他与传染病防治相关人员进行预防医学教育和培训，为传染病防治工作提供技术支持。

疾病预防控制机构、医疗机构应当定期对其工作人员进行传染病防治知识、技能的培训。

第十一条　对在传染病防治工作中做出显著成绩和贡献的单位和个人，给予表彰和奖励。

对因参与传染病防治工作致病、致残、死亡的人员，按照有关规定给予补助、抚恤。

第十二条　在中华人民共和国领域内的一切单位和个人，必须接受疾病预防控制机构、医疗机构有关传染病的调查、检验、采集样本、隔离治疗等预防、控制措施，如实提供有关情况。疾病预防控制机构、医疗机构不得泄露涉及个人隐私的有关信息、资料。

卫生行政部门以及其他有关部门、疾病预防控制机构和医疗机构因违法实施行政管理或者预防、控制措施，侵犯单位和个人合法权益的，有关单位和个人可以依法申请行政复议或者提起诉讼。

第二章　传染病预防

第十三条　各级人民政府组织开展群众性卫生活动，进行预防传染病的健康教育，倡导文明健康的生活方式，提高公众对传染病的防治意识和应对能力，加强环境卫生建设，消除鼠害和蚊、蝇等病媒生物的危害。

各级人民政府农业、水利、林业行政部门按照职责分工负责指导和组织消除农田、湖区、河流、牧场、林区的鼠害与血吸虫危害，以及其他传播传染病的动物和病媒生物的危害。

铁路、交通、民用航空行政部门负责组织消除交通工具以及相关场所的鼠害和蚊、蝇等病媒生物的危害。

第十四条　地方各级人民政府应当有计划地建设和改造公共卫生设施，改善饮用水卫生条件，对污水、污物、粪便进行无害化处置。

第十五条　国家实行有计划的预防接种制度。国务院卫生行政部门和省、自治区、直辖市人民政府卫生行政部门，根据传染病预防、控制的需要，制定传染病预防接种规划并组织实施。用于预防接种的疫苗必须符合国家质量标准。

国家对儿童实行预防接种证制度。国家免疫规划项目的预防接种实行免费。医疗机构、疾病预防控制机构与儿童的监护人应当相互配合，保证儿童及时接受预防接种。具体办法由国务院制定。

第十六条　国家和社会应当关心、帮助传染病病人、病原携带者和疑似传染病病人，使其得到及时救治。任何单位和个人不得歧视传染病病人、病原携带者和疑似传染病病人。传染病病人、病原携带者和疑似传染病病人，在治愈前或者在排除传染病嫌疑前，不得从事法律、行政法规和国务院卫生行政部门规定禁止从事的易使该传染病扩散的工作。

第十七条　国家建立传染病监测制度。

国务院卫生行政部门制定国家传染病监测规划和方案。省、自治区、直辖市人民政府卫生行政部门根据国家传染病监测规划和方案，制定本行政区域的传染病监测计划和工作方案。

各级疾病预防控制机构对传染病的发生、流行以及影响其发生、流行的因素，进行监测；对国外发生、国内尚未发生的传染病或者国内新发生的传染病，进行监测。

第十八条　各级疾病预防控制机构在传染病预防控制中履行下列职责：

（一）实施传染病预防控制规划、计划和方案。

（二）收集、分析和报告传染病监测信息，预测传染病的发生、流行趋势。

（三）开展对传染病疫情和突发公共卫生事件的流行病学调查、现场处理及其效果评价。

（四）开展传染病实验室检测、诊断、病原学鉴定。

（五）实施免疫规划，负责预防性生物制品的使用管理。

（六）开展健康教育、咨询，普及传染病防治知识。

（七）指导、培训下级疾病预防控制机构及其工作人员开展传染病监测工作。

第二军医大学出版社

（八）开展传染病防治应用性研究和卫生评价，提供技术咨询。

国家、省级疾病预防控制机构负责对传染病发生、流行以及分布进行监测，对重大传染病流行趋势进行预测，提出预防控制对策，参与并指导对暴发的疫情进行调查处理，开展传染病病原学鉴定，建立检测质量控制体系，开展应用性研究和卫生评价。

社区的市和县级疾病预防控制机构负责传染病预防控制规划、方案的落实，组织实施免疫、消毒、控制病媒微生物的危害，普及传染病防治知识，负责本地区疫情和突发公共卫生事件监测、报告，开展流行病学调查和常见病原微生物检测。

第十九条　国家建立传染病预警制度。

国务院卫生行政部门和省、自治区、直辖市人民政府根据传染病发生、流行趋势的预测，及时发出传染病预警，根据情况予以公布。

第二十条　县级以上地方人民政府应当制定传染病预防、控制预案，报上一级人民政府备案。

传染病预防、控制预案应当包括以下主要内容：

（一）传染病预防控制指挥部的组成和相关部门的职责。

（二）传染病的监测、信息收集、分析、报告、通报制度。

（三）疾病预防控制机构、医疗机构在发生传染病疫情时的任务与职责。

（四）传染病暴发、流行情况的分级以及相应的应急工作方案。

（五）传染病预防、疫点疫区现场控制，应急设施、设备、救治药品和医疗器械以及其他物资和技术的储备与调用。

地方人民政府和疾病预防控制机构接到国务院卫生行政部门或者省、自治区、直辖市人民政府发出的传染病预警后，应当按照传染病预防、控制预案，采取相应的预防、控制措施。

第二十一条　医疗机构必须严格执行国务院卫生行政部门规定的管理制度、操作规范，防止传染病的医源性感染和医院感染。

医疗机构应当确定专门的部门或者人员，承担传染病疫情报告、本单位的传染病预防、控制以及责任区域内的传染病预防工作；承担医疗活动中与医院感染有关的危险因素监测、安全防护、消毒、隔离和医疗废物处置工作。

疾病预防控制机构应当指定专门人员负责对医疗机构内传染病预防工作进行指导、考核，开展流行病学调查。

第二十二条　疾病预防控制机构、医疗机构的实验室和从事病原微生物实验的单位，应当符合国家规定的条件和技术标准，建立严格的监督管理制度，对传染病病原体样本按照规定的措施实行严格监督管理，严防传染病病原体的实验室感染和病原微生物的扩散。

第二十三条　采供血机构、生物制品生产单位必须严格执行国家有关规定，保证血液、血液制品的质量。禁止非法采集血液或者组织他人出卖血液。

疾病预防控制机构、医疗机构使用血液和血液制品，必须遵守国家有关规定，防止因输入血液、使用血液制品引起经血液传播疾病的发生。

第二十四条　各级人民政府应当加强艾滋病的防治工作，采取预防、控制措施，防止艾滋病的传播。具体办法由国务院制定。

第二十五条　县级以上人民政府农业、林业行政部门以及其他有关部门，依据各自的职责负责与人畜共患传染病有关的动物传染病的防治管理工作。

与人畜共患传染病有关的野生动物、家畜家禽，经检疫合格后，方可出售、运输。

第二十六条　国家建立传染病菌种、毒种库。

对传染病菌种、毒种和传染病检测样本的采集、保藏、携带、运输和使用实行分类管理，建立健全严格的管理制度。

对可能导致甲类传染病传播的以及国务院卫生行政部门规定的菌种、毒种和传染病检测样本，确需采集、保藏、携带、运输和使用的，须经省级以上人民政府卫生行政部门批准。具体办法由国务院制定。

第二十七条　对被传染病病原体污染的污水、污物、场所和物品,有关单位和个人必须在疾病预防控制机构的指导下或者按照其提出的卫生要求,进行严格消毒处理;拒绝消毒处理的,由当地卫生行政部门或者疾病预防控制机构进行强制消毒处理。

第二十八条　在国家确认的自然疫源地计划兴建水利、交通、旅游、能源等大型建设项目的,应当事先由省级以上疾病预防控制机构对施工环境进行卫生调查。建设单位应当根据疾病预防控制机构的意见,采取必要的传染病预防、控制措施。施工期间,建设单位应当设专人负责工地上的卫生防疫工作。工程竣工后,疾病预防控制机构应当对可能发生的传染病进行监测。

第二十九条　用于传染病防治的消毒产品、饮用水供水单位供应的饮用水和涉及饮用水卫生安全的产品,应当符合国家卫生标准和卫生规范。

饮用水供水单位从事生产或者供应活动,应当依法取得卫生许可证。

生产用于传染病防治的消毒产品的单位和生产用于传染病防治的消毒产品,应当经省级以上人民政府卫生行政部门审批。具体办法由国务院制定。

第三章　疫情报告、通报和公布

第三十条　疾病预防控制机构、医疗机构和采供血机构及其执行职务的人员发现本法规定的传染病疫情或者发现其他传染病暴发、流行以及突发原因不明的传染病时,应当遵循疫情报告属地管理原则,按照国务院规定的或者国务院卫生行政部门规定的内容、程序、方式和时限报告。

军队医疗机构向社会公众提供医疗服务,发现前款规定的传染病疫情时,应当按照国务院卫生行政部门的规定报告。

第三十一条　任何单位和个人发现传染病病人或者疑似传染病病人时,应当及时向附近的疾病预防控制机构或者医疗机构报告。

第三十二条　港口、机场、铁路疾病预防控制机构以及国境卫生检疫机关发现甲类传染病病人、病原携带者、疑似传染病病人时,应当按照国家有关规定立即向国境口岸所在地的疾病预防控制机构或者所在地县级以上地方人民政府卫生行政部门报告并互相通报。

第三十三条　疾病预防控制机构应当主动收集、分析、调查、核实传染病疫情信息。接到甲类、乙类传染病疫情报告或者发现传染病暴发、流行时,应当立即报告当地卫生行政部门,由当地卫生行政部门立即报告当地人民政府,同时报告上级卫生行政部门和国务院卫生行政部门。

疾病预防控制机构应当设立或者指定专门的部门、人员负责传染病疫情信息管理工作,及时对疫情报告进行核实、分析。

第三十四条　县级以上地方人民政府卫生行政部门应当及时向本行政区域内的疾病预防控制机构和医疗机构通报传染病疫情以及监测、预警的相关信息。接到通报的疾病预防控制机构和医疗机构应当及时告知本单位的有关人员。

第三十五条　国务院卫生行政部门应当及时向国务院其他有关部门和各省、自治区、直辖市人民政府卫生行政部门通报全国传染病疫情以及监测、预警的相关信息。

毗邻的以及相关的地方人民政府卫生行政部门,应当及时互相通报本行政区域的传染病疫情以及监测、预警的相关信息。

县级以上人民政府有关部门发现传染病疫情时,应当及时向同级人民政府卫生行政部门通报。

中国人民解放军卫生主管部门发现传染病疫情时,应当向国务院卫生行政部门通报。

第三十六条　动物防疫机构和疾病预防控制机构,应当及时互相通报动物间和人间发生的人畜共患传染病疫情以及相关信息。

第三十七条　依照本法的规定负有传染病疫情报告职责的人民政府有关部门、疾病预防控制机构、医疗机构、采供血机构及其工作人员,不得隐瞒、谎报、缓报传染病疫情。

第三十八条　国家建立传染病疫情信息公布制度。

国务院卫生行政部门定期公布全国传染病疫情信息。省、自治区、直辖市人民政府卫生行政部门定期公布本行政区域的传染病疫情信息。

传染病暴发、流行时,国务院卫生行政部门负责向社会公布传染病疫情信息,并可以授权省、自治区、直辖市人民政府卫生行政部门向社会公布本行政区域的传染病疫情信息。

公布传染病疫情信息应当及时、准确。

第四章　疫情控制

第三十九条　医疗机构发现甲类传染病时,应当及时采取下列措施:

(一)对病人、病原携带者,予以隔离治疗,隔离期限根据医学检查结果确定。

(二)对疑似病人,确诊前在指定场所单独隔离治疗。

(三)对医疗机构内的病人、病原携带者、疑似病人的密切接触者,在指定场所进行医学观察和采取其他必要的预防措施。

拒绝隔离治疗或者隔离期未满擅自脱离隔离治疗的,可以由公安机关协助医疗机构采取强制隔离治疗措施。

医疗机构发现乙类或者丙类传染病病人,应当根据病情采取必要的治疗和控制传播措施。

医疗机构对本单位内被传染病病原体污染的场所、物品以及医疗废物,必须依照法律、法规的规定实施消毒和无害化处置。

第四十条　疾病预防控制机构发现传染病疫情或者接到传染病疫情报告时,应当及时采取下列措施:

(一)对传染病疫情进行流行病学调查,根据调查情况提出划定疫点、疫区的建议,对被污染的场所进行卫生处理,对密切接触者,在指定场所进行医学观察和采取其他必要的预防措施,并向卫生行政部门提出疫情控制方案

(二)传染病暴发、流行时,对疫点、疫区进行卫生处理,向卫生行政部门提出疫情控制方案,并按照卫生行政部门的要求采取措施;

(三)指导下级疾病预防控制机构实施传染病预防、控制措施,组织、指导有关单位对传染病疫情的处理。

第四十一条　对已经发生甲类传染病病例的场所或者该场所内的特定区域的人员,所在地的县级以上地方人民政府可以实施隔离措施,并同时向上一级人民政府报告;接到报告的上级人民政府应当即时做出是否批准的决定。上级人民政府做出不予批准决定的,实施隔离措施的人民政府应当立即解除隔离措施。

在隔离期间,实施隔离措施的人民政府应当对被隔离人员提供生活保障;被隔离人员有工作单位的,所在单位不得停止支付其隔离期间的工作报酬。

隔离措施的解除,由原决定机关决定并宣布。

第四十二条　传染病暴发、流行时,县级以上地方人民政府应当立即组织力量,按照预防、控制预案进行防治,切断传染病的传播途径,必要时,报经上一级人民政府决定,可以采取下列紧急措施并予以公告:

(一)限制或者停止集市、影剧院演出或者其他人群聚集的活动。

(二)停工、停业、停课。

(三)封闭或者封存被传染病病原体污染的公共饮用水源、食品以及相关物品。

(四)控制或者扑杀染疫野生动物、家畜家禽。

(五)封闭可能造成传染病扩散的场所。

上级人民政府接到下级人民政府关于采取前款所列紧急措施的报告时,应当即时做出决定。

紧急措施的解除,由原决定机关决定并宣布。

第四十三条　甲类、乙类传染病暴发、流行时,县级以上地方人民政府报经上一级人民政府决定,可以宣布本行政区域部分或者全部为疫区;国务院可以决定并宣布跨省、自治区、直辖市的疫区。县级以上地方人民政府可以在疫区内采取本法第四十二条规定的紧急措施,并可以对出入疫区的人员、物资和交通工具实施卫生检疫。

省、自治区、直辖市人民政府可以决定对本行政区域内的甲类传染病疫区实施封锁;但是,封锁大、中城

市的疫区或者封锁跨省、自治区、直辖市的疫区,以及封锁疫区导致中断干线交通或者封锁国境的,由国务院决定。

疫区封锁的解除,由原决定机关决定并宣布。

第四十四条　发生甲类传染病时,为了防止该传染病通过交通工具及其乘运的人员、物资传播,可以实施交通卫生检疫。具体办法由国务院制定。

第四十五条　传染病暴发、流行时,根据传染病疫情控制的需要,国务院有权在全国范围或者跨省、自治区、直辖市范围内,县级以上地方人民政府有权在本行政区域内紧急调集人员或者调用储备物资,临时征用房屋、交通工具以及相关设施、设备。

紧急调集人员的,应当按照规定给予合理报酬。临时征用房屋、交通工具以及相关设施、设备的,应当依法给予补偿;能返还的,应当及时返还。

第四十六条　患甲类传染病、炭疽死亡的,应当将尸体立即进行卫生处理,就近火化。患其他传染病死亡的,必要时,应当将尸体进行卫生处理后火化或者按照规定深埋。

为了查找传染病病因,医疗机构在必要时可以按照国务院卫生行政部门的规定,对传染病病人尸体或者疑似传染病病人尸体进行解剖查验,并应当告知死者家属。

第四十七条　疫区中被传染病病原体污染或者可能被传染病病原体污染的物品,经消毒可以使用的,应当在当地疾病预防控制机构的指导下,进行消毒处理后,方可使用、出售和运输。

第四十八条　发生传染病疫情时,疾病预防控制机构和省级以上人民政府卫生行政部门指派的其他与传染病有关的专业技术机构,可以进入传染病疫点、疫区进行调查、采集样本、技术分析和检验。

第四十九条　传染病暴发、流行时,药品和医疗器械生产、供应单位应当及时生产、供应防治传染病的药品和医疗器械。铁路、交通、民用航空经营单位必须优先运送处理传染病疫情的人员以及防治传染病的药品和医疗器械。县级以上人民政府有关部门应当做好组织协调工作。

第五章　医　疗　救　治

第五十条　县级以上人民政府应当加强和完善传染病医疗救治服务网络的建设,指定具备传染病救治条件和能力的医疗机构承担传染病救治任务,或者根据传染病救治需要设置传染病医院。

第五十一条　医疗机构的基本标准、建筑设计和服务流程,应当符合预防传染病医院感染的要求。

医疗机构应当按照规定对使用的医疗器械进行消毒;对按照规定一次性使用的医疗器具,应当在使用后予以销毁。

医疗机构应当按照国务院卫生行政部门规定的传染病诊断标准和治疗要求,采取相应措施,提高传染病医疗救治能力。

第五十二条　医疗机构应当对传染病病人或者疑似传染病病人提供医疗救护、现场救援和接诊治疗,书写病历记录以及其他有关资料,并妥善保管。

医疗机构应当实行传染病预检、分诊制度;对传染病病人、疑似传染病病人,应当引导至相对隔离的分诊点进行初诊。医疗机构不具备相应救治能力的,应当将患者及其病历记录复印件一并转至具备相应救治能力的医疗机构。具体办法由国务院卫生行政部门规定。

第六章　监　督　管　理

第五十三条　县级以上人民政府卫生行政部门对传染病防治工作履行下列监督检查职责:

(一)对下级人民政府卫生行政部门履行本法规定的传染病防治职责进行监督检查。

(二)对疾病预防控制机构、医疗机构的传染病防治工作进行监督检查。

(三)对采供血机构的采供血活动进行监督检查。

(四)对用于传染病防治的消毒产品及其生产单位进行监督检查,并对饮用水供水单位从事生产或者供应活动以及涉及饮用水卫生安全的产品进行监督检查。

(五)对传染病菌种、毒种和传染病检测样本的采集、保藏、携带、运输、使用进行监督检查。

第二军医大学出版社

(六) 对公共场所和有关单位的卫生条件和传染病预防、控制措施进行监督检查。

省级以上人民政府卫生行政部门负责组织对传染病防治重大事项的处理。

第五十四条　县级以上人民政府卫生行政部门在履行监督检查职责时,有权进入被检查单位和传染病疫情发生现场调查取证,查阅或者复制有关的资料和采集样本。被检查单位应当予以配合,不得拒绝、阻挠。

第五十五条　县级以上地方人民政府卫生行政部门在履行监督检查职责时,发现被传染病病原体污染的公共饮用水源、食品以及相关物品,如不及时采取控制措施可能导致传染病传播、流行的,可以采取封闭公共饮用水源、封存食品以及相关物品或者暂停销售的临时控制措施,并予以检验或者进行消毒。经检验,属于被污染的食品,应当予以销毁;对未被污染的食品或者经消毒后可以使用的物品,应当解除控制措施。

第五十六条　卫生行政部门工作人员依法执行职务时,应当不少于两人,并出示执法证件,填写卫生执法文书。

卫生执法文书经核对无误后,应当由卫生执法人员和当事人签名。当事人拒绝签名的,卫生执法人员应当注明情况。

第五十七条　卫生行政部门应当依法建立健全内部监督制度,对其工作人员依据法定职权和程序履行职责的情况进行监督。

上级卫生行政部门发现下级卫生行政部门不及时处理职责范围内的事项或者不履行职责的,应当责令纠正或者直接予以处理。

第五十八条　卫生行政部门及其工作人员履行职责,应当自觉接受社会和公民的监督。单位和个人有权向上级人民政府及其卫生行政部门举报违反本法的行为。接到举报的有关人民政府或者其卫生行政部门,应当及时调查处理。

第七章　保障措施

第五十九条　国家将传染病防治工作纳入国民经济和社会发展计划,县级以上地方人民政府将传染病防治工作纳入本行政区域的国民经济和社会发展计划。

第六十条　县级以上地方人民政府按照本级政府职责负责本行政区域内传染病预防、控制、监督工作的日常经费。

国务院卫生行政部门会同国务院有关部门,根据传染病流行趋势,确定全国传染病预防、控制、救治、监测、预测、预警、监督检查等项目。中央财政对困难地区实施重大传染病防治项目给予补助。

省、自治区、直辖市人民政府根据本行政区域内传染病流行趋势,在国务院卫生行政部门确定的项目范围内,确定传染病预防、控制、监督等项目,并保障项目的实施经费。

第六十一条　国家加强基层传染病防治体系建设,扶持贫困地区和少数民族地区的传染病防治工作。

地方各级人民政府应当保障城市社区、农村基层传染病预防工作的经费。

第六十二条　国家对患有特定传染病的困难人群实行医疗救助,减免医疗费用。具体办法由国务院卫生行政部门会同国务院财政部门等部门制定。

第六十三条　县级以上人民政府负责储备防治传染病的药品、医疗器械和其他物资,以备调用。

第六十四条　对从事传染病预防、医疗、科研、教学、现场处理疫情的人员,以及在生产、工作中接触传染病病原体的其他人员,有关单位应当按照国家规定,采取有效的卫生防护措施和医疗保健措施,并给予适当的津贴。

第八章　法律责任

第六十五条　地方各级人民政府未依照本法的规定履行报告职责,或者隐瞒、谎报、缓报传染病疫情,或者在传染病暴发、流行时,未及时组织救治、采取控制措施的,由上级人民政府责令改正,通报批评;造成传染病传播、流行或者其他严重后果的,对负有责任的主管人员,依法给予行政处分;构成犯罪的,依法追究刑事责任。

第六十六条　县级以上人民政府卫生行政部门违反本法规定,有下列情形之一的,由本级人民政府、上级人民政府卫生行政部门责令改正,通报批评;造成传染病传播、流行或者其他严重后果的,对负有责任的主管人员和其他直接责任人员,依法给予行政处分;构成犯罪的,依法追究刑事责任:

（一）未依法履行传染病疫情通报、报告或者公布职责,或者隐瞒、谎报、缓报传染病疫情的。

（二）发生或者可能发生传染病传播时未及时采取预防、控制措施的。

（三）未依法履行监督检查职责,或者发现违法行为不及时查处的。

（四）未及时调查、处理单位和个人对下级卫生行政部门不履行传染病防治职责的举报的。

（五）违反本法的其他失职、渎职行为。

第六十七条　县级以上人民政府有关部门未依照本法的规定履行传染病防治和保障职责的,由本级人民政府或者上级人民政府有关部门责令改正,通报批评;造成传染病传播、流行或者其他严重后果的,对负有责任的主管人员和其他直接责任人员,依法给予行政处分。构成犯罪的,依法追究刑事责任。

第六十八条　疾病预防控制机构违反本法规定,有下列情形之一的,由县级以上人民政府卫生行政部门责令限期改正,通报批评,给予警告;对负有责任的主管人员和其他直接责任人员,依法给予降级、撤职、开除的处分,并可以依法吊销有关责任人员的执业证书;构成犯罪的,依法追究刑事责任:

（一）未依法履行传染病监测职责的。

（二）未依法履行传染病疫情报告、通报职责,或者隐瞒、谎报、缓报传染病疫情的。

（三）未主动收集传染病疫情信息,或者对传染病疫情信息和疫情报告未及时进行分析、调查、核实的。

（四）发现传染病疫情时,未依据职责及时采取本法规定的措施的。

（五）故意泄露传染病病人、病原携带者、疑似传染病病人、密切接触者涉及个人隐私的有关信息、资料的。

第六十九条　医疗机构违反本法规定,有下列情形之一的,由县级以上人民政府卫生行政部门责令改正,通报批评,给予警告;造成传染病传播、流行或者其他严重后果的,对负有责任的主管人员和其他直接责任人员,依法给予降级、撤职、开除的处分,并可以依法吊销有关责任人员的执业证书;构成犯罪的,依法追究刑事责任:

（一）未按照规定承担本单位的传染病预防、控制工作、医院感染控制任务和责任区域内的传染病预防工作的。

（二）未按照规定报告传染病疫情,或者隐瞒、谎报、缓报传染病疫情的。

（三）发现传染病疫情时,未按照规定对传染病病人、疑似传染病病人提供医疗救护、现场救援、接诊、转诊的,或者拒绝接受转诊的。

（四）未按照规定对本单位内被传染病病原体污染的场所、物品以及医疗废物实施消毒或者无害化处置的。

（五）未按照规定对医疗器械进行消毒,或者对按照规定一次使用的医疗器具未予销毁,再次使用的。

（六）在医疗救治过程中未按照规定保管医学记录资料的。

（七）故意泄露传染病病人、病原携带者、疑似传染病病人、密切接触者涉及个人隐私的有关信息、资料的。

第七十条　采供血机构未按照规定报告传染病疫情,或者隐瞒、谎报、缓报传染病疫情,或者未执行国家有关规定,导致因输入血液引起经血液传播疾病发生的,由县级以上人民政府卫生行政部门责令改正,通报批评,给予警告;造成传染病传播、流行或者其他严重后果的,对负有责任的主管人员和其他直接责任人员,依法给予降级、撤职、开除的处分,并可以依法吊销采供血机构的执业许可证;构成犯罪的,依法追究刑事责任。

非法采集血液或者组织他人出卖血液的,由县级以上人民政府卫生行政部门予以取缔,没收违法所得,可以并处十万元以下的罚款;构成犯罪的,依法追究刑事责任。

第七十一条　国境卫生检疫机关、动物防疫机构未依法履行传染病疫情通报职责的,由有关部门在各自职责范围内责令改正,通报批评;造成传染病传播、流行或者其他严重后果的,对负有责任的主管人员和其他直接责任人员,依法给予降级、撤职、开除的处分;构成犯罪的,依法追究刑事责任。

第二军医大学出版社

第七十二条　铁路、交通、民用航空经营单位未依照本法的规定优先运送处理传染病疫情的人员以及防治传染病的药品和医疗器械的,由有关部门责令限期改正,给予警告;造成严重后果的,对负有责任的主管人员和其他直接责任人员,依法给予降级、撤职、开除的处分。

第七十三条　违反本法规定,有下列情形之一,导致或者可能导致传染病传播、流行的,由县级以上人民政府卫生行政部门责令限期改正,没收违法所得,可以并处五万元以下的罚款;已取得许可证的,原发证部门可以依法暂扣或者吊销许可证;构成犯罪的,依法追究刑事责任:

(一)饮用水供水单位供应的饮用水不符合国家卫生标准和卫生规范的。

(二)涉及饮用水卫生安全的产品不符合国家卫生标准和卫生规范的。

(三)用于传染病防治的消毒产品不符合国家卫生标准和卫生规范的。

(四)出售、运输疫区中被传染病病原体污染或者可能被传染病病原体污染的物品,未进行消毒处理的。

(五)生物制品生产单位生产的血液制品不符合国家质量标准的。

第七十四条　违反本法规定,有下列情形之一的,由县级以上地方人民政府卫生行政部门责令改正,通报批评,给予警告,已取得许可证的,可以依法暂扣或者吊销许可证;造成传染病传播、流行以及其他严重后果的,对负有责任的主管人员和其他直接责任人员,依法给予降级、撤职、开除的处分,并可以依法吊销有关责任人员的执业证书;构成犯罪的,依法追究刑事责任:

(一)疾病预防控制机构、医疗机构和从事病原微生物实验的单位,不符合国家规定的条件和技术标准,对传染病病原体样本未按照规定进行严格管理,造成实验室感染和病原微生物扩散的。

(二)违反国家有关规定,采集、保藏、携带、运输和使用传染病菌种、毒种和传染病检测样本的。

(三)疾病预防控制机构、医疗机构未执行国家有关规定,导致因输入血液、使用血液制品引起经血液传播疾病发生的。

第七十五条　未经检疫出售、运输与人畜共患传染病有关的野生动物、家畜家禽的,由县级以上地方人民政府畜牧兽医行政部门责令停止违法行为,并依法给予行政处罚。

第七十六条　在国家确认的自然疫源地兴建水利、交通、旅游、能源等大型建设项目,未经卫生调查进行施工的,或者未按照疾病预防控制机构的意见采取必要的传染病预防、控制措施的,由县级以上人民政府卫生行政部门责令限期改正,给予警告,处五千元以上三万元以下的罚款;逾期不改正的,处三万元以上十万元以下的罚款,并可以提请有关人民政府依据职责权限,责令停建、关闭。

第七十七条　单位和个人违反本法规定,导致传染病传播、流行,给他人人身、财产造成损害的,应当依法承担民事责任。

第九章　附　　则

第七十八条　本法中下列用语的含义:

(一)传染病病人、疑似传染病病人:指根据国务院卫生行政部门发布的《中华人民共和国传染病防治法规定管理的传染病诊断标准》,符合传染病病人和疑似传染病病人诊断标准的人。

(二)病原携带者:指感染病原体无临床症状但能排出病原体的人。

(三)流行病学调查:指对人群中疾病或者健康状况的分布及其决定因素进行调查研究,提出疾病预防控制措施及保健对策。

(四)疫点:指病原体从传染源向周围播散的范围较小或者单个疫源地。

(五)疫区:指传染病在人群中暴发、流行,其病原体向周围播散时所能波及的地区。

(六)人畜共患传染病:指人与脊椎动物共同罹患的传染病,如鼠疫、狂犬病、血吸虫病等。

(七)自然疫源地:指某些可引起人类传染病的病原体在自然界的野生动物中长期存在和循环的地区。

(八)病媒生物:指能够将病原体从人或者其他动物传播给人的生物,如蚊、蝇、蚤类等。

(九)医源性感染:指在医学服务中,因病原体传播引起的感染。

(十)医院感染:指住院病人在医院内获得的感染,包括在住院期间发生的感染和在医院内获得出院后发生的感染,但不包括入院前已开始或者入院时已处于潜伏期的感染。医院工作人员在医院内获得的感染也属医院感染。

　　（十一）实验室感染：指从事实验室工作时，因接触病原体所致的感染。

　　（十二）菌种、毒种：指可能引起本法规定的传染病发生的细菌菌种、病毒毒种。

　　（十三）消毒：指用化学、物理、生物的方法杀灭或者消除环境中的病原微生物。

　　（十四）疾病预防控制机构：指从事疾病预防控制活动的疾病预防控制中心以及与上述机构业务活动相同的单位。

　　（十五）医疗机构：指按照《医疗机构管理条例》取得医疗机构执业许可证，从事疾病诊断、治疗活动的机构。

　　第七十九条　传染病防治中有关食品、药品、血液、水、医疗废物和病原微生物的管理以及动物防疫和国境卫生检疫，本法未规定的，分别适用其他有关法律、行政法规的规定。

　　第八十条　本法自 2004 年 12 月 1 日起施行。

（核校：孙成学　马振华　郝大林　北华大学附属医院）

第二军医大学出版社

附录五　突发公共卫生事件应急条例

(2003年5月7日国务院第七次常务会议通过,2003年5月9日起施行)

第一章　总　则

第一条　为了有效预防、及时控制和消除突发公共卫生事件的危害,保障公众身体健康与生命安全,维护正常的社会秩序,制定本条例。

第二条　本条例所称突发公共卫生事件(以下简称突发事件),是指突然发生,造成或者可能造成社会公众健康严重损害的重大传染病疫情、群体性不明原因疾病、重大食物和职业中毒以及其他严重影响公众健康的事件。

第三条　突发事件发生后,国务院设立全国突发事件应急处理指挥部,由国务院有关部门和军队有关部门组成,国务院主管领导人担任总指挥,负责对全国突发事件应急处理的统一领导、统一指挥。

国务院卫生行政主管部门和其他有关部门,在各自的职责范围内做好突发事件应急处理的有关工作。

第四条　突发事件发生后,省、自治区、直辖市人民政府成立地方突发事件应急处理指挥部,省、自治区、直辖市人民政府主要领导人担任总指挥,负责领导、指挥本行政区域内突发事件应急处理工作。

县级以上地方人民政府卫生行政主管部门,具体负责组织突发事件的调查、控制和医疗救治工作。

县级以上地方人民政府有关部门,在各自的职责范围内做好突发事件应急处理的有关工作。

第五条　突发事件应急工作,应当遵循预防为主、常备不懈的方针,贯彻统一领导、分级负责、反应及时、措施果断、依靠科学、加强合作的原则。

第六条　县级以上各级人民政府应当组织开展防治突发事件相关科学研究,建立突发事件应急流行病学调查、传染源隔离、医疗救护、现场处置、监督检查、监测检验、卫生防护等有关物资、设备、设施、技术与人才资源储备,所需经费列入本级政府财政预算。

国家对边远贫困地区突发事件应急工作给予财政支持。

第七条　国家鼓励、支持开展突发事件监测、预警、反应处理有关技术的国际交流与合作。

第八条　国务院有关部门和县级以上地方人民政府及其有关部门,应当建立严格的突发事件防范和应急处理责任制,切实履行各自的职责,保证突发事件应急处理工作的正常进行。

第九条　县级以上各级人民政府及其卫生行政主管部门,应当对参加突发事件应急处理的医疗卫生人员,给予适当补助和保健津贴;对参加突发事件应急处理作出贡献的人员,给予表彰和奖励;对因参与应急处理工作致病、致残、死亡的人员,按照国家有关规定,给予相应的补助和抚恤。

第二章　预防与应急准备

第十条　国务院卫生行政主管部门按照分类指导、快速反应的要求,制定全国突发事件应急预案,报请国务院批准。

省、自治区、直辖市人民政府根据全国突发事件应急预案,结合本地实际情况,制定本行政区域的突发事件应急预案。

第十一条　全国突发事件应急预案应当包括以下主要内容:

(一)突发事件应急处理指挥部的组成和相关部门的职责。

(二)突发事件的监测与预警。

(三)突发事件信息的收集、分析、报告、通报制度。

(四)突发事件应急处理技术和监测机构及其任务。

(五)突发事件的分级和应急处理工作方案。

(六)突发事件预防、现场控制,应急设施、设备、救治药品和医疗器械以及其他物资和技术的储备与调度。

（七）突发事件应急处理专业队伍的建设和培训。

第十二条　突发事件应急预案应当根据突发事件的变化和实施中发现的问题及时进行修订、补充。

第十三条　地方各级人民政府应当依照法律、行政法规的规定,做好传染病预防和其他公共卫生工作,防范突发事件的发生。

县级以上各级人民政府卫生行政主管部门和其他有关部门,应当对公众开展突发事件应急知识的专门教育,增强全社会对突发事件的防范意识和应对能力。

第十四条　国家建立统一的突发事件预防控制体系。

县级以上地方人民政府应当建立和完善突发事件监测与预警系统。

县级以上各级人民政府卫生行政主管部门,应当指定机构负责开展突发事件的日常监测,并确保监测与预警系统的正常运行。

第十五条　监测与预警工作应当根据突发事件的类别,制定监测计划,科学分析、综合评价监测数据。对早期发现的潜在隐患以及可能发生的突发事件,应当依照本条例规定的报告程序和时限及时报告。

第十六条　国务院有关部门和县级以上地方人民政府及其有关部门,应当根据突发事件应急预案的要求,保证应急设施、设备、救治药品和医疗器械等物资储备。

第十七条　县级以上各级人民政府应当加强急救医疗服务网络的建设,配备相应的医疗救治药物、技术、设备和人员,提高医疗卫生机构应对各类突发事件的救治能力。

设区的市级以土地方人员政府应当设置与传染病防治工作需要相适应的传染病专科医院,或者指定具备传染病防治条件和能力的医疗机构承担传染病防治任务。

第十八条　县级以上地方人民政府卫生行政主管部门,应当定期对医疗卫生机构和人员开展突发事件应急处理相关知识、技能的培训,定期组织医疗卫生机构进行突发事件应急演练,推广最新知识和先进技术。

第三章　报告与信息发布

第十九条　国家建立突发事件应急报告制度。

国务院卫生行政主管部门制定突发事件应急报告规范,建立重大、紧急疫情信息报告系统。

有下列情形之一的,省、自治区、直辖市人民政府应当在接到报告1小时内,向国务院卫生行政主管部门报告:

（一）发生或者可能发生传染病暴发、流行的。

（二）发生或者发现不明原因的群体性疾病的。

（三）发生传染病菌种、毒种丢失的。

（四）发生或者可能发生重大食物和职业中毒事件的。

国务院卫生行政主管部门对可能造成重大社会影响的突发事件,应当立即向国务院报告。

第二十条　突发事件监测机构、医疗卫生机构和有关单位发现有本条例第十九条规定情形之一的,应当在2小时内向所在地县级人民政府卫生行政主管部门报告;接到报告的卫生行政主管部门应当在2小时内向本级人民政府报告,并同时向上级人民政府卫生行政主管部门和国务院卫生行政主管部门报告。

县级人民政府应当在接到报告后2小时内向社区的市级人民政府或者上一级人民政府报告;社区的市级人民政府应当在接到报告后2小时内向省、自治区、直辖市人民政府报告。

第二十一条　任何单位和个人对突发事件,不得隐瞒、缓报、谎报或者授意他人隐瞒、缓报、谎报。

第二十二条　接到报告的地方人民政府、卫生行政主管部门依照本条例规定报告的同时,应当立即组织力量对报告事项调查核实、确证,采取必要的控制措施,并及时报告调查情况。

第二十三条　国务院卫生行政主管部门应当根据发生突发事件的情况,及时向国务院有关部门和各省、自治区、直辖市人民政府卫生行政主管部门以及军队有关部门通报。

突发事件发生地的省、自治区、直辖市人民政府卫生行政主管部门,应当及时向毗邻省、自治区、直辖市人民政府卫生行政主管部门通报。

接到通报的省、自治区、直辖市人民政府卫生行政主管部门,必要时应当及时通知本行政区域内的医疗卫生机构。

县级以上地方人民政府有关部门,已经发生或者发现可能引起突发事件的情形时,应当及时向同级人民政府卫生行政主管部门通报。

第二十四条 国家建立突发事件举报制度,公布统一的突发事件报告、举报电话。

任何单位和个人有权向人民政府及其有关部门报告突发事件隐患,有权向上级人民政府及其有关部门举报地方人民政府及其有关部门不履行突发事件应急处理职责,或者不按照规定履行职责的情况。接到报告、举报的有关人民政府及其有关部门,应当立即组织对突发事件隐患、不履行或者不按照规定履行突发事件应急处理职责的情况进行调查处理。

对举报突发事件有功的单位和个人,县级以上各级人民政府及其有关部门应当予以奖励。

第二十五条 国家建立突发事件的信息发布制度。

国务院卫生行政主管部门负责向社会发布突发事件的信息。必要时,可以授权省、自治区、直辖市人民政府卫生行政主管部门向社会发布本行政区域内突发事件的信息。信息发布应当及时、准确、全面。

第四章 应 急 处 理

第二十六条 突发事件发生后,卫生行政主管部门应当组织专家对突发事件进行综合评估,初步判断突发事件的类型,提出是否启动突发事件应急预案的建议。

第二十七条 在全国范围内或者跨省、自治区、直辖市范围内启动全国突发事件应急预案,由国务院卫生行政主管部门报国务院批准后实施。省、自治区、直辖市启动突发事件应急预案,由省、自治区、直辖市人民政府决定,并向国务院报告。

第二十八条 全国突发事件应急处理指挥部对突发事件应急处理工作进行督察和指导,地方各级人民政府及其有关部门应当予以配合。

省、自治区、直辖市突发事件应急处理指挥部对本行政区域内突发事件应急处理工作进行督察和指导。

第二十九条 省级以上人民政府卫生行政主管部门或者其他有关部门指定的突发事件应急处理专业技术机构,负责突发事件的技术调查、确证、处置、控制和评价工作。

第三十条 国务院卫生行政主管部门对新发现的突发传染病,根据危害程度、流行强度,依照《中华人民共和国传染病防治法》的规定及时宣布为法定传染病;宣布为甲类传染病的,由国务院决定。

第三十一条 应急预案启动前,县级以上各级人民政府有关部门应当根据突发事件的实际情况,做好应急处理准备,采取必要的应急措施。

应急预案启动后,突发事件发生地的人民政府有关部门,应当根据预案规定的职责要求,服从突发事件应急处理指挥部的统一指挥,立即到达规定岗位,采取有关的控制措施。

医疗卫生机构、监测机构和科学研究机构,应当服从突发事件应急处理指挥部的统一指挥,相互配合、协作,集中力量开展相关的科学研究工作。

第三十二条 突发事件发生后,国务院有关部门和县级以上地方人民政府及其有关部门,应当保证突发事件应急处理所需的医疗救护设备、救治药品、医疗器械等物资的生产、供应;铁路、交通、民用航空行政主管部门应当保证及时运送。

第三十三条 根据突发事件应急处理的需要,突发事件应急处理指挥部有权紧急调集人员、储备的物资、交通工具以及相关设施、设备;必要时,对人员进行疏散或者隔离,并可以依法对传染病疫区实行封锁。

第三十四条 突发事件应急处理指挥部根据突发事件应急处理的需要,可以对食物和水源采取控制措施。

县级以上地方人民政府卫生行政主管部门应当对突发事件现场等采取控制措施,宣传突发事件防治知识,及时对易受感染的人群和其他易受损害的人群采取应急接种、预防性投药、群体防护等措施。

第三十五条 参加突发事件应急处理的工作人员,应当按照预案的规定,采取卫生防护措施,并在专业人员的指导下进行工作。

第三十六条 国务院卫生行政主管部门或者其他有关部门指定的专业技术机构,有权进入突发事件现场进行调查、采样、技术分析和检验,对地方突发事件的应急处理工作进行技术指导,有关单位和个人应当予以配合;任何单位和个人不得以任何理由予以拒绝。

第三十七条 对新发现的突发传染病、不明原因的群体性疾病、重大食物和职业中毒事件,国务院卫生行政主管部门应当尽快组织力量制定相关的技术标准、规范和控制措施。

第三十八条 交通工具上发现根据国务院卫生行政主管部门的规定需要采取应急控制措施的传染病病人、疑似传染病病人,其负责人应当以最快的方式通知前方停靠点,并向交通工具的营运单位报告。交通工具的前方停靠点和营运单位应当立即向交通工具营运单位行政主管部门和县级以上地方人民政府卫生行政主管部门报告。卫生行政主管部门接到报告后,应当立即组织有关人员采取相应的医学处置措施。

交通工具上的传染病病人密切接触者,由交通工具停靠点的县级以上各级人民政府卫生行政主管部门或者铁路、交通、民用航空行政主管部门,根据各自的职责,依照传染病防治法律、行政法规的规定,采取控制措施。

涉及国境口岸和入出境的人员、交通工具、货物、集装箱、行李、邮包等需要采取传染病应急控制措施的,依照国境卫生检疫法律、行政法规的规定办理。

第三十九条 医疗卫生机构应当对因突发事件致病的人员提供医疗救护和现场救援,对就诊病人必须接诊治疗,并书写详细、完整的病历记录;对需要转送的病人,应当按照规定将病人及其病历记录的复印件转送至接诊的或者指定的医疗机构。

医疗卫生机构内应当采取卫生防护措施,防止交叉感染和污染。

医疗卫生机构应当对传染病病人密切接触者采取医学观察措施,传染病病人密切接触者应当予以配合。

医疗机构收治传染病病人、疑似传染病病人,应当依法报告所在地的疾病预防控制机构。接到报告的疾病预防控制机构应当立即对可能受到危害的人员进行调查,根据需要采取必要的控制措施。

第四十条 传染病暴发、流行时,街道、乡镇以及居民委员会、村民委员会应当组织力量,团结协作,群防群治,协助卫生行政主管部门和其他有关部门、医疗卫生机构做好疫情信息的收集和报告、人员的分散隔离、公共卫生措施的落实工作,向居民、村民宣传传染病防治的相关知识。

第四十一条 对传染病暴发、流行区域内流动人口,突发事件发生地的县级以上地方人民政府应当做好预防工作,落实有关卫生控制措施;对传染病病人和疑似传染病病人,应当采取就地隔离、就地观察、就地治疗的措施。对需要治疗和转诊的,应当依照本条例第三十九条第一款的规定执行。

第四十二条 有关部门、医疗卫生机构应当对传染病做到早发现、早报告、早隔离、早治疗,切断传播途径,防止扩散。

第四十三条 县级以上各级人民政府应当提供必要资金,保障因突发事件致病、致残的人员得到及时、有效的救治。具体办法由国务院财政部门、卫生行政主管部门和劳动保障行政主管部门制定。

第四十四条 在突发事件中需要接受隔离治疗、医学观察措施的病人、疑似病人和传染病病人密切接触者在卫生行政主管部门或者有关机构采取医学措施时应当予以配合;拒绝配合的,由公安机关依法协助强制执行。

第五章 法 律 责 任

第四十五条 县级以上地方人民政府及其卫生行政主管部门未依照本条例的规定履行报告职责,对突发事件隐瞒、缓报、谎报或者授意他人隐瞒、缓报、谎报的,对政府主要领导人及其卫生行政主管部门主要负责人,依法给予降级或者撤职的行政处分;造成传染病传播、流行或者对社会公众健康造成其他严重危害后果的,依法给予开除的行政处分;构成犯罪的,依法追究刑事责任。

第四十六条 国务院有关部门、县级以上地方人民政府及其有关部门未依照本条例的规定,完成突发事件应急处理所需要的设施、设备、药品和医疗器械等物资的生产、供应、运输和储备的,对政府主要领导人和政府部门主要负责人依法给予降级或者撤职的行政处分;造成传染病传播、流行或者对社会公众健康造成其他严重危害后果的,依法给予开除的行政处分;构成犯罪的,依法追究刑事责任。

第四十七条 突发事件发生后,县级以上地方人民政府及其有关部门对上级人民政府有关部门的调查

第二军医大学出版社

不予配合,或者采取其他方式阻碍、干涉调查的,对政府主要领导人和政府部门主要负责人依法给予降级或者撤职的行政处分;构成犯罪的,依法追究刑事责任。

第四十八条　县级以上各级人民政府卫生行政主管部门和其他有关部门在突发事件调查、控制、医疗救治工作中玩忽职守、失职、渎职的,由本级人民政府或者上级人民政府有关部门责令改正、通报批评、给予警告;对主要负责人、负有责任的主管人员和其他责任人员依法给予降级、撤职的行政处分;造成传染病传播、流行或者对社会公众健康造成其他严重危害后果的,依法给予开除的行政处分;构成犯罪的,依法追究刑事责任。

第四十九条　县级以上各级人民政府有关部门拒不履行应急处理职责的,由同级人民政府或者上级人民政府有关部门责令改正、通报批评、给予警告;对主要负责人、负有责任的主管人员和其他责任人员依法给予降级、撤职的行政处分;造成传染病传播、流行或者对社会公众健康造成其他严重危害后果的,依法给予开除的行政处分;构成犯罪的,依法追究刑事责任。

第五十条　医疗卫生机构有下列行为之一的,由卫生行政主管部门责令改正、通报批评、给予警告;情节严重的,吊销《医疗机构执业许可证》;对主要负责人、负有责任的主管人员和其他直接责任人员依法给予降级或者撤职的纪律处分;造成传染病传播、流行或者对社会公众健康造成其他严重危害后果,构成犯罪的,依法追究刑事责任:

(一) 未依照本条例的规定履行报告职责,隐瞒、缓报或者谎报的。

(二) 未依照本条例的规定及时采取控制措施的。

(三) 未依照本条例的规定履行突发事件监测职责的。

(四) 拒绝接诊病人的。

(五) 拒不服从突发事件应急处理指挥部调度的。

第五十一条　在突发事件应急处理工作中,有关单位和个人未依照本条例的规定履行报告职责,隐瞒、缓报或者谎报,阻碍突发事件应急处理工作人员执行职务,拒绝国务院卫生行政主管部门或者其他有关部门指定的专业技术机构进入突发事件现场,或者不配合调查、采样、技术分析和检验的,对有关责任人员依法给予行政处分或者纪律处分;触犯《中华人民共和国治安管理处罚条例》,构成违反治安管理行为的,由公安机关依法予以处罚;构成犯罪的,依法追究刑事责任。

第五十二条　在突发事件发生期间,散布谣言、哄抬物价、欺骗消费者,扰乱社会秩序、市场秩序的,由公安机关或者工商行政管理部门依法给予行政处罚;构成犯罪的,依法追究刑事责任。

第六章　附　　则

第五十三条　中国人民解放军、武装警察部队医疗卫生机构参与突发事件应急处理的,依照本条例的规定和军队的相关规定执行。

第五十四条　本条例自公布之日起施行。

(核校:马振华　郝大林　孙成学　北华大学附属医院)

附录六　传染性非典型肺炎防治管理办法

（2003 年 5 月 4 日通过，2003 年 5 月 12 日实施）

第一章　总　　则

第一条　为了有效预防和控制传染性非典型肺炎（严重急性呼吸综合征）的发生与流行，保障公众的身体健康和生命安全，根据《中华人民共和国传染病防治法》（以下简称传染病防治法）和《突发公共卫生事件应急条例》（以下简称条例），制定本方法。

第二条　传染性非典型肺炎列入传染病防治法法定传染病管理。传染性非典型肺炎的预防、疫情报告、控制和救治工作按照传染病防治法、条例和本方法的规定执行。

第三条　传染性非典型肺炎防治工作坚持预防为主，防治结合，分级负责，依靠科学，依法管理的原则。

第四条　卫生部对全国传染性非典型肺炎的疾病防治工作实施统一监督管理。

县级以上地方卫生行政部分对本行政区域传染性非典型肺炎的疾病防治工作实施监督管理。各级疾病预防控制机构按照专业分工，承担责任范围内的传染性非典型肺炎监测管理工作；各级各类医疗机构承担责任范围内的传染性非典型肺炎防治管理任务。

第五条　大力开展爱国卫生运动，加强传染性非典型肺炎健康教育和法制宣传，清洁环境，提高群众防治意识，发动社会力量群防群控，切断传播途径。

第六条　按照国家规定，对参加非典型肺炎防治工作的医疗卫生人员，给予适当补助和保健津贴；对参加防治工作做出贡献的人员，给予表彰和奖励；对参与防治工作发生疾病、残疾、死亡的人员，给予相应的补助和抚恤。

第七条　卫生部及省、自治区、直辖市卫生行政部门应当及时组织开展地区之间、医疗机构之间和疾病预防控制机构之间防治经验的交流；积极开展传染性非典型肺炎防治的科学技术研究工作；鼓励、支持开展传染性非典型肺炎防治的科学研究和技术的国际交流与合作。

第八条　任何单位和个人，必须接受疾病预防控制机构、医疗机构、卫生监督机构有关传染性非典型肺炎的查询、检验、调查取证、监督检查以及预防控制措施，并有权检举、控告违反本方法的行为。

第二章　疫情报告、通报和公布

第九条　任何单位和个人发现传染性非典型肺炎或者疑似传染性非典型肺炎患者（以下简称患者或者疑似患者）时，都应当及时向当地疾病预防控制机构报告。

医疗机构及医务人员、疾病预防控制机构的工作人员发现患者或者疑似患者，必须立即向当地疾病预防控制机构报告。疾病预防控制机构发现疫情或者接到疫情报告，应当立即报告上级疾病预防控制机构和当地卫生行政部门。

卫生行政部门接到报告后应当立即报告本级人民政府，同时报告上级卫生行政部门和国务院卫生行政部门。

第十条　任何单位和个人对传染性非典型肺炎疫情，不得隐瞒、缓报、谎报或者授意他人隐瞒、缓报、谎报。

第十一条　卫生部根据传染性非典型肺炎疫情情况，及时向国务院有关部门和各省、自治区、直辖市卫生行政部门以及军队卫生主管部门通报。

传染性非典型肺炎疫情发生地的省、自治区、直辖市卫生行政部门，应当及时向毗邻省、自治区、直辖市卫生行政部门通报。

接到通报的省、自治区、直辖市卫生行政部门，必要时，应当及时通知本行政区域内的医疗卫生机构，做好预防控制工作。

第十二条　卫生部及时、如实向社会公布疫情；省、自治区、直辖市卫生行政部门及时、如实公布本行政区域的疫情。

第十三条　县级以上卫生行政部门应当加强农村疫情监测和疫情报告体系建设,建立健全县、乡、村三级疫情信息网络。

第三章　预防与控制

第十四条　各级疾病预防控制机构履行下列职责:

(一)对传染性非典型肺炎疫情进行监测与预警。

(二)对疫情进行汇总、分析、评估。

(三)对患者或者疑似患者及其密切接触者进行流行病学调查。

(四)对患者或疑似患者的密切接触者采取必要的医学观察措施。

(五)对医疗机构的消毒、隔离工作进行技术指导。

(六)对疫点进行隔离控制和消毒。

(七)对医疗机构外死亡的患者或者疑似患者的尸体进行消毒处理。

(八)对疾病预防控制人员进行专门的业务培训。

(九)对公众开展健康教育和医学咨询服务。

(十)依据有关规定实施其他疾病预防控制措施。

必要时,向集中收治患者或者疑似患者的医疗机构派驻人员,协助医疗机构开展预防控制工作。

第十五条　疾病预防控制机构、医疗机构、从事传染性非典型肺炎科学研究机构,必须严格执行有关的管理制度、操作规程、防止医源性感染、医院内感染、实验室感染和致病微生物的扩散。

对从事传染性非典型肺炎预防控制、医疗救治、科学研究的人员,所在单位应当根据有关规定,采取有效的防护措施和医疗保健措施。

第十六条　有关单位和个人必须按照疾病预防控制机构的要求,对被传染性非典型肺炎病原体污染的污水、污物、粪便进行严密消毒后处理。

第十七条　医疗机构、疾病预防控制机构发现传染性非典型肺炎患者或者疑似患者时,应当及时采取控制措施。

第十八条　传染性非典型肺炎暴发、流行时,县级以上地方卫生行政部门应当及时报请当地政府根据传染病防治法第二十五条的规定采取相应措施。

第十九条　疾病预防控制机构发现传染性非典型肺炎疫情或者接到疫情报告时,应当立即采取以下控制措施:

(一)及时到达现场,调查登记患者或者疑似患者的密切接触者。

(二)对密切接触者按照有关规定进行流行病学调查,并根据情况采取集中隔离或者分散隔离的方法进行医学观察。

(三)对医疗机构外被患者或者疑似患者污染的场所、物品进行卫生处理。

第二十条　患者或者疑似患者以及密切接触者及其他有关单位和人员,应当配合疾病预防控制机构和医疗机构采取预防控制措施。拒绝配合的,请公安机关按照条例第四十四条的规定予以协助。

第二十一条　传染性非典型肺炎患者死亡后,尸体处理按照传染病防治法第二十八条的有关规定和卫生部、民政部《关于做好传染性非典型肺炎患者遗体处理和丧葬活动的紧急通知》的规定,立即消毒、就地火化。

医疗机构、疾病预防控制机构必要时可以对尸体进行解剖查验。

第二十二条　交通工具上发现患者或者疑似患者的,以及国境口岸和入出境人员、交通工具、货物、集装箱、行李、邮包等需要采取传染性非典型肺炎应急控制措施的,按照条例第三十八条的规定执行。

第四章　医疗救治

第二十三条　县级以上地方卫生行政部门应当指定专门的医疗机构负责收治患者或者疑似患者;指定专门机构和车辆负责转运工作,并建立安全的转诊制度。

收治患者或者疑似患者的医疗机构应当符合卫生行政部门规定的隔离、消毒条件,配备必要的救治设备;对患者和疑似患者应当分开隔离治疗;采取有效措施,避免交叉感染。

卫生行政部门对定点医疗机构的建设应当给予必要的支持。

第二十四条　县级以上地方卫生行政部门应当指定医疗机构设立发热门诊和隔离观察室,负责收治可疑发热患者,实行首诊负责制。发现患者或者疑似患者时,应当采取应急控制措施,并及时报告当地疾病预防控制机构,乡(镇)卫生院应当根据县级以上卫生行政部门的要求设立发热患者隔离观察室,发现可疑发热患者时,及时通知县级医疗机构派专门技术人员诊断或者转诊。

县级以上地方卫生行政部门应当加强县级医院、乡(镇)卫生院传染病医疗救治设施的改造和建设。

第二十五条　各级各类医疗机构应当设立预防保健组织或者人员,承担本单位和责任地段的传染病预防、控制和疫情管理工作。

第二十六条　医疗机构履行下列职责:

(一)及时、如实报告疫情。

(二)承担责任范围内的传染性非典型肺炎的预防、诊断、治疗任务,改善服务质量,提高治疗水平。

(三)对医疗机构内患者或者疑似患者污染的场所、物品、排泄物进行严格的卫生处理。

(四)负责对医疗机构内死亡的患者或者疑似患者的尸体进行消毒处理。

(五)对医护人员进行专门的业务培训。

(六)宣传疾病防治科学知识。

(七)依据有关规定开展其他防治工作。

第二十七条　医疗机构应当执行卫生部关于医院感染管理规范、医院消毒卫生标准等有关规定,采取严格的防护措施,使用有效防护用品,防止医务人员感染。

医务人员应当增强传染病防治的法律意识,接受专门的业务培训,遵守操作常规,按照有关规定做好个人防护。

第二十八条　对流动人口中的患者、疑似患者应当按照就地隔离、就地观察、就地治疗的原则,及时送当地指定的专门收治患者和疑似患者的医疗机构治疗。

第二十九条　医疗机构收治患者或者疑似患者,实行先收治、后结算的方法,任何医疗机构不得以费用为由拒收患者。对农民(含进城务工农民)和城镇困难群众中的传染性非典型肺炎患者实行免费医疗,所发生救治费用由政府负担,具体方法按国家有关部门规定执行。

第三十条　医疗机构购进医疗防护用品、药品和医用器械,必须按照卫生行政部门规定的渠道和办法进行,确保质量和安全。

第五章　监　督　管　理

第三十一条　卫生部对全国传染性非典型肺炎防治工作进行督察、指导。

省、自治区、直辖市卫生行政部门对行政区域的传染性非典型肺炎防治工作进行督察、指导。

第三十二条　各级卫生监督机构在卫生行政部门的领导下,对下列事项进行监督检查:

(一)医疗机构和疾病预防控制机构的疫情报告。

(二)医疗机构、留验站(所)的隔离、消毒、防护和医疗废弃物处理。

(三)公共场所的消毒。

(四)密切接触者的医学观察、疫点的环境消毒。

(五)生产、经营和使用单位的消毒产品、防护用品的质量。

(六)依法开展其他监督检查工作。

第三十三条　卫生部和省、自治区、直辖市卫生行政部门建立领导、协调机构,组建预防控制专家组和医疗救治专家组,组织和协调技术攻关。

卫生部组织制定传染性非典型肺炎防治的指导原则和技术规范。

第三十四条　社区的市级以上地方卫生行政部门应当组织疾病预防控制人员和医疗救治队伍,加强对农村及传染性非典型肺炎疫情严重地区的疫情控制、业务培训和技术指导,提高农村地区控制疫情的能力和

第二军医大学出版社

诊断、治疗水平。

第三十五条 卫生部根据需要在全国范围内统筹协调卫生资源,调集医疗卫生人员参加防治工作;县级以上地方卫生行政部门在本行政区域内指定医疗机构承担医疗救治任务,组织医疗卫生人员参加防治工作。

疾病预防控制机构和医疗机构及其人员必须服从卫生行政部门的调遣。

第六章 罚 则

第三十六条 县级以上地方卫生行政部门有下列行为之一的,由上级卫生行政部门责令改正,通报批评,给予警告,对其主要负责人由有关部门依法给予降级或者撤职的行政处分;造成传染性非典型肺炎传播、流行或者对社会公众健康造成其他严重危害后果的,依法给予开除的行政处分;构成犯罪的,依法追究刑事责任:

(一)未按照规定履行报告职责,隐瞒、缓报、谎报或授意他人隐瞒、缓报、谎报疫情的。

(二)在防治工作中玩忽职守,失职、渎职的。

(三)对上级卫生行政部门的督察、指导不予配合,或者采取其他方式阻碍、干涉的。

第三十七条 疾病预防控制机构和医疗机构及其人员有下列行为之一的,由县级以上卫生行政部门责令改正,通报批评,给予警告;情节严重的,依法吊销医疗机构执业许可证,并由有关部门对主要负责人给予降级或者撤职的行政处分;对有关医疗卫生人员,由其所在单位或者上级机关给予纪律处分,并由县级以上卫生行政部门依法吊销执业证书;造成传染性非典型肺炎传播、流行或者对社会公众健康造成其他严重危害后果,构成犯罪的,依法追究刑事责任。

(一)未依法履行疫情报告职责,隐瞒、缓报或者谎报的。

(二)拒绝服从卫生行政部门调遣的。

(三)未按照规定及时采取预防控制措施的。

(四)拒绝接诊患者或者疑似患者的。

(五)未按照规定履行监测职责的。

第三十八条 有关单位和人员有下列行为之一的,由县级以上卫生行政部门责令改正,可以处五千元以下罚款,情节较严重的,可以处五千元以上两万元以下的罚款;对主管人员和直接责任人员,由所在单位或有关部门给予行政处分;构成犯罪的,依法追究刑事责任:

(一)对传染性非典型肺炎病原体污染的污水、污物、粪便不按规定进行消毒处理的。

(二)造成传染性非典型肺炎的医源性感染、医院内感染、实验室感染或者致病性微生物扩散的。

(三)生产、经营、使用消毒产品、隔离防护用品等不符合规定与标准,可能造成传染病的传播、扩散或者造成传染病的传播、扩散的。

(四)拒绝、阻碍或者不配合现场调查、资料收集、采样检验以及监督检查的。

(五)拒绝执行疾病预防控制机构提出的预防、控制措施的。

(六)患者或者疑似患者故意传播传染性非典型肺炎,造成他人感染的。

第七章 附 则

第三十九条 中国人民解放军、武装警察部队医疗卫生机构参与传染性非典型肺炎防治工作的,参照本方法的规定执行。

第四十条 本方法自发布之日起施行

(核校:郝大林 马振华 孙成学 北华大学附属医院)

附录七　手足口病预防控制指南(2009版)

手足口病(hand foot mouth disease, HFMD)是由多种人肠道病毒引起的一种儿童常见传染病,是我国法定报告管理的丙类传染病。大多数患者症状轻微,以发热和手、足、口腔等部位的皮疹或疱疹为主要症状。少数患者可出现无菌性脑膜炎、脑炎、急性弛缓性麻痹、神经源性肺水肿和心肌炎等,个别重症患儿病情进展快,可导致死亡。手足口病常出现暴发或流行。为指导各地做好手足口病的预防控制工作,制定本指南。

一、目的

1) 指导医疗机构、疾病预防控制机构开展疫情报告与监测。
2) 指导疾病预防控制机构开展流行病学调查、病原学监测。
3) 指导疾病预防控制机构、医疗机构开展重点场所及公众预防控制工作。

二、疾病概述

(一) 病原学

引起手足口病的病毒属于小RNA病毒科肠道病毒属,包括柯萨奇病毒A组(Coxasckievirus A, CVA)的2、4、5、7、9、10、16型等,B组(Coxasckievirus B, CVB)的1、2、3、4、5型等;肠道病毒71型(Human Enterovirus 71, EV71);埃可病毒(Echovirus, ECHO)等。其中以EV71及CVA16型较为常见。

肠道病毒适合在湿、热的环境下生存与传播,75%乙醇和5%来苏不能将其灭活,对乙醚、去氯胆酸盐等不敏感;对紫外线和干燥敏感,各种氧化剂(高锰酸钾、漂白粉等)、甲醛、碘酒以及56℃、30分钟可以灭活病毒。病毒在4℃可存活1年,−20℃可长期保存,在外环境中可长期存活。

(二) 流行病学

1. **传染源**　人是人肠道病毒的唯一宿主,患者和隐性感染者均为本病的传染源,隐性感染者难以鉴别和发现。发病前数天,感染者咽部与粪便就可检出病毒,通常以发病后一周内传染性最强。

2. **传播途径**　肠道病毒可经胃肠道(粪-口途径)传播,也可经呼吸道(飞沫、咳嗽、打喷嚏等)传播,亦可因接触患者口鼻分泌物、皮肤或黏膜疱疹液及被污染的手及物品等造成传播。尚不能明确是否可经水或食物传播。

3. **易感性**　人对人肠道病毒普遍易感。不同年龄组均可感染发病,以5岁及以下儿童为主,尤以3岁及以下儿童发病率最高。显性感染和隐性感染后均可获得特异性免疫力,产生的中和抗体可在体内存留较长时间,对同血清型病毒产生比较牢固的免疫力,但不同血清型间鲜有交叉免疫。

4. **流行特征**　该病流行无明显的地区性,全年均可发生,一般5~7月为发病高峰。托幼机构等易感人群集中单位可发生暴发。肠道病毒传染性强、隐性感染比例大、传播途径复杂、传播速度快、控制难度大,容易出现暴发和短时间内较大范围流行。

(三) 临床表现

手足口病潜伏期为2~10天,平均3~5天,病程一般为7~10天。

急性起病,发热,口腔黏膜出现散在疱疹,手、足和臀部出现斑丘疹、疱疹,疱疹周围可有炎性红晕,疱内液体较少。可伴有咳嗽、流涕、食欲不振等症状。部分患者无发热,仅表现为皮疹或疱疹,一般预后良好。少数病例,特别是EV71感染患儿,可出现脑膜炎、脑炎、脑脊髓炎、神经源性肺水肿、循环障碍等,病情凶险,可致死亡或留有后遗症。

(四) 治疗原则

目前无特异性治疗方法,以支持疗法为主,绝大多数患者可自愈。目前尚无特异性的疫苗。病例的治疗方法参考卫生部《手足口病诊疗指南(2008年版)》。

第二军医大学出版社

三、病例定义

（一）临床诊断病例

在流行季节发病，常见于学龄前儿童，婴幼儿多见。

（1）普通病例　发热伴手、足、口、臀部皮疹，部分病例可无发热。

（2）重症病例　出现神经系统受累、呼吸及循环功能障碍等表现，实验室检查可有外周血白细胞增高、脑脊液异常、血糖增高，脑电图、脑脊髓磁共振、胸部 X 线、超声心动图检查可有异常。

极少数重症病例皮疹不典型，临床诊断困难，需结合实验室检测做出诊断。

若无皮疹，临床不宜诊断为手足口病。

（二）实验室确诊病例

临床诊断病例符合下列条件之一者，即可诊断为实验室确诊病例：

1) 自咽拭子或咽喉洗液、粪便或肛拭子、脑脊液、疱疹液、血清以及脑、肺、脾、淋巴结等组织标本中分离到人肠道病毒（指包括 CVA16 和 EV71 等有明确证据表明可以导致手足口病的人肠道病毒）。

2) 自咽拭子或咽喉洗液、粪便或肛拭子等标本中检测到 CVA16 或 EV71 特异性核酸，或从脑脊液、疱疹液、血清以及脑、肺、脾、淋巴结等组织标本中检测到人肠道病毒（指包括 CVA16 和 EV71 等有明确证据表明可以导致手足口病的人肠道病毒）的特异性核酸。

3) 血清标本人肠道病毒型特异性中和抗体滴度≥1∶256，或急性期与恢复期血清肠道病毒特异性中和抗体有 4 倍或 4 倍以上的升高。

（三）聚集性病例

1 周内，同一托幼机构或学校等集体单位发生 5 例及以上手足口病病例；或同一班级（或宿舍）发生 2 例及以上手足口病病例；或同一自然村发生 3 例及以上手足口病病例；或同一家庭发生 2 例及以上手足口病病例。

四、疾病监测

（一）疫情报告

（1）个案报告　各级各类医疗机构应按照《中华人民共和国传染病防治法》和《传染病信息报告管理规范》的有关规定，对符合病例定义的手足口病病例进行报告。

如为重症病例，请在"重症患者"处选择"是"；如为实验室诊断病例，请在"实验室结果"处选择相应的肠道病毒病原学分型信息。

实行网络直报的医疗机构应于 24 小时内进行网络直报，未实行网络直报的医疗机构应于 24 小时之内寄送出传染病报告卡。

（2）聚集性病例报告　托幼机构和学校、医疗机构发现手足口病聚集性病例时，应以最快的方式向县（区）级疾病预防控制机构报告。

（3）突发公共卫生事件报告　局部地区或集体单位发生流行或暴发时，按照《突发公共卫生事件应急条例》、《全国突发公共卫生事件应急预案》、《突发公共卫生事件与传染病疫情监测信息报告管理办法》及有关规定，及时进行突发公共卫生事件信息报告。

（二）病原学监测

各省区市卫生行政部门要组织医疗卫生机构开展病原学监测，了解病原动态分布变化。所有重症和死亡病例均需采样。此外，以县（区）为单位，每月最少需采集 5 例首次就诊的普通病例标本；当月县（区）病例总数少于 5 例时，全部采样。

以省（区、市）为单位，在手足口病流行年份中每年至少采集 20 对 EV71 和 10 对 CVA16 感染的手足口病患儿的双份血清，以阐明和分析 EV71 和 CVA16 感染后 IgG 和 IgM 抗体的动态变化，评价血清学抗体试剂盒的敏感性和特异性。

以省（区、市）为单位，每月至少从手足口病病例中分离 10 株毒株并做血清型别鉴定，鉴定完成后并将毒株及鉴定结果于5个工作日内报送至中国疾病预防控制中心。具备测序条件的省份,可开展VP1基因序列测定和分析,进行基因定型,序列测定完成后将序列结果于5个工作日内报送至中国疾病预防控制中心;不具备测序条件者,将毒株送至中国疾病预防控制中心进行序列测定,中国疾病预防控制中心要于28个工作日内反馈基因定型结果。

所有病例的采样均由医疗机构完成,及时送至县(区)级疾病预防控制机构或指定的检测机构检测。检测机构将实验室检测结果于24小时内反馈给县(区)级疾病预防控制机构;县(区)级疾病预防控制机构接到结果后,于24小时内对检测病例的传染病报告卡信息进行订正,将其病例类型订正为"实验室诊断",并在"实验室结果"处补填肠道病毒病原学分型信息。

各种标本采集和检测方法详见《手足口病标本采集及检测技术方案》。

（三）监测信息分析与反馈

各级疾病预防控制机构要每日对网络直报系统进行浏览,及时对报告的病例进行审核、查重、订正等工作,定期对监测数据进行分析,判断发病趋势,发现异常升高或病例呈聚集性分布或出现重症及死亡病例时,要及时核实并向同级卫生行政部门及上级疾病预防控制机构报告,并定期向下级疾病预防控制机构和医疗机构反馈疫情分析信息。

五、预防控制

（一）现场调查处置

发现手足口病聚集性病例、重症或死亡时,县(区)级及以上疾病预防控制机构要立即组织开展现场调查处置。

1. 流行病学调查

1) 聚集性病例调查:了解聚集性病例的临床表现、流行特征,以分析流行因素,为采取防控措施提供依据。要对首发或指示病例开展流行病学调查,填写《手足口病个案调查表》。

2) 重症或死亡病例调查:详细了解病例的基本信息、临床症状、发病就诊治疗过程、感染传播情况、病原检测结果,以分析重症及死亡病例的主要危险因素,填写《手足口病重症或死亡病例个案调查表》。调查结束后,各省级疾病预防控制中心应将结果录入统一数据库,报送中国疾病预防控制中心。

3) 专题调查:根据当地手足口病疫情特点及流行特征,可开展专题调查,以了解当地的主要传播方式以及感染危险因素等,为制定干预措施提供依据。专题调查的方案及其内容,应根据调查目的专门设计。

4) 医疗机构要协助疾病预防控制机构对病例进行流行病学调查。

2. 传染源的管理

患儿应及时就医,并遵医嘱采取居家或住院方式进行治疗。居家患儿,家长或监护人应在社区(村)医生的指导下,密切关注患儿的病情变化,如发现神经系统、呼吸系统、循环系统等相关症状时,应立即送医院就诊,同时,要尽量避免与其他儿童接触。住院患儿应在指定区域内接受治疗,防止与其他患儿发生交叉感染。

管理时限为自患儿被发现起至症状消失后1周。

乡镇卫生院/社区卫生服务中心、村卫生室/社区卫生服务站等负责本辖区居家治疗的手足口病患儿的随访工作,掌握居家治疗患儿的病情进展情况。

3. 标本采集和检测

1) 所有重症和死亡病例均要采集标本,可以采集咽拭子、粪便或肛拭子、疱疹液、脑脊液、血清等,死亡病例还可采集脑、肺、肠淋巴结等组织标本。聚集性病例至少要采集2例病例标本开展病原学检测。

2) 医疗机构负责样本采集,疾病预防控制机构应指导医疗机构进行相关生物学标本的采集。

3) 疾病预防控制机构根据本地的技术能力,对采集的标本开展核酸检测、病毒分离;不具备技术条件时,及时送上级机构进行检测。

4. 消毒措施

病家、托幼机构和小学的消毒应在当地疾病预防控制机构的指导下,由单位及时进行消毒,或由当地疾病预防控制机构负责对其进行消毒处理。医疗机构的消毒由医疗机构安排专人进行。消毒方法参见《消毒技术规范》(2002版)和《手足口病疫源地消毒指南》。

5. 健康教育

各级医疗卫生机构应在政府领导下,与当地教育、宣传、广电等部门密切合作,充分利用12320公共卫生公益热线、广播、电视、报纸、网络、手机短信、宣传单/宣传画等多种方式,开展手足口病防治知识的宣传工作,使5岁以下儿童家长及托幼机构工作人员等了解手足口病的临床症状,掌握最基本的预防措施,强调保持良好的个人卫生习惯及环境卫生措施对于有效预防手足口病的重要性,动员托幼机构老师和管理人员、儿童家长成为手足口病防控工作的主动参与者,形成群防群控。与重症或死亡病例发病前1周或发病后有共同生活、居住史的5岁以下儿童,要对其家长或监护人进行健康教育,做好儿童的密切观察,出现症状要及时就诊和治疗。

(二) 重点人群及重点机构的预防控制措施

为降低人群手足口病的发病率,减少聚集性病例,避免医院感染,各地要做好以散居儿童为主的重点人群和以托幼机构、医疗机构为主的重点场所的预防控制工作。

1. 散居儿童的预防控制措施

1) 饭前便后、外出回家后要用肥皂或洗手液等给儿童洗手;看护人接触儿童前、替幼童更换尿布、处理粪便后均要洗手。

2) 婴幼儿的尿布要及时清洗、曝晒或消毒;注意保持家庭环境卫生,居室要经常通风,勤晒衣被。

3) 婴幼儿使用的奶瓶、奶嘴及儿童使用的餐具使用前后应充分清洗、消毒;不要让儿童喝生水、吃生冷食物。

4) 本病流行期间不宜带儿童到人群聚集、空气流通差的公共场所;避免接触患病儿童。

5) 儿童出现发热、出疹等相关症状要及时到医疗机构就诊。

6) 居家治疗的患儿避免与其他儿童接触,以减少交叉感染;父母要及时对患儿的衣物进行晾晒或消毒,对患儿粪便及时进行消毒处理。

2. 托幼机构预防控制措施

1) 每日进行晨检,发现可疑患儿时,要采取立即送诊、居家观察等措施;对患儿所用的物品要立即进行消毒处理。

2) 出现重症或死亡病例,或1周内同一班级出现2例及以上病例,建议病例所在班级停课10天;1周内累计出现10例及以上或3个班级分别出现2例及以上病例时,经风险评估后,可建议托幼机构停课10天。

3) 教育、指导儿童养成正确洗手等良好的卫生习惯;老师要保持良好的个人卫生状况。

4) 教室和宿舍等场所要保持良好通风;定期对玩具、儿童个人卫生用具(水杯、毛巾等)、餐具等物品进行清洗消毒。

5) 定期对活动室、寝室、教室、门把手、楼梯扶手、桌面等物体表面进行擦拭消毒。

6) 托幼机构应每日对厕所进行清扫、消毒,工作人员应戴手套,工作结束后应立即洗手。

7) 托幼机构应配合卫生部门采取手足口病防控措施。

3. 医疗机构的预防控制措施

1) 各级医疗卫生机构应加强预检分诊,专辟诊室(台)接诊发热、出疹的病例。增加候诊及就诊等区域的清洁消毒频次,室内清扫时应采用湿式清洁方式。

2) 医务人员在诊疗、护理每一位病例后,均应认真洗手或对双手消毒,或更换使用一次性手套。

3) 诊疗、护理手足口病病例过程中所使用的非一次性仪器、体温计及其他物品等要及时消毒。

4) 对住院患儿使用过的病床及桌椅等设施和物品必须消毒后才能继续使用。

5) 患儿的呼吸道分泌物和粪便及其污染的物品要进行消毒处理。

(核校:马振华　郝大林　孙成学　北华大学附属医院)

附录八　突发公共卫生事件与传染病疫情监测
信息报告管理办法

第一章　总　　则

第一条　为加强突发公共卫生事件与传染病疫情监测信息报告管理工作,提供及时、科学的防治决策信息,有效预防、及时控制和消除突发公共卫生事件和传染病的危害,保障公众身体健康与生命安全,根据《中华人民共和国传染病防治法》(以下简称传染病防治法)和《突发公共卫生事件应急条例》(以下简称应急条例)等法律法规的规定,制定本办法。

第二条　本办法适用于传染病防治法、应急条例和国家有关法律法规中规定的突发公共卫生事件与传染病疫情监测信息报告管理工作。

第三条　突发公共卫生事件与传染病疫情监测信息报告,坚持依法管理,分级负责,快速准确,安全高效的原则。

第四条　国务院卫生行政部门对全国突发公共卫生事件与传染病疫情监测信息报告实施统一监督管理。

县级以上地方卫生行政部门对本行政区域突发公共卫生事件与传染病疫情监测信息报告实施监督管理。

第五条　国务院卫生行政部门及省、自治区、直辖市卫生行政部门鼓励、支持开展突发公共卫生事件与传染病疫情监测信息报告管理的科学技术研究和国际交流合作。

第六条　县级以上各级人民政府及其卫生行政部门,应当对在突发公共卫生事件与传染病疫情监测信息报告管理工作中做出贡献的人员,给予表彰和奖励。

第七条　任何单位和个人必须按照规定及时如实报告突发公共卫生事件与传染病疫情信息,不得瞒报、缓报、谎报或者授意他人瞒报、缓报、谎报。

第二章　组　织　管　理

第八条　各级疾病预防控制机构按照专业分工,承担责任范围内突发公共卫生事件和传染病疫情监测、信息报告与管理工作,具体职责为:

1) 按照属地化管理原则,当地疾病预防控制机构负责,对行政辖区内的突发公共卫生事件和传染病疫情进行监测、信息报告与管理;负责收集、核实辖区内突发公共卫生事件、疫情信息和其他信息资料;设置专门的举报、咨询热线电话,接受突发公共卫生事件和疫情的报告、咨询和监督;设置专门工作人员搜集各种来源的突发公共卫生事件和疫情信息。

2) 建立流行病学调查队伍和实验室,负责开展现场流行病学调查与处理,搜索密切接触者、追踪传染源,必要时进行隔离观察;进行疫点消毒及其技术指导;标本的实验室检测检验及报告。

3) 负责公共卫生信息网络维护和管理,疫情资料的报告、分析、利用与反馈;建立监测信息数据库,开展技术指导。

4) 对重点涉外机构或单位发生的疫情,由省级以上疾病预防控制机构进行报告管理和检查指导。

5) 负责人员培训与指导,对下级疾病预防控制机构工作人员进行业务培训;对辖区内医院和下级疾病预防控制机构疫情报告和信息网络管理工作进行技术指导。

第九条　国家建立公共卫生信息监测体系,构建覆盖国家、省、市(地)、县(区)疾病预防控制机构、医疗卫生机构和卫生行政部门的信息网络系统,并向乡(镇)、村和城市社区延伸。

国家建立公共卫生信息管理平台、基础卫生资源数据库和管理应用软件,适应突发公共卫生事件、法定传染病、公共卫生和专病监测的信息采集、汇总、分析、报告等工作的需要。

第十条　各级各类医疗机构承担责任范围内突发公共卫生事件和传染病疫情监测信息报告任务,具体

第二军医大学出版社

职责为：

1）建立突发公共卫生事件和传染病疫情信息监测报告制度,包括报告卡和总登记簿、疫情收报、核对、自查、奖惩。

2）执行首诊负责制,严格门诊工作日志制度以及突发公共卫生事件和疫情报告制度,负责突发公共卫生事件和疫情监测信息报告工作。

3）建立或指定专门的部门和人员,配备必要的设备,保证突发公共卫生事件和疫情监测信息的网络直接报告。

门诊部、诊所、卫生所(室)等应按照规定时限,以最快通讯方式向发病地疾病预防控制机构进行报告,并同时报出传染病报告卡。

报告卡片邮寄信封应当印有明显的"突发公共卫生事件或疫情"标志及写明 XX 疾病预防控制机构收的字样。

4）对医生和实习生进行有关突发公共卫生事件和传染病疫情监测信息报告工作的培训。

5）配合疾病预防控制机构开展流行病学调查和标本采样。

第十一条 流动人员中发生的突发公共卫生事件和传染病病人、病原携带者和疑似传染病病人的报告、处理、疫情登记、统计,由诊治地负责。

第十二条 铁路、交通、民航、厂(场)矿所属的医疗卫生机构发现突发公共卫生事件和传染病疫情,应按属地管理原则向所在地县级疾病预防控制机构报告。

第十三条 军队内的突发公共卫生事件和军人中的传染病疫情监测信息,由中国人民解放军卫生主管部门根据有关规定向国务院卫生行政部门直接报告。

军队所属医疗卫生机构发现地方就诊的传染病病人、病原携带者、疑似传染病病人时,应按属地管理原则向所在地疾病预防控制机构报告。

第十四条 医疗卫生人员未经当事人同意,不得将传染病病人及其家属的姓名、住址和个人病史以任何形式向社会公开。

第十五条 各级政府卫生行政部门对辖区内各级医疗卫生机构负责的突发公共卫生事件和传染病疫情监测信息报告情况,定期进行监督、检查和指导。

第三章 报 告

第十六条 执行职务的医护人员和检疫人员、疾病预防控制人员、乡村医生、个体开业医生均为责任疫情报告人。

责任疫情报告人在执行职务的过程中发现有法定传染病病人、疑似病人或病原携带者,必须按传染病防治法的规定进行疫情报告,履行法律规定的义务。

第十七条 各级各类医疗卫生机构和疾病预防控制机构均为责任报告单位。依照有关法规对责任疫情报告人工作进行监督管理。

乡(镇、地段)级以上的责任报告单位必须建立疫情管理组织,指定专职疫情管理人员,负责本单位或所辖区域内的疫情报告工作。

县(市、区)级以上责任报告单位必须实现计算机网络直报,乡(镇、地段)级责任报告单位应创造条件实现计算机或采集器的网络直报。

第十八条 责任报告人在首次诊断传染病病人后,应立即填写传染病报告卡。

传染病报告卡由录卡单位保留三年。

第十九条 责任报告单位对甲类传染病、传染性非典型肺炎和乙类传染病中艾滋病、肺炭疽、脊髓灰质炎的病人、病原携带者或疑似病人,城镇应于 2 小时内、农村应于 6 小时内通过传染病疫情监测信息系统进行报告。

对其他乙类传染病病人、疑似病人和伤寒副伤寒、痢疾、梅毒、淋病、乙型肝炎、白喉、疟疾的病原携带者,城镇应于 6 小时内、农村应于 12 小时内通过传染病疫情监测信息系统进行报告。

对丙类传染病和其他传染病,应当在24小时内通过传染病疫情监测信息系统进行报告。

第二十条　有关单位发现突发公共卫生事件时,应当在2小时内向所在地县级人民政府卫生行政部门报告。

接到报告的卫生行政部门应当在2小时内向本级人民政府报告,并同时通过突发公共卫生事件信息报告管理系统向卫生部报告。

卫生部对可能造成重大社会影响的突发公共卫生事件,应当立即向国务院报告。

第四章　调　查

第二十一条　接到突发公共卫生事件报告的地方卫生行政部门,应当立即组织力量对报告事项调查核实、判定性质,采取必要的控制措施,并及时报告调查情况。

不同类别的突发公共卫生事件的调查应当按照《全国突发公共卫生事件应急预案》规定要求执行。

第二十二条　突发公共卫生事件与传染病疫情现场调查应包括以下工作内容:

1)流行病学个案调查、密切接触者追踪调查和传染病发病原因、发病情况、疾病流行的可能因素等调查。

2)相关标本或样品的采样、技术分析、检验。

3)突发公共卫生事件的确证。

4)卫生监测,包括生活资源受污染范围和严重程度,必要时应在突发事件发生地及相邻省市同时进行。

第二十三条　各级卫生行政部门应当组织疾病预防控制机构等有关领域的专业人员,建立流行病学调查队伍,负责突发公共卫生事件与传染病疫情的流行病学调查工作。

第二十四条　接到甲类传染病、传染性非典型肺炎和乙类传染病中艾滋病、肺炭疽、脊髓灰质炎的疑似病人、病原携带者及其密切接触者等疫情报告的地方疾病预防控制机构,应立即派专业人员赶赴现场进行调查。接到其他乙类、丙类传染病暴发、流行疫情报告后,应在12小时内派专业人员赶赴现场进行调查。

第二十五条　各级疾病预防控制机构负责管理国家突发公共卫生事件与传染病疫情监测报告信息系统,各级责任报告单位使用统一的信息系统进行报告。

第二十六条　各级各类医疗机构应积极配合疾病预防控制机构专业人员进行突发公共卫生事件和传染病疫情调查、采样与处理。

第五章　信息管理与通报

第二十七条　各级各类医疗机构所设与诊治传染病有关的科室应当建立门诊日志、住院登记簿和传染病疫情登记簿。

第二十八条　各级各类医疗机构指定的部门和人员,负责本单位突发公共卫生事件和传染病疫情报告卡的收发和核对,设立传染病报告登记簿,统一填报有关报表。

第二十九条　县级疾病预防控制机构负责本辖区内突发公共卫生事件和传染病疫情报告卡、报表的收发、核对、疫情的报告和管理工作。

各级疾病预防控制机构应当按照国家公共卫生监测体系网络系统平台的要求,充分利用报告的信息资料,建立突发公共卫生事件和传染病疫情定期分析通报制度,常规监测时每月不少于三次疫情分析与通报,紧急情况下需每日进行疫情分析与通报。

第三十条　国境口岸所在地卫生行政部门指定的疾病预防控制机构和港口、机场、铁路等疾病预防控制机构及国境卫生检疫机构,发现国境卫生检疫法规定的检疫传染病时,应当互相通报疫情。

第三十一条　发现人畜共患传染病时,当地疾病预防控制机构和农、林部门应当互相通报疫情。

第三十二条　国务院卫生行政部门应当及时通报和公布突发公共卫生事件和传染病疫情,省(自治区、直辖市)人民政府卫生行政部门根据国务院卫生行政部门的授权,及时通报和公布本行政区域的突发公共卫生事件和传染病疫情。

突发公共卫生事件和传染病疫情发布内容包括:

第二军医大学出版社

1）突发公共卫生事件和传染病疫情性质、原因。

2）突发公共卫生事件和传染病疫情发生地及范围。

3）突发公共卫生事件和传染病疫情的发病、伤亡及涉及的人员范围。

4）突发公共卫生事件和传染病疫情处理措施和控制情况。

5）突发公共卫生事件和传染病疫情发生地的解除。

与港澳台地区及有关国家和世界卫生组织之间的交流与通报办法另行制订。

第六章　监　督　管　理

第三十三条　国务院卫生行政部门对全国突发公共卫生事件与传染病疫情监测信息报告管理工作进行监督、指导。

县级以上地方人民政府卫生行政部门对本行政区域的突发公共卫生事件与传染病疫情监测信息报告管理工作进行监督、指导。

第三十四条　各级卫生监督机构在卫生行政部门的领导下，具体负责本行政区内的突发公共卫生事件与传染病疫情监测信息报告管理工作的监督检查。

第三十五条　各级疾病预防控制机构在卫生行政部门的领导下，具体负责对本行政区域内的突发公共卫生事件与传染病疫情监测信息报告管理工作的技术指导。

第三十六条　各级各类医疗卫生机构在卫生行政部门的领导下，积极开展突发公共卫生事件与传染病疫情监测信息报告管理工作。

第三十七条　任何单位和个人发现责任报告单位或责任疫情报告人有瞒报、缓报、谎报突发公共卫生事件和传染病疫情情况时，应向当地卫生行政部门报告。

第七章　罚　　则

第三十八条　医疗机构有下列行为之一的，由县级以上地方卫生行政部门责令改正、通报批评、给予警告；情节严重的，会同有关部门对主要负责人、负有责任的主管人员和其他责任人员依法给予降级、撤职的行政处分；造成传染病传播、流行或者对社会公众健康造成其他严重危害后果，构成犯罪的，依据刑法追究刑事责任：

1）未建立传染病疫情报告制度的。

2）未指定相关部门和人员负责传染病疫情报告管理工作的。

3）瞒报、缓报、谎报发现的传染病病人、病原携带者、疑似病人的。

第三十九条　疾病预防控制机构有下列行为之一的，由县级以上地方卫生行政部门责令改正、通报批评、给予警告；对主要负责人、负有责任的主管人员和其他责任人员依法给予降级、撤职的行政处分；造成传染病传播、流行或者对社会公众健康造成其他严重危害后果，构成犯罪的，依法追究刑事责任：

1）瞒报、缓报、谎报发现的传染病病人、病原携带者、疑似病人的。

2）未按规定建立专门的流行病学调查队伍，进行传染病疫情的流行病学调查工作。

3）在接到传染病疫情报告后，未按规定派人进行现场调查的。

4）未按规定上报疫情或报告突发公共卫生事件的。

第四十条　执行职务的医疗卫生人员瞒报、缓报、谎报传染病疫情的，由县级以上卫生行政部门给予警告，情节严重的，责令暂停六个月以上一年以下执业活动，或者吊销其执业证书。

责任报告单位和事件发生单位瞒报、缓报、谎报或授意他人不报告突发性公共卫生事件或传染病疫情的，对其主要领导、主管人员和直接责任人由其单位或上级主管机关给予行政处分，造成疫情播散或事态恶化等严重后果的，由司法机关追究其刑事责任。

第四十一条　个体或私营医疗保健机构瞒报、缓报、谎报传染病疫情或突发性公共卫生事件的，由县级以上卫生行政部门责令限期改正，可以处100元以上500元以下罚款；对造成突发性公共卫生事件和传染病传播流行的，责令停业整改，并可以处200元以上2 000元以下罚款，触犯刑律的，对其经营者、主管人员和直接责任人移交司法机关追究刑事责任。

　　第四十二条　县级以上卫生行政部门未按照规定履行突发公共卫生事件和传染病疫情报告职责,瞒报、缓报、谎报或者授意他人瞒报、缓报、谎报的,对主要负责人依法给予降级或者撤职的行政处分;造成传染病传播、流行或者对社会公众造成其他严重危害后果的,给予开除处分;构成犯罪的,依法追究刑事责任。

第八章　附　　则

　　第四十三条　中国人民解放军、武装警察部队医疗卫生机构突发公共卫生事件与传染病疫情监测信息报告管理工作,参照本办法的规定和军队的相关规定执行。

　　第四十四条　本办法自发布之日起实施。

（核校：石　宏　马振华　郝大林　北华大学附属医院）

第二军医大学出版社

附录九　卫生部制定法定传染病疫情和突发公共卫生事件信息发布方案

　　为了及时向社会通报和公布法定传染病疫情和突发公共卫生事件信息,引导舆论,满足公民的知情需求,增强人民群众的防病意识,有效控制传染病疫情,妥善处置突发公共卫生事件,按照《中华人民共和国传染病防治法》《突发公共卫生事件应急条例》《国家突发公共卫生事件应急预案》和《突发公共卫生事件与传染病疫情监测信息报告管理办法》的有关规定,制定本方案。

　　本方案所称法定传染病为《传染病防治法》规定管理的甲类、乙类和丙类传染病。本方案所称突发公共卫生事件是指《突发公共卫生事件应急条例》规定的突然发生,造成或者可能造成社会公众健康严重损害的重大传染病疫情、群体性不明原因疾病、重大食物和职业中毒以及其他严重影响公众健康的事件,其分级按照《国家突发公共卫生事件应急预案》执行。

一、分类分级标准

(一)法定传染病
甲类传染病是指:鼠疫、霍乱。

乙类传染病是指:传染性非典型肺炎、艾滋病、病毒性肝炎、脊髓灰质炎、人感染高致病性禽流感、麻疹、流行性出血热、狂犬病、流行性乙型脑炎、登革热、炭疽、细菌性和阿米巴性痢疾、肺结核、伤寒和副伤寒、流行性脑脊髓膜炎、百日咳、白喉、新生儿破伤风、猩红热、布鲁氏菌病、淋病、梅毒、钩端螺旋体病、血吸虫病、疟疾。

丙类传染病是指:流行性感冒、流行性腮腺炎、风疹、急性出血性结膜炎、麻风病、流行性和地方性斑疹伤寒、黑热病、包虫病、丝虫病,除霍乱、细菌性和阿米巴性痢疾、伤寒和副伤寒以外的感染性腹泻病。

(二)突发公共卫生事件
有下列情形之一的为特别重大突发公共卫生事件(Ⅰ级):

1)肺鼠疫、肺炭疽在大、中城市发生并有扩散趋势,或肺鼠疫、肺炭疽疫情波及2个以上的省份,并有进一步扩散趋势。

2)发生传染性非典型肺炎、人感染高致病性禽流感病例,并有扩散趋势。

3)涉及多个省份的群体性不明原因疾病,并有扩散趋势。

4)发生新传染病或我国尚未发现的传染病发生或传入,并有扩散趋势或发现我国已消灭传染病重新流行。

5)发生烈性病菌株、毒株、致病因子等丢失事件。

6)周边以及与我国通航的国家和地区发生特大传染病疫情,并出现输入性病例,严重危及我国公共卫生安全的事件。

7)国务院卫生行政部门认定的其他特别重大突发公共卫生事件。

(其他三级分类标准略,其分级按照《国家突发公共卫生事件应急预案》执行)

二、发布内容

(一)法定传染病疫情
法定传染病疫情发布内容,包括甲、乙类传染病发生的总体情况、重大疾病的分布情况,重大疫情的控制情况以及丙类传染病的基本情况等。

(二)突发公共卫生事件个案信息
以个案形式发布的突发公共卫生事件的信息主要包括:突发公共卫生事件性质、原因;突发公共卫生事件发生地及范围;突发公共卫生事件的发病、伤亡及涉及的人员范围;突发公共卫生事件处理措施和控制情况;突发公共卫生事件发生地强制措施的解除等。

（三）突发公共卫生事件总体信息

以总体形式发布的突发公共卫生事件信息主要包括：急性重大传染病、急性食物中毒、急性职业中毒、群体性不明原因疾病以及其他严重影响公众健康的突发公共卫生事件的总体情况、分布情况，包括发生各类各级突发公共卫生事件的起数、涉及的发病和伤亡人数、应急处置情况等。

三、发病制度

（一）法定传染病和突发公共卫生事件总体信息定期发布制度

卫生部以月报、年报方式在《卫生部公报》和卫生部网站上公布我国法定传染病疫情和突发公共卫生事件总体信息，必要时授权主要新闻媒体发布或召开新闻发布会通报有关情况。

卫生部每月 10 日前公布上月情况，每年的 2 月 10 日前公布上年度情况。根据疫情网络直报系统监测结果，如果发现冬春季的呼吸道传染病、夏秋季的消化道传染病疫情达到重大突发公共卫生事件（Ⅱ级）以上标准，应增加相关传染病疫情公布的频次，必要时实行疫情每周发布制度或每日发布制度。

卫生部定期发布的法定传染病疫情和突发公共卫生事件信息由主管业务司局提供，经主管司局长审定后，以卫生部新闻办公室的名义对外发布。

各省、自治区、直辖市卫生行政部门按照月报、年报的要求定期发布本辖区内法定报告传染病疫情和突发公共卫生事件总体信息，具体发布时间、方式和程序自行确定。必要时，可实行相关传染病疫情周发布和日报发布。

（二）突发公共卫生时间个案信息、预警信息及时发布制度

1. **突发公共卫生事件个案信息**　发生特别重大（Ⅰ级）突发公共卫生事件后，根据《国家突发公共卫生事件应急预案》以及其他相关规定，卫生部领导、新闻发言人和新闻办公室有关人员参加国务院应急指挥机构新闻报道领导小组工作，通过召开新闻发布会、散发新闻稿、接受记者采访等多种形式进行突发公共卫生事件信息和新闻发布，并对中央新闻单位重要的新闻稿件进行审核。

辖区内发生重大（Ⅱ级）突发公共卫生事件后，各省、自治区、直辖市卫生行政部门在地方政府应急指挥部的统一指挥下，向社会发布本辖区内突发公共卫生事件信息，并配合宣传主管部门做好舆论宣传和引导工作。

辖区内发生较大（Ⅲ级）和一般（Ⅳ级）突发公共卫生事件后，各省、自治区、直辖市卫生行政部门应及时发布有关信息，释疑解惑，做好疾病预防和控制的科普教育工作。

2. **预警信息**　针对重大传染病、食物中毒和职业中毒等突发公共卫生事件发生的特点和季节性特征，卫生部和各省、自治区、直辖市卫生行政部门应及时进行分析和预测，必要时可向社会发布传染病疫情、食品安全和职业安全的预警信息，宣传普及传染病防控和预防食物中毒、职业中毒的知识，增强群众的防病意识，提高群众自我防护能力，保障群众的健康安全。

（三）突发公共卫生事件个案信息发布前通报制度

对于及时发布的甲类传染病和采取甲类传染病预防控制措施的传染病，以及不明原因群体性疾病等公共卫生事件个案信息，卫生部在发布前将向各省、自治区、直辖市卫生行政部门通报；各地在发布本辖区上述信息前，应事先报告卫生部，以便卫生部及时向有关省、自治区、直辖市卫生行政部门通报，并告知港澳台地区和有关国际组织。对于其他法定传染病暴发、流行的突发公共卫生事件个案信息，卫生部和事发地卫生行政部门在对外发布前，也要通过便捷有效的方式及时互通情况，并将有关情况向有关部门和相邻的省份通报，共同做好疾病的预防和控制工作。

四、加强正面宣传和舆论引导

有关传染病疫情和突发公共卫生事件发生后，各级卫生行政部门和有关单位要积极主动配合新闻宣传主管部门和新闻媒体，规范传染病疫情和突发公共卫生事件信息的宣传报道工作。通过新闻宣传和舆论引导，推动传染病疫情和突发公共卫生事件防治和处置工作的顺利开展。

加强正面宣传和舆论引导，大力宣传党中央、国务院对人民身体健康和生命财产安全的高度负责，及时宣传各级党委、政府和有关部门妥善防控、处置传染病疫情和突发公共卫生事件所开展的工作，准确宣传有

第二军医大学出版社

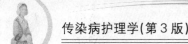
关防控传染病疫情和处置突发公共卫生事件的具体措施和科普知识,引导群众正确认识和科学应对传染病疫情和突发公共卫生事件。密切关注媒体对传染病疫情和突发公共卫生事件的新闻报道。及时安排和协调记者的采访活动,审定有关稿件。对中央主要新闻媒体的有关采访活动要给予支持和帮助。加强疫情收集,有针对性的解答公众的疑惑,发现错误或片面的报道倾向时,应及时核实了解情况,迅速发布权威信息,澄清不实报道和谣言,防止媒体炒作。

（核校：石　宏　马振华　郝大林　北华大学附属医院）

附录十　流行性感冒诊断与治疗指南

(2011年版，卫生部印发)

第一章　病　原　学

流感病毒属于正黏病毒科(Orthomyxoviridae)，为单股、负链、分节段RNA病毒。常为球形囊膜病毒，直径80~120 nm，丝状体常见于新分离到的病毒，长度可达数微米。根据核蛋白(nucleocapside protein, NP)和基质蛋白(matrix protein, MP)分为甲、乙、丙三型。甲、乙型流感病毒都带有8个不同的RNA节段，丙型流感病毒只有7个RNA节段，少一个编码神经氨酸酶蛋白的节段。甲、乙型毒株基因组分别编码至少10和11种蛋白。由于基因组是分节段的，故易产生同型不同株间基因重配，同时流感病毒RNA在复制过程中不具有校正功能，其发生突变的频率要高于其他病毒。甲型流感病毒根据其表面血凝素(hemagglutinin, HA)和神经氨酸酶(neuraminidase, NA)蛋白结构及其基因特性又可分成许多亚型，至今甲型流感病毒已发现的血凝素有16个亚型(H1-16)，神经氨酸酶有9个亚型(N1-9)。甲型流感病毒的命名规则：类型、分离宿主(如果宿主是人则可以省略)、分离地点、分离序列号和分离年份(血凝素和神经氨酸酶亚型)[如A/Brisbane/10/2006(H3N2)]。乙型和丙型流感病毒命名法和甲型流感病毒相同，但无亚型划分。甲型流感病毒在动物中广泛存在，目前已知所有亚型包括16种血凝素亚型和9种神经氨酸酶亚型的甲型流感病毒都可以在鸟类特别是在水禽中存在，甲型流感病毒还可以感染其他动物，如猪、马、海豹以及鲸鱼和水貂等。目前为止，乙型流感病毒除感染人之外还没有发现其他的自然宿主。丙型流感病毒除感染人之外还可以感染猪。流感病毒很容易被紫外线和加热灭活，通常56℃、30 min可被灭活。流感病毒在pH值<5或pH值>9，病毒感染性很快被破坏。流感病毒是包膜病毒，对于所有能影响膜的试剂都敏感，包括离子和非离子清洁剂、氯化剂和有机溶剂。

第二章　流　行　病　学

流感在流行病学上最显著的特点为：突然暴发，迅速扩散，从而造成不同程度的流行。流感具有一定的季节性(我国北方地区流行高峰一般发生在冬、春季，而南方地区全年流行，高峰多发生在夏、冬季)，一般流行3~4周后会自然停止，发病率高但病死率低。

国家流感中心网站(www.cnic.org.cn)提供每周更新的我国流感流行病学和病原学监测信息。

一、概况

流感分为散发、暴发、流行和大流行。在非流行期间，发病率较低，病例呈散在分布，病例在发病时间及地点上没有明显的联系，这种情况叫散发；一个集体或一个小地区在短时间内突然发生很多病例叫暴发；较大地区的流感发病率明显超过一般的发病水平，可称为流行；大流行有时也称世界性大流行，传播迅速，流行广泛波及全世界，发病率高并有一定的死亡率。

甲型流感病毒常以流行形式出现，能引起世界性流感大流行。乙型流感病毒常常引起局部暴发，不引起世界性流感大流行。丙型流感病毒主要以散在形式出现，主要侵袭婴幼儿，一般不引起流行。

二、传染源

流感患者和隐性感染者是流感的主要传染源。从潜伏期末到发病的急性期都有传染性。成人和年龄较大的儿童患季节性流感(无并发症)期间，病毒在呼吸道分泌物中一般持续排毒3~6 d。住院的成人患者可以在发病后持续一周或更长的时间散播有感染性的病毒。婴幼儿流感以及人H5N1禽流感病例中，长期排毒很常见(1~3周)。包括艾滋病在内的免疫缺陷患者也会出现病毒排毒周期延长。

三、传播途径

流感主要通过空气飞沫传播，也可通过口腔、鼻腔、眼睛等处黏膜直接或间接接触传播。接触患者的呼

259

吸道分泌物、体液和污染病毒的物品也可能引起感染。通过气溶胶经呼吸道传播有待进一步确认。

四、易感人群

人群普遍易感。流感病毒常常发生变异,例如甲型流感病毒在人群免疫压力下,每隔2~3年就会有流行病学上重要的抗原变异株出现,感染率最高的通常是青少年。

五、重症病例的高危人群

人群出现流感样症状后,特定人群较易发展为重症病例,应给予高度重视,尽早进行流感病毒相关检测及其他必要检查。

1) 妊娠期妇女。

2) 伴有以下疾病或状况者:慢性呼吸系统疾病、心血管系统疾病(高血压除外)、肾病、肝病、血液系统疾病、神经系统及神经肌肉疾病、代谢及内分泌系统疾病、免疫功能抑制(包括应用免疫抑制剂或 HIV 感染等致免疫功能低下)及集体生活于养老院或其他慢性病疗养机构的被看护人员、19 岁以下长期服用阿司匹林者。

3) 肥胖者〔体重指数(body mass index,BMI)>30,BMI=体重(kg)/身高(m)²〕。

4) 年龄<5 岁的儿童(年龄<2 岁更易发生严重并发症)。

5) 年龄≥65 岁的老年人。

第三章 发病机制和病理

一、发病机制

带有流感病毒颗粒的飞沫吸入呼吸道后,病毒的神经氨酸酶破坏神经氨酸,使黏蛋白水解,糖蛋白受体暴露。甲、乙型流感病毒通过 HA 结合上皮细胞含有唾液酸受体的细胞表面启动感染。嗜人类流感病毒的 α2、6 受体存在于上、下呼吸道,主要是在支气管上皮组织和肺泡Ⅰ型细胞,而嗜禽流感病毒的 α2、3 受体存在于远端细支气管,肺泡Ⅱ型细胞和肺泡巨噬细胞。丙型流感的受体为 9-O-乙酰基-乙酰神经氨酸。

流感病毒通过细胞内吞作用进入细胞。在病毒包膜上含有 M2 多肽的离子通道在胞内体中被酸性 pH 值激活,使核衣壳蛋白释放到胞浆(脱壳)。核衣壳蛋白被转运到宿主细胞核,病毒基因组在细胞核内进行转录和复制。病毒核蛋白在胞浆合成后,进入胞核和病毒 RNA 结合形成核壳体,并输出到细胞质。病毒膜蛋白经完整加工修饰后,嵌入细胞膜内。核壳体与嵌有病毒特异性膜蛋白的细胞膜紧密结合,以出芽方式释放子代病毒颗粒(芽生)。NA 清除病毒与细胞膜之间以及呼吸道黏液中的唾液酸,以便于病毒颗粒能到达其他的上皮细胞。最后,宿主的蛋白酶将 HA 水解为 HA1 和 HA2,使病毒颗粒获得感染性。流感病毒成功感染少数细胞后,复制出大量新的子代病毒颗粒,这些病毒颗粒通过呼吸道黏膜扩散并感染其他细胞。

季节性流感病例中只有极少数有病毒血症或肺外组织感染的情况。在人 H5N1 禽流感感染病例中,下呼吸道的病毒载量要上呼吸道高,咽喉部的比鼻腔的高,有时会出现病毒血症、胃肠感染、肺外传播,偶有中枢神经系统感染。可在心、肝、脾、肾、肾上腺、肌肉、脑膜中检出病毒,也可从有中枢神经系统症状患者的脑脊液中检出病毒。

流感病毒感染后支气管的炎症反应和肺功能的异常可持续数周至数月。肺功能研究也可发现有限制性和阻塞性换气功能障碍、伴有肺泡气体交换异常、一氧化碳弥散能力的降低、气道高反应性。

流感临床症状可能与促炎症细胞因子、趋化因子有关。流感病毒体外感染人呼吸道上皮细胞,可导致 IL-6、IL-8、IL-11、TNF-α、RANTES 和其他介质的产生。临床人体感染试验中,鼻腔灌洗液中的一系列细胞因子都会升高,包括:IFN-α、IFN-γ、IL-6、TNF-α、IL-8、IL-1β、IL-10、MCP-10 和 MIP-1α/MIP-1β,血液中的 IL-6 和 TNF-α 也会升高。人 H5N1 禽流感死亡病例中 MCP-1、IP-10 及 MIG 等细胞因子往往过度表达,这可能是造成人禽流感患者重症肺炎和多器官损伤的部分原因。

二、病理

病理变化主要表现为,呼吸道纤毛上皮细胞呈簇状脱落、上皮细胞的化生、固有层黏膜细胞的充血、水肿伴单核细胞浸润等病理变化。致命的流感病毒性肺炎病例中,病理改变以出血、严重气管支气管炎症和肺炎为主,其特点是支气管和细支气管细胞广泛坏死,伴随有纤毛上皮细胞脱落、纤维蛋白渗出、炎细胞浸润、透明膜形成、肺泡和支气管上皮细胞充血、间质性水肿、单核细胞浸润的病理改变。后期改变还包括弥漫性肺泡损害,淋巴性肺泡炎,化生性的上皮细胞再生,甚至是组织广泛的纤维化。严重者会因为继发细菌感染引起肺炎,多为弥漫性肺炎,也有局限性肺炎。流感病例外周血常规检查一般白细胞总数不高或偏低,淋巴细胞相对升高,重症患者多有白细胞总数及淋巴细胞下降;一般重症患者胸部 X 线检查可显示单侧或双侧肺炎,少数可伴有胸腔积液等。肺炎的程度与细胞介导的免疫反应有关,但免疫病理反应对疾病影响程度仍未清楚。流感死亡病例中常伴随其他器官病变,尸体解剖发现,1/3 以上病例出现脑组织弥漫性充血、水肿以及心肌细胞肿胀、间质出血,淋巴细胞浸润、坏死等炎症反应。

第四章　临床表现和实验室检查

流感的潜伏期一般为 1~7 d,多数为 2~4 d。

一、临床表现

(一)流感症状及体征

1. **单纯型流感**　最常见。突然起病,高热,体温可达 39~40℃,可有畏寒、寒战,多伴头痛、全身肌肉关节酸痛、极度乏力、食欲减退等全身症状,常有咽喉痛、干咳,可有鼻塞、流涕、胸骨后不适等。颜面潮红,眼结膜外眦轻度充血。如无并发症呈自限性过程,多于发病 3~4 d 后体温逐渐消退,全身症状好转,但咳嗽、体力恢复常需 1~2 周。轻症者如普通感冒,症状轻,2~3 d 可恢复。

2. **中毒型流感**　极少见。表现为高热、休克及弥漫性血管内凝血(DIC)等严重症状,病死率高。

3. **胃肠型流感**　除发热外,以呕吐、腹泻为显著特点,儿童多于成人。2~3 d 即可恢复。

(二)特殊人群的临床表现

1. **儿童**　在流感流行季节,有超过 40% 的学龄前儿童及 30% 的学龄儿童罹患流感。一般健康儿童感染流感病毒可能表现为轻型流感,主要症状为发热、咳嗽、流涕、鼻塞及咽痛、头痛,少部分出现肌痛、呕吐、腹泻。婴幼儿流感的临床症状往往不典型,可出现高热惊厥。新生儿流感少见,但易合并肺炎,常有败血症表现,如嗜睡、拒奶、呼吸暂停等。在小儿,流感病毒引起的喉炎、气管炎、支气管炎、毛细支气管炎、肺炎及胃肠道症状较成人常见。

2. **老年人**　65 岁以上流感患者为老年流感。因老年人常常存有呼吸系统、心血管系统等原发病,因此老年人感染流感病毒后病情多较重,病情进展快,发生肺炎率高于青壮年人,其他系统损伤主要包括流感病毒性心肌炎导致的心电图异常、心功能衰竭、急性心肌梗塞,也可并发脑炎以及血糖控制不佳等。

3. **妊娠妇女**　中晚期妊娠妇女感染流感病毒后除发热、咳嗽等表现外,易发生肺炎,迅速出现呼吸困难、低氧血症甚至急性呼吸窘迫综合征(acute respiratory distress syndrome, ARDS),可导致流产、早产、胎儿窘迫及胎死宫内。可诱发原有基础疾病的加重,病情严重者可以导致死亡。发病 2 d 内未行抗病毒治疗者病死率明显增加。

4. **免疫缺陷人群**　免疫缺陷人群如器官移植人群、艾滋病患者、长期使用免疫抑制剂者,感染流感病毒后发生重症流感的危险性明显增加,由于易出现流感病毒性肺炎,发病后可迅速出现发热、咳嗽、呼吸困难及发绀,病死率高。

(三)重症病例的临床表现

1. **流感病毒性肺炎**　季节性甲型流感(H1N1、H2N2 和 H3N2 等)所致的病毒性肺炎主要发生于婴幼儿、老年人、慢性心肺疾病及免疫功能低下者,2009 年甲型 H1N1 流感还可在青壮年、肥胖人群、有慢性基础

第二军医大学出版社

疾病者和妊娠妇女等人群中引起严重的病毒性肺炎,部分发生难治性低氧血症。人禽流感引起的肺炎常可发展成急性肺损伤(acute lung injury,ALI)或 ARDS,病死率高。

2. 肺外表现

(1) 心脏损害　心脏损伤不常见,主要有心肌炎、心包炎。可见肌酸激酶(creatine kinase,CK)升高、心电图异常,而肌钙蛋白异常少见,多可恢复。重症病例可出现心功能衰竭。

(2) 神经系统损伤　包括脑脊髓炎、横断性脊髓炎、无菌性脑膜炎、局灶性神经功能紊乱、急性感染性脱髓鞘性多发性神经根神经病(格林巴利综合征,Guillain-Barre syndrome)。

(3) 肌炎和横纹肌溶解综合征　在流感中罕见。主要症状有肌无力、肾衰竭、CK 升高。

危重症患者可发展为多器官功能衰竭(MODF)和弥漫性血管内凝血(DIC)等,甚至死亡。

(三) 并发症

1. 继发细菌性肺炎　发生率为5%～15%。流感起病后 2～4 d 病情进一步加重,或在流感恢复期后病情反而加重,出现高热、剧烈咳嗽、脓性痰、呼吸困难,肺部湿性啰音及肺实变体征。外周血白细胞总数和中性粒细胞显著增多,以肺炎链球菌、金黄色葡萄球菌,尤其是耐甲氧西林金黄色葡萄球菌(methicillin-resistant staphylococcus aureus,MRSA),肺炎链球菌或流感嗜血杆菌等为主。

2. 其他病原菌感染所致肺炎　包括衣原体、支原体、嗜肺军团菌、真菌(曲霉菌)等,对流感患者的肺炎经常规抗感染治疗无效时,应考虑到真菌感染的可能。

3. 其他病毒性肺炎　常见的有鼻病毒、冠状病毒、呼吸道合胞病毒、副流感病毒等,在慢性阻塞性肺部疾病(chronic obstructive pulmonary disease,COPD)患者中发生率高,并可使病情加重,临床上难以和流感病毒引起的肺炎相区别,相关病原学和血清学检测有助于鉴别诊断。

4. Reye 综合征　偶见于 14 岁以下的儿童,尤其是使用阿司匹林等水杨酸类解热镇痛药物者。

二、影像学表现

多数患者无肺内受累。发生肺炎者影像学检查可见肺内斑片状、多叶段渗出性病灶;进展迅速者,可发展为双肺弥漫的渗出性病变或实变,个别病例可见胸腔积液。

三、实验室检查

(一) 一般实验室检查

1. 外周血常规　白细胞总数一般不高或降低。

2. 血生化　部分病例出现低钾血症,少数病例肌酸激酶、天门冬氨酸氨基转移酶、丙氨酸氨基转移酶、乳酸脱氢酶、肌酐等升高。

(二) 病原学相关检查

病原学相关检查主要包括病毒分离、病毒抗原、核酸和抗体检测。病毒分离为实验室检测的"金标准";病毒的抗原和核酸检测可以用于早期诊断;抗体检测可以用于回顾性调查,但对病例的早期诊断意义不大。有关检测方法可从国家流感中心网站(www.cnic.org.cn)下载相关技术指南,已获国家批准检测试剂的参考产品说明书可从国家食品药品监督管理局网站(www.sfda.gov.cn)查询下载。

1. 病毒核酸检测　以 RT-PCR(最好采用 real-time RT-PCR)法检测呼吸道标本(咽拭子、鼻拭子、鼻咽或气管抽取物、痰)中的流感病毒核酸。病毒核酸检测的特异性和敏感性最好,且能快速区分病毒类型和亚型,一般能在 4～6 h 内获得结果。

2. 病毒分离培养　从呼吸道标本中分离出流感病毒。在流感流行季节,流感样病例快速抗原诊断和免疫荧光法检测阴性的患者建议也作病毒分离。

3. 病毒抗原检测(快速诊断试剂检测)　快速抗原检测方法可采用免疫荧光的方法,检测呼吸道标本(咽拭子、鼻拭子、鼻咽或气管抽取物中的黏膜上皮细胞),使用单克隆抗体来区分甲、乙型流感，一般可在数小时以内获得结果。其他还有胶体金试验，一般能在 10～30 min 获得结果。对快速检测结果的解释应结合患者的流行病史和临床症状综合考虑：在非流行期，阳性筛查结果有可能是假阳性；在流行期，阴性的筛选检测结果可能是假阴性；这两种情况均应考虑使用 RT－PCR 或病毒分离培养作进一步确认。

4. **血清学诊断**　检测流感病毒特异性 IgM 和 IgG 抗体水平。动态检测的 IgG 抗体水平恢复期比急性期有 4 倍或以上升高有回顾性诊断意义。

第五章　诊　　断

一、需要考虑流感的临床情况

在流感流行时期，出现下列情况之一，需要考虑是否为流感：
1）发热伴咳嗽和（或）咽痛等急性呼吸道症状。
2）发热伴原有慢性肺部疾病急性加重。
3）婴幼儿和儿童发热，未伴其他症状和体征。
4）老年人（年龄≥65 岁）新发生呼吸道症状，或出现原有呼吸道症状加重，伴或未伴发热。
5）重病患者出现发热或低体温。

在任何时期，出现发热伴咳嗽和（或）咽痛等急性呼吸道症状，并且可以追踪到与流感相关的流行病学史。如患者发病前 7 d 内曾到有流感暴发的单位或社区；与流感可疑病例共同生活或有密切接触；从有流感流行的国家或地区旅行归来等。

二、需要安排病原学检查的病例

若有条件，对出现以上情况的病例，可安排病原学检查以求明确诊断。

对于明确诊断与否会对临床处理产生影响的病例，宜积极安排病原学检查。这些病例一般包括：需决定是否应及时启动抗病毒治疗的高危病例；是否确诊对安排其他诊断检查有影响的病例；需决策是否应用抗生素治疗的病例；等待诊断结果来安排相应感染控制措施的病例；进行流行病学采样调查的病例等。

三、确诊标准

具有临床表现，以下 1 种或 1 种以上的病原学检测结果呈阳性者，可以确诊为流感：
1）流感病毒核酸检测阳性（可采用 real-time RT－PCR 和 RT－PCR 方法）。
2）流感病毒快速抗原检测阳性（可采用免疫荧光法和胶体金法），需结合流行病学史作综合判断。
3）流感病毒分离培养阳性。
4）急性期和恢复期双份血清的流感病毒特异性 IgG 抗体水平呈 4 倍或 4 倍以上升高。

四、重症流感判断标准

流感病例出现下列 1 项或 1 项以上情况者为重症流感病例。
1）神志改变：反应迟钝、嗜睡、躁动、惊厥等。
2）呼吸困难和（或）呼吸频率加快：成人及 5 岁以上儿童>30 次/分；1～5 岁>40 次/分；2～12 月龄>50 次/分；新生儿至 2 月龄>60 次/分。
3）严重呕吐、腹泻，出现脱水表现。
4）少尿：成人尿量<400 ml/24 h；小儿尿量<0.8 ml/(kg·h)，或每日尿量婴幼儿<200 ml/m²，学龄前儿<300 ml/m²，学龄儿<400 ml/m²，14 岁以上儿童<17 ml/h；或出现急性肾衰竭。
5）动脉血压<90/60 mmHg。
6）动脉血氧分压(PaO₂)<60 mmHg(1 mmHg＝0.133 kPa)或氧合指数(PaO₂/FiO₂)<300。

263

7）胸片显示双侧或多肺叶浸润影,或入院48 h内肺部浸润影扩大≥50％。

8）肌酸激酶(CK)、肌酸激酶同工酶(CK‐MB)等酶水平迅速增高。

9）原有基础疾病明显加重,出现脏器功能不全或衰竭。

第六章　鉴　别　诊　断

一、普通感冒

流感的临床症状无特殊性,易与普通感冒相混淆。通常,流感的全身症状比普通感冒重,追踪流行病学史有助于鉴别。普通感冒的流感病原学检测阴性,或可找到相应的感染病原证据。表附10‐1列出两者的鉴别要点。

表附10‐1　流感和普通感冒的主要区别与特点

	流　感	普通感冒
致病原	流感病毒	鼻病毒、冠状病毒等
流感病原学检测	阳性	阴性
传染性	强	弱
发病的季节性	有明显季节性(我国北方为11月份至次年3月份多发)	季节性不明显
发热程度	多高热(39～40℃),可伴寒战	不发热或轻、中度热,无寒战
发热持续时间	3～5 d	1～2 d
全身症状	重,头痛、全身肌肉疼痛、乏力	轻或无
病程	5～10 d	5～7 d
并发症	可合并中耳炎、肺炎、心肌炎、脑膜炎或脑炎	少见

二、其他类型上呼吸道感染

其他类型上呼吸道感染包括急性咽炎、扁桃体炎、鼻炎和鼻窦炎。感染与症状主要限于相应部位。局部分泌物流感病原学检查阴性。

三、下呼吸道感染

流感有咳嗽症状或合并气管‐支气管炎时需与急性气管‐支气管炎相鉴别;合并肺炎时需要与其他肺炎,包括细菌性肺炎、衣原体肺炎、支原体肺炎、病毒性肺炎、真菌性肺炎、肺结核等相鉴别。根据临床特征可作出初步判断,病原学检查可资确诊。

四、其他非感染性疾病

流感还应与伴有发热,特别是伴有肺部阴影的非感染性疾病相鉴别,如结缔组织病、肺栓塞、肺部肿瘤等。

第七章　治　　疗

一、基本原则

（一）根据病情严重程度评估确定治疗场所

1. 住院治疗标准（满足下列标准1条或1条以上）

1）妊娠中晚期妇女。

2）基础疾病明显加重,如:慢性阻塞性肺疾病、糖尿病、慢性心功能不全、慢性肾功能不全、肝硬化等。

3）符合重症流感诊断标准。

4）伴有器官功能障碍。

2. **非住院患者居家隔离** 保持房间通风。充分休息，多饮水，饮食应当易于消化和富有营养。密切观察病情变化，尤其是老年和儿童患者。

（二）在发病 36 h 或 48 h 内尽早开始抗流感病毒药物治疗

虽然有资料表明发病 48 h 后使用神经氨酸酶抑制剂亦可以有效，但是大多数研究证明早期治疗疗效更为肯定。

（三）避免盲目或不恰当使用抗菌药物

仅在流感继发细菌性肺炎、中耳炎和鼻窦炎等时才有使用抗生素的指征。从 1918 年西班牙流感直至 2009 年甲型 H1N1 流感的研究都表明，流感继发细菌性肺炎最常见病原菌为肺炎链球菌、金黄色葡萄球菌、流感嗜血杆菌等，类似社区获得性肺炎，可以选择阿莫西林、阿莫西林/克拉维酸、二代或三代头孢菌素（头孢曲松、头孢噻肟）或呼吸喹诺酮类。如果所在地区甲氧西林耐药金黄色葡萄球菌（MRSA）分离率高，特别是存在社区相关性甲氧西林耐药金黄色葡萄球菌（CA-MRSA）时，应当使用糖肽类或利奈唑胺；倘若病情不重，根据药敏亦可以选择价格低廉的复方磺胺甲基异噁唑（SMZco）或克林霉素。在 2009 年甲型 H1N1 流感，原发性病毒性肺炎较继发细菌性肺炎更常见，应注意二者的鉴别。一般地说，中、后期（≥5 d）出现的肺炎，影像学上呈现叶、段分布的局限性或融合性肺部浸润或实变（而非弥漫性间质性病变），临床上持续发热、咳黄脓痰，提示细菌性肺炎，需要使用抗生素，药物选择一如前述。重症流感住院期间（包括应用机械通气期间）发生肺炎，则按医院获得性肺炎（含呼吸机相关肺炎）恰当、合理选用抗生素。

（四）合理使用对症治疗药物

与普通感冒不同，目前已有特异性抗流感病毒药物。流感患者只要早期应用抗病毒药物，大多不再需要对症治疗（解热镇痛、缓解鼻黏膜充血、抗过敏、止咳等药物）。如果使用，应提高针对性，不一定都用复方制剂。儿童忌用阿司匹林或含阿司匹林药物以及其他水杨酸制剂，因为此类药物与流感的肝脏和神经系统并发症即 Reye 综合征相关，偶可致死。

二、抗流感病毒药物治疗

（一）应用指征

1. **推荐使用**

1）凡实验室病原学确认或高度怀疑流感、且有发生并发症高危因素的成人和儿童患者，不论基础疾病、流感疫苗免疫状态以及流感病情严重程度，都应当在发病 48 h 内给予治疗。

2）实验室确认或高度怀疑流感以及需要住院的成人和儿童患者，不论基础疾病、流感疫苗免疫状态，如果发病 48 h 后标本流感病毒检测阳性，亦推荐应用抗病毒药物治疗。

2. **考虑使用**

1）临床怀疑流感存在并发症高危因素、发病＞48 h 病情没有改善和 48 h 后标本检测阳性的成人和儿童流感门诊患者。

2）临床高度怀疑或实验室确认流感、没有并发症危险因素、发病＜48 h 就诊，但希望缩短病程并进而减低可能出现并发症的危险性，或者与流感高危并发症患者有密切接触史的门诊患者，可以考虑使用抗病毒药物治疗。其中症状显著且持续＞48 h 的患者也可以从抗病毒治疗获益，但其安全性和疗效尚无前瞻性研究评价。

（二）药物

1. **神经氨酸酶抑制剂** 作用机制是阻止病毒由被感染细胞释放和入侵邻近细胞，减少病毒在体内的复制，对甲、乙型流感均具活性。在我国上市的有两个品种，即奥司他韦（oseltamivir）和扎那米韦（zanamivir），最近在日本等部分国家被批准静脉使用的帕那米韦（peramivir）和那尼纳米韦（laninamivir）目前在我国还没有上市。大量临床研究显示，神经氨酸酶抑制剂治疗能有效缓解流感患者的症状，缩短病程和住院时间,减少并发症,节省医疗费用,并有可能降低某些人群的病死率,特别是在发病48 h内早期使用。奥司他韦为口服剂型,批准用于年龄>1岁儿童和成人,年龄<1岁儿童其安全性和有效性缺少足够资料;不良反应包括胃肠道症状、咳嗽和支气管炎、头晕和疲劳以及神经系统症状(头痛、失眠、眩晕),曾报道有抽搐和神经精神障碍,主要见于儿童和青少年,但不能确定与药物的因果关系。此外,偶有皮疹、变态反应和肝胆系统异常。扎那米韦为粉雾吸入剂型,用于年龄>5岁(英国)或7岁(美国)儿童和成人,对照研究证明它与奥司他韦疗效没有差别。偶可引起支气管痉挛和变态反应,对有哮喘等基础疾病的患者要慎重,其他不良反应较少。

2. M₂离子通道阻滞剂　阻断流感病毒M₂蛋白的离子通道,从而抑制病毒复制,但仅对甲型流感病毒有抑制作用。包括金刚烷胺(Amantadine)和金刚乙胺(Rimantadine)两个品种,神经系统不良反应有神经质、焦虑、注意力不集中和轻度头痛等,多见于金刚烷胺;胃肠道反应有恶心、呕吐,大多比较轻微,停药后可迅速消失。

儿童用药剂量与成人不同,疗程相同。在紧急情况下,对于年龄>3个月婴儿可以使用奥司他韦。即使时间超过48 h,也应进行抗病毒治疗。

(三)关于耐药、临床用药选择和用法

抗流感病毒药物治疗是流感治疗最基本和最重要的环节。但流感病毒很容易产生耐药毒株,备受关注。甲型流感病毒对M₂离子通道阻滞剂早有耐药,目前我国和全球的监测资料均表明几乎100%的季节性甲型流感病毒(H1N1、H3N2)和2009年甲型H1N1流感病毒对烷胺类药物耐药;曾有报道超过80%的季节性甲型流感病毒(H1N1)对奥司他韦耐药,但对扎那米韦仍然敏感;季节性甲型流感病毒(H3N2)、2009年甲型H1N1流感病毒对奥司他韦和扎那米韦仍然敏感;H5N1禽流感病毒对这两类药物的耐药比例较低。但是流感病毒容易产生变异而导致对抗病毒药物产生耐药。季节性甲型流感病毒(H1N1)对奥司他韦和金刚烷胺双重耐药的比例在近几年有所上升,耐药株可经人与人之间传播。因此,医师在临床用药应尽量参考当地流行的病毒类型、亚型以及耐药监测资料。由于病毒亚型鉴定和耐药监测尚不普及,耐药对临床疗效的影响缺少评估,因此在耐药数据不清楚的情况下,甲型流感病毒可选用扎那米韦、奥司他韦、金刚乙胺和金刚烷胺;乙型流感病毒可选用奥司他韦或扎那米韦。

我国耐药监测资料可参见国家流感中心网站(www.cnic.org.cn)的监测信息周报。抗流感病毒药物推荐剂量和用法见表附10-2。

表附10-2　成人和儿童抗流感病毒药物治疗预防用剂量和用法推荐

药物	年龄组	治疗	预防
神经氨酸酶抑制剂			
奥司他韦	成人	75 mg,每日2次,疗程5d	75 mg,每日1次疗程见第八章
	儿童		
	≥1岁,体重≤15 kg	60 mg/d,每日2次	30 mg,每日1次
	15~23 kg	90 mg/d,每日2次	45 mg,每日1次
	24~40 kg	120 mg/d,每日2次	60 mg,每日1次
	>40 kg	150 mg/d,每日2次	75 mg,每日1次
	6~11个月	50 mg/d,每日2次	25 mg,每日1次
	3~5个月	40 mg/d,每日2次	20 mg,每日1次
	<3个月	24 mg/d,每日2次	无推荐剂量
扎那米韦	成人	10 mg(5 mg/粒)吸入,每日2次	10 mg(5 mg/粒)吸入每日1次
	儿童	10 mg(5 mg/粒)吸入每日2次(>7岁)	10 mg(5 mg/粒)吸入每日1次(>5岁)

（续表）

药 物	年 龄 组	治 疗	预 防
M₂ 离子通道阻滞剂			
金刚乙胺	成人	200 mg/d,1 次或分 2 次	同治疗量
	儿童,年龄		
	1~9 岁	5 mg/(kg·d),(6.6 mg/(kg·d) 1 次或分 2 次不超过 150 mg/d	15 mg/(kg·d),(6.6 mg/(kg·d)),1 次不超过 150 mg/d
	≥10 岁	200 mg/d,1 次或分 2 次	同治疗量
金刚烷胺	成人	200 mg/d,1 次或分 2 次	同治疗量
	儿童,年龄	200 mg/d,1 次或分 2 次	同治疗量
	1~9 岁	5~8 mg/(kg·d),1 次或分 2 次(不超过 150 mg/d),用至症状消失后 24~48 h	5~8 mg/(kg·d)1 次或分 2 次(不超过 150 mg/d)
	≥10 岁	200 mg/d,1 次或分 2 次	同治疗量

有人主张在重症患者奥司他韦治疗剂量加倍,疗程延长至 10 d;如有可能,可考虑静脉注射扎那米韦。临床用药应及时从国家食品药品监督管理局网站(www.sfda.gov.cn)获得最新的抗流感病毒药物信息。

三、重症病例的治疗

治疗原则:积极治疗原发病,防治并发症,并进行有效的器官功能支持。

(一) 呼吸支持

重症肺炎是流行性感冒最常见严重并发症,可以导致死亡。大约有 30% 的死亡病例中可见继发性细菌性感染。常见的死亡原因有:呼吸衰竭、难治性休克和多器官功能衰竭。

1. **氧疗** 低氧血症的患者,应及时提供氧疗,保证动脉血氧饱和度(SpO_2)>90%(如能维持在 93% 以上更为安全)。在一些特殊情况下,比如孕妇,SpO_2 维持在 92%~95% 以上。在高原地区的人群,诊断低氧的标准不同,SpO_2 的水平应相应调整。

动态观察患者的情况。若氧疗后患者氧合未得到预期改善,呼吸困难加重或肺部病变进展迅速,应及时评估并决定是否实施机械通气,包括无创通气或有创通气。

2. **机械通气** 重症流感病情进展迅速。从患者出现首发症状到住院的时间为 2~7 d,10%~30% 住院患者在住院当天或者住院 1~2 d 内即转到重症监护室(ICU)治疗。在这些重症患者中,肺部是最常受累的脏器之一,表现为迅速发展的重症肺炎,出现急性肺损伤(ALI)或者进展为急性呼吸窘迫综合征(acute respiratory distress syndrome, ARDS)。在需要行机械通气的重症流感患者,可参照 ARDS 患者通气的相关指南建议进行。

(1) **无创正压通气** 严重的呼吸衰竭,特别是急性肺损伤(ALI)/急性呼吸窘迫综合征(ARDS)患者中是否首选无创正压通气(non invasive ventilation, NIV)目前尚缺乏循证医学的证据。在 COPD 急性加重期、急性心源性肺水肿和免疫抑制的患者,NIV 早期应用可以减少气管插管和改善患者预后。

对于 NIV 在 2009 年甲型 H1N1 流感呼吸衰竭病例中的应用,国内已有多个医疗机构进行了初步探讨,取得了良好的效果和初步的认可。建议在早期重症患者中,若应用面罩吸氧(流量>5 L/min),SpO_2≤93% 或动脉血氧分压(PaO_2)≤65 mmHg,氧合指数[PaO_2/吸入氧浓度(FiO_2)]<300 mmHg,呼吸频率>30 次/分或自觉呼吸窘迫,建议早期选择无创通气支持。慢性阻塞性肺病(COPD)急性加重期、急性心源性肺水肿和免疫抑制的患者,若被诊断为流感和出现呼吸衰竭,应尽早试行无创正压通气。无创通气的过程建议选择全面罩。在进行无创通气期间,应严密监测,一旦发现患者不能从无创通气中获益,并且可能因为延迟有创通气而带来不良后果时,应尽早改用有创通气。通常建议若经过 2~4 h 的规范无创通气后,患者病情仍恶化,如吸氧浓度达

第二军医大学出版社

FiO₂≥60%,而 PaO₂ 仍然不能改善,氧合指数(PaO₂/FiO₂)≤200 mmHg 或进行性下降,呼吸窘迫不能缓解,应及时改用有创通气。

(2)有创机械通气

1)适应证:如呼吸窘迫、低氧血症、常规氧疗和无创通气失败等具体标准。

2)有创机械通气的设定。

重症流感患者引起的 ALI/ARDS,可按照 ARDS 相关指南进行机械通气,通常应采用肺保护性通气策略:

Ⅰ.使用容量或压力控制模式,用小潮气量进行通气,潮气量≤6 ml/kg(实际体重)。

Ⅱ.初始治疗适当使用较高浓度的吸入氧,尽快缓解患者的缺氧状态,根据脉搏/氧饱和度情况逐步降低氧浓度。

Ⅲ.呼气末正压通气(PEEP):常设置的范围 5～12 cm H₂O,一般≤15 cm H₂O,个别严重氧合障碍的患者可以>20 cm H₂O。也可以根据 P-V 曲线和血流动力学情况进行调节;或根据 ARDS 协作网(ARDSnet)提供的 FiO₂ 与 PEEP 的匹配表进行。

Ⅳ.控制平台压≤30 cm H₂O。

Ⅴ.对于难治性低氧患者,可考虑肺复张和俯卧位通气。

3)有创机械通气过程应注意的问题。

Ⅰ.密切监测通气过程中的生命体征与参数变化,防止出现气压伤或气胸。

Ⅱ.充分镇静,以利于减少呼吸机相关性肺损伤。

Ⅲ.初始治疗从较高浓度氧开始,视病情逐渐降低吸氧分数。

Ⅳ.减少不必要的气道吸引,以免影响 PEEP 水平。

Ⅴ.防止呼吸机相关性肺炎的发生。

Ⅵ.需高度重视液体管理,目前有关 ARDS 的治疗证据提示如无伴有循环动力学的不稳定,采用适当的保守液体管理有利于患者病情的控制。同时,在重症的流感患者,也应注意避免低容量的发生,保证血流动力学稳定。

(3)体外膜肺(extracorporeal membrane oxygenation,ECMO) 在成人 ARDS 的应用争议较大。因流感病毒性肺炎引起的重症 ARDS,当有创机械通气支持不能改善氧合的情况下,ECMO 可作为挽救和维持生命的呼吸支持措施,尤其在急性呼吸衰竭的因素能得到纠正的病例中,ECMO 替代治疗的应用价值更大。在 2009 新甲型 H1N1 流感病毒流行期间,国内外都有使用 ECMO 成功救治严重氧和功能障碍的危重患者的报道。

(二)循环支持

难治性休克属于流感患者最常见的死因之一。流感患者的休克多见于感染性休克,但也可见于心源性休克。流感病毒对心脏的直接损害比较少见,但有报道流感病毒导致心肌炎和心包炎;同时,流感病毒启动促炎因子释放,间接对心脏造成损害,使原有的心脏基础疾病加重。在重症流感病例,直接和间接的因素均可导致心源性休克。

1. 感染性休克治疗

(1)重视早期液体复苏 一旦临床诊断感染或感染性休克,应尽快积极液体复苏,6 h 内达到复苏目标:

1)中心静脉压(CVP)8～12 mmHg。

2)平均动脉压>65 mmHg。

3)尿量>0.5 ml/(kg·h)。

4)中心静脉血氧饱和度(ScvO₂)或静脉血氧饱和度(SvO₂)>70%。若液体复苏后 CVP 达 8～12 mmHg,而 SvO₂ 或 ScvO₂ 仍未达到 70%,需输注浓缩红细胞使血细胞比容达到 30% 以上,或输注多巴酚丁胺以达到复苏目标。

(2)血管活性药物、正性肌力药物 去甲肾上腺素及多巴胺均可作为感染性休克治疗首选的血管活性药物。小剂量多巴胺未被证明具有肾脏保护及改善内脏灌注的作用。多巴酚丁胺一般用于感染性休克治疗中经过充分液体复苏后心脏功能仍未见改善的患者。

（3）对于依赖血管活性药物的感染性休克患者　可应用小剂量糖皮质激素。

（4）ARDS 并休克时　一是要积极地抗休克治疗，二是要高度重视液体管理，在保证循环动力学稳定情况下，适当负平衡对患者有利。

2. **心源性休克治疗**　遵循 ABC 原则，补充血容量，血管活性药物应用，正性肌力药物应用，机械性辅助循环支持。如主动脉内球囊反搏。

（三）肾脏支持

流感重症患者中，肾脏也是常受累的器官，表现为急性肾功能衰竭，多为肾前性和肾性因素引起。急性肾功能衰竭让患者的死亡率增加 10%～60%。

合并急性肾功能衰竭的 ARDS 患者可采用持续的静脉－静脉血液滤过或间断血液透析治疗。肾脏替代治疗有助于合并急性肾功能不全的 ARDS 患者的液体管理。对血流动力学不稳定患者，持续肾脏替代治疗可能更有利。

（四）糖皮质激素治疗

糖皮质激素治疗重症流感患者，目前尚无循证医学依据。对感染性休克需要血管加压药治疗的患者可以考虑使用小剂量激素。在流感病毒感染的患者，全身大剂量的激素会带来严重的副作用，如继发感染和增加病毒的复制。因此，仅在动力学不稳定时使用，一般的剂量为氢化可的松 200～300 mg/d，甲基泼尼松龙 80～120 mg/d。儿童剂量：氢化可的松 5～10 mg/(kg·d)静点；甲基泼尼松龙 1～2 mg/(kg·d)静点。

（五）其他支持治疗

流感病毒除了累及肺、心和肾，还可能累及全身其他脏器系统，如脑膜和神经肌肉等。此外，炎症反应可导致多器官功能障碍综合征(MODS)，也是患者死亡的主要原因。出现其他脏器功能损害时，给予相应支持治疗。在重症流感病例，要重视营养支持，注意预防和治疗胃肠功能衰竭。纠正内环境紊乱，尤其是电解质的紊乱及代谢性酸中毒。

四、中医治疗

（一）轻症

1. **风热犯卫**

（1）主症　发病初期，发热或未发热，咽红不适，轻咳少痰，微汗。

（2）舌脉　舌质红，苔薄或薄腻，脉浮数。

（3）治法　疏风清热。

1）基本方药：银花、连翘、桑叶、菊花、炒杏仁、浙贝母、荆芥、牛蒡子、芦根、薄荷(后下)、生甘草。

2）煎服法：水煎服，每剂水煎 400 ml，每次口服 200 ml，1 日 2 次，必要时可日服 2 剂，200 ml，6 h 1 次口服。

3）加减：苔厚腻加藿香、佩兰；腹泻加黄连、木香。

4）常用中成药：疏风解毒胶囊、银翘解毒类、双黄连类口服制剂等。

2. **风寒束表**

（1）主症　发病初期，恶寒，发热或未发热，身痛头痛，鼻流清涕，无汗。

（2）舌脉　舌质淡红，苔薄而润。

（3）治法　辛温解表。

1）基本方药：炙麻黄、炒杏仁、桂枝、葛根、炙甘草、羌活、苏叶。

2）煎服法：水煎服，每剂水煎 400 ml，每次口服 200 ml，1 日 2 次，必要时可日服 2 剂，200 ml，6 h 1 次口服。

3）常用中成药：九味羌活颗粒、散寒解热口服液。

第二军医大学出版社

3. 热毒袭肺

（1）主症　高热、咳嗽、痰粘咯痰不爽、口渴喜饮、咽痛、目赤。

（2）舌脉　舌质红苔黄或腻，脉滑数。

（3）治法　清肺解毒。

1）基本方药：炙麻黄、杏仁、生石膏（先煎）、知母、芦根、牛蒡子、浙贝母、金银花、青蒿、薄荷、瓜蒌、生甘草。

2）煎服法：水煎服，每剂水煎400 ml，每次口服200 ml，1 日 2 次，必要时可日服 2 剂，200 ml，6 h 1 次口服。

3）加减：便秘加生大黄。

4）常用中成药：莲花清瘟胶囊、莲花清热泡腾片、小儿豉翘清热颗粒等。

5）注意：以上方药、用量供参考使用，儿童用量酌减，有并发症、慢性基础病史的患者，随证施治。

（二）危重症

1. 热毒壅肺

（1）主症　高热，咳嗽咯痰，气短喘促；或心悸，躁扰不安，口唇紫暗，舌暗红，苔黄腻或灰腻，脉滑数。

（2）治法　清热泻肺，解毒散瘀。

1）基本方药：炙麻黄、生石膏、炒杏仁、知母、全瓜蒌、黄芩、浙贝母、生大黄、桑白皮、丹参、马鞭草。

2）煎服法：水煎400 ml，每次200 ml，口服，日 4 次，病情重不能口服者可进行结肠滴注，用量和次数同上。

3）加减：持续高热，神昏谵语者加服安宫牛黄丸；抽搐者加羚羊角、僵蚕、广地龙等；腹胀便结者加枳实、元明粉。

2. 正虚邪陷

（1）主症　呼吸急促或微弱，或辅助通气，神志淡漠甚至昏蒙，面色苍白或潮红，冷汗自出或皮肤干燥，四肢不温或逆冷，口燥咽干，舌暗淡，苔白，或舌红绛少津，脉微细数，或脉微弱。

（2）治法　扶正固脱。

1）基本方药：偏于气虚阳脱者选用人参、制附子、干姜、炙甘草、山萸肉等；偏于气虚阴脱者可选用红人参、麦冬、五味子、山萸肉、生地、炙甘草等。

2）煎服法：水煎400 ml，每次200 ml，口服，日 4 次，病情重不能口服者可进行结肠滴注，用量和次数同上。

3）加减：若仍有高热者加用安宫牛黄丸。

第八章　预　防

季节性流感在人与人间传播能力很强，与有限的有效治疗措施相比积极防控更为重要。

一、加强个人卫生知识宣传教育

1）保持室内空气流通，流行高峰期避免去人群聚集场所。

2）咳嗽、打喷嚏时应使用纸巾等，避免飞沫传播。

3）经常彻底洗手，避免脏手接触口、眼、鼻。

4）流行期间如出现流感样症状及时就医，并减少接触他人，尽量居家休息。

二、机构内暴发流行的防控

当流感已在社区流行时，同一机构内如在 72 h 内有二人或二人以上出现流感样症状就应警惕，积极进行病原学检测。一旦确诊应要求患者入院治疗或居家休养，搞好个人卫生，尽量避免、减少与他人接触。当确认为机构内暴发后，应按《传染病防治法》及《突发公共卫生应急条例》的有关规定来执行。医院内感染暴发时，有关隔离防护等措施应参照相关技术指南的规定来执行。

三、接种流感疫苗

接种流感疫苗是其他方法不可替代的最有效预防流感及其并发症的手段。疫苗需每年接种方能获有效保护，疫苗毒株的更换由 WHO 根据全球监测结果来决定。我国有关疫苗接种的技术指导意见参见中国疾病预防控制中心网站信息（www. chinacdc. cn）。

（一）优先接种人群

1. 患流感后发生并发症风险较高的人群

1）6～59 月龄婴幼儿。

2）≥60 岁老人。

3）患慢性呼吸道病、心血管病、肾病、肝病、血液病、代谢性等疾病的成人和儿童。

4）患有免疫抑制疾病或免疫功能低下的成人和儿童。

5）生活不能自理者和因神经系统疾患等自主排痰困难有上呼吸道分泌物等误吸风险者。

6）长期居住疗养院等慢性疾病护理机构者。

7）妊娠期妇女及计划在流感季节怀孕的妇女。

8）18 岁以下青少年长期接受阿司匹林治疗者。

2. 有较大机会将流感病毒传播给高危人群的人员

1）医疗卫生保健工作人员。

2）敬老院、疗养院等慢性疾病护理机构工作人员。

3）患流感后并发症风险较高人群的家庭成员和看护人员。

（二）禁忌者

1）对卵蛋白或任何疫苗过敏者。

2）中、重度急性发热者。

3）曾患格林巴利综合征者。

4）医师认为其他不能接种流感疫苗者。

（三）接种方法和时机

1）从未接种过流感疫苗、或前一年仅接种 1 剂的 6 月龄至 9 岁儿童应接种 2 剂，间隔 4 周；以后每年在流感高发季节前接种 1 剂。其他人群每年 1 剂。

2）接种途径为肌内或深度皮下注射，建议婴幼儿选择大腿外侧肌内注射。

3）我国大多数地区应在每年 10 月前开始接种。

四、抗病毒药物预防

药物预防不能代替疫苗接种，只能作为没有接种疫苗或接种疫苗后尚未获得免疫能力的高并发症风险人群的紧急临时预防措施。应选择对流行毒株敏感的抗病毒药物作为预防药物，疗程应由医师决定，一般 1～2 周。对于那些虽已接种疫苗但因各种原因导致免疫抑制，预计难于获得有效免疫效果者，是否要追加抗病毒药物预防及投药时机、疗程、剂量等也应由医师来做出判断。

五、中医预防

与流感患者有明确接触者：

1）儿童、青壮年，身体强壮者可用下方：金银花 6 克、大青叶 6 克、薄荷 3 克、生甘草 3 克，水煎服，每日 1 付，连服 5 天。

2）老年体弱者可用下方：党参 6 克、苏叶 6 克、荆芥 6 克，水煎服，每日 1 付，连服 5 天。

（钟南山　王　辰　王广发　邓国华　申昆玲　刘又宁　刘清泉　何礼贤　吴　昊

李兴旺　杨子峰　周平安　席修明　高占成　曹　彬　舒跃龙　黎毅敏）

第二军医大学出版社